AF338096

TRAITÉ CLINIQUE

DES

MALADIES DES FEMMES

PAR LE D^r AUG. MARTIN

Docent de Gynécologie à l'Université de Berlin

TRADUIT SUR LA DEUXIÈME ÉDITION ALLEMANDE

PAR LES DOCTEURS

H. VARNIER ET **Fr. WEISS**

Ancien interne des hôpitaux de Paris | de Cousances-aux-Forges
et de la Maternité de Lariboisière | Lauréat de la Faculté de Nancy

PRÉFACE PAR S. POZZI, AGRÉGÉ DE LA FACULTÉ DE PARIS

Chirurgien de l'hôpital Lourcine-Pascal

210 Gravures sur Bois

PARIS

G. STEINHEIL, ÉDITEUR

2, rue Casimir-Delavigne, 2

1889

TRAITÉ CLINIQUE

DES

MALADIES DES FEMMES

a

TYPOGRAPHIE

EDMOND MONNOYER

LE MANS (Sarthe)

TRAITÉ CLINIQUE

DES

MALADIES DES FEMMES

PAR LE D^r AUG. MARTIN

Docent de Gynécologie à l'Université de Berlin

TRADUIT SUR LA DEUXIÈME ÉDITION ALLEMANDE

PAR LES DOCTEURS

H. VARNIER ET *Fr. WEISS*

Ancien interne des hôpitaux de Paris
et de la Maternité de Lariboisière

de Cousances–aux–Forges
Lauréat de la Faculté de Nancy

PRÉFACE PAR LE Dr S. POZZI, AGRÉGÉ DE LA FACULTÉ

Chirurgien de l'hôpital Lourcine-Pascal

210 Gravures sur Bois

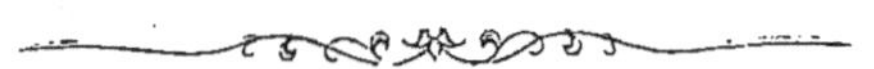

PARIS

G. STEINHEIL, ÉDITEUR

2, rue Casimir-Delavigne, 2

1889

AVANT-PROPOS

C'est sur les prières réitérées des confrères qui assistaient aux cours de gynécologie que je professais pendant les vacances, que je me suis décidé à publier ce livre sur les *Maladies des femmes et leur Traitement*. Il a semblé désirable à ces Messieurs d'avoir, à côté des excellents traités et manuels spéciaux si nombreux dans la littérature allemande, un exposé clinique de la gynécologie qui, laissant de côté les discussions sur les points encore en litige, donnât sous une forme aussi précise que possible les notions diagnostiques et thérapeutiques indispensables au praticien, sans pour cela négliger l'anatomie pathologique.

Partant de ce principe, je me suis efforcé, dans mes leçons, de donner à mes confrères un aperçu bref et condensé des maladies des femmes, en tirant tout le parti possible des matériaux dont abonde cette branche de l'art de guérir. Ces leçons ont été sténographiées; c'est d'elles qu'est né ce livre.

Cela explique pourquoi je n'ai insisté ni sur la Bibliographie — quelque plaisir que j'eusse eu à le faire — ni sur la Critique, principalement sur celle des diverses méthodes thérapeutiques; pourquoi enfin j'ai laissé de côté la grande quantité d'observations qui auraient pu servir de glose à mes descriptions et trouver leur place dans l'ouvrage.

C'est *Carl Ruge,* un ami de vieille date, qui a dessiné de main de maître, d'après mes préparations, la plupart des figures destinées à illustrer mes leçons.

Le Dr *Duvelius* m'a été d'un grand secours dans l'exécution des préparations elles-mêmes et dans la correction des épreuves. J'ai eu recours enfin à M. le Dr *Hauchecorne,* pour les dessins schématiques. A tous j'exprime ici ma profonde gratitude.

J'ai emprunté un certain nombre de figures démonstratives au manuel de *Schrœder.*

Berlin, 24 juillet 1884.

A. MARTIN.

PRÉFACE

DE LA DEUXIÈME ÉDITION ALLEMANDE

Diverses circonstances m'ont empêché de terminer assez tôt au gré de l'éditeur le remaniement de mon livre. Je désire que cette nouvelle édition trouve de la part des lecteurs, sous sa forme actuelle, le même accueil que son aînée.

Je dois des remerçiements tout d'abord à mon collègue *M. Orthmann;* il s'est occupé spécialement des figures et a exécuté des dessins nouveaux d'après de nouvelles préparations. J'exprime également ici toute ma reconnaissance à *MM. Czempin, Langner* et *Nagel* qui m'ont aidé à revoir les épreuves et à collationner les matériaux-statistiques.

C'est avec une légitime satisfaction que je constate le succès de mon traité à l'étranger. Traduit déjà en russe et en espagnol (1), il ne tardera pas à l'être bientôt en d'autres langues encore.

Berlin, 22 février 1887.

A. Martin.

(1) Nos confrères de Madrid nous assurent que l'édition espagnole dont parle ici le Dr Martin, n'a pas vu le jour jusqu'à présent.

La langue française est heureusement assez connue dans les pays de langue latine pour que la version que nous publions aujourd'hui remplace aisément l'édition espagnole. (*Note de l'Éditeur français.*)

PRÉFACE

DE LA TRADUCTION FRANÇAISE

A côté des chaires officielles de gynécologie, de la *Frauen-klinik* et de la *Charité*, à Berlin, existe dans l'*Elsässen Strasse* un lieu d'enseignement pratique bien connu de tous les médecins qui font en Allemagne un voyage scientifique : c'est la Clinique particulière du docteur Auguste Martin. Quoiqu'il ne porte pas le titre de Professeur, mais seulement celui de Docent (qui correspond assez bien à ce qu'est en France celui d'Agrégé), Martin n'en exerce pas moins une influence considérable et légitime non seulement sur les élèves de l'Université de Berlin mais encore sur toute la gynécologie germanique. Fils d'un accoucheur éminent, formé à l'école paternelle et à celle de Schrœder, il a ajouté à l'héritage reçu de ses maîtres des perfectionnements de détail très personnels, et, dans l'allure générale de son enseignement et de sa technique, une sorte de rondeur expéditive qui n'est pas le moindre charme de son talent.

L'activité qui règne dans cet Établissement privé dépasse celui de plus d'un service d'Hôpital. Les matinées où Martin, bras nus et enveloppé de la tête aux pieds dans son grand tablier imperméable, fait sans désemparer une demi-douzaine de curettages, colporrhaphies, excisions de la muqueuse du col, etc., constituent l'habitude de la maison. Celles où il fait successivement deux et trois laparatomies, reviennent une ou deux fois par semaine. Le public médical cosmopolite admis dans la salle (après que chacun a rigoureusement mis bas veston ou redingote), n'est pas moins surpris et parfois déconcerté par la rapidité en apparence excessive d'exécution, que par la simplicité de procédés et la remarquable sûreté de main de l'opérateur.

Martin a mis à profit l'expérience acquise dans ce grand champ d'observation, pour rédiger le livre dont la traduction française est aujourd'hui offerte au public. Il a eu deux éditions en Allemagne en trois ans. C'est assez dire le bon accueil qu'il a reçu dans son pays. Cette faveur est méritée. L'ouvrage aborde toutes les grandes questions et développe tous les côtés réellement pratiques. Ce qui le rend du reste particulièrement précieux, c'est l'exposé étendu des résultats personnels de l'auteur, la description minutieuse de sa propre technique.

Je citerai comme exemple de cette originalité de rédaction le chapitre relatif au *Cancer du col de l'utérus;* Martin y indique le revirement accompli dans sa pratique et les raisons pour lesquelles il préfère maintenant l'hystérectomie à l'amputation supravaginale du col. Il étend l'ablation totale de l'utérus même à la forme cervicale limitée du cancer, cas types de l'opération partielle pour Schrœder et Hofmeier comme pour mon illustre maître Verneuil. Rallié d'abord à cette dernière doctrine, Martin l'a abandonnée après avoir vu sur vingt-huit malades ainsi opérées deux seulement demeurer sans récidive au bout d'une année, tandis que sur cinquante-cinq femmes guéries par l'hystérectomie vaginale, trente-une (soit 70 %) restaient indemnes après la même période. — Martin paraît être, sur ce point, de l'avis que j'ai entendu formuler ainsi par Kaltenbach : « Je me suis parfois repenti de ne pas en avoir enlevé assez, jamais d'en avoir enlevé trop! »

Ces paroles, bien entendu, ne s'appliquent qu'aux cancers n'ayant pas dépassé les limites de l'utérus, car, quand celles-ci sont franchies, l'opération dite radicale sera franchement abandonnée comme illusoire et dangereuse, pour s'en tenir aux moyens palliatifs, si efficaces eux-mêmes, le nettoyage du foyer par la curette, la cautérisation, l'exacte antisepsie du vagin.

Les deux arguments principaux des adversaires de l'hystérectomie précoce sont les suivants : 1° c'est, disent-ils, une opération dangereuse ; 2° c'est, en outre, une opération qui risque d'être tout aussi incomplète que l'ablation du col, puisqu'on ne saurait enlever les ganglions qui peut-être sont déjà envahis.

Sur le premier point on peut répondre que les progrès de la technique et le respect plus rigoureux des contre-indications ont déjà réduit à 15 °/₀ environ la mortalité dans les dernières statistiques, et que ce progrès ne peut que s'accentuer si l'on arrive à pratiquer systématiquement l'hystérectomie dès le début du mal (1). Je suis persuadé pour ma part que l'ablation totale bien faite sera à peine plus grave alors que l'ablation partielle : l'hystérectomie vaginale n'est à redouter que si elle est accomplie dans de mauvaises conditions locales.

Mais, ajoutent les adversaires de l'opération radicale précoce, êtes-vous bien sûr d'enlever tout le mal même en enlevant tout l'utérus ? Vous ne pouvez ici aller explorer les ganglions comme vous faites dans le curage complémentaire de l'aisselle après l'amputation de la mamelle. Donc, la sécurité qu'offre la prétendue opération radicale n'est qu'un trompe-l'œil. Ce que vous enlevez de plus que le col n'est qu'une zone intermédiaire et neutre, pour ainsi dire, entre la lésion du col et la contamination lymphatique. Extirper alors tout l'utérus, c'est simplement (mot cruel qui a été prononcé en Allemagne) *faire du sport chirurgical !*

Il faut répondre d'abord à cette seconde objection qu'elle repose en partie sur des bases erronées. Dans les cancers du col les plus limités en apparence, au toucher et à l'examen au spéculum, il y a souvent une extension méconnue. Celle-ci peut se faire de deux façons : 1° par une ascension sournoise, une sorte de fusée néoplasique qui suit la muqueuse du canal cervical et arrive ainsi dans le corps; il n'est pas de chirurgien qui n'ait observé de ces pièces dont Christian Fenger (2) montrait il y a un an des spécimens à la société gynécologique de Chicago; 2° par la production pour ainsi dire métastatique de noyaux iso-

---

(1) On connaît une série de cinquante opérations avec trois morts seulement (Schrœder-Hofmeier).

(2) *American Journal of Obstetrics.* 1888, p. 90.

lés et indépendants dans le tissu du corps ; Ruge (1), Terrier
et Ranvier (2) en ont cité des exemples. Je ne parle que pour
mémoire de la dégénérescence sarcomateuse concomitante de
la muqueuse du corps, que les recherches encore contestées de
Abel et Landau (3) tendent pourtant à établir.

Les considérations précédentes suffisent pour démontrer d'une
façon péremptoire qu'en excisant tout ou partie du col, quelque
circonscrite que soit *en apparence* la lésion, on n'est jamais sûr
de tout enlever. Cette insuffisance fatale de l'examen clinique ne
doit jamais être perdue de vue. On ne doit pas oublier que les
constatations du clinicien relativement à la limitation qu'il
observe au fond d'un spéculum ou au bout du doigt, n'ont rien
de comparable avec celles d'un anatomiste qui tiendrait l'organe dans sa main et pourrait le fendre dans ses divers diamètres. A celui-là seul nous accorderions le droit de dire —
après coup — si l'on aurait pu légitimement se borner à une
opération parcimonieuse.

J'arrive à ce que les adversaires de l'hystérectomie précoce
disent de l'infection lymphatique. Il ne saurait me déplaire de
voir poser la question sur ce terrain ; c'est là le point capital
quand il s'agit d'intervention radicale.

Qu'il me soit permis cependant de m'étonner du raisonnement
qu'on oppose à une hystérectomie immédiate. — Une lésion apparaît sur un point limité du museau de tanche ; le clinicien qui
la découvre sait à n'en pas douter que cette lésion maligne va
avoir une tendance fatale à se propager aux ganglions pelviens :
il sait aussi par l'expérience et l'observation de la marche du
cancer dans d'autres régions, que cette propagation n'est pas
immédiate, qu'un certain laps de temps existe entre l'apparition du cancer et l'infection des ganglions correspondants. Or,

(1) *Centr. für Gynäkologie*, 1885, p. 376.
(2) *Revue de Chirurgie*, mai 1888.
(3) *Berlin. Klin Wochenschrift*, 1885, n° 10 et *Archiv. f. Gynäk. Bd. XXXII. Heft. 2.*
Voir un travail contradictoire de FRÄNKEL, *Archiv. f. Gynäk. Bd XXXIII. Heft. 1.*
Voir aussi la discussion importante à la société gynécologique de Berlin, 13 juillet 1888. *Cent. f. Gyn.* 1888, p. 753; et le mémoire de THIEM au 61e congrès des
Naturalistes allemands. Sept. 1888. *Cent. f. Gyn.* 1888, p. 762.

quelle conduite conseille-t-on à ce clinicien? C'est sans doute de se hâter, de faire profiter sa malade du répit que lui laisse la nature avant que les ganglions ne soient pris? « Plus récente et plus petite est la lésion, devra-t-il se dire, plus j'ai de chance en l'enlevant vite et largement de devancer les colonies cellulaires qui vont se mettre en marche dans les lymphatiques; intervenons donc le plus tôt et le plus radicalement possible! » Nullement: tout au contraire on lui conseille de considérer comme seules existantes les lésions qu'il peut voir, et par suite de s'en tenir à l'ablation, soit du museau de tanche, soit du col entier. L'hystérectomie ne lui sera permise que pour les cas où le corps même est ostensiblement envahi. La plupart du temps il est déjà trop tard pour que l'opération soit réellement radicale; les ganglions sont envahis et la récidive est fatale. Quoi d'étonnant dès lors, que les résultats des hystérectomies faites dans ces conditions soient inférieurs au point de vue de la survie à ceux où on a fait une opération partielle pour des cas pris au début? On ne pourrait avec justice établir de parallèle qu'entre des séries similaires et comparables; or elles feront défaut tant qu'on s'obstinera à temporiser avant d'en venir à l'hystérectomie.

Mais j'ai hâte de revenir au livre de Martin, dont cette digression m'a quelque peu éloigné.

Un des chapitres les plus intéressants est celui des **opérations plastiques** pratiquées sur le vagin et le périnée. On n'ignore pas que Martin est l'auteur d'un procédé de *périnéauxèsis* destiné au rétrécissement du vagin et à la consolidation du périnée contre le prolapsus génital. Ce procédé, moins usuel et moins répandu peut-être que la *colpopérinéorrhaphie* de Hegar, est cependant appelé à rendre de grands services quand une ablation très large de la paroi postérieure du vagin est indispensable. La suture au catgut (à l'essence de genévrier) *continue et à étages superposés*, que j'ai moi-même essayé de vulgariser en France par un travail lu au dernier Congrès français de chirurgie, est presque exclusivement employée par Martin. De nombreuses et excellentes figures explicatives permettront de se familiariser avec cette technique. On appréciera toute son utilité, quand sur une même malade on voudra pratiquer dans la même séance plusieurs

opérations successives et y mettre le moins de temps possible
pour ne pas prolonger l'anesthésie : tel est le cas de certaines
opérations pour chute de l'utérus compliquée d'endométrite,
d'allongement hypertrophique du col et de recto-cystocèle, où
l'on peut avoir à faire, sans désemparer, le curettage, l'amputation
du col, le raccourcissement des ligaments ronds l'élytrorrhaphie
antérieure et la colpopérinéorrhaphie. Avec le mode habituel de
suture à points séparés, deux heures à peine suffiraient à une intervention aussi complexe, qui pourra être accomplie en trois quarts
d'heure avec la suture continue à étages superposés.

L'*amputation du col* pour affections non cancéreuses et ses
divers procédés à l'aide de l'instrument tranchant est un des
sujets qui offrent le plus d'attrait de nouveauté pour beaucoup de
lecteurs. J'ai pu depuis deux ans que je pratique la resection du
col ou *excision de la muqueuse*, selon la méthode de Schrœder,
me rendre compte de sa parfaite innocuité et de sa grande efficacité dans les catarrhes invétérés, avec ou sans déchirure du col,
et dans certaines catégories de métrites chroniques accompagnées
de dégénérescence scléro-kystique du museau de tanche. Cette
opération est, je le crois, destinée à remplacer avec avantage,
l'opération d'Emmet, dont on a fait un si grand abus à l'étranger
et qui n'est jamais parvenue à s'acclimater dans notre pays.
On peut reprocher justement, en effet, à celle-ci de suturer
ordinairement la déchirure par-dessus une muqueuse encore
malade, enfermant ainsi véritablement le *loup dans la bergerie;*
de plus, en raison de l'atrophie et de la rétraction presque
constante d'une des lèvres quand il y a déchirure bilatérale,
la *trachélorrhaphie*, même perfectionnée par l'application récente
du procédé de dédoublement (Saenger, Fritsch), expose fréquemment à l'atrésie du canal cervical. Une *stomatoplastie* complète
par résection des lèvres du col, soit à deux lambeaux (bi-conique)
soit avec simple excision de la muqueuse et création d'un seul
lambeau (Schrœder), me paraît donc bien préférable dans l'immense majorité des cas ; elle s'attaque du même coup à l'altération des tissus du col et à sa difformité.

Parmi les sujets traités, sinon avec le plus de soin, du moins
avec le plus de complaisance par A. Martin, se place la technique

de l'*hystérotomie abdominale* pour corps fibreux. Bien que Kleeberg (d'Odessa) (1) l'ait notoirement précédé dans l'application de
la *ligature élastique* à l'hémostase du pédicule, Martin a eu l'incontestable mérite d'en bien fixer le premier les indications constantes pour l'hémostase provisoire, tandis que Hegar, à une autre
extrémité de l'Allemagne, l'appliquait avec tant de bonheur à la
ligature définitive des pédicules maintenus en dehors de l'abdomen.

Dans ce grand sujet de l'hystérectomie abdominale, une contribution non moins originale de Martin est l'application systématique de *l'énucléation intrapéritonéale* aux corps fibreux interstitiels et même sous-muqueux. On a bien pu citer quelques
faits antérieurs isolés de Spiegelberg et de Spencer Wells, mais
l'œuvre de Martin sur ce point n'en demeure pas moins très personnelle. Il ne s'agit de rien moins que de l'opération d'Amussat
appliquée par la voie abdominale au lieu de la voie vaginale. On
sait combien l'énucléation, avec ou sans morcellement, par la
voie vaginale, est laborieuse et dangereuse en dehors des cas restreints où la dilatation et l'effacement du col se sont effectués,
spontanément, quels qu'aient été les perfectionnements importants
apportés récemment en France à la technique de ces opérations (2).
On est du reste alors très souvent entraîné à dépasser la coque
utérine et on doit finir par une pénible hystérectomie vaginale
l'opération commencée dans un but conservateur (3). La voie

(1) La première opération où la ligature élastique ait été employée par KLEEBERG
(d'Odessa), date du 8 juillet 1876 (*St-Pétersb. med. Wochensch*, 24 septembre et
6 octobre 1877). A. MARTIN a recommandé d'une manière systématique la *ligature
élastique provisoire* au Congrès des naturalistes allemands à Cassel en 1878. HEGAR
l'a ensuite appliqué à la *ligature définitive* du pédicule (DORFF. *Centr. für. Gynäk*
1880, p. 265). J'ai fait connaître en France la ligature élastique à la Société de Chirurgie de Paris (*Séance du 28 novembre 1883*) en lui présentant mon *ligateur*.
Personne ne l'employait alors dans notre pays où elle est depuis généralement
adoptée.

(2) PÉAN. *Ablation de tumeurs fibreuses ou myômes de l'utérus par la voie vaginale*
(*Gazette des hôpitaux*, 1886, p. 250). SÉCHEYRON. *De l'hystérotomie vaginale, étude
sur le traitement des fibromes et des kystes de l'utérus par la voie vaginale*. Thèse
de Paris, 1888.

(3) GAVILAU. *De l'hystérectomie vaginale dans les cas de fibromes utérins*. Thèse
de Paris, 1888.

abdominale offre une commodité incomparablement plus grande et une sécurité qui, tout compte fait, n'est pas moindre dans la généralité des cas. En effet une opération péritonéale non compliquée sera toujours moins grave que des manœuvres violentes et prolongées par les voies naturelles.

L'énucléation intrapéritonéale a pour but principal de conserver l'intégrité de l'appareil génital (utérus et ovaires) et d'épargner ainsi aux femmes la mutilation et la stérilité. Elle est donc applicable, toutes les fois que faire se peut, chez les malades jeunes encore. De nombreux succès consignés par Martin dans son ouvrage montrent tout le parti qu'on peut tirer de cette hystérectomie partielle. Récemment encore Freund (1) publiait une guérison obtenue ainsi dans des conditions particulièrement remarquables.

Tout en rendant hommage à l'ingéniosité de *l'énucléation intrapéritonéale*, on doit reconnaître qu'elle devra demeurer une opération d'exception et céder ordinairement le pas, soit à la castration simple, soit à l'hystérectomie supra-vaginale. Pour que *l'énucléation* leur soit préférée, il faut en effet qu'un assez grand nombre de conditions se trouvent réunies : il faut d'abord qu'elle ne soit pas trop dangereuse, et pour cela, que le fibrome ne siège pas sur une région très vasculaire, où l'hémostase par la suture serait incertaine, bords ou cornes; il faut ensuite que le chirurgien puisse être bien sûr qu'il n'y a pas dans la portion de l'utérus qu'il respecte, un autre noyau susceptible de se développer quand il aura refermé le ventre, et qui le force à le rouvrir plus tard. Il est vrai que, poussé par cette crainte, Martin a dans plusieurs *énucléations* enlevé les ovaires; mais, se demandera-t-on, cette castration complémentaire n'aurait-elle pas, seule et par elle-même, été suffisante dans les cas de fibromes de petit volume, et dans ceux où la grosseur de la tumeur nécessitait l'ablation ? Si l'on enlève aussi les ovaires, pourquoi ne pas s'en tenir à la technique plus simple et plus expéditive de l'hystérectomie supra-vaginale? Quand l'on sacrifie les ovaires, *l'énucléation* perd sa raison d'être principale.

(1) *Centralbl. f. Gynäk.* 1888, n° 49. Il s'agissait d'un fibrome sous-muqueux, du poids de 1520 grammes, ayant présenté des signes d'inflammation.

Je signale avant de terminer l'important et excellent chapitre relatif aux *affections inflammatoires des trompes et des ovaires,* puis je m'arrête, car une plus longue analyse m'entraînerait hors des bornes que je dois m'assigner. Aussi bien, je crois en avoir déjà dit assez pour donner à ceux qui jetteront les yeux sur la préface, le désir de lire attentivement l'ouvrage : c'est le seul but que je me sois proposé.

S. Pozzi.

Paris, 31 décembre 1888.

CHAPITRE PREMIER

L'EXAMEN GYNÉCOLOGIQUE

A — Topographie des organes pelviens

L'anatomie topographique du bassin est demeurée longtemps encombrée d'erreurs, parce qu'on appliquait à la femme vivante les résultats obtenus sur la table de dissection. Des essais entrepris sur des cadavres congelés pour l'obtention, après ouverture préalable de la cavité abdominale, des diverses coupes du bassin, est née la coupe pelvienne si connue de *Kohlrausch*, qui donne en effet la représentation exacte d'un état physiologique.

Néanmoins cette coupe ne peut servir de base à notre étude; car elle nous montre la position réciproque des organes du bassin, lorsque la vessie et le rectum sont distendus par leur contenu. Or l'état de vacuité de ces deux réservoirs est précisément une condition indispensable pour établir les rapports exacts des viscères pelviens.

Pour nous rendre compte de la topographie de ces viscères, il nous faut trois coupes différentes : la première porte sur un cadavre congelé en décubitus dorsal, la vessie et le rectum étant vidés (fig. 1); dans la deuxième la vessie est en état de réplétion (fig. 2); et dans la troisième le rectum a conservé son contenu (fig. 3).

En comparant alors les connaissances acquises à l'aide de

l'examen cadavérique avec les résultats fournis par l'exploration
chez la femme vivante (1), on acquiert l'assurance que l'utérus a

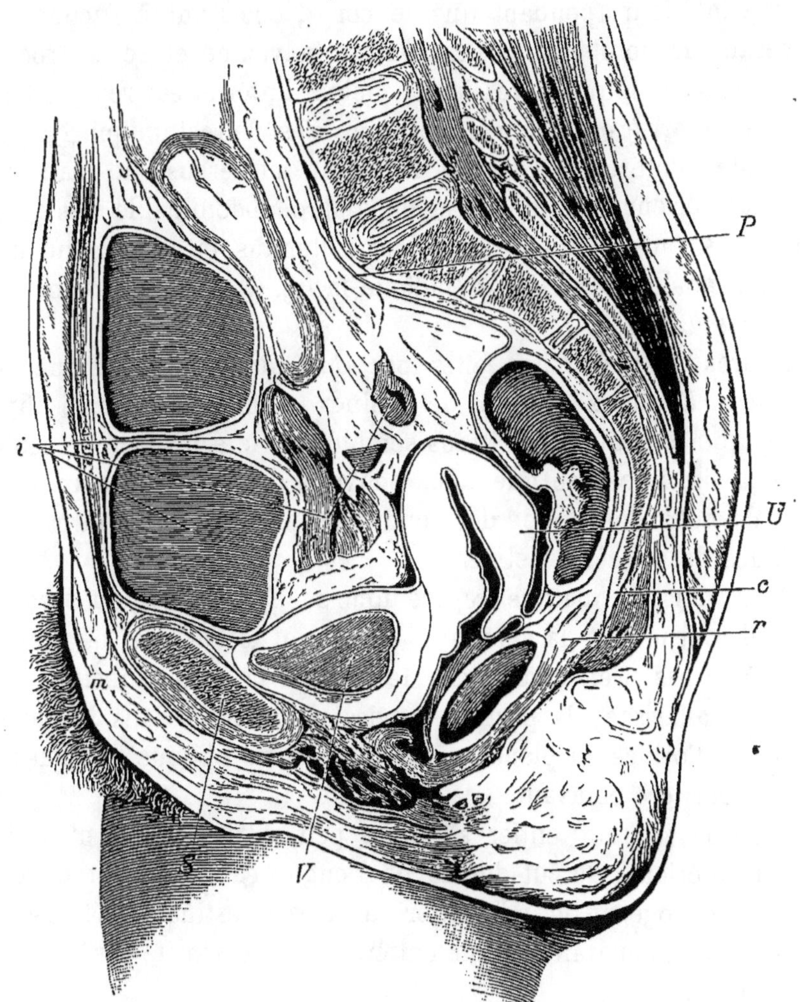

Fig. 1. — Coupe médiane du bassin, la vessie et le rectum étant à l'état de vacuité. (Pinogoff.

U. Utérus.	r. Rectum.	i. Intestin.
S. Symphyse du pubis.	V. Vessie.	P. Promontoire.
c. Coccyx.	m. Mont de Vénus.	

une position très peu fixe et que, grâce à ses connexions avec les
organes voisins, il est sous la dépendance de l'état de ces derniers.

(1) B. S. Schultze. *Jenaische Zeitschr, f. Med. u. Naturwiss.* 1864 et 1870. —
Monatsschrift f. Geburtsh, XXXII, 1868. — *Pathologie et traitement des déviations
utérines.* Berlin, 1881.

Selon leur plus ou moins de plénitude, il plonge dans le bassin à une telle profondeur que son col atteint presque le plan du détroit inférieur, pendant que le corps, obéissant à l'action de la pesanteur, tombe dans l'excavation pelvienne et se rapproche du sacrum. Lorsque la vessie est pleine, l'utérus est repoussé en haut et en arrière; lorsqu'au contraire c'est le rectum qui n'a pas été vidé, l'utérus s'élève de beaucoup au-dessus du plan du détroit inférieur et se rapproche de la paroi abdominable. Les deux réservoirs sont-ils à la fois tous deux distendus, l'utérus prend une position analogue à celle qu'indique la fig. 4, coupe médiane de *Kohlrausch*.

D'après les recherches faites par *Carl Ruge* à la clinique de *Schroeder* (1), dans le but de déterminer la position normale physiologique de l'utérus, il nous semble que le schéma représenté dans la fig. 5, est ce que nous pouvons désirer de mieux pour base de notre description des conditions physiologiques et pathologiques des viscères pelviens.

Pour nous, la matrice repose donc sur le plancher du bassin, le fond tourné vers la symphyse pubienne, le col plus ou moins incliné en bas et en arrière vers le coccyx. Le corps s'incline sur la vessie affaissée; la portion cervicale proémine dans le vagin à travers l'orifice du plancher pelvien, orifice oblique de haut en bas et d'arrière en avant.

L'utérus est tout entier situé un peu au-dessus du plan du détroit inférieur; le cul-de-sac de Douglas est largement ouvert en haut et loge un grand nombre d'anses intestinales. La vessie, vide d'urine, apparaît presque entièrement recouverte par le corps de l'utérus.

Mais l'utérus ainsi situé n'est pas dans une position tellement fixe que toute modification dans les rapports ci-dessus énoncés avec les organes voisins doive être considérée comme un état pathologique. Cette manière de voir, qui a régné à de certaines époques en gynécologie, ne tient aucun compte de l'état des organes qui ont une influence bien établie sur la position de l'utérus (2).

____

(1) SCHRŒDER. *Traité des maladies des femmes.* 7e éd., 1886.
(2) O. KUSTNER. Recherches sur l'influence de la station sur la position de l'utérus non gravide et de l'utérus puerpéral. *Arch. f. gyn.* XV. — Tout récem-

Aujourd'hui personne n'hésite plus à reconnaître que les ligaments larges et les ligaments ronds ne sont pas plus les *supports de l'utérus* que les seuls ligaments utéro-sacrés. Dans l'état de santé, ce n'est que difficilement qu'on sent tous ces appareils ligamenteux, et quelle que soit la position du corps, ils

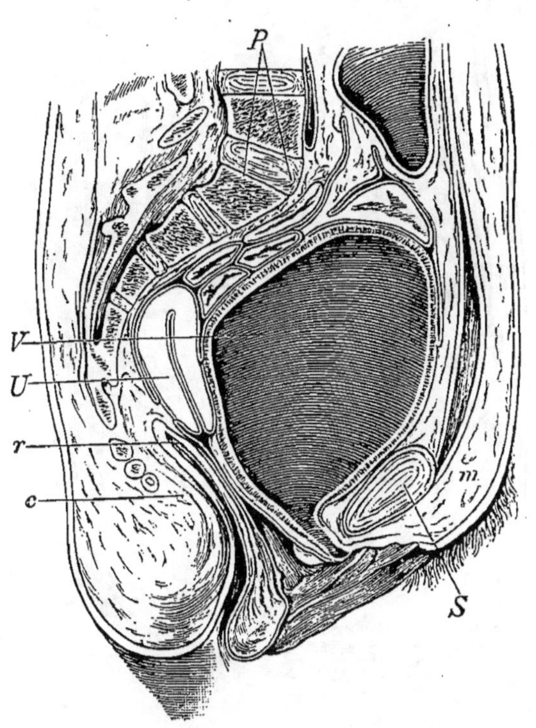

Fig. 2. — Coupe médiane du bassin, la vessie étant pleine. D'après Pirogoff.

U. Utérus.	*c*. Coccyx.	*m*. Mont de Vénus.
V. Vessie.	*S*. Symphyse pubienne.	*P*. Promontoire.
r. Rectum.		

ne semblent pas tendus sous le poids de l'utérus normal : il nous est donc impossible de les considérer comme les supports de cet organe. Ils lui laissent une grande liberté de mouvements ; et leur influence sur sa situation n'entre en jeu que lorsqu'ils deviennent

ment His (*Arch. f. Anat. u. Physiol. Anat. Abth.* 1876) et Waldeyer (*Anatomischer Anzeiger* I. Jahrg. 1886. n° 2) se sont ralliés à cette manière d'envisager la situation normale de la matrice chez les femmes saines.

le siège de processus pathologiques, qui altèrent leur forme et apportent des entraves à leur extensibilité. D'après certains auteurs, ce serait la *pression intra-abdominale* qui maintiendrait l'utérus dans sa situation. En effet, les modifications de cette pression ont une influence considérable sur l'utérus, ainsi que nous pouvons le

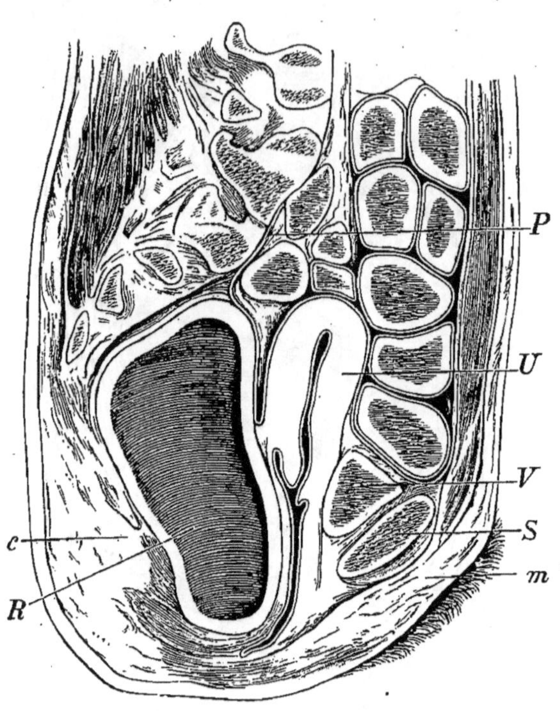

Fig. 3. — Coupe médiane du bassin, le rectum étant plein. D'après Pirogoff.

U. Utérus.	R. Rectum.	m. Mont de Vénus.
V. Vessie.	c. Coccyx.	P. Promontoire.
	S. Symphyse.	

constater dans l'acte de la respiration. Mais cela ne suffit pas pour faire considérer cette pression comme le seul soutien de l'organe gestateur; car son action s'exerce en général aussi bien sur tout le plancher pelvien que sur l'utérus. Reste donc le *plancher du bassin* comme *soutien et support de l'utérus*. Ne nous imaginons pas cependant qu'en cas de destruction de ce plancher, l'utérus doive tomber au dehors; il descend néanmoins, et est repoussé aussi loin que son appareil ligamenteux et la pression intra-abdominale le lui permettent.

Dans toute attitude de la femme, dans tout déplacement de l'utérus, c'est le plancher du bassin qui sert d'appui à l'organe ; c'est
donc lui que nous devons considérer comme le véritable support
utérin. Mais cela ne veut pas dire que ce support soit une chose

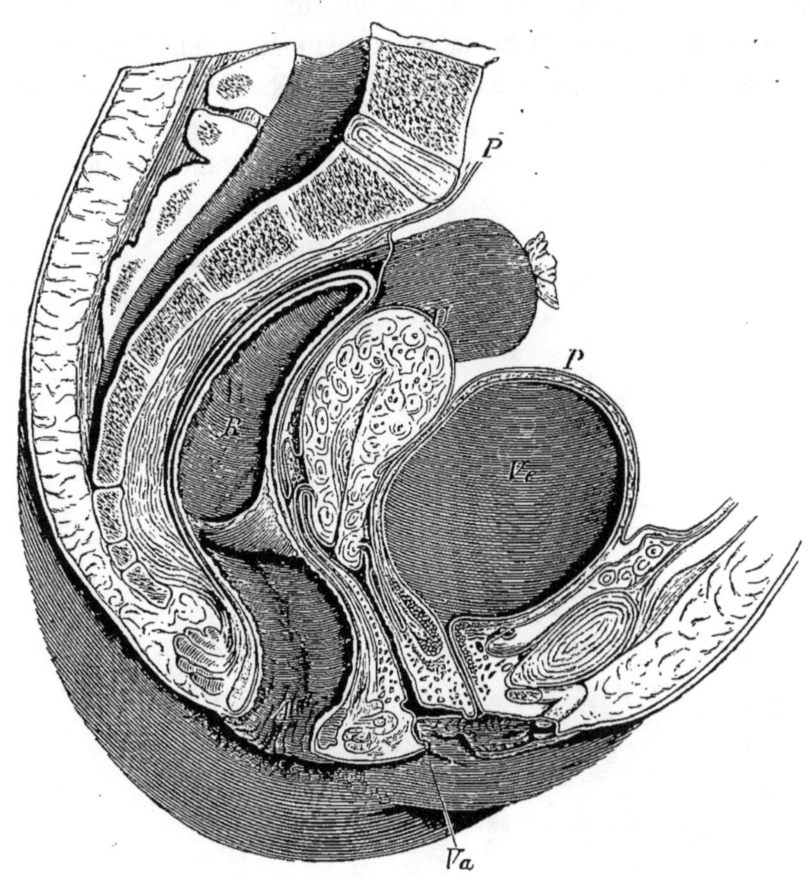

Fig. 4. — Coupe médiane de Kohlrausch : la vessie et le rectum sont à l'état de réplétion.

| U. Utérus. | | R. Rectum. | | Va. Vagin. |
| P. Péritoine. | | A. Anus. | | Ve. Vessie. |

rigide et immobile ; car il se trouve lui-même quelque peu sous la
dépendance de la pression intra-abdominale.

*Nous devons considérer l'état de fixité physiologique de
l'utérus comme renfermé dans les limites de l'extensibilité
de ses ligaments et de la mobilité du plancher pelvien.* Dans
la station debout, l'utérus éprouve en même temps que le plancher

du bassin un certain degré d'abaissement ; dans la pronation, le corps reposant sur les coudes et les genoux, il se rapproche du détroit supérieur ; enfin dans le décubitus latéral, il s'incline davantage tantôt du côté droit, tantôt du côté gauche. Tous ces changements de situation ne sont pas des déviations pathologiques. Il en est de même des modifications imprimées à la position de l'organe par l'état de réplétion de la vessie et du rectum.

Dans la position de l'utérus admise par nous comme normale, les

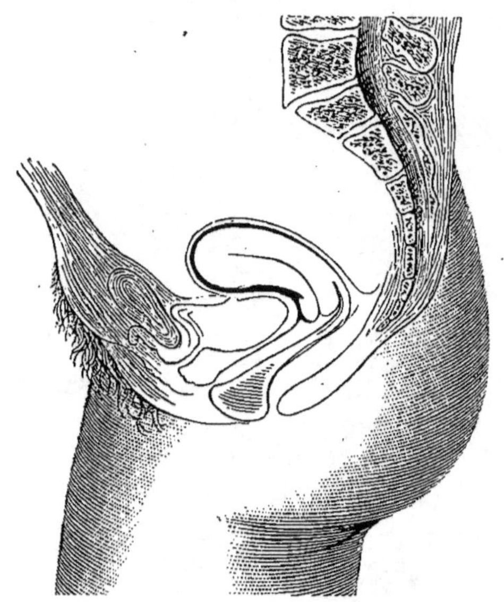

FIG. 5. — Position normale de l'utérus, d'après C. RUGE.

organes **annexes** sont situés plutôt en arrière de lui que sur les côtés. Les ovaires, tels que les représente la fig. 6, se trouvent dans la direction d'une ligne allant du bord supérieur du fond de l'utérus à l'articulation sacro-iliaque. Ils sont d'ailleurs eux-mêmes tellement mobiles qu'il est hors de doute que l'état de plénitude des intestins a une certaine influence sur leur situation. En même temps que les ovaires, les trompes entourent les parois latérales du cul-de-sac de Douglas (fig. 6) et sont situées tantôt plus bas, tantôt plus haut, selon que la vessie ou le rectum, distendus par l'urine ou les fèces, empiètent sur l'excavation du petit bassin.

Pour compléter la topographie du plancher pelvien, il faut faire
ressortir ce fait qu'entre les fascias et les muscles, et jusque sous
le revêtement péritonéal des organes intra-pelviens, il existe, chez
la femme saine, une *couche adipeuse* extrêmement abondante.
Cette couche, de par sa rigidité spéciale, contribue grandement à
l'immobilisation de tout le plancher du bassin. L'atrophie de ce
tissu graisseux, très fréquente et parfois très rapide dans les affec-

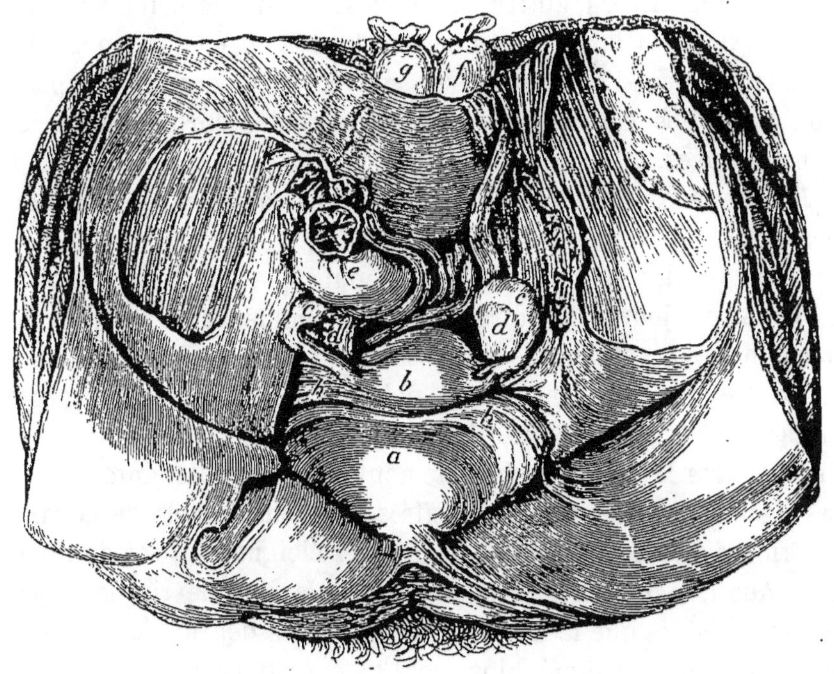

FIG. 6. — Situation des viscères pelviens. D'après MOREAU. (*Traité prat. des Acc.* Paris, 1875.)

a. Vessie.	*cc.* Oviductes.	*e.* Rectum.	*g.* Veine cave.
b. Fond utérin.	*dd.* Ovaires.	*f.* Aorte.	*hh.* Ligaments larges.

tions puerpérales et les maladies générales, est bien faite pour
nous éclairer sur son importance physiologique.

Les connexions de l'utérus avec la voûte vaginale postérieure
et les rapports de cette dernière avec le péritoine sont indiqués sur
les dessins schématiques comme étant très peu étendus ; et cependant il y a là des variations considérables. Souvent le *tissu
interposé* a 1/2 centimètre à peine d'épaisseur ; d'autres fois la
voûte postérieure du vagin est séparée de la séreuse par une

couche d'une épaisseur bien plus grande; dans un cas je l'ai trouvée atteignant 5 centimètres, sans qu'il fût possible d'y constater des infiltrations ou des adhérences pathologiques.

Les rapports de l'utérus avec la vessie varient également quant à l'étendue de l'adhérence des deux organes; les mensurations oscillent entre 1 et 4 centimètres. Mais l'insertion du réservoir urinaire peut remonter jusqu'au dessus du col, de telle sorte que le cul-de-sac péritonéal se trouve logé au-dessous et tout près du fond de la matrice. D'autres fois, la vessie adhère à peine à la portion cervicale et la voûte vaginale se trouve en contact immédiat avec la séreuse. J'ai observé bien souvent cette dernière disposition dans des cas d'hystérectomie vaginale, surtout chez les femmes âgées.

Je ne puis pas terminer ce chapitre sans parler de la situation des *uretères*.

Cette question a son importance depuis que l'hystérectomie est à l'ordre du jour; car autrefois on ne s'inquiétait de ces organes que dans les cas de fistules consécutives aux accouchements laborieux. Les uretères partent du point d'insertion des ligaments larges à la paroi pelvienne, descendent dans le petit bassin et se dirigent vers la vessie, immédiatement sous le feuillet antérieur de ces ligaments et à une distance très peu considérable de la paroi antérieure du bassin. Ils sont donc assez éloignés du col de l'utérus. Aussi, dans l'hystérectomie vaginale, on ne risque de les blesser qu'alors que le néoplasme a tiraillé et déplacé les parties. J'ai moi-même pratiqué plus de 130 opérations de ce genre et jamais je n'ai rencontré les uretères sur ma route.

B — Les Méthodes d'exploration gynécologique

I — Palpation — Exploration combinée

L'exploration gynécologique se bornait encore il y a vingt ans
à l'intromission dans le vagin d'un ou de plusieurs doigts,
après un palper préalable de la région abdominable. Cette intromission était suivie de l'introduction d'un spéculum, à l'aide
duquel on examinait le vagin et la portion vaginale du col. L'invention de l'hystéromètre fut considérée comme un immense
progrès, car le domaine du diagnostic en gynécologie se trouvait ainsi notablement agrandi. Mais cette branche de l'art de
guérir ne prit vraiment son essor que lorsqu'on eut appris
à *pratiquer simultanément, à combiner la palpation abdominale* et le *toucher vaginal* (1).

L'exploration combinée rejette le cathétérisme à l'arrière-plan ;
car, à elle toute seule, elle est la plupart du temps en état de
donner des renseignements complets sur la situation des organes
pelviens. Pour la *pratiquer*, il faut s'habituer, dès le début, à
donner aux patientes une position spéciale. A cet effet, on a pré-
conisé une foule de sièges et de lits à spéculum dont nous ne
discuterons ici ni les avantages ni les inconvénients.

Parmi ces derniers, cependant, il s'en trouve un bien grand : ces
appareils deviennent fort incommodes lorsque l'espace manque ;
et ils ne sont pas transportables. Un bon fauteuil à spéculum doit
être construit de telle façon que la femme soit couchée, la paroi
abdominale relachée (par conséquent les pieds relevés), et couchée
à une hauteur telle que l'observateur puisse aisément opérer la
palpation externe et la combiner avec le toucher vaginal.

(1) B. S. SCHULTZE, *loc. citato.* — HOLST, *Beiträg. z. Geburtsk. u. Gynäkol,* 1865.

Pour ma part je me sers d'une simple table de hauteur ordinaire, dont le dessus est sectionné transversalement près de l'une des extrémités. La portion sectionnée, qui est la plus longue, est à charnières et se relève ou s'abaisse à volonté. Pour l'examen, on recouvre ce dossier mobile d'une couverture et d'un traversin ; quant aux pieds ils se placent sur un tabouret très élevé. C'est à

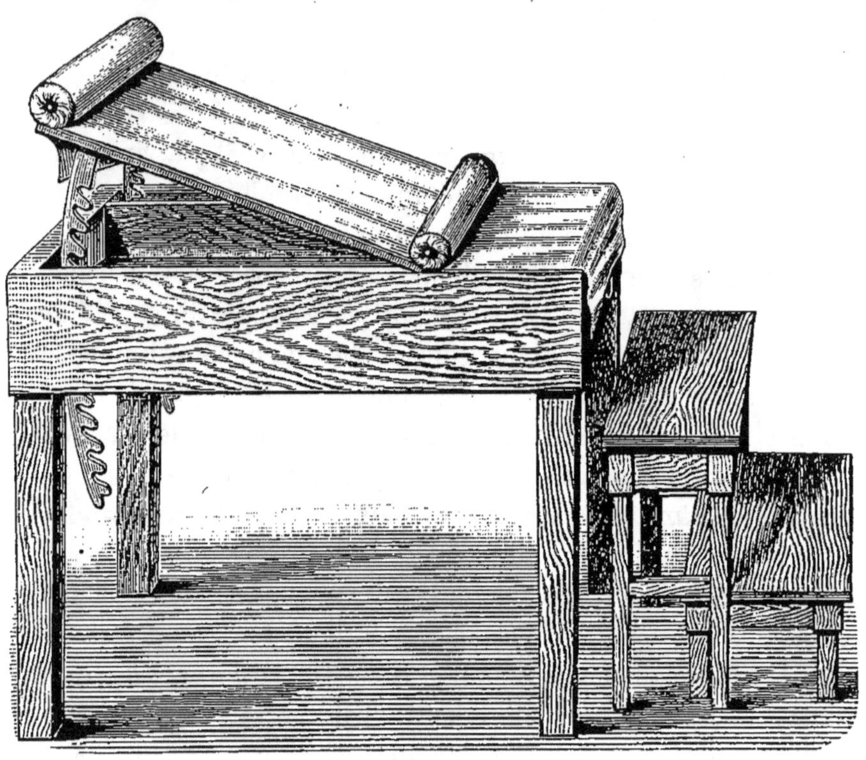

Fig. 7. — Table d'exploration.

l'aide de cet appareil que je procède à toutes mes explorations gynécologiques. (Fig. 7.) On peut facilement l'improviser dans la clientèle : il n'est besoin que d'une table à quatre pieds et de quelques oreillers. Je fais coucher les femmes sur le dos : c'est dans cette position que je les examine aux divers spéculums et que je pratique le palper abdominal et l'exploration combinée.

La position à donner à la femme était hier encore un sujet de controverse. Les Anglais adoptent pour la plupart le décubitus latéral gauche, la positions de *Sims* (1); le gynécologue se trouve ainsi placé derrière la femme. Autant que j'ai pu en juger par mon expérience personnelle, le toucher combiné donne, dans cette position, des résultats bien moins précis que dans le décubitus

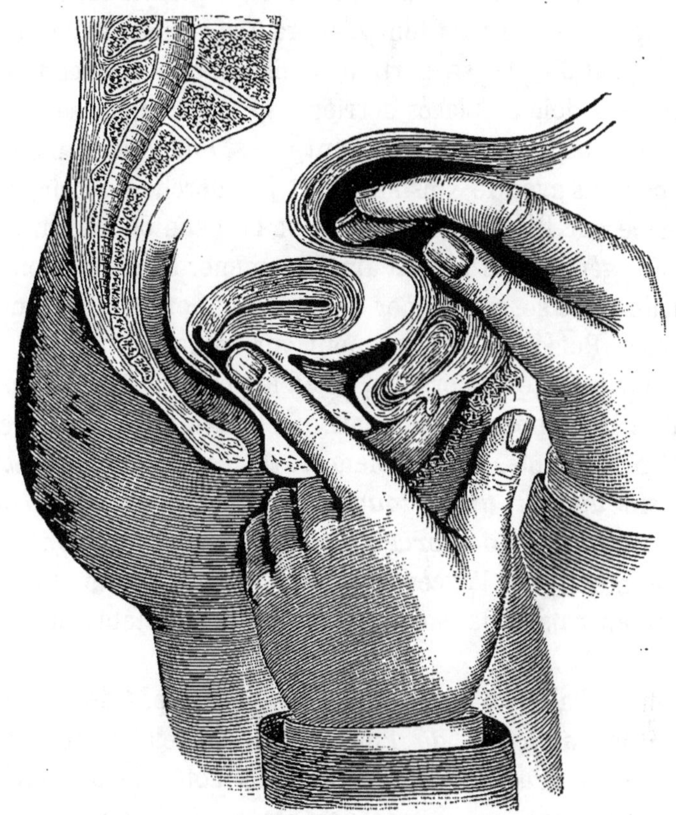

Fig. 8. — Exploration combinée, d'après Schrœder.
(*Manuel des maladies des organes génitaux de la femme*)

dorsal. Quoiqu'il en soit, la table décrite par moi est non moins propre à l'examen dans cette position que dans l'horizontale; il en est de même pour la position qui consiste à appuyer le corps sur les coudes et les genoux et qu'il est nécessaire de faire prendre au sujet dans certaines circonstances.

La femme une fois couchée, *l'exploration* commence. Elle

(1) M. Sims. *Chirurgie utérine*, 1865.

débute par l'examen de la paroi abdominale au moyen de la main posée à plat. Si cet examen ne me fournit pas d'indications, j'introduis dans le vagin l'indicateur et le médius, après les avoir préalablement enduits d'un corps gras. En même temps, j'applique l'autre main, restée libre, sur la paroi abdominale que je déprime au fur et à mesure que mes doigts avancent dans le vagin. (Fig. 8.) — Je vais tout d'abord à la recherche de *l'utérus*. La conformation de sa portion vaginale une fois constatée, à l'aide de mes doigts, placés derrière le col, je repousse avec précaution l'utérus légèrement en haut, aussi loin que le permettent ses connexions avec le voisinage ; et je cherche à saisir, avec la main restée sur l'abdomen, le fond de l'organe ou sa paroi supérieure. En général on réussit ainsi à amener la matrice entre ses deux mains et à se renseigner sur sa situation, son volume et sa consistance. Puis j'explore son pourtour en faisant glisser doigts et main sur un côté de l'organe, et en les passant derrière lui pour revenir au côté opposé. Il est clair que toutes ces manœuvres doivent être exemptes de violence. *On arrive d'autant plus facilement au but, qu'on touche les parties plus légèrement; moins on emploie de force, plus les sensations sont nettes;* sans compter que l'excès de force nuit considérablement à l'examen en raison de la contraction alors inévitable des muscles abdominaux.

Une main habile n'éprouve généralement pas de difficultés à atteindre les *annexes de l'utérus.* Il est relativement aisé de trouver les *ovaires* en arrière et sur les côtés de la matrice. Un peu plus en avant, en partant des cornes de l'utérus, nous parvenons très souvent à sentir l'extrémité utérine des *trompes* et parfois même à suivre jusqu'aux ovaires, l'oviducte en apparence sain. Je ne conseillerais pas cependant de considérer à chaque examen l'exploration des ovaires comme une nécessité. Les maladies de ces organes, qu'elles s'accompagnent ou non de modifications de volume, se reconnaissent d'ordinaire assez nettement rien qu'en saisissant entre les doigts les parties latérales du bassin. Cette exploration est alors très douloureuse, ou bien elle permet de constater une augmentation de volume des ovaires. S'il n'y a ni sensibilité ni hypertrophie, on n'aura pas, en général, à s'inquiéter d'une affection de ces organes ; et il devient inutile, si notre doigt ne trouve pas facilement les ovaires, d'en pratiquer l'exploration forcée au détriment de la sensibilité de la patiente.

L'exploration combinée est considérablement gênée par le développement exagéré du pannicule adipeux des parois abdominales, par leur rigidité ou leur hyperesthésie. Si malgré la flexion des genoux et l'élévation du siége, si malgré vos efforts pour amener la femme à respirer d'une façon calme et régulière et pour détourner son attention, vous n'arrivez pas à obtenir le relâchement abdominal désiré, la palpation est encore possible en enfonçant profondément la main externe dans le sillon qui existe si souvent immédiatement au-dessus de la symphyse du pubis.

N'obtiendrait-on ainsi que la seule immobilisation de l'utérus, permettant au doigt investigateur de pénétrer le long des côtés de l'organe, que le résultat, dans bien des cas, serait déjà très satisfaisant.

L'emploi intelligent de l'exploration combinée diminue singulièrement le nombre des cas où il faut avoir recours à l'anesthésie par le chloroforme ; pour les consultations de cabinet, elle sera plus que suffisante. En résumé, cette méthode donne des renseignements tellement précis sur l'état des viscères pelviens, que c'est à peine s'il devient nécessaire de se servir de l'hystéromètre.

2 — Inspection — Spéculum

Pour compléter les résultats de l'exploration combinée, on pratique généralement l'examen du vagin et de la portion vaginale du col au moyen du *spéculum*. Parmi les nombreux instruments de ce genre, j'en ai adopté deux qui suffisent amplement à me fournir les éléments nécessaires au diagnostic. Je me sers de *spéculums cylindriques* (1), analogues à ceux de *Mayer* en verre opale : ils ne doivent pas être trop longs ; trois grandeurs sont suffisantes. J'ai

____

(1) *Verhandl. der Gebursth. Ges.* Berlin, 1853.

fait construire ces instruments en gomme durcie (fig. 9); ils remplissent on ne peut mieux le but, car
ils sont résistants et durables. Je ferai
remarquer cependant que je ne fais pas
passer dans leur intérieur de liquides
fortement caustiques; quand des applications de ce genre sont indispensables,
je porte le caustique directement sur le
col, sans le faire entrer en contact avec
le spéculum. Pour l'introduction de ces
spéculums cylindriques, il est nécessaire
d'écarter d'une main les lèvres de la
vulve; pendant ce temps l'autre main
déprime la fourchette avec le bord postérieur de l'instrument, jusqu'à ce que le
bord antérieur du spéculum arrive au-
dessous du tubercule antérieur du vagin.

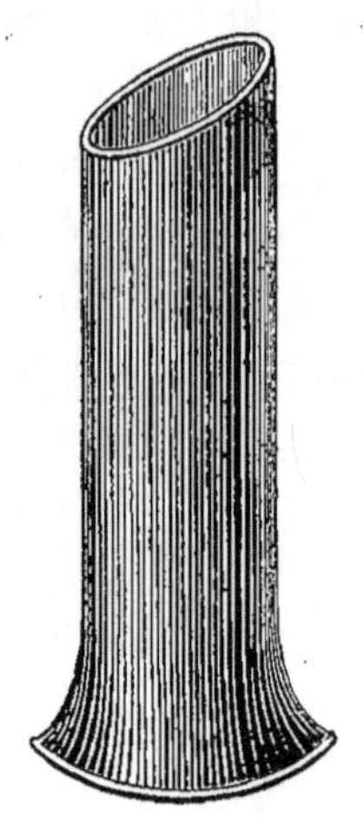

Fig. 9. — Spéculum cylindrique.

C'est alors seulement qu'on fait progresser l'instrument dans la
direction du col préalablement reconnue
par l'exploration digitale. Se forme-t-il
dans le vagin des plis qui cachent la
portion vaginale ou bien le museau de
tanche, celui-ci ne vient-il pas s'engager
dans le champ du spéculum, il n'y aura
qu'à imprimer quelques mouvements de
rotation à ce dernier pour écarter tout
obstacle.

Comme, avec ces spéculums pleins,
on ne peut jamais se rendre compte que
de ce qui a trait à la portion vaginale
ou à un bourrelet du vagin proéminant
dans ce conduit; comme d'autre part il
est à désirer que l'examen des parois
vaginales soit le plus complet possible, et
que le col avec ses replis d'insertion
soit parfaitement mis à découvert, j'em-

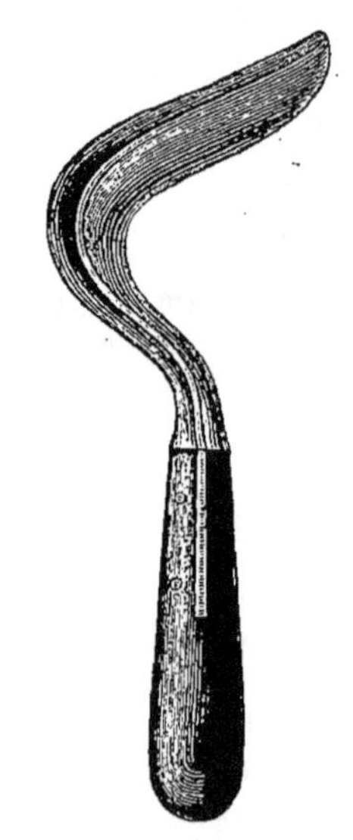

Fig. 10. — Spéculum univalve
de Kristeller.

ploie encore un second genre de spéculum, le spéculum *univalve,*

à manche, analogue à celui qui est connu sous le nom de spéculum
de *Kristeller*. (Fig. 10.)

Je me sers de deux spatules de métal ou de gomme durcie, l'une
plus grande que l'autre, de telle façon que, la femme étant dans
le décubitus dorsal, c'est la plus grande qui est introduite la pre-

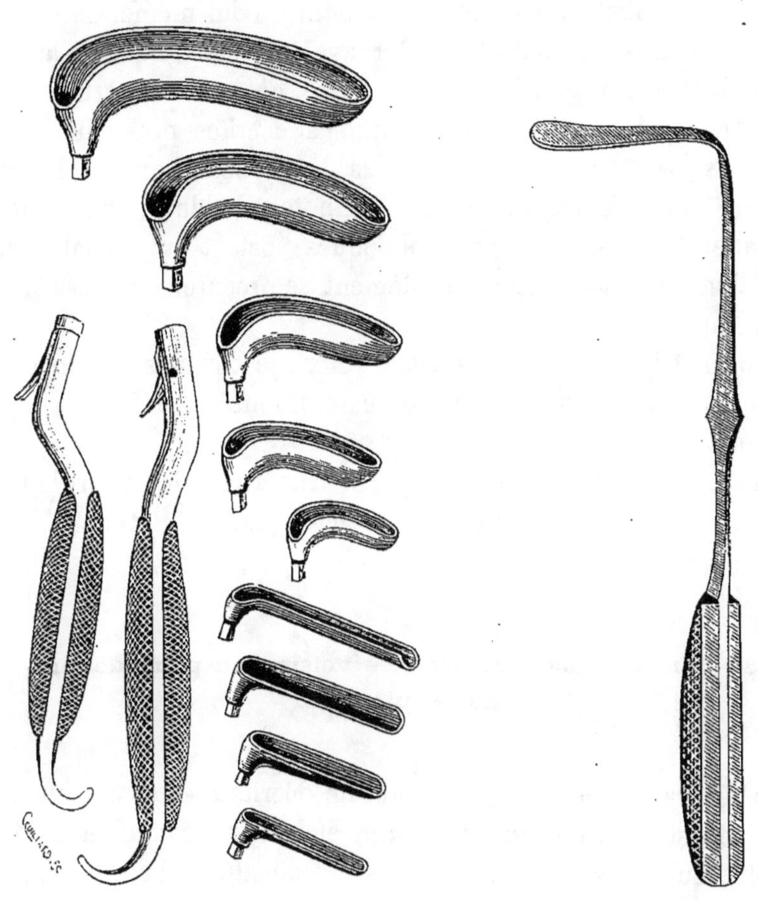

FIG. 11. — Dépresseur vaginal de SIMON.   FIG. 12. — Écarteur d'après HEGAR.

mière et obliquement dans le vagin. Avec elle, je déprime fortement la paroi vaginale postérieure et le périnée, après l'avoir fait
pénétrer jusqu'au cul-de-sac postérieur du vagin. La petite valve
introduite ensuite au-dessus et le long de sa congénère est destinée à soulever la paroi antérieure. Avec un peu d'habileté, il est

facile, par les déplacements successifs des deux valves, d'examiner les parois latérales aussi bien que les parois supérieure et inférieure, les culs-de-sac et la portion vaginale. Ces valves sont mobiles à volonté ; elles permettent une exploration des plus parfaites des profondeurs du vagin.

Je n'emploie plus le spéculum si renommé de *Cusco*. Il est vrai que cet instrument, se maintenant de lui-même, donne au médecin la possibilité de travailler avec les deux mains dans la profondeur du vagin. Mais, d'un autre côté, il ne permet pas aussi bien que les deux spatules que j'ai décrites plus haut l'examen des parois du vagin. En outre, les articulations et les vis en sont très difficiles à nettoyer. Enfin tout médecin qui voudra pratiquer des opérations gynécologiques sortant du domaine des opérations simples, pourra facilement se procurer une assistance quelconque.

Pour nettoyer le champ du spéculum, je me sers de pinceaux formés par un bourdonnet d'ouate monté sur un simple bâtonnet.

En cas d'opération, je fais usage, pour mettre à découvert la portion vaginale, du dépresseur de *Simon* (fig. 11) et de l'écarteur (fig. 12).

3 — Importance des organes voisins au point de vue de l'exploration

En général la méthode d'exploration décrite ci-dessus, *toucher combiné* et *examen au spéculum,* établit suffisamment le diagnostic, surtout si l'on a dirigé ses investigations d'après l'appréciation judicieuse du dire de la malade, et des conditions de la menstruation, surtout de la dernière ; si l'on a déterminé approximativement l'état de la cavité abdominale au moyen de la palpation externe. En pratique, elle suffira principalement dans les cas où les femmes auront eu soin de débarrasser préalablement de leur contenu la vessie et le rectum.

L'état de réplétion de la vessie peut opposer de grands obstacles au toucher combiné. Le toucher combiné ne nous donne, à travers ce réservoir rempli, qu'une sensation peu nette de l'utérus, que nous trouvons logé fortement en arrière. La vessie est-elle plus distendue encore, elle apparaît, derrière la paroi abdominale, sous forme d'une tumeur globuleuse, plus ou moins volumineuse, tendue et élastique, et se reconnaît par cela même que, émergeant du petit bassin, elle est située immédiatement derrière la paroi abdominale. Dans tous les cas où l'examen externe de l'utérus est rendu difficile, que ce soit par suite d'un obstacle de ce genre qui sépare la matrice de la main qui palpe, par la tension de la paroi abdominale, ou par une tumeur située immédiatement derrière elle, il est indispensable de pratiquer le cathétérisme vésical avant toute autre manœuvre. A cet effet, je me sers d'une sonde d'homme, en métal, qui est en tous cas nettoyée soigneusement avant d'être introduite. Je préfère une sonde d'homme parce que, à mon avis, les sondes ordinaires de femme sont insuffisantes pour pénétrer jusqu'à la vessie à travers l'urètre considérablement allongé. De plus, j'aime mieux les instruments métalliques, parce que leur nettoyage est plus facile.

L'exploration du contenu du bassin par la vessie n'a été mise en pratique qu'après les recherches de *Simon* (*Volkmann, Recueil de leçons cliniques*, 1875, n° 88) sur la dilatation méthodique du canal de l'urètre. Quant à moi, la fixation de l'urètre au ligament triangulaire m'a toujours semblé, dans ces sortes de recherches, un très grand obstacle à la liberté des mouvements du doigt investigateur. Ce n'est donc que dans un nombre de cas très restreint que j'ai eu recours à ce moyen pour reconnaître les modifications survenues dans le cul-de-sac vésico-utérin.

La dilatation, d'après la méthode de *Simon*, se fait à l'aide de petites sondes en gomme durcie, à mandrin boutonné. Ces sondes enduites d'huile ou de vaseline sont, pendant le sommeil chloroformique, introduites très rapidement de numéro en numéro, en augmentant progressivement le calibre. L'anesthésie est indispensable en raison de l'extrême sensibilité du canal. Lorsque la dilatation a atteint 6 1/2 à 7 centimètres, le doigt pénètre facilement dans la vessie.

Jusqu'à présent, chaque fois que j'ai employé ce procédé, j'ai constaté de petites déchirures au niveau de l'orifice urétral externe. Ces déchirures se produisent la plupart du temps, mais pas toujours, sur le rebord antérieur. Ce n'est que dans les cas de rétrécissements ou d'ulcères que j'ai vu des lacérations de l'orifice interne.

La dilatabilité du canal de l'urètre offre de grandes variations. Ordinairement les tissus cèdent facilement; d'autres fois on est obligé d'inciser l'orifice trop rigide. Lorsque les parties avoisinantes sont fortement relâchées, il convient de fixer le pourtour de l'orifice urétral externe au moyen de pinces à érignes.

Souvent les déchirures saignent abondamment; je les suture immédiatement avec des fils de catgut, et je m'arrange de manière à placer les nœuds à l'intérieur du canal. Les sutures intéressent de grandes portions de tissus, et j'ai soin de poser mon premier fil à l'extrémité supérieure de la déchirure. La cicatrisation se fait ordinairement sans encombre; parfois quelques fils isolés coupent, et la guérison n'a plus lieu que par seconde intention.

La miction volontaire revient chez les malades au bout d'un temps plus ou moins long; chez quelques femmes même on n'observe pas l'incontinence dont d'autres, au contraire, souffrent pendant quelques jours ou quelques semaines. En tous cas, jusqu'à présent, je n'ai jamais vu cette infirmité persister.

Quoi qu'il en soit, dans les cas douteux, je n'hésiterais pas à pratiquer la restauration du canal de l'urètre suivant le procédé de *Winckel* (*Manuel de chirurgie*, livraison 62, Maladies de la vessie chez la femme).

Au congrès gynécologique de Munich, en 1886, *Sänger* a décrit l'exploration vaginale des uretères. (*Central. fur Gyn.* N° 26.) Je n'ai pas d'expérience personnelle à ce sujet.

Simon a recommandé, consécutivement à la dilatation de l'urètre, le cathétérisme des uretères, comme un excellent moyen de diagnostic. *Pawlik* pratique cette opération (*Zeitschr. f. Geb. u. Gyn.* viii) sans dilatation préalable du canal, et moi-même je l'ai employée plusieurs fois avec succès dans des cas où, suivant le précepte de *Simon*, j'étais parvenu à atteindre, aux angles du trigone de *Lieutaud*, les orifices d'abouchement des uretères. Malgré tout, le résultat du cathétérisme des uretères, au point de vue de l'établissement du diagnostic, ne compense en aucune façon les difficultés inhérentes à l'opération ; et, pour ma part, je n'y ai plus recours qu'en cas de fistules urétrales.

Rien n'est plus facile que de remédier à la réplétion de la vessie, par le cathétérisme. Reste *la distension du rectum,* qui oppose plus d'obstacles encore à l'exploration des organes intra-pelviens.

Lorsque le rectum et la masse intestinale contiennent des amas de matières fécales, non seulement l'utérus se trouve déplacé, mais la délimitation des organes voisins devient pour ainsi dire impossible. De sorte que, dans ces conditions, on ne peut obtenir que des indications peu sûres sur la position et le volume des ovaires ou la présence possible d'exsudats. Il faut alors réserver son diagnostic jusqu'à ce qu'on ait obtenu des évacuations alvines répétées.

L'exploration des viscères pelviens par le rectum ne se pratiquait jadis que lorsque le toucher vaginal était impossible. C'est *Holst* le premier qui, dans ses *Contributions à l'obstétrique et à la gynécologie* (1865) a appelé l'attention sur les avantages du toucher rectal. L'intromission d'un ou de deux doigts dans le rectum est toujours désagréable pour la femme ; elle devient douloureuse en cas d'hémorroïdes, de fissure ou de rectite.

D'après *Holst,* un ou deux doigts suffisent pour l'examen. Quant à *Simon* (*Clinique allemande*, 1872), il recommande l'exploration, à l'aide de la main introduite dans le rectum, non seulement du bassin, mais de toute la cavité abdominale. Ce dernier procédé expose, d'une part, au danger de blesser l'anus et l'intestin ; d'autre part, sa valeur est plus que problématique en raison de la gêne et de la constriction que fait éprouver à la main l'étroitesse du canal intestinal. Aussi est-il abandonné par la plupart des gynécologues, qui le réservent pour des circonstances spéciales.

Au contraire, l'introduction d'un ou de deux doigts est facile, et, avec certaines précautions, n'offre aucun danger, du moins pour le rectum. Il est clair qu'avant tout examen il faut évacuer l'intestin. Cette condition remplie, le doigt pénètre aisément jusqu'au troisième sphincter, et a toute liberté de se mouvoir dans l'espace limité en haut par ce muscle. Cela lui permet de pratiquer le palper de l'utérus, de sa paroi postérieure et des organes voisins situés dans le cul-de-sac de Douglas, d'autant plus facilement que la main hypogastrique lui vient en aide. Il n'est pas rare qu'on soit obligé d'employer le chloroforme.

Du reste, en présence des excellents résultats du toucher vaginal, combiné avec la palpation abdominale, je procède très rarement au toucher rectal; il faut, pour m'y décider, qu'il s'agisse d'explorer le cul-de-sac de Douglas ou d'être fixé sur la présence d'exsudats paramétriques ou péri-ovariques.

Pour l'examen des organes situés plus haut dans le bassin, surtout des trompes de Fallope, je considère le toucher rectal comme moins favorable que l'exploration combinée. Cependant le premier est très recommandable dans *l'examen des filles vierges*, pour établir, autant que cela est possible, s'il existe quelque état pathologique des organes génitaux internes. Il arrive alors parfois que, pour le praticien peu exercé, le col simule une tumeur située dans la paroi intestinale et obstruant le conduit, jusqu'à ce que le doigt investigateur, secouru par la main appliquée sur l'abdomen, reconnaisse le volume, la forme et la mobilité du col. Pour le toucher rectal, la femme est également dans le décubitus dorsal; ce n'est que lorsque l'introduction de toute la main devient nécessaire, que je lui fais prendre le décubitus latéral, et, dans ce dernier cas, j'emploie toujours l'anesthésie.

J'en ai fini avec l'exposé des méthodes ordinaires d'investigation. Je ferai observer, en terminant, que nous devons être extrêmement réservés dans l'interprétation des résultats de l'examen gynécologique; il nous faut apprécier jusqu'à quel point les symptômes dont se plaignent les malades doivent être rapportés à des affections génitales.

Il est certain que des lésions de l'appareil utérin donnent très souvent l'explication d'accidents prétendus cardiaques, gastriques ou nerveux, accidents qui disparaissent en même temps que guérissent ces lésions. Mais, d'un autre côté, les profanes placent fréquemment sous la dépendance d'une maladie de l'appareil génital une foule d'états morbides qui n'ont aucun rapport avec elle. Et, dans ce cas, on ne saurait être assez sévère dans l'appréciation des résultats obtenus.

4 — Exploration pendant le sommeil chloroformique

Lorsqu'à l'aide des moyens d'investigation ci-dessus décrits on n'a pu édifier un diagnostic assez ferme, et qu'il s'agit cependant de mettre en œuvre une thérapeutique appropriée aux résultats acquis, il est bon de renouveler l'exploration pendant le sommeil anesthésique. Dans ces conditions, après avoir vidé le rectum et la vessie et avoir placé la femme dans le décubitus dorsal, les membres inférieurs fléchis, on peut se rendre un compte très exact de l'état de la cavité abdominale et du plancher du bassin.

Dans certains cas où la masse utérine ne pouvait être saisie bien nettement entre les deux mains exploratrices, soit en raison

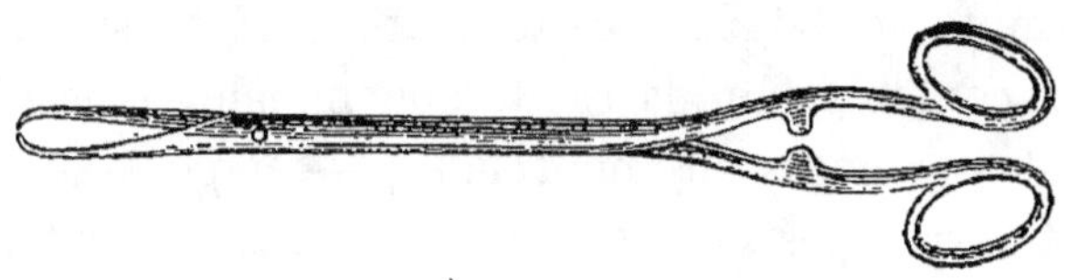

FIG. 13. — Pince à mors (23 cent. de long).

d'une tumeur voisine, soit à cause de l'épaisseur de la paroi abdominale, j'ai réussi souvent à poser mon diagnostic en faisant progresser le doigt latéralement à la matrice. Pendant que la main hypogastrique rapproche et fixe l'organe, je glisse mon doigt, en déprimant la voûte vaginale, le long de la paroi latérale du col, et j'atteins ainsi presque toujours l'isthme et le corps utérin lui-même. Cette manœuvre reste-t-elle insuffisante, il faut suivre le conseil de *Hegar* (1). On saisit la portion vaginale avec une pince à mors (fig. 13); on l'attire vers l'entrée du vagin et on la fait maintenir par un aide. Pendant ce temps le doigt explorateur et la main appliquée sur l'abdomen examinent l'utérus et constatent ses rapports avec les organes voisins. Un pareil déplacement de l'utérus est toujours accompagné de douleurs assez considérables ; il ne

(1) *Volkmann's Samml. Klin. Vortr.* 105.

faut donc employer ce procédé que pendant le sommeil chloroformique.

Lorsqu'il s'agit de tumeurs intra-abdominales ou de néoformations péri-utérines, qu'elles soient facilement ou non accessibles au palper abdominal, le même procédé, c'est-à-dire l'abaissement de la matrice, servira pour rechercher la mobilité de ces tumeurs et leurs relations avec l'utérus. Les résultats acquis seront d'autant plus précis qu'on aura mis à profit le déplacement, par les mains d'un aide, de la masse néoplasique, tel que le recommande *Schultze* (1).

Je prône le procédé de *Hegar*, en raison de mon expérience personnelle. Je ne puis assez répéter cependant, en parlant des diverses méthodes d'exploration, *qu'il faut toujours agir avec la plus grande prudence.* Malgré les précautions les plus minutieuses, il peut encore arriver qu'on provoque des lésions donnant lieu à des symptômes aigus. Les tumeurs peuvent se rompre et déverser leur contenu dans la cavité abdominale — accident qui du reste n'est pas nécessairement fatal; — il peut se produire encore des hémorrhagies graves et, dans ces cas, une intervention énergique seule sauve la malade du collapsus. J'aurai l'occasion d'insister, à propos des tumeurs de l'ovaire et des maladies des trompes de Fallope, sur les accidents consécutifs, dans les cas de néoplasmes, à ce genre d'exploration.

5 — Cathétérisme utérin

Contrairement à une coutume considérée, hier encore, comme indispensable, je ne me sers plus de la sonde utérine que dans des cas très rares. L'exploration combinée nous renseigne suffisamment sur la position, la conformation et la consistance de la matrice, c'est-à-dire sur les points que nous nous croyions jadis obligés de déterminer à l'aide de l'hystéromètre. Je n'emploie plus aujourd'hui cet instrument que pour me rendre un compte mathématiquement exact de la forme et de la profondeur du canal utérin, de la longueur respective du col et du corps, pour consta-

(1) *Wiener med. Blätter*, 1879, nos 44, 45.

ter la position du conduit utérin lui-même, l'épaisseur des parois et le contenu éventuel de la cavité de l'organe, ainsi que les altérations possibles de sa muqueuse. Je fais enfin usage de la sonde lorsque j'entreprends la réduction de déviations utérines.

Je considère le cathéter comme un instrument de grande valeur, et dont l'emploi par une main exercée ne présente aucun danger. Ce serait une excellente chose que d'en apprendre le maniement, au cours des études gynécologiques, sur les femmes, nombreuses d'ailleurs, dont les organes génitaux ne présentent qu'un faible degré de sensibilité.

Le *cathétérisme* utérin est formellement *contre-indiqué :*

1° *Toutes les fois qu'on suppose la possibilité d'une grossesse.* A ce point de vue, on ne saurait prendre trop de précautions. Nous ne pouvons éviter toute erreur qu'en nous rendant bien compte, *avant toute manœuvre intra-utérine,* de *l'époque de la dernière période menstruelle,* et en examinant bien les *résultats fournis par le toucher combiné.* Le cathétérisme d'un utérus gravide ne produit évidemment pas toujours l'avortement. Cependant ce dernier est la règle : et dans les cas douteux, il faut s'abstenir.

2° Il y a *contre-indication* encore tant que l'exploration combinée décèle de la *sensibilité dans la région péri-utérine,* c'est-à-dire tant qu'il existe des *inflammations périmétriques ou paramétriques* aiguës ou chroniques. A ce point de vue, il faut, avant tout cathétérisme, procéder à un examen des plus attentifs de la voûte vaginale postérieure, car bien souvent nous constatons ainsi des reliquats phlegmasiques dans les ligaments utéro-sacrés ou sur le plancher du cul-de-sac de Douglas, alors que les régions avoisinantes paraissent absolument saines.

Si nous négligeons ces reliquats, nous nous exposons à provoquer les récidives par l'emploi du cathétérisme. Les faits de ce genre ne sont pas rares. On les a attribués à la manœuvre opératoire elle-même, alors qu'il ne fallait les rapporter qu'à un défaut d'exploration antérieure à l'emploi de la sonde.

3° A mon avis, il ne faudrait pas se servir de l'hystéromètre *dans les cas de processus inflammatoires récents de l'utérus lui-même; ni au cours ou au déclin des règles,* sous peine d'amener plus qu'une simple hémorrhagie limitée, comme cela a lieu, d'ailleurs, dans le cathétérisme de n'importe quel canal étroit et revêtu d'une muqueuse.

Il existe un grand nombre de sondes utérines aux formes les plus diverses, et pour la construction desquelles tous les métaux ont été mis à contribution. Je citerai, entre autres, celles de *Kiwisch* (1), de *Simpson* (2), de *Huguier* (3) et de *Sims* (4).

Parmi tous ces instruments, j'ai fait choix et je me sers uniquement de la sonde rigide de *E. Martin* (fig. 14); jusqu'à présent elle ne m'a jamais fait défaut, et j'ai exploré avec elle des milliers de matrices. Aussi n'éprouvé-je nullement le désir de la remplacer par quelque autre. Grâce à elle j'ai toujours pu déterminer d'une façon précise le trajet du canal cervical, la profondeur de l'utérus, et l'épaisseur de ses parois, en un mot tout ce qui a trait à la topographie de cet organe. Je ne veux pas pour cela déprécier les hystéromètres inventés depuis; je dis simplement que je ne me suis jamais trouvé dans la nécessité d'y avoir recours.

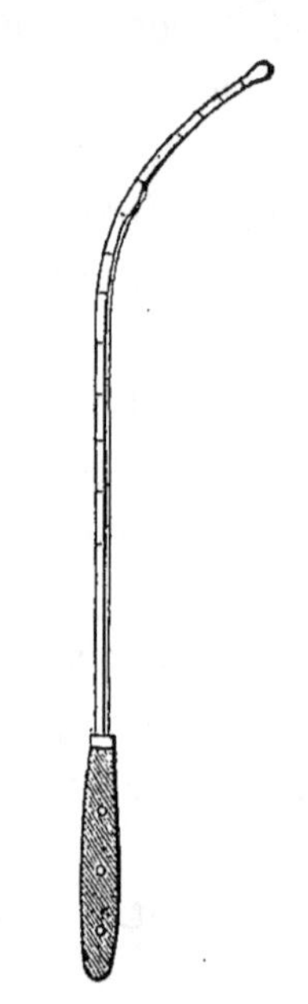

Fig. 14. — Sonde utérine de E. Martin. (20 cent. de long.)

Je ne puis me résoudre à donner à la sonde, à chaque exploration, une courbure correspondant à la conformation probable de l'utérus; cette manière de faire impliquerait que je suis fixé d'avance sur ce que je veux précisément rechercher à l'aide de l'instrument. D'autre part, l'influence exercée sur une tige métallique malléable, par le trajet parfois si bizarrement contourné du canal cervical, ne peut donner qu'une idée bien vague de ce trajet lui-même.

(1) *Kl. Vortr.* 1845.
(2) *Monthly Journal*, juin 1843, et *Obst. Memoires and Contributions*, 1855.
(3) *De l'hystérométrie.* Paris, 1855.
(4) *Loco citato*, 1866.

Emploi de l'instrument. — La malade se trouvant dans le décubitus dorsal, sur un lit quelconque, on introduit la sonde après avoir placé le doigt indicateur sur la lèvre postérieure du col, de façon à ce que le bec du cathéter glisse le long de la face palmaire du doigt et pénètre dans l'orifice du museau de tanche.

Dès que la sonde est arrivée dans le voisinage de l'orifice interne, il faut, en raison de la situation physiologique de l'utérus, abaisser fortement le manche de l'instrument, pour permettre à celui-ci de s'engager dans la cavité du corps. Rien que la manière dont pénétrera la sonde nous renseignera sur la direction et la conformation de cette cavité.

Dans le cas où des replis muqueux siégeant dans le conduit cervical mettraient obstacle au passage du cathéter, de simples mouvements de latéralité et de haut en bas, exécutés lentement et avec douceur, dégageraient l'instrument. La sonde et par conséquent l'utérus fixés d'une main, les doigts explorateurs de l'autre pourront, à travers la voûte vaginale, reconnaître l'épaisseur des parois de la matrice et les relations de l'organe avec les viscères avoisinants. En faisant mouvoir la sonde en différents sens dans l'intérieur du corps de l'utérus, on se renseignera sur le contenu de celui-ci ; enfin le doigt, introduit dans le vagin le long du cathéter, complétera les notions relatives à la longueur de l'utérus. Pour déterminer la longueur du canal cervical, on arrête la sonde au moment où son bec arrive au niveau de l'orifice interne, généralement reconnaissable à son étroitesse.

La sonde pénétrera de même dans l'utérus en rétroflexion, sans qu'il soit besoin d'un redressement préalable du corps de l'organe. Il est, d'ailleurs, facile de s'assurer de cette déviation. L'instrument s'engage dans le col comme à l'état normal, jusqu'au niveau de l'orifice interne ; à ce moment, en imprimant au manche un mouvement en arc de cercle, on change la direction de la sonde de façon que sa concavité regarde en arrière. Appuyée alors contre la symphyse pubienne, elle pénètre facilement dans la cavité utérine. Cette manœuvre rencontre d'autant moins de difficultés qu'on s'est assuré préalablement, par l'exploration combinée, de la position du corps de la matrice.

La sonde et les instruments analogues ont été employés non

seulement comme moyens de diagnostic, mais encore comme *agents thérapeutiques,* tantôt pour la dilatation du canal, tantôt pour le redressement des rétroflexions. Pour la dilatation, on fait usage de sondes à calibre progressivement croissant. Je ne me sers pas, pour ma part, de cette méthode, parce que j'obtiens les mêmes résultats par un procédé à mon avis bien plus simple. Je ne condamne pas absolument la réduction de la rétroflexion à l'aide du cathéter; j'y ai recours parfois (1). Cependant dans la plupart des cas, on peut rendre à l'utérus rétrofléchi sa position normale sans le secours de l'hystéromètre.

Lorsque l'étroitesse du vagin, la sensibilité et l'indocilité de la malade ou l'épaisseur des parois abdominales mettent obstacle à la réduction manuelle, l'instrument devient un adjuvant puissant. Cela est vrai surtout quand il s'agit d'établir si l'utérus est maintenu dans sa déviation par des brides cicatricielles ou des adhérences péritonéales, et si son redressement ne présentera pas de danger. J'insisterai, du reste, davantage sur cette question quand je traiterai des flexions utérines et de la périmétrite.

6 — Exploration de la surface interne de l'utérus.

La dilatation du canal cervical, portée jusqu'au point de permettre l'intromission du doigt dans l'intérieur de l'utérus, était d'un usage très fréquent, à l'époque où commencèrent les progrès de la gynécologie. On croyait ne pas pouvoir s'en passer lorsqu'on voulait examiner la cavité utérine, explorer sa muqueuse, la débarrasser de restes de tumeurs ou de néoplasmes et porter des médicaments sur la surface interne de l'organe. Aussi les indications de la dilatation devinrent, de ce chef, si nombreuses, qu'il ne faut pas s'étonner de la multiplicité des méthodes préconisées pour la pratiquer. On avait commencé par faire cette dilatation à l'aide d'instruments métalliques, d'après le procédé employé pour les rétrécissements de l'urètre. Sous les auspices de *Sir James Simpson* (2), entrèrent en scène, pour la dilatation utérine,

(1) Winckel. *Traité des mal. des femmes,* p. 355.
(2) *Monthly Journ. of med. sc.* 1844. *Edinb. med. Journ.* 1864.

des tentes formées de substances susceptibles de se gonfler en absorbant les liquides de l'organisme. L'éponge préparée, d'abord en honneur, céda bientôt la place aux tiges de laminaria digitata et aux crayons de tupelo. Plus récemment quelques chirurgiens préconisèrent de nouveau la dilatation avec des ***instruments en gomme*** et ***en métal,*** tandis que d'autres, rejetant cette méthode ou tout au moins la restreignant à des cas spéciaux, la remplaçaient par la ***discision sanglante du col.*** J'ai moi-même débuté par les éponges préparées et les tiges de laminaire ; mais j'y ai renoncé depuis des années. Je n'emploie pas davantage les instruments en métal ou en gomme ; car j'arrive le plus souvent à mon but sans opérer la dilatation. Dans les cas où elle s'impose, je préfère la discision. Aux mains peu exercées, cependant, je recommande l'usage de la laminaria.

Les ***cônes d'éponge*** préparée se trouvent partout et sont généralement soignés. Ils sont de désinfection facile et se gonflent rapidement. Par contre, dans les cas où le canal cervical est quelque peu tortueux, leur emploi devient moins commode en raison du gonflement rapide de leur sommet, de la prompte aspiration des liquides par leur bout ; en outre, quand le col est très rigide, leur introduction demeure bien souvent sans résultat.

La ***laminaria digitata*** absorbe les liquides plus lentement ; désinfectées et percées en leur centre, ses tiges sont d'un usage très répandu. Leur augmentation de volume est relativement moins considérable que celle des éponges et demande un temps plus long ; mais leur action est bien plus énergique. Il arrive fréquemment qu'on parvienne, en juxtaposant plusieurs de ces tiges, à produire en une seule séance la dilatation des parties rétrécies. D'après mes observations personnelles, les crayons de tupelo s'imbibent plus rapidement que les tiges de laminaire, mais ils subissent un accroissement bien moindre.

Parmi les instruments métalliques, je ne citerai, outre ceux déjà anciens, de *Priestley, Scanzoni* et *Ellinger,* que le « Métranoicter » de *Schatz* (1). Les dilatateurs d'*Atthill,* de *Hegar* (2) et les

---

(1) *Arch. für Gynäk,* XVIII, p. 445.
(2) Kasprzik, *Allg. Wiener med. Zeitschr.* 1880, n° 12,

sondes en forme de massue de *Schultze* (1) et de *Fritsch* (2),
sont construits à la façon des dilatateurs urétraux de *Simon*.
Tous ces instruments ne peuvent agir qu'en déchirant le col. Dans
les cas où il est nécessaire de fendre le tissu cervical, je préférerai
toujours une surface de section nette et régulière à une plaie
irrégulière et lacérée.

On ne peut employer les dilatateurs en caoutchouc que lorsque
l'orifice du col permet leur introduction ; comme cette condition
n'est ordinairement réalisée qu'au moment où le doigt lui-même
peut pénétrer, l'usage de ces instruments me paraît sans aucun
avantage. Ils sont, de plus, fort coûteux et présentent cet inconvénient qu'au moment quelquefois le plus important les vessies
crèvent. J'aurai l'occasion de revenir sur ma manière de faire
dans les cas rares où je regarde comme indispensable l'introduction du doigt dans la cavité utérine; la plupart du temps cette
manœuvre est inutile, et la sonde ou la curette suffisent.

Pour *l'introduction des tentes*, je faisais prendre jadis à la
malade le décubitus latéral ; aujourd'hui j'y ai renoncé et j'ai adopté
le décubitus dorsal. (Fig. 16.) Après désinfection préalable du vagin,
on déprime la paroi postérieure de ce conduit à l'aide de la valve
de *Simon;* on saisit le col avec une pince à mors ou une pince à
pansement, et on attire à soi l'utérus aussi bas que possible, sans
toutefois user de violence. On injecte dans la cavité utérine une
solution légèrement antiseptique, et on fait pénétrer la tente dila-
tatrice dans le canal cervical, assez loin pour que son extrémité
inférieure soit au niveau de l'orifice externe. Tous les fils et ru-
bans dont a on l'habitude de garnir ces tentes, ne sont pour moi que
des agents d'infection très dangereux ; je m'en débarrasse toujours. Je recouvre alors le col d'un tampon d'ouate, et, après enlèvement des pinces, je replace l'utérus dans sa situation normale.

Je retire la valve de Simon, et je mets la malade au lit. On laisse
les éponges généralement de six à huit heures ; les tiges de laminaire demandent pour agir un temps plus long, environ dix heures.
Au bout de ce laps de temps, je chloroformise la femme, je la fais

(1) *Monatschr. für ärztl. Polytechnik,* 1883, III.
(2) *Centralbl. f. Gyn.* 1880. n° 21. — *Wiener med. Bl.* 1883, n° 14 et suivants.

coucher sur une table, je retire le tampon d'ouate et la tente, et, après désinfection minutieuse, j'introduis immédiatement le doigt dans le canal dilaté.

Le crayon de tupelo et les autres substances dilatatrices s'emploient de la même manière. Mais, outre que la lenteur de leur action offre cet inconvénient qu'aux yeux des profanes on semble opérer deux fois, leur emploi a ceci de plus fâcheux que, plus que tout autre procédé, qui avec les mesures antiseptiques nécessaires mène toujours droit au but, il expose la femme aux risques d'une irritation intense et d'une infection septique. Cela est vrai surtout pour la dilatation par l'éponge préparée, quoique de nombreux perfectionnements aient diminué les dangers de cette méthode.

L'enlèvement de ces tentes offre parfois de grandes difficultés; en effet, les parties qui proéminent dans la cavité utérine acquièrent un volume plus considérable que celles qui, placées dans le canal cervical, sont enserrées par des tissus dont la dilatation est plus difficile. Dans ces conditions, les éponges se déchirent et les fibres des tiges de laminaire se dissocient lorsqu'on essaye de les retirer avec une pince à érignes quelconque. Il ne reste plus alors qu'à pratiquer la discision des parties rétrécies. J'ai appris, à la suite d'accidents de ce genre, à ne plus procéder à l'extraction des tiges de laminaria qu'avec une pince à pansement, à laquelle je fais subir des mouvements de torsion.

Si l'on a juxtaposé plusieurs de ces tiges, il arrive quelquefois que l'une d'entre elle glisse dans la cavité utérine. Je n'ai jamais vu cet accident avoir des suites fâcheuses; car, la dilatation terminée, le doigt explorateur ramenait facilement la tige égarée.

Je me suis servi également, pendant le sommeil anesthésique, et la femme étant dans le décubitus dorsal, des dilatateurs en métal et en gomme ainsi que des instruments en forme de sonde. Il m'a toujours fallu employer une certaine violence; et chaque fois j'ai été obligé de remédier par la suture à des déchirures produites par ces manœuvres.

Pour la *discision du col,* j'adopte le décubitus dorsal. (Fig. 16.) La *ligature préalable des artères utérines* (1) se fait plus ou

____

(1) Schrœder, *Zeitschrift für Geburtsh. und Frauenkrankheiten,* VI. P. 289.

moins facilement suivant que l'utérus est plus ou moins accessible. Pour lier ces vaisseaux, on refoule fortement l'utérus d'un côté, après avoir découvert, au moyen de la valve de *Simon*, le cul-de-sac du vagin, la femme étant endormie et couchée sur le dos. On s'assure de la position des artères, dont on sent généralement les battements, puis on enfonce une assez forte aiguille courbe à un travers de doigt environ du col et au niveau de sa limite antérieure. On fait ressortir cette aiguille, après qu'elle a embrassé le plus de tissu possible, en arrière, à travers la paroi vaginale, à peu près au niveau de la surface postérieure de la portion vaginale du col, et on serre fortement la ligature. Pour ne pas s'exposer à blesser le vagin par une constriction trop considérable, il faut avoir soin de rapprocher autant que possible les trous d'entrée et de sortie de l'aiguille. On opère de même du côté opposé, puis on saisit le col par sa lèvre antérieure et on l'attire en bas.

Je commence par le fendre avec un bistouri ordinaire jusqu'au point d'insertion du vagin, et je cherche à introduire le doigt dans l'utérus. Si la résistance des tissus est considérable, je pratique en haut, des deux côtés, et avec un bistouri boutonné, des débridements superficiels jusqu'à ce que le doigt puisse pénétrer dans l'utérus. Après avoir terminé mon exploration et mon nettoyage de l'organe, je *suture la plaie*. A cet effet, j'enfonce une aiguille à travers le col depuis le cul-de-sac jusqu'à l'orifice interne, passant d'abord à travers la paroi antérieure, puis de dedans en dehors à travers la paroi postérieure, et enfin à nouveau à travers le cul-de-sac pour ressortir dans le vagin. Les fils, étant ainsi placés de chaque côté au niveau de l'orifice interne, sont noués à cette place. La suture se continue de même de haut en bas jusqu'à réunion des lèvres du museau de tanche au niveau de la commissure. Il faut veiller, dans cette opération, à ne pas faire dépasser aux fils les limites de la plaie de la muqueuse cervicale, pour ne pas provoquer une coarctation du canal cervical.

Les résultats de la discision ne sont pas toujours favorables, de sorte que la méthode n'est pas à généraliser. Mes propres insuccès ont été la conséquence non pas tant de la discision elle-même, que des affections qui exigeaient cette opération. Il s'agissait de myômes utérins ramollis qui devaient être énucléés, ou bien de débris placentaires qui avaient déjà occasionné une infection générale, ou encore d'états anémiques tels que les malades succombèrent, malgré l'absence de toute perte de sang, pendant la discision ou le curage de l'utérus. Dans ces cas, la dilatation progressive n'aurait pas été plus heureuse que la dilatation forcée. Je voudrais en tous cas poser comme condition de cette dernière, une certaine habileté à exécuter les sutures dans la profondeur du vagin, et au niveau de l'utérus. Sinon la méthode de dilatation qu'il faut adopter est celle qui consiste dans l'emploi des tiges de laminaria.

Vuillet de Genève (1) a recommandé un nouveau procédé de dilatation de l'utérus. Il rend la cavité utérine complètement accessible par l'introduction de tampons d'ouate iodoformée. *Landau* (2) de Berlin remplace la ouate par des bandes de gaze iodoformée. On introduit autant d'ouate que possible. L'utérus se dilate par suite, en 12 ou 24 heures, de telle façon que le premier tampon peut être remplacé par un tampon plus volumineux. Après un second laps de 24 heures, si ce second tampon ne suffit pas encore, on en introduit un troisième et un quatrième. De cette façon, après deux ou quatre fois 24 heures, l'utérus est complètement accessible, et on peut en explorer commodément la cavité par le toucher. Ce procédé agit, paraît-il, sûrement et sans suites fâcheuses. L'utérus se referme complètement en peu de jours.

Je ne possède aucune expérience personnelle de ce procédé de dilatation. Comme on peut le voir par ce qui va suivre, ce n'est que rarement que je reconnais la nécessité d'introduire le doigt dans la cavité de l'utérus. Aussi n'ai-je pas encore eu occasion d'employer le procédé de *Vuillet*. Il me paraît pourtant mériter qu'on en fasse l'essai.

L'ennemi, dans toute dilatation, ce sont les *affections des annexes de l'utérus.* Si l'on excepte les accidents infectieux, c'est à elles qu'il faut rapporter la plupart des insuccès de l'intervention et non au plus ou moins de lésions occasionnées par la dilatation elle-même. Autant que possible, avant de dilater, il faut s'assurer

---

(1) *Gaz. des Hôp.* 1886, oct. 124-125 et *Nouv. arch. d'obst. et de gyn.* 1886, 10.
(2) *Ges. f. Geburtsh. u. Frauenkr.* 1887, octobre.

de l'absence de maladies des annexes, périmétrite, paramétrite, salpingite, ovarite, périovarite. Tant qu'il existe des traces de phlegmasies de ce genre, il faut essayer d'arriver au but sans dilatation préalable, et ne pratiquer cette dernière que lorsqu'il existe une indication vitale du côté de l'utérus.

Schultze (1) s'est efforcé de surmonter ces difficultés par l'emploi de son tampon d'épreuve qui renseignerait, dit-il, parfaitement sur l'opportunité ou l'inopportunité de la dilatation. De même que *Schroeder* (2) et *Winckel* (3), je ne puis reconnaître cette propriété au susdit tampon.

Si j'en crois mon expérience personnelle, il me semble que *les indications de la dilatation sont très restreintes.* Dans ces dernières années, ce n'est que lorsqu'il s'agissait de débarrasser l'utérus de grandes masses de tissu, de débris d'œuf, que cette opération m'a paru nécessaire. Au point de vue du diagnostic le râclage de la cavité utérine à l'aide de la curette m'a rendu des services suffisants, et cela dans des centaines de cas. De même la dilatation du canal cervical nécessitée par le curage a suffi pour mettre en pratique toutes les mesures thérapeutiques jugées convenables. Il n'y a pas longtemps encore, on considérait comme très dangereuse l'injection dans l'utérus d'un liquide quelconque si l'on n'avait au préalable pratiqué la dilatation. L'injection a-t-elle été précédée du curettage, l'orifice interne et tout le canal cervical ont acquis une largeur telle, que non seulement la pénétration des liquides ne rencontre aucun obstacle, qu'on emploie la seringue de *Braun* ou l'irrigateur ordinaire, mais que leur reflux même se fait sans difficulté. De sorte que l'on n'observe plus que rarement les coliques utérines et les autres phénomènes désagréables qui accompagnaient jadis ces injections.

Le *curettage* n'exige pas nécessairement l'anesthésie de la malade. Mais comme j'ai l'habitude, surtout dans ma pratique privée, d'éviter autant que possible à la femme toute sensation douloureuse, je me sers généralement du chloroforme. La femme est couchée, dans le décubitus dorsal, sur le bord de la table à opé-

(1) *Centralbl. für Gyn.*, 1880, n° 17.
(2) *Loc. cit.* Page 122.
(3) *Loc. cit.* Page 508.

ration (fig. 15), les membres inférieurs fléchis ; la paroi postérieure du vagin est déprimée à l'aide d'un speculum univalve de
Simon ; la lèvre antérieure du col est saisie avec une pince à mors,
et la portion vaginale est amenée le plus près possible de l'entrée
du vagin (fig. 16). Après désinfection des plus minutieuses au
moyen d'injections d'eau phéniquée, on introduit dans l'utérus
une curette mousse (fig. 17). Cette manœuvre est généralement
facile, même chez les nullipares, à plus forte raison chez les

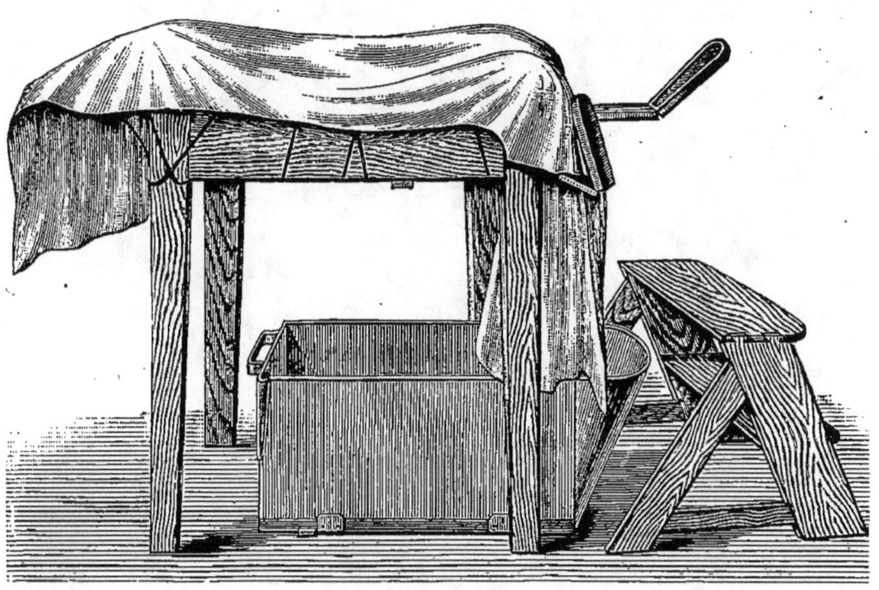

Fig. 15. — Table d'opération.

femmes qui ont eu des enfants. Dans les cas même où la rigidité
du col entrave la marche de la curette, il faut un degré de violence
bien peu considérable pour pénétrer dans l'intérieur de la matrice.

Comme il est très important de savoir à quoi s'en tenir sur le
trajet du canal cervical et sur la situation du corps utérin avant de
procéder au curettage, j'ai toujours soin, après avoir donné à
l'utérus sa position normale, d'éclairer la marche par l'introduction préalable de la sonde. De cette façon, la direction à faire
prendre à l'instrument étant déterminée d'avance, la curette ne

rencontrera plus que rarement sur sa route des obstacles tels que le rétrécissement du canal ou des replis saillants de l'arbre de vie. Dans ces derniers cas, on immobilise l'utérus et on im-

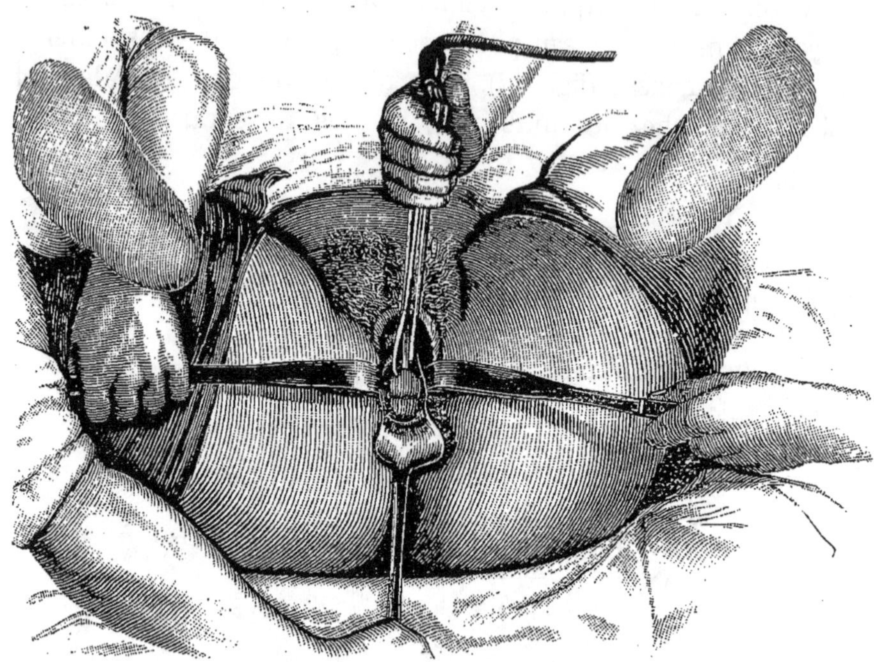

Fig. 16. — Le col est attiré vers l'orifice et mis à découvert, la femme étant dans le décubitus dorsal. Position des mains des aides.

prime doucement à la curette des mouvements de propulsion et de retrait afin de lui faire franchir ou contourner l'obstacle.

S'il existe une coarctation cervicale infranchissable, on l'incise

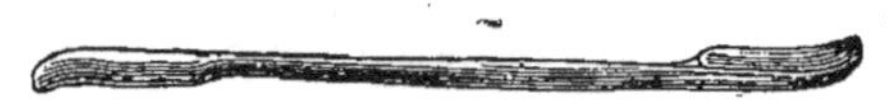

Fig. 17. — Curette d'après Roux (longueur : 27 cent.).

avec un bistouri boutonné jusqu'à ce qu'elle livre passage à la curette. Ces incisions n'offrent aucun danger.

On procède alors, à l'aide de la curette, à l'abrasion de la muqueuse utérine tout entière. L'opération ne doit pas être partielle. Aussi faut-il donner à l'instrument les différentes directions exigées par la conformation de la cavité utérine. L'instrument est d'ailleurs construit de telle façon qu'on n'est pas un instant sans connaître la direction prise par la cuiller.

La muqueuse une fois enlevée, je pratique le lavage de la cavité utérine avec l'irrigateur qui n'a cessé, depuis le début, d'arroser le champ opératoire (fig. 16). Puis j'y injecte, avec la seringue de *Braun*, 2 à 3 grammes de perchlorure de fer pur, et je continue mon irrigation jusqu'à ce que toute hémorrhagie soit arrêtée et que le liquide injecté cesse d'être trouble à sa sortie. A ce moment seulement j'enlève la pince. Si celle-ci, en déchirant un peu les tissus, a provoqué un écoulement sanguin, j'y mets fin au besoin par une suture. Enfin l'utérus est réduit et le speculum retiré.

Le curettage, comme toute dilatation utérine, exige que la femme garde le lit pendant quatre à cinq jours. On lui fait faire pendant ce temps deux fois par jour une injection vaginale avec une solution d'acide phénique à 2 0/0 ou de sublimé à 1/5000; on peut encore lui maintenir des compresses froides sur le ventre. Le sixième jour, l'inspection du col au speculum ne révèle plus la moindre trace d'intervention.

On a fait un double reproche au curettage. Les uns prétendent *qu'il est impossible de poser un diagnostic microscopique certain au moyen des lambeaux de muqueuse enlevés par le râclage.* — Je ne puis pas juger du plus ou moins de perfection des curettages opérés par ces gynécologues sceptiques. Mais mes propres observations me permettent de considérer ce premier reproche comme non fondé. Évidemment l'interprétation exacte des résultats obtenus demande une connaissance précise de l'état physiologique de la muqueuse et de la technique microscopique moderne. Les lambeaux muqueux enlevés doivent être examinés en partie à l'aide du microtome à congélation, en partie après durcissement dans l'alcool absolu, et être soumis ensuite aux différents procédés de coloration.

Les recherches d'un de mes élèves, M. *Duvelius* (1), démontrent que le grattage le plus énergique ne détruit pas la muqueuse dans

____

(1) *Zeitschr. f. Geburtsh. u. Gynäk.* X. P. 175.

toute son épaisseur ; les couches profondes restent et avec elles les culs-de-sac glandulaires. Ce sont elles qui président à la régénération de la membrane. Sans doute on ne peut nier que ces couches ne puissent être le point de départ d'un nouveau processus morbide. Mais d'une part, la destruction de la muqueuse malade est rendue plus complète par les injections de perchlorure de fer ; d'autre part, nous ne connaissons pas encore de moyen qui puisse préserver la muqueuse de maladies nouvelles.

En outre, et c'est là le second reproche qu'on lui fait, on accuse le curettage, pour peu qu'il soit complet, d'avoir une *influence fâcheuse et durable sur l'aptitude de la femme à la conception.* Ma réponse sera celle-ci : de toutes les femmes opérées par moi depuis cinq ans, de celles surtout chez lesquelles on aurait pu à la rigueur douter de l'aptitude génératrice, plus de 90 sont devenues enceintes peu de temps après l'opération ; et ou bien elles ont eu un accouchement naturel, ou bien elles continuent, à l'heure actuelle, une grossesse dont le cours est normal.

En raison de ce qu'on appelle la clientèle flottante, il est difficile de donner une statistique exacte. Cependant ce serait tomber dans une erreur grossière que de vouloir mettre la stérilité sur le compte de l'abrasion de la muqueuse utérine. Combien ne faut-il pas, en effet, de conditions pour réaliser une grossesse ? *Duvelius* a mis ce dernier point en pleine lumière, grâce à des recherches qui établissent d'une manière formelle que la régénération de la muqueuse grattée et cautérisée au perchlorure de fer est rapide et complète (1).

Je pratique fréquemment l'abrasion exploratrice, quand les circonstances m'y obligent, en présence même de phlegmasies péri et paramétriques et d'affections des ovaires et des trompes. Lorsque j'ai soin de mettre en usage une antisepsie sévère, et d'appliquer de la glace sur l'abdomen immédiatement après l'opération, la réaction ne se produit qu'exceptionnellement, et en tous cas plus rarement que jadis même avec la dilatation la plus circonspecte.

En raison du grand nombre de curettages que j'ai eu l'occasion

____

(1) BENICKE, *Zeitschr. f. Geb. u. Gyn.* XI. P. 411.

de faire, je puis recommander cette opération en toute sécurité
comme un succédané de la dilatation progressive suivie d'applications médicamenteuses. Elle a cet avantage sur celle-ci d'être
d'une exécution facile, d'une action certaine et durable, et de permettre d'établir un diagnostic sûr et précis. Je reviendrai plus loin
sur la valeur thérapeutique du grattage dans les maladies de la
muqueuse utérine,

Il est un grand nombre de gynécologues qui préfèrent au curettage la dilatation portée jusqu'à permettre l'introduction du doigt.
D'autres, surtout *Schrœder* (1), réservent au point de vue du diagnostic des affections de la muqueuse toute leur estime au
cathétérisme. Pour ma part, eu égard aux inconvénients de cette
dernière manœuvre dans les cas de périmétrite en apparence
légère, je ne la considère pas comme étant d'une simplicité
extrême et je ne voudrais pas la recommander d'une façon spéciale.

Je termine ici l'étude de nos moyens d'investigation. Pour la
plupart des cas ordinaires, l'exploration combinée et le speculum seront suffisants. Le cathétérisme, le toucher rectal et
l'examen pendant l'anesthésie seront d'un usage plus rare ; plus
rarement encore aura-t-on recours au curage utérin pour établir
un diagnostic histologique.

Pour arriver au diagnostic, on se sert d'ailleurs de toutes
sortes de moyens adjuvants. Ainsi nous appelons souvent à notre
aide l'auscultation et la percussion, la palpation des organes
contenus dans le grand bassin. Tous ces procédés d'investigation
sont très connus du praticien et ne nécessitent pas une étude spéciale. Au moment opportun, je reviendrai sur ce point, ainsi
que sur l'examen chimique et microscopique des tissus et des
liquides.

(1) *Zeitschr. f. Geb. u. Gyn.* X, et *Manuel*, 7 Ed., p. 121.

CHAPITRE II

PHYSIOLOGIE ET PATHOLOGIE DE LA MENSTRUATION
ET DE LA CONCEPTION

---

1 — Menstruation

Les changements qui se sont produits en ces derniers temps dans la manière d'envisager le processus menstruel, légitiment mon dessein de consacrer un chapitre spécial de ces leçons cliniques à l'étude de cette fonction physiologique.

Nous savons que l'écoulement sanguin cataménial, *la menstruation,* se produit à des périodes régulières d'environ 28 jours, périodes dont la durée varie avec le climat et les autres conditions de milieu. Nous savons de plus que les intervalles intermenstruels diffèrent, même sous les mêmes latitudes, suivant les conditions d'alimentation et le développement intellectuel; que cette fonction si importante embrasse un laps de temps d'environ trente ans, et qu'elle débute, dans nos pays (en Allemagne), le plus souvent vers la quinzième année, tantôt subitement et sans accidents, tantôt après des coliques violentes et d'assez longue durée.

De même, les règles disparaissent parfois aussi inopinément qu'elles se sont montrées, parfois d'une façon plus lente et plus irrégulière entre l'âge de quarante et cinquante ans. L'écoulement dure chaque fois de trois à sept jours, rarement moins, assez souvent plus longtemps; il est précédé d'une sécrétion muqueuse abondante qui persiste fréquemment quelques jours encore après l'époque menstruelle, mais en diminuant progressivement d'abondance. Il n'est pas possible d'évaluer exactement la quantité de sang perdu (100 — 250 grammes). L'écoulement consiste en du liquide sanguin mélangé aux sécrétions des glandes utérines et vaginales, et dont la coagulation est empêchée par l'acidité du mucus vaginal. L'odeur en est souvent très pénétrante et, comme l'on dit, *sui generis*.

D'après certains auteurs, l'apparition des règles coïnciderait avec une augmentation de un degré environ de la température du corps ; d'autres prétendent que la température baisse et avec elle le nombre des pulsations. Mes recherches à cet égard ne me permettent pas de considérer ces assertions comme constamment fondées.

Les malaises liés à la menstruation varient considérablement suivant les sujets.

A côté des symptômes connus, tels que douleurs lancinantes dans les régions lombaire et abdominale, irritation des organes génitaux externes, envies fréquentes d'uriner (la production d'urée est diminuée) et autres phénomènes nerveux, j'ai entendu les femmes, épouses ou vierges, se plaindre souvent et surtout de digestions pénibles et d'une sensation de béance des parties génitales. L'appétit sexuel est ordinairement augmenté. La plupart des femmes « ne se sentent pas bien. »

S'il est possible de limiter à ces données générales les phénomènes cliniques les plus importants de l'acte de la menstruation, il est d'autres points d'anatomie et de physiologie, en particulier les rapports de la fonction cataméniale avec l'ovulation, qui ont donné lieu récemment à des études extrêmement intéressantes, que je dois signaler.

La théorie de *Pflüger*, qui admettait que la rupture périodique des follicules de *Graaf* produisait, par voie réflexe, une congestion artérielle de l'appareil génital et que la déhiscence du follicule *(ovulation)* coïncidait régulièrement avec l'extravasation sanguine de la muqueuse utérine *(menstruation)*, a été fortement ébranlée par des recherches on ne peut plus probantes. La maturation de l'œuf n'est pas liée à un type mensuel ; elle se fait petit à petit, et la rupture de la vésicule peut se produire en tout temps, de même que la fécondation de la femme n'a pas lieu nécessairement à des époques déterminées. Quoiqu'il en soit, les modifications survenues dans l'ovaire provoquent une irritation intense de l'appareil génital, et consécutivement une hyperhémie et une hypertrophie à poussées périodiques de la muqueuse et du parenchyme utérins. L'ovule est-il fécondé, cette muqueuse se transforme en caduque ; dans le cas contraire, l'hyperhémie, arrivée à son apogée, détermine des ruptures vasculaires, un écoulement sanguin et la métamorphose régressive de la muqueuse. L'hémorrhagie n'est donc pas un signe de la maturation ovulaire ; elle indique la fin d'une période d'irritation réflexe, pendant laquelle la conception n'a pas eu lieu. Dans le cas où la grossesse se produit, ce n'est pas l'ovule de la dernière menstruation qui se développe, car il a disparu avec elle, mais un ovule qui a mûri postérieurement *(Sigismund* (1), *Loewenhardt* (2), *Reichert* (3).

Il est évident que la détermination de ces faits est d'une extrême importance au point de vue de la conception et de l'appréciation de la durée de la grossesse. En tous cas, la menstruation et l'ovulation, c'est-à-dire l'activité ou le développement des éléments ovariques, sont en connexion causale intime avec l'activité de l'utérus. On a essayé, mais en vain, d'approfondir le mystère. On a prétendu *(Beigel* (4) qu'après l'extirpation complète des deux ovaires, l'utérus donnait encore naissance à des écoulements sanguins, et que par conséquent les règles persistaient. Ces faits sont loin d'être la règle, et la durée du phénomène dépasse rarement une année. Avant d'exprimer à ce sujet une opinion quelconque, il faudrait savoir si l'extirpation des ovaires a été réellement totale ; car les plus petits reliquats de tissu ovarique, alors même qu'ils paraissent isolés par la ligature (et je parle ici d'après mon

---

(1) *Berl. klin. Wochenschr.* 1871, n° 25.
(2) *Arch. f. Gyn.* III, p. 456.
(3) *Akad. der Wissensch.* Berlin, 1873, p. 6.
(4) *Wiener med. Woch.* 1878, n°⁸ 7 et 8.

expérience personnelle), peuvent contenir encore des follicules de *Graaf* qui arrivent à maturité.

Des changements bien plus considérables encore se sont produits dans la façon d'envisager *le processus anatomique de la menstruation*. Après les belles recherches de *Kundrat* et d'*Engelmann* (1) sur ce sujet (1873), divers auteurs (2) ont étudié la même question sur une longue série de préparations faites quotidiennement pendant l'époque des règles et dans leur intervalle. Quelque divergence qu'il y ait encore entre les observateurs sur certains points importants, il en est beaucoup cependant qui s'accordent à dire qu'au moment des règles la muqueuse utérine se gonfle, que ses couches superficielles subissent une dégénérescence graisseuse primitive ou secondaire, et sont éliminées, après que la rupture des vaisseaux turgescents situés à la surface a donné naissance à l'hémorrhagie.

Les expériences ayant été faites sur le cadavre, on s'explique la différence de ces constatations et de celles de *C. Ruge* et *Moerike* (3) qui ont entrepris leurs recherches sur des lambeaux de muqueuse enlevés, au moyen du râclage, à des femmes vivantes et saines, tant pendant la période des règles que pendant l'époque intermenstruelle, et qui ont examiné cette muqueuse aussi bien à l'état frais que durcie.

Du travail de *Moerike*, il ressort d'une manière indubitable qu'ordinairement, pendant la menstruation, la muqueuse du corps de l'utérus n'est détruite complètement ni dans toute son épaisseur ni sur une grande étendue; mais qu'au contraire, elle conserve toujours son épithélium cylindrique vibratile.

Il faut de plus considérer comme un fait certain que les cellules interglandulaires ne paraissent augmentées ni en nombre ni en volume, et que la dégénérescence graisseuse, si toutefois elle existe, n'est que peu prononcée. Les vaisseaux se dilatent et regorgent de sang; il se produit des extravasations sanguines dans

(1) Stricker's *Med. Jahrb.* 1873.. Livr. 2, p. 159.
(2) Villiams, *Obst. Journ. of Gr.-Brit. u. Irel.* Août 1874. Nov., Déc. 1875. — Léopold, *Arch. f. Gyn.* XI et XXI; — Wyder, *Arch. f. Gyn.* XIII; *Zeitschr. f. Geb. u. Gyn.* IX. — de Sinéty, *Arch. de tocologie*, 1881.
(3) *Zeitschr. f. Geb. u. Gyn.* VII. — *Centralbl. f. Gyn.* 1880, n° 13.

les couches les plus superficielles de la muqueuse. Quant à la
substance fondamentale homogène, elle semble toujours augmentée. On doit donc admettre que l'écoulement menstruel est le
résultat, partie de ruptures vasculaires, partie d'exsudations sanguines à travers les parois des capillaires intacts. Après la menstruation, les vaisseaux diminuent de calibre et la muqueuse utérine
hypertrophiée subit la métamorphose régressive (fig. 18 et 19).

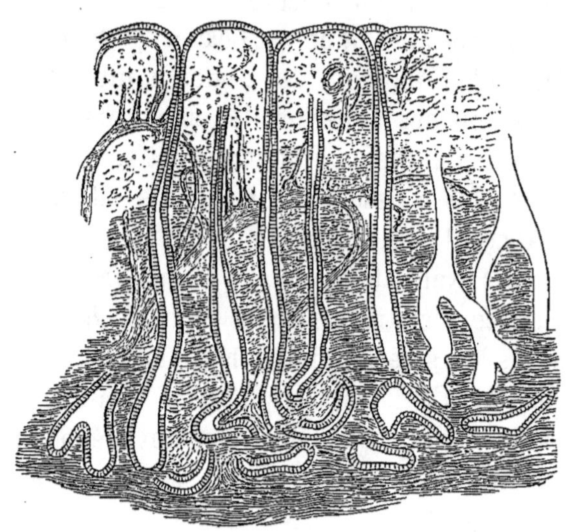

Au moment de la menstruation, les ovaires augmentent d'ordinaire notablement de volume. Dans des circonstances favorables
(paroi abdominale peu épaisse, sensibilité peu considérable, vagin
large et dilatable), on peut sentir parfaitement le siège des follicules en voie de maturité. Le follicule s'est-il rompu et une légère
hémorrhagie s'est-elle produite dans la cavité abdominale, le
corps jaune se développe aux dépens des débris du follicule ;
l'ovaire diminue de volume, ainsi que les trompes qu'on sent notablement épaissies, grâce à l'hypertrophie qui atteint leur muqueuse au moment du stade d'hyperhémie générale.

Il arrive souvent que, sans aucune coïncidence de congestion folliculaire, les femmes éprouvent entre deux époques les malaises qui accompagnent communément la menstruation et qu'elles présentent des molimina menstruels, sans qu'il se produise d'écoulement sanguin. Tantôt les symptômes sont très prononcés, tantôt ils sont légers ; tantôt enfin les femmes ressentent régulièrement des douleurs abdominales ou lombaires, des troubles gastriques ou de la céphalalgie, alors que d'autres n'éprouvent qu'une sensation de béance et de tension du côté des organes génitaux.

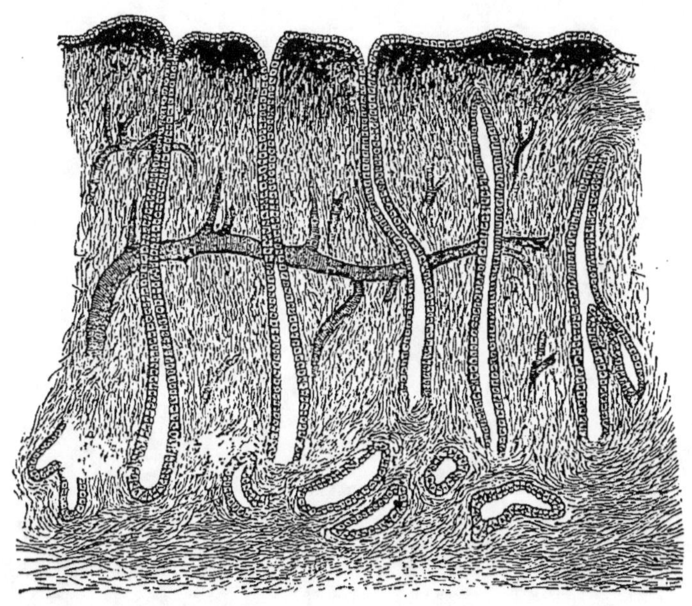

Fig. 19. — Muqueuse utérine pendant la menstruation. D'après Schrœder.

Ces « douleurs intermenstruelles » sont parfois tellement intenses — elles apparaissent ordinairement dans le cours de la vie sexuelle et cessent avec elle — qu'elles obligent les femmes à demander le secours de l'art.

Frappé de la communication de *Fasbender* (1), j'ai recherché et constaté la fréquence relative de ces symptômes, dont on ne se faisait, en général, qu'une idée très incomplète.

(1) *Zeitschr. f. Geburtsh. u. Frauenkrankh.* 1875, p. 126.

Je ne leur ai cependant trouvé de caractère pathologique que lorsqu'ils étaient exagérés par des affections de la matrice.

Le cas échéant, le traitement doit viser d'abord ces complications. Si les phénomènes douloureux persistent, il faut avoir recours, un peu avant leur explosion, aux émissions sanguines et aux dérivatifs intestinaux et cutanés. A l'occasion, dans les cas sérieux, les crayons intra-utérins rendront de bons services. Enfin, dans les cas de gravité extrême, le seul remède consiste dans l'hystérectomie et l'extirpation des ovaires.

2 — Troubles de la menstruation

On ne considère pas généralement comme troubles menstruels, les symptômes qu'accuse toute femme un peu sensible et qui sont inhérents à l'acte même de la menstruation, tant qu'ils demeurent dans les limites physiologiques. Il ne peut donc être question de désordres de ce genre dans le cas de malaise général, de douleurs passagères, de variations peu marquées dans la quantité de sang éliminé, dans la durée des règles ou dans l'abondance de la sécrétion muqueuse concomitante. *L'anomalie menstruelle* ne commence que lorsque l'hémorrhagie est trop ou trop peu abondante et que ce fait se répète plusieurs fois ; lorsque les douleurs se montrent à chaque période et persistent durant toute sa durée et à un très haut degré. Les formes cliniques des troubles de la menstruation sont *l'aménorrhée, la ménorrhagie* et *la dysménorrhée.*

A ce propos, je pourrais me contenter de renvoyer aux chapitres qui traitent des vices de développement et des affections dont ces accidents ne constituent que des symptômes. Il me semble cependant que l'intérêt du lecteur exige que je traite d'une façon spéciale et comme des entités morbides ces divers phénomènes pathologiques, quitte à le prier de se reporter à cette description au moment opportun.

A — Aménorrhée

Aménorrhée signifie écoulement sanguin minime ou absence complète de tout écoulement. On l'observe sous différentes formes. Je ne parlerai pas ici de l'aménorrhée de la grossesse et de la lactation, car, tandis que dans le premier cas on observe, seulement au début et rarement il est vrai, un écoulement sanguin physiologique analogue aux règles, les hémorrhagies menstruelles typiques sont fréquentes dans le second. Cette différence s'explique par cela même que l'ovulation cesse pendant la gravidité, avant même que toute la muqueuse ait été accaparée par l'ovule en voie de développement, tandis que souvent, pendant la lactation, l'acte de l'ovulation se rétablit et avec lui l'aptitude à la conception. Il faut distinguer trois sortes *d'aménorrhées pathologiques;* celle qui est due à un *développement imparfait* des organes génitaux ou de tout l'organisme, celle qui est consécutive à des *maladies générales* et celle qui est provoquée par des *affections de l'appareil sexuel* lui-même.

Dans la première forme, nous avons à tenir compte du degré du développement physique, qui a une grande influence sur la puberté des jeunes filles.

La maturité sexuelle tardive n'est pas nécessairement liée à un défaut de développement de l'organisme ; de même il est hors de doute que l'ovulation peut avoir lieu sans qu'il y ait menstruation. A ce propos, je rappellerai les faits, dignes de foi, dans lesquels la conception eut lieu sans que la femme ait jamais été menstruée (1). Dans ces sortes d'aménorrhée, l'apparition des règles est souvent très irrégulière ; une série de plusieurs années peut n'amener parfois qu'une seule menstruation digne de ce nom. La plupart du temps il s'agit de jeunes filles et de femmes chlorotiques, chez lesquelles l'amélioration de l'état général régularise le flux menstruel. La littérature gynécologique nous fournit, du reste, nombre d'observations de femmes chez lesquelles, malgré le développement des organes génitaux, la menstruation ne s'établit jamais, et qui cependant sont devenues enceintes.

Quant à l'aménorrhée consécutive à des *vices de développement des organes génitaux,* je dirai seulement que l'on a affaire, dans ce cas, à des écoulements sanguins analogues aux règles, provenant d'organes anormalement développés, de cornes utérines ou d'autres parties sexuelles atrésiées. J'y reviendrai en traitant de ces atrésies elles-mêmes.

Un autre genre d'aménorrhée, celle qui accompagne les *maladies générales consomptives* ou les affections de certains organes,

---

(1) L. MAYER, *Berl. Beitr. zur Geb. u. Gyn.* II, p. 124.

réclame à peine un traitement gynécologique. Comme elle n'est qu'un symptôme d'une autre maladie, son traitement se confond avec celui de la maladie elle-même.

On observe une forme spéciale d'aménorrhée dans *l'obésité exagérée*. Il n'est pas rare, dans ces cas, de voir les menstrues complètement supprimées (1).

L'aménorrhée *consécutive aux maladies des organes génitaux* doit être regardée parfois comme le signe même de quelques-uns de ces états pathologiques. Ainsi, dans les premiers stades de la métrite et de l'endométrite aiguës, l'aménorrhée est fréquente. Les menstrues disparaissent également dans les affections chroniques, d'intensité considérable, du parenchyme utérin et du tissu cellulaire paramétrique, quoique cette disparition ne semble pas immédiatemement liée à ces états morbides. Quelquefois les maladies des ovaires s'accompagnent d'aménorrhée; le contraire cependant est plus fréquent, surtout dans la période initiale de la dégénérescence ovarique.

Çà et là on trouve notés des cas (2) où des *influences psychiques* ont amené la suppression des règles. J'ai moi-même observé des faits de ce genre chez des femmes et des jeunes filles atteintes de psychoses commençantes. Bien souvent on vient réclamer notre intervention pour des sujets chez lesquels, du moins aux yeux des profanes, la scène est dominée par l'affection génitale, la maladie du système nerveux ne se révélant encore par aucun désordre mental appréciable.

Excepté dans les cas d'absence primitive de toute menstruation, l'aménorrhée ne survient généralement pas tout à coup; le plus souvent l'écoulement sanguin diminue en quantité, revient à des intervalles de plus en plus éloignés et ne dure que peu de temps. Puis il peut faire défaut une ou plusieurs fois et reparaître, vers l'époque normale, au bout d'un laps de temps plus ou moins considérable. Ou bien encore la menstruation se rétablit d'une façon régulière, mais à des intervalles correspondant à cinq, six ou sept semaines et davantage. C'est dans le premier cas sur-

(1) Kisch, *Berl. Klin. Wochenschr.* 1867, n° 20. — *Wien. med. Pr.* 1870, n° 15-20.
(2) Parvin, *Am. Practitioner*, Sept. 1872. — Raciborski, *Arch. gén. de Méd.* 1865.

tout, c'est-à-dire quand les règles ne se sont pas montrées, qu'on voit se produire, à l'époque menstruelle, des phénomènes congestifs violents : maux de tête, douleurs lombaires, oppression, troubles gastriques, coïncidant avec des entérorrhagies, des épistaxis ou des hématémèses.

Disons en passant qu'il faut être très réservé dans l'interprétation de ces hémorrhagies supplémentaires. Comme symptômes locaux, il existe fréquemment une augmentation des sécrétions de la muqueuse utérine. Au début l'activité sécrétoire est parfois d'une intensité extrême, ainsi que l'hypertrophie et la sensibilité de l'organe. Lorsque cet état a déjà duré plus ou moins longtemps, tous ces phénomènes disparaissent. J'ai vu souvent survenir des ménopauses prématurées avec un cortège de symptômes absolument identiques, et cette involution des organes sexuels, chez des femmes arrivées à peine à l'âge de 30 ans, s'accompagner pendant des années de ces sortes d'accidents et de souffrances.

On est surtout amené à instituer un traitement contre l'aménorrhée elle-même par les phénomènes congestifs si pénibles qui se produisent du côté d'autres organes. Dans ces conditions seules, je me décide à intervenir localement, tout en cherchant à tonifier l'organisme par une alimentation ou un régime appropriés. Le séjour à la campagne, les bains de mer, l'exercice à l'air des montagnes et des forêts sont, dans ces cas, des moyens thérapeutiques excellents.

Parmi les formes d'aménorrhée consécutives aux maladies générales, celle qui mérite le plus d'attention est l'aménorrhée des cœses, dans laquelle les eaux purgatives salines, surtout celles de Marienbad, donnent des résultats vraiment merveilleux. Pour guérir l'aménorrhée, il y a longtemps que je ne fais plus un usage exclusif des soi-disant *emménagogues*. Je n'emploie plus, dans les cas rebelles, que l'aloès destiné à stimuler la paresse intestinale.

Lorsque des affections génitales spéciales ne fournissent pas d'indications thérapeutiques particulières, le succès est presque certain avec les agents d'irritation de la muqueuse et du parenchyme utérins. Parmi ceux-ci, je citerai en première ligne les scarifications, que je répète soit tous les jours, soit tous les deux jours, vers l'époque probable des règles ; le cathétérisme, les pessaires intra-utérins, les bains de siège frais, enfin les applications irritantes sur la peau de l'abdomen et de la surface interne des cuisses.

B — Ménorrhagies

On désigne sous ce nom des écoulements sanguins menstruels qui, soit par leur abondance, soit par leur longue durée, exercent une action fâcheuse sur la santé générale. Nous rencontrons souvent les plus grandes difficultés dans l'appréciation de la quantité de sang perdu, car nous ne possédons aucun moyen de mesurer cette quantité et de déterminer ainsi les proportions moyennes d'une menstruation normale.

Dans certains cas, j'ai fait recueillir dans des linges le sang écoulé pour me rendre compte de la quantité perdue. Mon étonnement a été grand de voir, parmi des femmes de constitution à peu près identique, les unes se plaindre de pertes, les autres considérer leurs règles comme normales, pendant que les unes et les autres ne perdaient qu'une quantité de sang relativement minime.

Les pertes véritables, profuses et continuelles, au moment du flux menstruel, sont rares ; le sang s'écoule généralement à intervalles plus ou moins longs, mélangé quelquefois à des caillots qui effraient beaucoup la femme. En raison des remarques que j'ai pu faire à cet égard, j'hésite à croire de prime abord à une hémorrhagie profuse ; avant de poser mon diagnostic, j'ai soin de contrôler la quantité de sang perdu.

On rencontre rarement des ménorrhagies *sans affections des organes génitaux.* Parfois cependant on se trouve en présence de femmes délicates, mal nourries, menant un genre de vie absolument irrationnel, qui ont des écoulements menstruels ou plutôt ménorrhagiques vraiment extraordinaires, et dont l'appareil sexuel n'offre absolument rien qui puisse expliquer cet accident.

J'ai examiné plusieurs de ces femmes, soumises assez longtemps à mon observation, avec la plus grande attention, sans découvrir chez elles le moindre état pathologique palpable.

Les ménorrhagies surviennent quelquefois chez les phtisiques, assez souvent aussi dans les maladies du cœur, du foie ou des reins. Dans l'obésité, l'aménorrhée est remplacée parfois par des écoulements ménorrhagiques.

Dans toutes ces affections, c'est la maladie générale qui doit attirer l'attention du médecin ; quant aux modifications imprimées aux organes par le traitement, elles entraîneront la guérison ou en tous cas l'atténuation du symptôme génital, c'est-à-dire de la ménorrhagie elle-même.

Dans le *traitement* de la ménorrhagie, les émissions sanguines pratiquées immédiatement avant les règles jouent un rôle considérable : c'est ainsi que des scarifications légères, opérées peu avant l'époque menstruelle, réussissent souvent à diminuer le flux ménorrhagique. Dans d'autres cas, on arrivera au même but par l'emploi du seigle ergoté, de l'extrait fluide d'hydrastis canadensis à la dose de xv-xxv gouttes répétées 3-4 fois par jour, par le repos au lit, l'abdomen étant couvert d'une vessie pleine de glace, et par l'abstention de tout effort. Pour combattre l'hémorrhagie, je recommande d'une façon toute particulière les injections (1) vaginales chaudes à 40°, qui donnent des résultats supérieurs à ceux

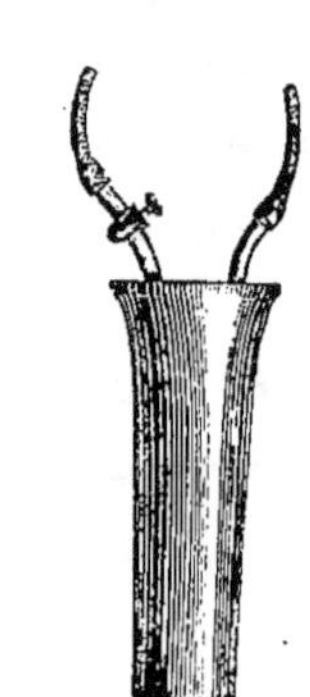

Fig. 20. — Spéculum à irrigations froides (de Kisch).

du froid, qu'on l'emploie sous forme d'injections glacées, d'irrigations continues avec des appareils spéciaux (fig. 20) ou de bains de siège. Je ne puis cependant conseiller les injections chaudes chez les phtisiques, chez lesquelles elles sont toujours demeurées sans résultat.

La ménorrhagie résiste rarement à ce traitement local énergique, à moins qu'elle n'ait pour point de départ une lésion anatomique spéciale ; on observe cependant des cas rebelles, dans

(1) Bertran, *Zeitschr. f. Geb. u. Gyn.* VII, 1882, p. 150.

lesquels on ne constate pourtant que des altérations peu profondes de la muqueuse utérine et une augmentation de volume à
peine marquée de l'utérus.

On a, pour ces cas désespérés, conseillé l'extirpation des ovaires.
J'ai pratiqué cette opération chez une femme de trente-sept ans,
que des pertes sanguines répétées avaient rendue incapable de
gagner sa vie. Elle avait couru pendant des années les hôpitaux
les plus divers pour obtenir sa guérison. Moi-même je mis inu-
tilement en usage les moyens les plus variés, et je me décidai, en
dernier lieu, à lui enlever les ovaires, d'ailleurs normaux. Malgré
la castration, les ménorrhagies persistèrent chez cette malheureuse, chez laquelle j'ai contrôlé bien des fois la quantité de sang
émise. Il ne me restait donc plus qu'à procéder à l'hystérectomie.
Ce n'est qu'après l'extirpation de l'utérus que la malade, que je
vois encore de temps en temps, fut délivrée de son infirmité et
put reprendre ses occupations.

Il est bien évident qu'on doit réserver cette opération pour les
cas extrêmes. J'avais, en la pratiquant, parfaitement conscience
de la responsabilité que j'assumais de par mon intervention.

Dans les *affections de l'appareil génital,* la ménorrhagie est un
des symptômes les plus fréquents, que la muqueuse soit, d'ailleurs,
malade ou non. L'hyperémie liée aux états pathologiques de
l'utérus explique très bien, dans ces cas, l'apparition de ce symptôme dont l'interprétation devient plus difficile, lorsqu'il s'agit
d'affections d'organes annexes, par exemple des ovaires et des
trompes de Fallope.

Dans presque tous les chapitres qui vont suivre il sera question de ménorrhagies. Le traitement de celles-ci s'identifie en
grande partie avec celui des maladies qui comprennent ces accidents dans leur tableau symptomatique.

C — Dysménorrhée

Ce qu'on appelle la dysménorrhée ne consiste pas dans les malaises que la plupart des femmes accusent au moment des règles,
tels que douleurs lombaires, sensation de pesanteur dans le ventre,
béance des voies génitales, besoins fréquents d'uriner. Ce ne sont

là que des syndromes de la menstruation que les femmes savent liés à cet état spécial et supportent patiemment. Ces symptômes ne méritent de fixer notre attention que s'ils arrivent à rendre la femme incapable de vaquer à ses occupations.

Les maladies de l'appareil génital, l'endométrite, la métrite, la périmétrite et surtout les tumeurs de l'utérus augmentent les souffrances. Dans la périmétrite, la douleur qui coïncide avec la déhiscence du follicule de Graaf a une grande valeur comme signe diagnostique de l'affection elle-même.

Les véritables accidents dysménorrhéiques sont constitués par des *coliques* ayant tout à fait le caractère des tranchées utérines. Ces coliques se produisent souvent avant l'écoulement sanguin, pour disparaître lorsqu'il se montre, ou pour continuer, dans certains cas, pendant toute la durée de la période menstruelle. Elles surviennent également à l'occasion de sécrétions utérines abondantes en dehors du temps des règles; nous avons déjà mentionné plus haut les *douleurs intermenstruelles.* Elles sont dues alors aux obstacles que rencontre l'élimination du sang extravasé et des produits d'excrétion de la muqueuse. Ces obstacles consistent soit dans une inflexion du canal génital, soit dans une obstruction due à l'hypertrophie de la muqueuse, soit encore dans une sténose ou dans une production néoplasique.

Les sécrétions retenues dans l'utérus agissent comme corps étranger, et provoquent des contractions plus ou moins énergiques de l'organe, jusqu'à ce que l'obstacle soit vaincu. Les auteurs anglais, M. *Duncan* (1), *Playfair* et d'autres, n'admettent pas cette explication, sous prétexte qu'on ne constate pas ces rétentions à l'autopsie. Je ne puis accepter cette manière de voir, car, pour ma part, j'ai rencontré maintes fois dans mes dissections l'utérus rempli de pareils « retenta »; et d'un autre côté il est d'observation journalière que, pendant l'agonie et même après la mort, la matrice se débarrasse par ses contractions des corps étrangers qu'elle contient. Pourquoi n'en serait-il pas ainsi pour le cas qui nous occupe, et qu'on rencontre rarement en effet sur la table d'amphithéâtre ?

(1) *Edinb. med. Journ.* Mai 1872. *Fecundity and Sterility,* 1873.

La *dysménorrhée membraneuse ou exfoliante* qui consiste dans l'expulsion, à la suite de coliques très violentes, du revêtement muqueux superficiel de la cavité utérine et sur laquelle nous reviendrons dans un chapitre spécial, n'est qu'une forme particulière d'endométrite et sera étudiée à propos de cette maladie.

Le traitement général de la dysménorrhée se confond avec celui des lésions locales. Ce n'est que rarement qu'on est obligé de s'attaquer à l'utérus lui-même. Dans le cas d'obstruction du canal utérin par vice de conformation, l'application de *crayons* intra-utérins m'a rendu des services signalés. Malheureusement il est d'autres circonstances où l'emploi de ces crayons exagère les douleurs. Quoiqu'il en soit, une intervention locale de ce genre est contre-indiquée toutes les fois qu'il existe une affection des organes voisins.

D — Conception

Je n'ai pas l'intention de discuter ici les différentes hypothèses émises au sujet de *la conception*. J'insiste simplement, pour la défense de la femme, sur ce fait que, pour qu'il y ait conception, il est indispensable que le sperme soit normal, et qu'il faut nous garder, dans les mariages stériles, de commettre l'injustice de rejeter la faute uniquement sur l'épouse.

Il ressort clairement des recherches de *Kehrer* (1), que le tiers environ des mariages inféconds sont le résultat de l'inaptitude procréatrice du mari. Je n'ai eu que de rares occasions d'examiner en pareil cas la semence maritale ; je n'ose donc me prononcer à cet égard. Mais en tenant compte des antécédents des hommes observés, je crois pouvoir conclure que *Kehrer* a raison. Avant donc d'imputer la stérilité à la femme et d'entreprendre, pour la guérir, le traitement des affections génitales parfois incriminées avec raison, on devra se renseigner sur la puissance génératrice de l'homme. Je ne me fais aucune illusion sur les difficultés qu'on rencontrera dans la pratique, et je regrette de ne pou·voir indiquer pour s'assurer de cette puissance, un autre moyen que l'examen du liquide spermatique.

(1) Zur Sterilitätslehre. *Beitr. zur Kl. u. exp. Geb. u. Gyn.* II, 1. P. 76.

Le sperme pénètre très rapidement dans la profondeur des organes génitaux (1). Lorsque les sécrétions vaginale et utérine présentent des conditions favorables à la vitalité des spermatozoïdes,
ceux-ci peuvent séjourner quelques jours dans la cavité de la matrice en conservant leurs propriétés fécondantes. Il n'est donc pas
besoin d'admettre que la conception suit d'une façon nécessairement immédiate la cohabitation.

La fécondation est souvent annoncée par des modifications particulières dans la sensibilité. Elle semble parfois être en rapport
avec la production de l'orgasme sexuel, qui du reste est rare chez
la femme et n'apparaît qu'après une excitation longtemps continuée. Cet orgasme est quelque chose d'analogue à la sensation
qui accompage l'éjaculation du sperme. Il est des femmes chez
lesquelles la conception s'annonce par des phénomènes d'ordre
psychique; il en est d'autres qui accusent, à partir de l'époque de
la fécondation, une sensibilité extrême pour la chaleur; d'autres
enfin, et elles sont nombreuses, offrent les signes caractéristiques
de la grossesse commençante.

Il est à mon sens impossible de dire, en se basant sur les faits
cliniques, si la fécondation a plus de chance de se faire dans les
quelques jours qui précèdent les règles que dans les deux ou trois
jours qui les suivent.

E — Stérilité

Les conditions de la stérilité, ses causes efficientes, sont loin de
ne plus offrir d'obscurités. Si l'on excepte les cas d'absence des
organes de l'ovulation ou d'atrésie complète des voies génitales, il
est impossible d'affirmer la stérilité absolue chez la femme, même
lorsque l'appareil sexuel présente des altérations profondes et
étendues. Combien de fois des obstacles, qu'on supposait insurmontables, ont-ils permis quand même la fécondation ! A ce point
de vue, je citerai les cas d'hymen cribriforme et imperforé (2), et
de sténose très prononcée de l'orifice externe de l'utérus, tels que

(1) LOTT. *Zur Anat. u. Physiol. des cervix uteri.* 1872.
(2) C. VON BRAUN-FERNWALD, *Wien. Med. Woch.* 1882, n° 45.

je les ai observés moi-même, les affections anciennes et la dégénérescence avancée des ovaires, cas dans lesquels, malgré tout, la fécondation a eu lieu. Il serait, par conséquent, téméraire de vouloir déterminer jusqu'à quel point la fécondation est possible.

C'est surtout dans le rétrécissement de l'orifice externe de l'utérus que je suis devenu prudent, depuis qu'en dépit des théories j'ai vu devenir grosses des femmes chez lesquelles cet orifice était à peine perméable pour une pointe d'épingle. Cependant, en pareille circonstance, on pourra considérer les chances de conception comme minimes, principalement dans les affections de l'utérus et des ovaires. L'influence la plus fâcheuse sur la fécondation me paraît exercée par les altérations de l'appareil génital consécutives à une infection gonorrhéique des trompes, du péritoine et peut-être des ovaires. Quoique ces cas chroniques d'ovarite, de périovarite, de périmétrite et de salpingite ne créent qu'exceptionnellement, d'après ce que j'ai vu jusqu'à présent, la stérilité permanente, ils exigent pour leur guérison un traitement rationnel si long, qu'il faut être très réservé quant au pronostic. Je reviendrai d'ailleurs sur ce sujet en traitant de chacune de ces maladies en particulier.

CHAPITRE III

PATHOLOGIE DU VAGIN ET DE L'UTÉRUS

———

ξ En m'efforçant de réunir, dans les pages qui vont suivre, l'histoire pathologique du vagin et celle de l'utérus, c'est-à-dire leurs vices de développement, leurs altérations de structure et leurs déviations, ainsi que les diverses phlegmasies dont ils peuvent être atteints, j'ai l'intention de faire une étude comparative de ce que ces parties de l'appareil sexuel présentent de commun au point de vue de l'étiologie, de l'anatomie pathologique et de la thérapeutique. C'est surtout dans les causes et le traitement des affections des divers segments du canal génital que l'identité existe. Ma manière de procéder m'évitera donc des redites sans nuire pour cela, je l'espère, à l'approfondissement du sujet.

Anomalies de développement et de conformation. Déviations.

§ 1. Arrêts de développement du vagin et de l'utérus.

Les figures schématiques ci-jointes, que j'emprunte à l'ouvrage de *Schroeder*, montrent clairement la façon dont se développent les organes génitaux de la femme. Les éclaircissements qu'elles

nous fournissent faciliteront l'intelligence de ce qui va suivre
(fig. 21, 22, 23).

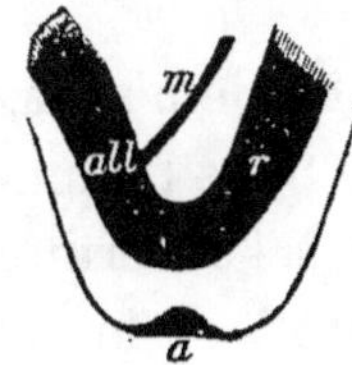 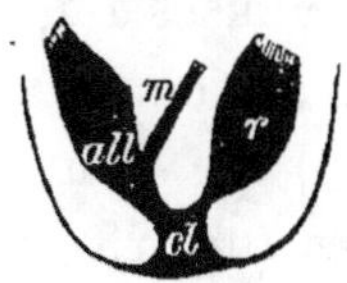 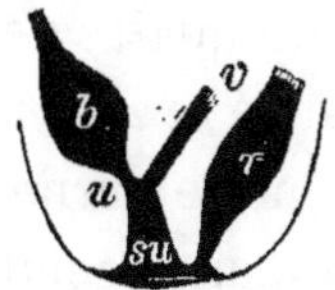

Fig. 21. — Fig. 22. — Fig. 23.

all : Allantoïde, qui sera plus tard la vessie.
r : Rectum.
m : Conduit de Müller, qui sera le vagin.
a : Infundibulum cutané qui deviendra l'orifice anal.

L'infundibulum cutané est perforé et forme le cloaque, *cl*.

Le périnée est constitué et sépare l'anus du sinus uro-génital, *su*.
u : Urètre.
v : Vagin.
b : Vessie.

(Schröder, Lehrb, 7e Ed., 1884, p. 519.)

I. Aplasie des organes génitaux

Les difformités que créent les troubles survenus dans la marche de ce développement sont le plus souvent unies à des anomalies si prononcées dans les autres organes, que le fœtus ne naît pas viable ou qu'il succombe, même lorsqu'on réussit à remédier à l'atrésie du canal intestinal ou de la vessie.

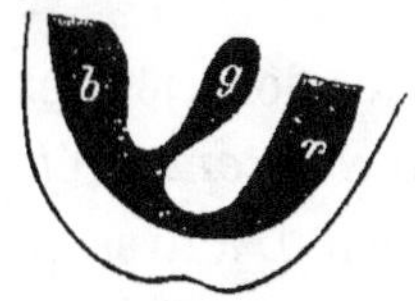 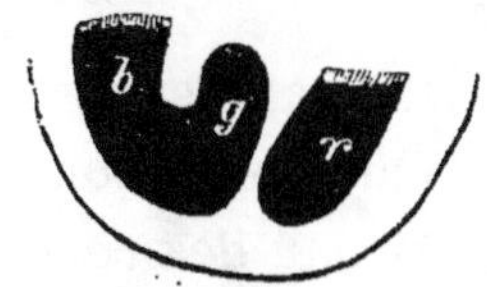

Fig. 24. — Atrésie complète.
b : Vessie.
g : Canal génital.
r : Rectum.

Fig. 25. — Atrésie complète.
L'Allantoïde est séparée du rectum.
b : Vessie.
g : Canal génital } distendus par l'urine.

(Schröder, Lehrb. 7e éd., 1884, p. 530).

Il m'est impossible d'insister ici sur toutes les variétés de ces arrêts de développement; je ne rappellerai que les faits que j'ai rencontrés dans ma pratique chez des femmes qui venaient réclamer l'intervention médicale.

a) *Absence et développement complètement rudimentaire
de l'appareil génital*

Chez quatre des femmes soumises à mon observation, je n'ai pas
constaté *le moindre vestige des canaux de Muller*. Dans l'infundibulum externe (fig. 22, *cl.*) qui donne naissance à l'ouverture
des organes génitaux internes (fig. 23, *su*), il n'y avait de formé
que le canal de l'urètre ; les organes génitaux externes, quoique
nettement indiqués, étaient insuffisamment développés. Deux
autres femmes ne présentaient pas d'ovaires ; chez l'une d'entre
elles on sentait, du côté gauche, près de la paroi pelvienne, une
petite nodosité qui pouvait, à la rigueur, être considérée comme
un de ces organes. En clinique, cette constatation a la même
signification que la transformation des canaux de *Muller* en une
espèce de cordon imperforé.

Chez les personnes qui manquent d'ovaires, et qui par conséquent, n'ont point de sexe dans la véritable acception du mot, le
ventre n'offre pas le développement qu'il a habituellement chez la
femme ; chez elles, les signes extérieurs de la puberté existent à
peine, et ce n'est que rarement que l'on constate des molimens
menstruels. Il est clair que ces derniers ne sont pas accompagnés
de flux cataménial, lequel est remplacé par des hémorrhagies
supplémentaires, telles qu'épistaxis, écoulements hémorrhoïdaux, etc.

A côté des quatre sujets complètement asexués dont je viens de
parler, j'en ai vu sept dont les *organes génitaux internes étaient
représentés par des cordons et des tubercules.* D'autres possé-
daient un vagin, mais ce vagin se terminait par un cul de sac au-
dessus duquel le doigt ne constatait plus rien. La plupart des
malades qui m'ont présenté cette anomalie étaient des femmes à
l'air décrépit et ayant l'habitus extérieur des phtisiques.

Une seule fois, et dans une même famille, j'ai trouvé des sujets
offrant le type de la virago, et cela par voie d'hérédité. Cette famille, de vieille aristocratie, comprenait deux générations de plusieurs filles. Dans chacune d'elles, il n'y avait qu'une fille dont les
organes génitaux fussent arrivés à leur parfait développement ; la

première comprenait deux enfants absolument asexués et la seconde un seul. J'ai eu l'occasion d'examiner les sujets de la première lignée pendant le sommeil anesthésique ; quant au dernier, je l'ai examiné sans chloroforme ; malgré cela, je me crois autorisé à le ranger dans la même catégorie que ses aînés. — Il est vrai que les dames asexuées de cette famille ont l'aspect de la femme, mais elles présentent un embonpoint extrême ; quant à celles dont le développement sexuel est parfait, elles sont menacées de néoplasies. L'unique enfant mâle de chacune des deux générations est mort de tumeur maligne.

Lorsque les ovaires existent, leur activité fonctionnelle peut donner lieu à de grands inconvénients. J'avais, parmi mes malades, une femme qui éprouvait, à des intervalles très éloignés il est vrai, des douleurs ovariennes violentes s'accompagnant de gonflement, puis de diminution de volume de l'organe nettement accentués. L'exaspération des douleurs me décida à pratiquer l'ablation des ovaires. L'un des ovaires était un peu plus gros qu'une prune et contenait de nombreux follicules de *Graaf*, d'apparence normale, ainsi que des traces de vésicules rompues ; l'autre n'était qu'incomplètement développé. — Il arrive que les femmes ainsi dotées présentent des menstruations supplémentaires ; telle une de mes clientes qui avait des flux hémorrhoidaux assez réguliers.

Le *diagnostic* de ces arrêts de développement nécessite une inspection et une exploration des plus minutieuses de l'appareil génital. Il n'est pas rare de rencontrer de ces malheureuses femmes qui sont mariées ; dans ce cas, on trouve au-dessous du méat urinaire une dépression de la peau en forme de poche, qui peut simuler un vagin et qui est le résultat des tentatives de copulation. Lorsqu'on déplisse ce semblant de vagin, on reconnaît les traces du raphé périnéal, et l'absence de toute muqueuse éclaire le diagnostic.

Cette disposition coïncide fréquemment avec une dilatation considérable de l'urètre. Reste à savoir si celle-ci est produite par l'intromission du pénis, ou simplement par son glissement dans la région située au-dessous du tubercule urétral.

L'établissement du diagnostic devient plus difficile encore, lorsque le *vagin existe sur une partie de sa longueur*. Dans ces conditions il faut toujours avoir recours au chloroforme, afin de pou. voir constater, à l'aide de l'exploration combinée, la présence possible de cordons. Le toucher rectal rend sous ce rapport de grands services; lorsqu'il est combiné au toucher *per vesicam*, les résultats obtenus ne sont plus aussi satisfaisants, car les deux mains se gênent plutôt qu'elles ne s'entr'aident. Le point de repère le plus important pour le diagnostic de l'aplasie des organes génitaux est le niveau d'insertion des ligaments ronds ; il faut toujours s'efforcer de trouver cette région, avant de donner son appréciation sur la nature des cordons qu'on a pu sentir.

Inutile de dire que dans ces cas l'art demeure impuissant. Le mari réclame souvent la création d'un vagin artificiel pour avoir un pied à terre ; mais cette opération n'a guère de chances de réussite. Lorsqu'il existe des molimens menstruels, le traitement sera symptomatique. Enfin, dans les cas de souffrances violentes et permanentes, personne ne s'avisera de trouver contre-indiquée l'extirpation d'ovaires solitaires.

b) *Développement incomplet, unilatéral, permettant jusqu'à un certain point le fonctionnement sexuel*

Une forme d'aplasie plus fréquente que la précédente, est celle dans laquelle *le développement des canaux de Muller n'est pas arrivé jusqu'à la formation complète d'un appareil génital normal.* Dans ces cas, l'une seulement des cornes se développe, tandis que l'autre reste rudimentaire, ou bien encore la fusion des deux canaux est demeurée incomplète. La moitié qui communique avec l'extérieur acquiert généralement un développement assez parfait ; elle est capable de remplir ses fonctions de menstruation et même de gestation.

La moitié rudimentaire peut être perforée dans toute sa longueur ou dans une partie seulement de son trajet. Dans le premier cas, il pourra bien se produire des phénomènes de menstruation ; mais la rétention forcée des règles sera suivie de la création de poches sanguines qui, la plupart du temps, lorsqu'on n'intervient pas, se

rompent et entraînent la mort de la femme soit par suite de la
spoliation sanguine, soit par décomposition putride du sang épanché. La littérature gynécologique s'enrichit tous les jours d'observations de ce genre. Le pronostic de ces collections sanguines dépend de leur siège et du temps qu'elles mettent à se former. Plus
le siège de l'atrésie sera éloigné des parties génitales externes, plus
le diagnostic de ces hématocèles sera difficile, et plus il y aura de
danger, l'intervention faisant défaut, qu'elles ne se rompent et
fassent périr la malade.

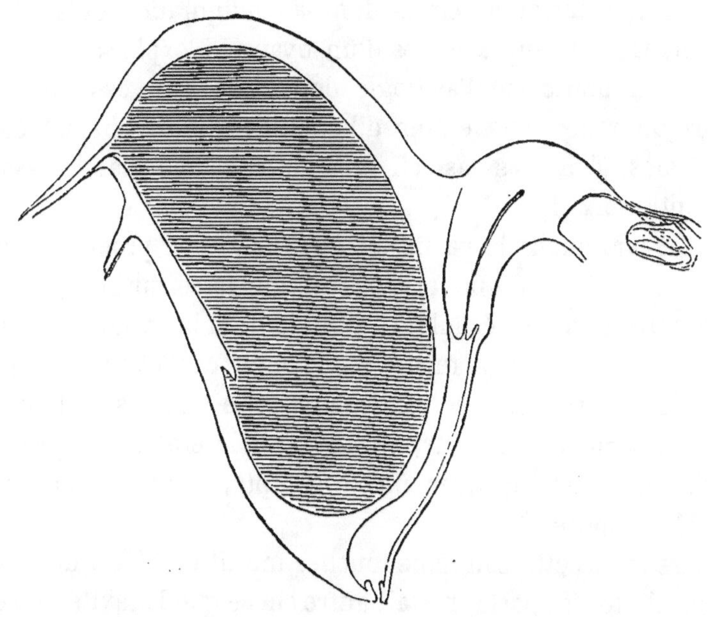

Fig. 26. — Hématocolpos et hématométrie unilatérales congénitales (Observation personnelle).

J'ai eu l'occasion d'opérer une femme de dix-neuf ans (Mme B.)
qui, depuis sa quinzième année, avait toujours été parfaitement
réglée. Depuis environ un an, à chaque époque menstruelle, elle
éprouvait de violentes douleurs dans le ventre, et sentait s'y former une tumeur qui ne fit qu'augmenter de volume, et qu'elle avait
prise au début pour l'utérus gravide. Lorsque les douleurs s'exas-
pérèrent, et que la persistance du flux cataménial amena le mari à
douter d'une grossesse, celui-ci m'appela auprès de sa femme. A
l'examen, je constatai une tumeur qui dépassait l'ombilic, rem-

plissait toute la partie droite de la cavité abdominale et plongeait dans le petit bassin jusque derrière l'entrée du vagin. Celui-ci était notablement déplacé ; et le doigt avait toutes les peines du monde, en contournant le côté gauche de la tumeur, à pénétrer jusqu'un peu au-dessous du niveau du détroit supérieur, où l'on rencontrait un col parfait de forme mais petit. L'anesthésie montra que ce col appartenait à une corne utérine gauche très imparfaitement développée, et en connexion intime avec la tumeur (fig. 26).

En haut et à droite de cette dernière, je sentis une sorte de cordon qui me parut être le ligament rond ; un peu plus bas et en arrière, je rencontrai un corps dont la configuration et la consistance correspondaient à celles d'un ovaire. L'exploration ne me laissa aucun doute sur l'analogie de ce cas avec ceux désignés dans les ouvrages sous le nom d'hématométrie et d'hématocolpos uni latérales. Tous ces cas, en effet, offrent une grande ressemblance entre eux (1).

J'incisai largement la partie de la tumeur qui proéminait dans le vagin, et, à l'aide d'une forte pression exercée sur ses parois, je vidai la collection. Il s'écoula un liquide d'un brun noirâtre, dont je ne pus mesurer la quantité, parce que, durant toute l'opération, je fis de l'irrigation continue. La poche s'affaissa, et au-dessus de son segment inférieur, sur la paroi latérale, il se produisit une saillie très nette qui, en fin de compte, se mit au niveau du col du côté opposé.

Au-dessus de cette saillie, le toucher me fit constater une cavité qui, close de toutes parts, n'était autre chose que la cavité du corps et du col de la corne utérine droite, jusque-là fermée. Cet organe qui plus tard subit une atrophie considérable, était tordu en spirale autour de son congénère, caractère propre à ces anomalies. Je fus du reste obligé de renouveler l'incision à différentes reprises, parce que l'ouverture vaginale se rétractait toujours fortement et s'obstruait. A la fin j'excisai la cloison intervaginale tout entière, et fendis jusqu'en haut le septum qui séparait les deux matrices. Malgré cela le côté droit s'obstrua de temps en temps et j'eus à lutter, par suite de la rétention d'une sécrétion purulente à dé-

(1) Bibliographie in Schröeder, VIIe éd., p. 56.

composition très rapide, contre des accidents assez sérieux. J'appris, par M. le Dr *Bunge*, mon ancien chef de clinique, que ma malade, devenue grosse cinq ans après, était accouchée naturellement, et qu'elle jouissait aujourd'hui d'une bonne santé. Je regrette que, jusqu'à présent, aucune occasion ne se soit offerte à moi d'examiner cette femme pendant le sommeil anesthésique.

L'épanchement sanguin siège-t-il plus haut, on peut facilement le confondre avec des tumeurs en connexion, par l'intermédiaire d'un pédicule plus ou moins gros, avec un utérus en apparence peu développé, mais normal. Le *diagnostic,* dans ce cas, est très difficile. Bien plus, si les commémoratifs et l'exploration de l'autre corne utérine ne permettent pas de supposer l'existence de quelque aplasie, il est pour ainsi dire impossible de différencier entre eux ces sortes de kystes sanguins et les néoplasmes des organes annexes. Il est, dans ce cas, des symptômes caractéristiques extrêmements importants à noter : l'accroissement par saccades de la tumeur et l'exaspération des douleurs aux époques menstruelles, les changements de consistance que subit la poche sous l'influence des contractions de ses parois musculaires, excitées par la palpation, et, en dernier lieu, la disposition particulière des deux moitiés du canal génital l'une par rapport à l'autre. Cette disposition signalée par *Freund* (1) se retrouve dans toutes les observations de ce genre. L'une des deux moitiés, c'est ordinairement la gauche, s'enroule en spirale autour de l'autre. Quant à la droite elle est, plus souvent que sa congénère, à l'état rudimentaire.

Le seul traitement consiste dans l'incision de la poche imperforée, dont nous avons décrit ci-dessus le manuel opératoire.

c) *Fusion incomplète des canaux de Muller*

A côté des arrêts de développement unilatéraux, il n'est pas rare de trouver des anomalies qui frappent les deux moitiés constituantes de l'appareil sexuel, et qui ont plus d'intérêt au point de vue théorique qu'au point de vue pratique. Elles consistent dans le défaut de fusion des canaux de *Muller* et dans l'existence, par

(1) *Berlin. Beitr. zur Geb. u. Gyn.* Vol. II, 1873.

conséquent, de deux canaux génitaux adossés l'un à l'autre et ayant chacun une communication distincte avec l'extérieur. Ces canaux peuvent fonctionner tous deux très régulièrement. Ils ont chacun leur menstruation, quoique à des époques quelquefois distinctes; tous deux sont aptes à la copulation et à la fécondation. A côlé de

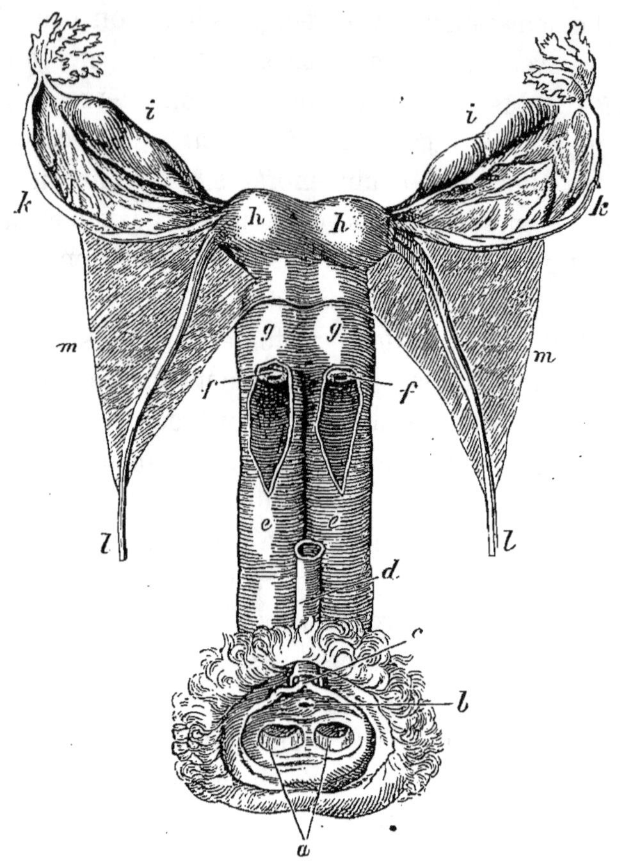

Fig. 27. — Utérus et vagin didelphes (Pl. 36 in Atlas de E. Martin, 2ᵉ éd.).

ces cas, il en est d'autres où, pendant toute la vie génitale, un seul des conduits, dilaté par hasard peut-être, sert à l'acte sexuel, pendant que l'autre ne présente point d'écoulement sanguin, n'est pas dilaté et ne devient jamais l'habitacle d'un œuf fécondé (fig. 27).

Parmi les faits de ce genre que j'ai pu observer, il en est un tout récent. Il a trait à une fille d'un certain âge qui présente, en arrière d'un orifice vulvaire normal, un septum rigide à direction verticale. Ce septum divise le vagin en deux moitiés également perméables. Les règles sont régulières et paraissent provenir simultanément des deux conduits. Cette anomalie a été constatée, il y a quelques années, par le fait d'un hasard. La personne elle-même ne venait me consulter que parce que, prête à se marier, elle voulait savoir à quoi s'en tenir sur ce qui l'attendait après le mariage.

Cette fille, âgée de trente-cinq ans, est d'une taille au-dessus de la moyenne; elle a l'habitus extérieur d'une femme; mais les traits sont plutôt ceux d'un homme. Elle est trijumelle; son frère et sa sœur sont également très corpulents.

J'enlevai la cloison depuis l'entrée du vagin jusqu'au niveau des deux cols, et fis, au catgut, la suture en surjet des lèvres de la plaie. La guérison eut lieu sans accidents, et cette femme va se marier.

Il est clair que, dans ces sortes de cas, toutes les modifications physiologiques de l'appareil génital peuvent se produire sans provoquer le moindre phénomène morbide.

Au contraire, l'inégalité dans le développement ou encore la fécondation des deux moitiés de l'appareil sexuel, sont capables d'amener des accidents variés.

d) *Communication incomplète du tractus génital avec l'extérieur*

On se trouve en présence d'un arrêt de développement plus important lorsque les canaux de *Müller,* tout en se fusionnant, n'opèrent pas leur jonction naturelle avec le sinus uro-génital. Il faut distinguer alors *l'atrésie hyménéale,* ou par imperforation de la membrane hymen, de celles où l'obstruction siège plus haut, *des atrésies vaginale et utérine.*

L'atrésie utérine se divise elle-même en atrésie de l'orifice externe, atrésie du canal cervical, et atrésie de l'orifice interne.

Il faut y ajouter *l'atrésie congénitale des trompes de Fallope,* consécutive à l'imperforation des cornes utérines, la fusion des canaux de *Müller* étant d'ailleurs parfaite.

Les effets de ces oblitérations sont identiques à ceux des *atrésies acquises* pendant le cours de la vie sexuelle, et qui siègent aussi bien à l'entrée que sur le trajet du canal génital.

Les conséquences des atrésies congénitales se manifestent rarement avant l'époque de la puberté. A ce moment, elles provoquent la rétention du sang menstruel et des autres sécrétions, si toutefois les organes génitaux sont propres à ces fonctions. Une conséquence ultérieure est l'obstacle plus ou moins considérable que, suivant l'emplacement qu'elle occupe, l'atrésie oppose à la fécondation. Il arrive que le conduit sexuel soit le siège de plusieurs de ces oblitérations. Dans ce cas, lors des règles, il peut se produire dans les différentes loges du conduit des collections sanguines indépendantes les unes des autres.

Les *symptômes* des diverses atrésies sont ordinairement en rapport avec l'état de la menstruation. Sans qu'il y ait aucun écoulement sanguin, il survient dans le bas-ventre des douleurs et une tension spéciales qui, d'abord légères et passagères, reviennent périodiquement en augmentant d'intensité. De sorte que le malaise et les souffrances arrivent à dépasser la durée d'une menstruation ordinaire. Le retentissement de ces phénomènes sur la santé générale est augmenté encore par l'irritation péritonéale (douleurs, tension, malaises, vomissements), par les symptômes d'anémie et par les entraves apportées aux fonctions de la vessie et de l'intestin. Au bout de quelques époques cataméniales de ce genre, certaines femmes cessent d'être réglées; chez d'autres, le flux se reproduit à des intervalles très éloignés et se supprime avant d'avoir entraîné des conséquences fâcheuses.

Aussi bien que le sang, toute sécrétion de la muqueuse peut être retenue; mais ces dernières sortes de rétention sont, paraît-il, plus rares; il ne s'agit ordinairement que d'accumulations de sécrétions muqueuses et antérieures à la puberté. *Godefroy* (1) en rapporte un cas concernant un enfant de deux mois ; *Breisky* (2) cite l'observation de deux fillettes en bas-âge, et *Gervis* (3) relate un fait analogue.

(1) *Gaz. des Hôp.*, 142, 1856.
(2) *Arch. f. Gyn.* II, p. 92.
(3) *Lond. obstetr. transact.*, V. p. 284.

Les accidents peuvent être graves et amener, quoique rarement, une catastrophe par suite de la *rupture de la poche sanguine*. L'éventualité la plus favorable est l'irruption du sang à l'extérieur : la poche se rompt au niveau de l'endroit atrésié, et le liquide s'écoule par la vulve. Ou bien la paroi vaginale, fortement tendue et comprimée, se mortifie, et le sang trouve une porte de sortie à travers l'intestin ou la vessie, soit directement, soit après s'être répandu d'abord dans les tissus environnants. On a enfin rapporté un cas dans lequel la collection s'était frayé une issue à travers la région fessière (1).

Plus sérieux sont les cas dans lesquels l'épanchement sanguin se fait dans le péritoine, et où le sang fait irruption dans la cavité abdominale. La séreuse péritonéale peut à la rigueur supporter ces sortes d'invasions et la guérison se produire. Il se crée des adhérences préalables entre l'enveloppe de la tumeur et les organes voisins, et le sang se trouve ainsi enkysté. L'expérience cependant démontre que ces cas sont d'un pronostic peu favorable (2). Car l'incertitude du diagnostic, le collapsus profond dans lequel sont plongées les malades, et les mauvaises conditions de milieu, s'associent fréquemment pour interdire toute intervention.

A côté de ces ruptures, il y a des cas où se produit la décomposition putride du liquide contenu dans ces poches, quoi qu'il soit difficile d'expliquer comment, en l'absence de toute communication avec l'extérieur, les agents de putréfaction y peuvent pénétrer. La femme est alors exposée à de grands dangers. D'autre fois, après résorption des parties solides, le liquide se transforme simplement en sérosité et l'hématomètre devient hydromètre.

Le *diagnostic des atrésies congénitales*, alors que le tractus génital lui-même est normalement développé, pourrait se faire sans difficulté si l'on avait des renseignements anamnestiques précis. L'absence de menstruation chez des femmes jeunes pour la plupart, l'apparition de douleurs périodiques, la présence d'une tumeur ordinairement sphérique que l'on constate soit par le

(1) Graaf, Virchow's *Arch.* 19, p. 548.
(2) Cas de Jaquet, *Zeitsch. f. Geb. und Frauenkrankh.*, p. 130.

toucher rectal, soit par le toucher vésical, soit enfin, si l'atrésie siège à une assez grande hauteur dans le canal sexuel, par l'exploration combinée, sont des symptômes qu'on n'observe que très rarement dans d'autres affections, surtout quand il y a absence d'organes génitaux parfaitement développés.

L'atrésie est-elle acquise, ce sont encore les anamnestiques qui nous mettent sur la bonne voie ; car ils nous apprennent si la

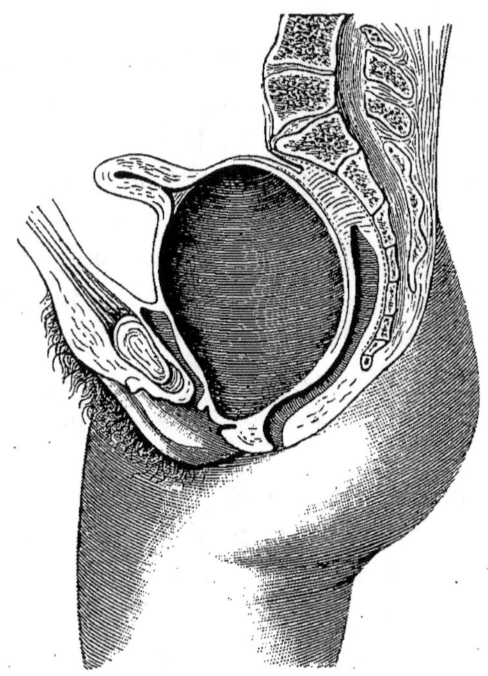

Fig. 28. — Hématocolpos congénitale.

femme a eu jadis des accouchements laborieux, ou si elle a subi des opérations de chirurgie gynécologique.

J'ai rencontré six fois *l'atrésie hyménéale congénitale avec hématocolpos.* Une fois c'était chez une jeune fille de quinze ans, parfaitement développée, qui, depuis six mois, avait éprouvé quatre fois des malaises menstruels, sans aucun écoulement sanguin (fig. 28). Une autre observation a trait à une jeune fille de dix-neuf ans, peu robuste, qui souffrait depuis environ un an. La troisième malade avait seize ans et se plaignait depuis cinq mois ;

chez la quatrième, âgée de quinze ans et demie, les douleurs da-
taient de trois mois. Les cinquième et sixième présentaient des
symptômes analogues. Chez toutes le petit bassin contenait une
vaste poche remontant jusque dans le grand bassin et offrant, à
ce niveau, un appendice qui ressemblait à peu près à un utérus de
vierge. Cette poche faisait saillie au niveau de l'entrée du vagin et
refoulait en avant un septum hyménéal de couleur lie-de-vin.

Les atrésies acquises sont, le plus souvent, le résultat de la

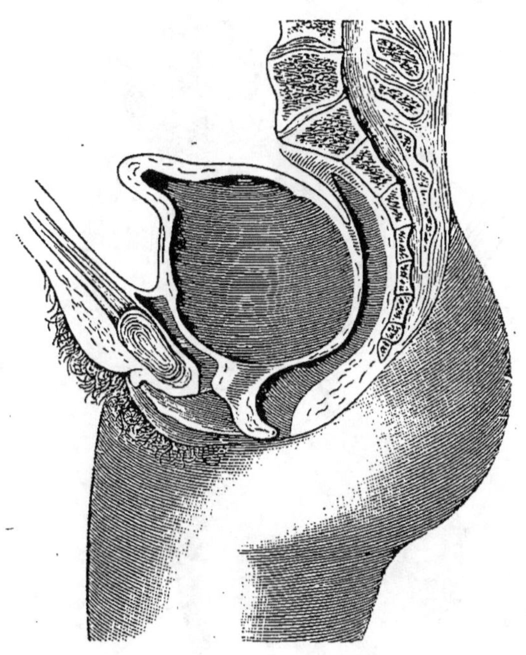

Fig. 29. — Hématométrie et hématocolpos congénitales.

coarctation progressive du canal génital. Elles sont bien plus rares
que les sténoses très prononcées. C'est ici qu'il convient de men-
tionner les observations de femmes enceintes et de parturientes
chez lesquelles il y a écoulement ou suintement des eaux de
l'amnios, sans que l'examen révèle une ouverture quelconque. On
a rencontré de ces sténoses, avec atrésie consécutive, à la suite de
la fièvre thyphoïde, de la scarlatine, du choléra, de la diphtérie,
de la syphilis ou de néoplasmes. Ce n'est que rarement qu'elles
surviennent après des inflammations catarrales ordinaires. Elles

sont souvent dues à des lésions produites au moment de l'accouchement, à la destruction par exemple du col et de la voûte vaginale. Elles se montrent enfin à la suite d'interventions opératoires ou plus souvent de cautérisations.

En raison même de son étiologie, l'atrésie acquise siège le plus souvent dans le segment supérieur du vagin, les culs de sac vaginaux ou le col ; elle n'atteint que rarement la partie supérieure du canal cervical, l'orifice interne.

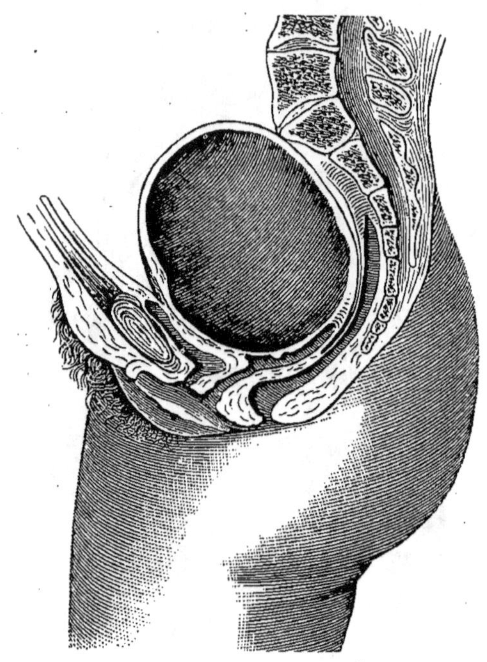

Fig. 30. — Hématométrie.

Dans le cas *d'absence ou d'oblitération de l'extrémité inférieure du vagin*, la compression exercée par le sang retenu ne produit que rarement et très tard la distension de l'utérus. Ce dernier se présente ordinairement sous forme d'une nodosité dure et parfois extrèmement mobile, véritable appendice de la partie supérieure de l'hématome. Celui-ci, à base relativement large, s'élève au dessus du petit bassin et proémine dans la cavité abdominale; sur la ligne médiane, il s'adosse aux parois du ventre, absolument comme une tumeur des annexes de l'utérus. Ses parois sont lisses au palper et élastiques. Au-dessus, on sent l'appendice ci-dessus mentionné.

Lorsqu'il y a *hématomètre, c'est-à-dire rétention menstruelle de par une atrésie siégeant dans l'utérus*, celui-ci se dilate au-dessus du point coarcté et devient d'abord panduriforme, puis sphérique (fig. 30). Pour ma part, je n'ai vu dans ce genre que des cas *acquis;* dans l'un, le col avait été détruit au cours d'une fièvre typhoïde grave. Dans les autres, l'atrésie était le résultat d'une cervicotomie que l'on avait pratiquée très haut et dans laquelle on avait négligé de suturer la muqueuse. La matrice était représentée par un corps sphérique, de la grosseur d'une pomme, situé au-dessus de la cicatrice cervicale.

Une autre observation concerne une jeune femme de vingt-et-un ans (Mme K***), dont la menstruation avait toujours été régulière quoique peu abondante, ce qui concordait bien avec son peu de développement musculaire et sa constitution débile. Mariée depuis un an, elle vit ses règles diminuer petit à petit puis se supprimer. On crut à une grossesse. L'apparition de violentes douleurs lui fit réclamer le secours médical. On constata alors que le bassin était le siège d'une tumeur, à extrémité inférieure arrondie, qui venait oblitérer le vagin, immédiatement derrière son entrée. Cette tumeur remontait jusqu'à l'ombilic et semblait coiffée, à ce niveau, par un épaississement de ses parois (fig. 31). — Sa base était large et occupait toute l'étendue du détroit supérieur. La vessie et le rectum étaient fortement comprimés et refoulés par la tumeur, dont la partie visible par le vagin n'offrait absolument aucune ouverture.

Je fis l'incision au niveau de la voûte vaginale, et donnai issue à une grande quantité de liquide semblable à de l'eau de goudron et extrêmement sirupeux. L'examen de l'intérieur de la cavité permit de constater la présence d'une sorte d'anneau contractile. Le segment utérin inférieur et le col étaient représentés par une poche flasque et plissée.

La réunion par suture des muqueuses cervicale et vaginale sur la surface externe de la portion vaginale rapidement créée guérit par première intention. Au bout de six semaines, le corps de la matrice s'était parfaitement développé, quoique la portion vagi-

nale fût encore un peu volumineuse. En tous cas, l'orifice externe
et le col arrivèrent à présenter une configuration normale. La sécrétion trop active de la muqueuse cervicale fut tarie à l'aide de
cautérisations iodées.

Lorsque *la collection sanguine siège dans les trompes de*

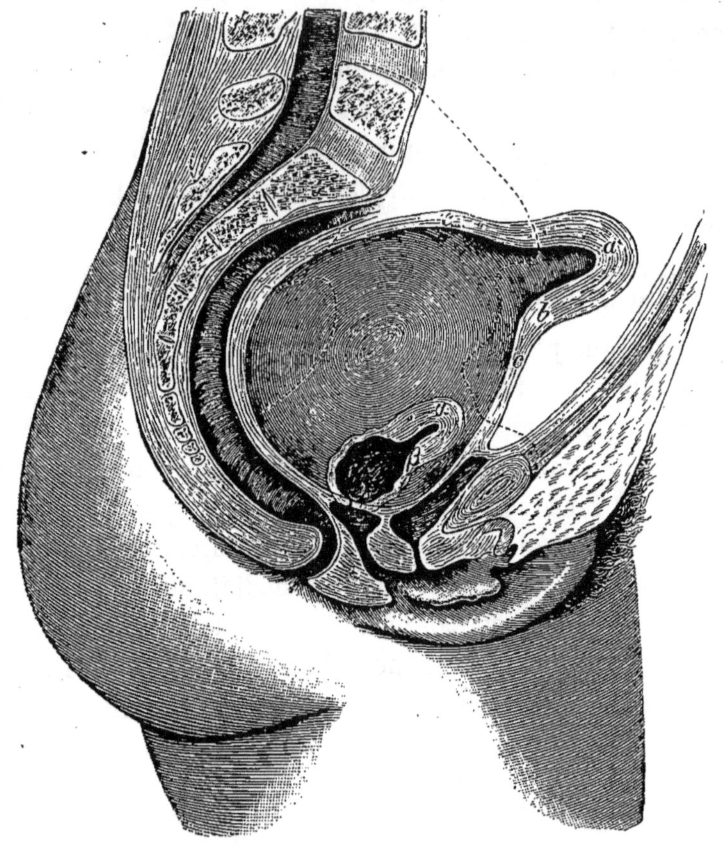

Fig. 31. — Hématométrie acquise : *a* : avant l'opération. — *b* : anneau contractile. —
c : orifice interne. — α : après l'opération· — β : orifice interne.

Fallope (hématosalpinx), il se forme des poches bizarrement
contournées, analogues, du reste, aux dilatations tubaires de
quelque origine qu'elles soient. Je reviendrai sur ces faits lorsque je traiterai des maladies de ces organes.

Nous n'avons malheureusement pas toujours à notre disposition des commémoratifs certains. De plus les affections

des organes avoisinants peuvent rendre l'exploration de l'hématome très pénible. Les difficultés de l'exploration ne font qu'augmenter encore avec la rupture de la poche. D'ailleurs dans ces formes d'atrésie où la rupture est un danger, il faut se garder de hâter cet événement par des tentatives d'investigation trop prolongées et trop énergiques. Ce dernier accident n'est que trop fréquent.

Dans ces cas difficiles, on procédera par exclusion pour établir le *diagnostic,* après avoir cependant pratiqué d'abord le toucher vaginal combiné avec la palpation abdominale, le toucher rectal et au besoin vésical. Le diagnostic sera d'autant moins facile que l'atrésie siégera sur l'orifice utérin interne, et que l'épanchement sanguin pourra simuler une grossesse ou un néoplasme. Dans le premier cas, les modifications de volume et de consistance de la matrice et les signes fournis par le fœtus; dans le second, l'absence d'hémorrhagies, éclaireront les recherches.

Le *pronostic* dépend de la constatation en temps utile de la collection sanguine, et d'une intervention appropriée aux circonstances.

Dès que l'atrésie provoque la rétention des sécrétions, le seul *traitement rationnel* consiste dans *l'intervention chirurgicale.* Jusqu'à présent, on hésitait toujours devant l'incision de ces imperforations. Et de fait, un grand nombre de femmes ont succombé soit immédiatement après l'opération, soit quelque temps après. On en a cherché la cause, en partie dans l'entrée de l'air dans la poche et dans les vaisseaux dont l'orifice était béant, en partie dans la production de déchirures, au moment de l'évacuation du sang, dans les organes voisins adhérents au sac. On a relaté des cas où l'évacuation d'un hématome utérovaginal amena la rupture d'un hématome tubaire absolument indépendant du premier, et où l'irruption du sang dans la cavité abdominale occasionna la mort. Je ne puis cependant m'empêcher dans bon nombre de ces cas d'accuser l'infection septique. Peut-être aussi, par crainte de cette dernière, n'a-t-on pas ouvert largement la poche et ne l'a-t-on vidée qu'incomplètement?

Je n'ai jamais eu, dans mes opérations, à déplorer ce genre

d'accidents. Il est vrai que, dans ces dix dernières années du moins, je n'ai jamais pratiqué ces opérations que *larga manu* et avec le secours de l'irrigation continue. J'ai toujours eu soin d'évacuer soigneusement le sang retenu. Peut-être ai-je prévenu aussi bien l'entrée de l'air dans la poche que l'infection septicémique.

Pour **remédier à l'atrésie hyménéale,** le meilleur moyen consiste à fendre la membrane au niveau de l'ouverture vulvaire. On peut faire indifféremment une incision longitudinale ou transversale ou une incision en H (1). Mais en tous cas on s'abstiendra de toute pression sur la tumeur. Il va sans dire qu'il faut nettoyer parfaitement la poche, alors même qu'il est à supposer qu'il existe d'autres hématomes au-dessus du premier. Pour ma part, j'ai toujours agi ainsi et fait suivre mon intervention d'abondantes irrigations désinfectantes.

Lorsque la collection sanguine est située très profondément, sans être d'un accès relativement plus facile ni du côté du vagin ni du côté de l'intestin ou de la vessie, différents auteurs ont proposé de lui donner issue par l'une quelconque de ces trois voies.

L'*évacuation par l'intestin,* au moyen du trocart, est le procédé le moins favorable, parce que, malgré toutes les précautions, on ne peut empêcher d'une façon complète la pénétration ultérieure dans la poche des gaz intestinaux.

Quant à l'***évacuation par la vessie*** (2), après dilatation préalable de l'urèthre, elle ne sera jamais qu'une ressource extrême. La voie la plus convenable, du moins lorsque le corps et le col utérins sont à peu près sur la même ligne, est le vagin (3), la fente vulvaire. Il ne sera pas toujours facile de frayer cette voie, car le septum — j'en ai fait personnellement l'expérience — peut atteindre une épaisseur extraordinaire. Dans le cas que je mentionne, l'atrésie était consécutive à une fièvre typhoïde, et la cloison épaisse de 7 centimètres. Je la fendis d'abord transversalement, pour ne pas tomber, par une incision longitudinale,

(1) Heppner, *Petersb. med. Woch.*, 1872, Livr. 6, p. 552.
(2) Simon, *Berl. Klin. Woch.*, 1875, n° 20.
(3) Amussat, *Obs. sur une opérat. de vagin artif.*, 1835, Paris.

dans la vessie ou le rectum. L'hémorrhagie des surfaces de section, l'étroitesse et la profondeur du canal mis à découvert, rendaient la pénétration ultérieure d'autant plus pénible que la simple prudence défendait le refoulement de la tumeur de haut en bas. On a conseillé, dans ces cas, de continuer la dilatation à l'aide d'instruments mousses, de la pince, du manche du bistouri et du doigt lui-même. Je perforai ce qui restait du septum, en partie avec le trocart et le bistouri, en partie avec une sonde, et dilatai consécutivement, suivant les besoins, l'ouverture ainsi obtenue.

Comme il faut tenir grand compte, dans ces circonstances, de la rétraction cicatricielle considérable que subissent ordinairement les parties, et comme la cicatrice peut produire au bout de quelques semaines à peine une atrésie nouvelle, je me suis empressé, afin d'éviter tout accident de ce genre, de suturer la muqueuse du sac avec le tégument externe, c'est-à-dire avec la portion la plus proche de muqueuse saine.

Dans les atrésies profondément situées, j'ai l'habitude d'introduire un tube à drainage et de procéder, après guérison de la malade, à l'excision de la cicatrice et à la suture de la muqueuse de la poche avec celle du vagin. Dans le cas que je viens de rapporter, et qui était consécutif à une fièvre typhoïde, la rétraction cicatricielle se produisit quand même. Grâce à une dilatation répétée au moyen du cathétérisme, la région coarctée resta longtemps perméable. Malheureusement il survint une grossesse qui empêcha toute manœuvre de ce genre, et la cicatrice donna lieu alors à une sténose tellement accentuée, qu'il fallut intervenir avec le bistouri pour permettre l'accouchement à terme.

Dans la dernière hématomètre acquise que j'ai opérée, j'ai fait mes sutures comme je l'indique plus haut. La guérison eut lieu sans le moindre phénomène de réaction. Je recommande chaudement, après ces opérations, les irrigations antiseptiques continues et chaudes pour favoriser l'involution de la cavité évacuée.

Pour prévenir la rétraction cicatricielle, *Heppner* a proposé de suturer les lambeaux de l'incision en H aux parois du sac.

B. Credé a pratiqué la transplantation d'une portion du tégument externe (*Arch. fur Gyn.*, 1884, P. 229). *Breisky* a certainement raison d'insister sur une dilatation périodique pour empêcher les rétrécissements consécutifs. (*Maladies du vagin. Billroth-Lucke* 60, 1886, page 49.)

Les cas observés dans ma clinique et ma policlinique ont été exposés avec détails par *M. Kiderlen* (*Zeitschrift f. Geburtsh. u. Gynœkol.* XIV, 1888).

II — Aplasie de l'utérus.

Je joins à l'étude des vices de développement des organes génitaux en général, quelques considérations sur les formes

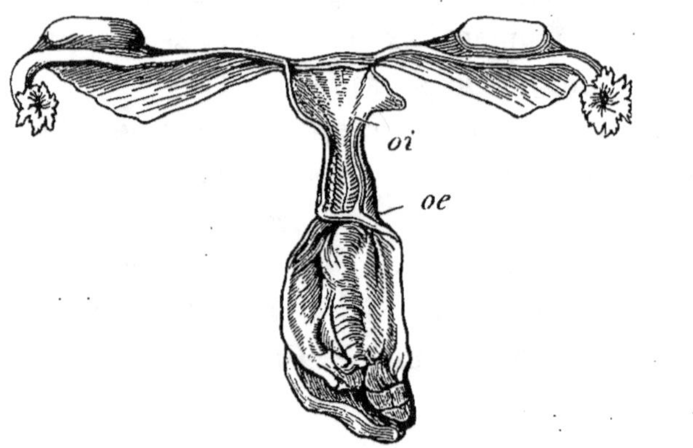

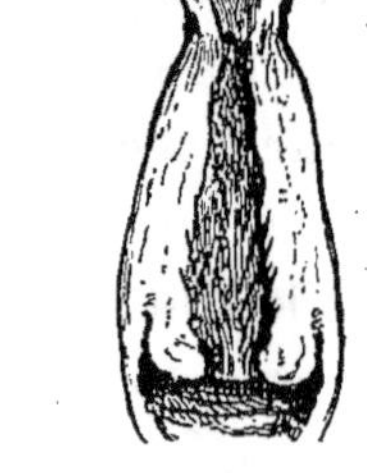

FIG. 32. — Atrophie utérine, d'aprés VIRCHOW.

    oi : Orifice interne

    oe : Orifice externe

FIG. 33. — Utérus infantile.

particulières d'aplasie utérine. Je range dans cette catégorie les cas où l'utérus, bien qu'ayant une conformation générale normale, présente cependant un développement imparfait, et ceux où la matrice s'est atrophiée pendant la vie sexuelle avec ou sans processus pathologiques préalables.

A. Dans l'*aplasie congénitale,* l'utérus a la forme et le volume de l'utérus infantile (fig. 32 et 33), ou bien il présente les caractères d'un utérus à la veille d'être pubère.

Jusqu'au moment de la puberté, cette aplasie ne se révèle par aucun *symptôme*. Même après cette époque, beaucoup de femmes possédant un utérus atteint d'aplasie — et leur nombre est plus considérable qu'on ne pense — ne sont sujettes à aucun accident. Leur aspect extérieur présente parfois le type féminin parfait; leur sensibilité également est toute féminine. J'ai vu de ces femmes, ayant de 30 à 40 ans, qui jouissaient d'une excellente santé et qui, une fois mariées, à part l'absence ou l'irrégularité de la menstruation, ne se plaignaient absolument de rien d'anormal. Ces personnes ont cependant une tendance très prononcée à l'obésité. D'autres conservent l'apparence d'une jeune fille même jusqu'à l'âge mûr.

Ce qui offre le plus de particularités, dans le cas d'utérus atteint d'aplasie c'est *la fonction menstruelle;* chez certains individus il se produit, à des intervalles plus ou moins éloignés, des *molimens menstruels* qui tantôt sont absolument indépendants des conditions climatériques et météorologiques, tantôt sont en rapport avec les conditions de milieu. Ces molimens durent un ou plusieurs jours, et disparaissent sans qu'il se soit produit aucun écoulement sanguin; ils consistent en coliques siégeant dans le bas-ventre, surtout dans les parties latérales, exagération dans les sécrétions, symptômes de compression du rectum et de la vessie, nervosité extrême, très souvent aussi augmentation de l'irritabilité sexuelle. Quelquefois ces localisations pelviennes sont remplacées par des symptômes du côté de l'estomac, par des douleurs lombaires plus ou moins violentes, de la migraine, des accidents rhumatoïdes, etc.

Parfois on constate des épistaxis, des flux hémorrhoïdaux et même des hematémèses ou des dilatations variqueuses aux membres inférieurs. Il est enfin des femmes qui se plaignent surtout de phénomènes congestifs très accentués, de sueurs profuses, et d'autres accidents analogues.

Les femmes frappées d'aplasie des parties génitales peuvent vivre des années sans souffrances excessives. Souvent ces dernières disparaissent peu à peu, pour faire place à une sénilité prématurée. Dans d'autres cas, il survient de temps à autre des hémorrhagies irrégulières, tantôt abondantes et fréquentes;

tantôt rares, se produisant par exemple une fois en plusieurs années, ou deux fois par an, au printemps et en automne. Elles sont considérées généralement comme des avortements, ce qui fait que les malheureuses qui perdent de cette façon viennent réclamer le secours du médecin.

Il est souvent extrêmement difficile de *diagnostiquer* l'aplasie utérine. Ou bien les femmes se refusent à l'examen par un sentiment de pudeur exagéré ou une sensibilité trop grande; ou bien l'examen est entravé par une paroi abdominale surchargée de tissu adipeux, un vagin étroit et très profond et, la constipation étant la règle, par un intestin rempli de matières fécales; toutes choses qui ne sont nullement favorables à une exploration rigoureuse.

Aussi, dans ces cas, faut-il le plus souvent avoir recours au chloroforme pour arriver au diagnostic. Alors on rencontre dans la profondeur du vagin, difficilement accessible, une petite tumeur verruqueuse, à orifice étroit, qui se continue avec une petite masse charnue située au fond de la courbure du sacrum. Ce n'est qu'avec peine qu'on peut la saisir entre les deux mains qui touchent ou palpent. Tantôt le col, mince et d'une longueur allant jusqu'à 3 centimètres, est surmonté d'un corps de 1 centimètre environ de hauteur; ce dernier est fortement infléchi et retombe en avant ou en arrière de la portion cervicale. Tantôt l'utérus a la forme d'un utérus pubère, mais fait suite à un col petit, et se trouve ou en rétroflexion ou en latéroflexion. Ces constatations se font à l'aide du toucher vaginal ou rectal.

Le cathétérisme est très utile pour déterminer la longueur respective du corps et du col. Cette manœuvre en elle-même n'a rien de difficile, si l'on a soin, comme je fais toujours, de se renseigner préalablement sur la direction à donner à la sonde.

Il n'est pas rare de trouver les parois utérines flasques et molles; quelquefois cependant elles sont dures et résistantes.

Le *diagnostic* repose uniquement sur la palpation. Le développement général de la femme est-il complet quant au reste, cette palpation rencontre des obstacles, nous le répétons, dans la surcharge graisseuse des parois abdominales, l'étroitesse et la longueur du vagin. D'autre part, les femmes viennent quelquefois trouver le praticien sous l'impression de métrorrhagies antérieures ou de lésions actuelles très aiguës et lui donnent, par leur dire, l'idée préconçue d'un avortement ou de phlegmasies exsudatives très étendues. J'ai traité des femmes chez lesquelles des présomptions de ce genre avaient créé une divergence notable entre les opinions des différents médecins qui les avaient vues.

Dans les traités classiques, le **pronostic** de l'aplasie utérine est considéré comme assez fâcheux. Je suis obligé de reconnaître qu'il varie grandement, et qu'il est d'autant plus favorable que les femmes se soumettent jeunes encore au traitement, qu'elles ont la patience nécessaire pour subir ce traitement parfois très pénible et très désagréable; qu'il est différent enfin, suivant que les conditions extérieures permettent ou non cette intervention toujours de longue durée.

Si l'on trouve ces différents facteurs réunis, non seulement les améliorations sont très sensibles, quoique la proportion en soit modeste, mais j'ai même observé le développement ultérieur de la matrice et, dans deux cas, la grossesse suivie d'accouchement normal.

Traitement. — Le traitement ne peut être fructueux que si la femme s'est soumise d'abord à une exploration digitale minutieuse. Et l'on sait combien, dans la clientèle, on rencontre de résistance lorsqu'il s'agit de pratiquer le toucher.

Dès qu'une femme vient se plaindre à moi de phénomènes anormaux, surtout d'absence de menstruation de cause inexplicable, ou bien encore lorsqu'un traitement approprié à certaines indications n'a pas, au bout d'une année, produit de résultat, je refuse de lui continuer mes soins, si elle ne veut pas se soumettre à l'exploration digitale. Si elle cède et que je trouve l'utérus plus ou moins atrophié, je recommande expressément de ne pas différer l'intervention locale, et de combiner celle-ci avec un traitement général convenable.

Par traitement général, j'entends moins l'administration de préparations ferrugineuses, que l'emploi de tous les moyens propres à développer et à tonifier l'organisme. Je défends aux jeunes filles tout travail intellectuel, toute occupation sédentaire, je leur ordonne l'exercice en plein air, la marche, l'équitation, le patinage et les bains aussi fréquents que possible. Je veille à ce que leur nourriture soit fortifiante et les digestions bonnes, et, pour ce, je conseille l'usage de bières de bonne qualité, du lait, de la viande sous toutes ses formes.

Le traitement local comprend d'abord de simples injections d'eau tiède, sous pression modérée, des bains de siége avec addition d'eaux mères salines. Si cela est possible, j'envoie ma cliente au bord de la mer ou dans les montagnes, à la condition expresse cependant que le régime sera continué dans la nouvelle résidence.

L'anomalie de développement coïncide-t-elle avec l'obésité, la première indication sera de traiter cette dernière. Il n'est pas rare de voir les cures à Marienbad et à Kissingen agir favorablement même sur la menstruation. Tout récemment j'ai obtenu des succès par l'emploi prudent de la méthode d'*Oertel* contre l'obésité.

Je fais continuer le traitement pendant plusieurs années, en recommandant à l'occasion le séjour dans les stations d'eaux ferrugineuses et sur les bords de la mer. Je n'interviens localement qu'en cas de non-réussite des prescriptions générales, à moins toutefois qu'il ne s'agisse de personnes déjà d'un certain âge ; dans ce cas je combine les deux traitements dès le début. Quant aux jeunes filles, l'intervention locale n'est contre-indiquée chez elles que si l'atrophie utérine est accompagnée de troubles généraux graves.

Le **traitement local** doit tendre avant tout à augmenter l'afflux sanguin et à développer les tuniques musculaire et muqueuse de l'utérus. On atteint très souvent ce but par les **scarifications de la portion vaginale** que l'on opère d'abord quotidiennement, puis à des intervalles plus ou moins éloignés.

Je me sers ordinairement des scarificateurs de *Mayer* (fig. 34). Mes scarifications de la muqueuse des lèvres du museau de tanche partent de l'orifice externe du col et rayonnent en différentes directions. Au commencement l'hémorrhagie est peu prononcée ; je cherche à l'augmenter en conseillant aux femmes de ne pas s'aliter tout de suite, mais de marcher pendant un quart d'heure, une demi heure. L'écoulement sanguin devient peu à peu plus abondant, alors même que les scarifications ont été superficielles; à ce moment le repos s'impose pendant une heure ou deux. En prévision d'une hémorrhagie considérable, on conseillera aux femmes de prendre, le cas échéant, des injections avec une solution concentrée de vinaigre de bois.

Une fois que l'opération donne lieu à un suintement sanguin plus abondant, j'espace mes scarifications. Je ne les fais plus que tous les deux ou trois jours, puis une fois par semaine. A

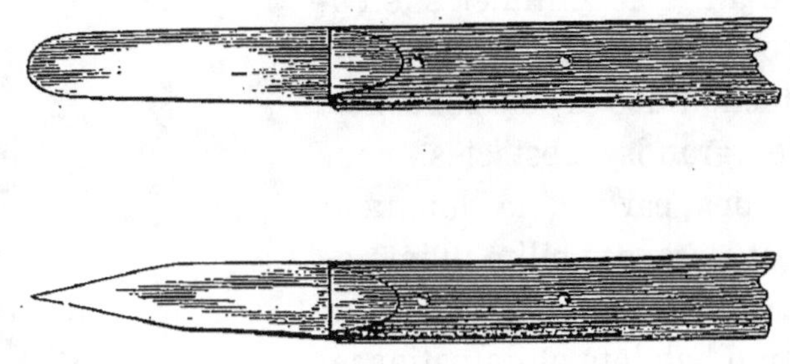

Fig. 31. — Scarificateur de C. Mayer.

ce moment, pour produire une action irritante jusque sur la muqueuse du corps, je pratique fréquemment le cathétérisme.

A la suite de l'emploi de ces moyens et des bains de siège avec une décoction de son ou avec des eaux mères salines, l'utérus et tout le contenu de l'excavation pelvienne diminuent de sensibilité; 6 à 8 semaines après le début du traitement, on peut songer à irriter l'utérus d'une façon permanente par l'introduction d'un stylet intra-utérin (fig. 35, *a*). Ce stylet est un agent d'irritation souvent très énergique : sous son influence, l'utérus augmente de volume sans cependant devenir plus sensible et sans occasionner aucun malaise. Cette hypertrophie persiste souvent au-delà de la durée du séjour du stylet, et est suivie d'un développement prononcé de la musculature et de la muqueuse utérines. Les stylets sont en ivoire ou en alliage de zinc et de cuivre; (mon père, E. Martin, employait de préférence ces derniers.) Je suis convaincu que

ceux-ci irritent tout spécialement la muqueuse de l'utérus ;
car lorsqu'ils ont séjourné pendant quelque temps dans cet
organe, on trouve que le côté zinc a perdu le poli de sa surface,
qu'il est comme rongé, et que quelquefois même il a complètement disparu. Quelle que soit la façon d'expliquer le processus
chimique d'où naissent ces altérations, il est certain que le
contenant y participe aussi bien que le contenu. Profitons donc
de ce fait pour nous rapprocher du but poursuivi.

Quant à l'épaisseur et à la longueur du stylet, elles sont
déterminées par le calibre et la profondeur de la matrice : il
doit être d'un 1/2 centimètre envi-
ron plus court que l'axe utérin.

L'introduction des stylets rencontre
parfois de grands obstacles dans
l'étroitesse des parties, la longueur
du vagin et l'impossibilité d'immo-
biliser un utérus nain. Cependant,
avec un peu d'habileté et de patience,
la manœuvre réussit. Voici comment
je procède d'habitude. Je suppose
avant tout que l'utérus et ses annexes
sont devenus insensibles à l'intro-

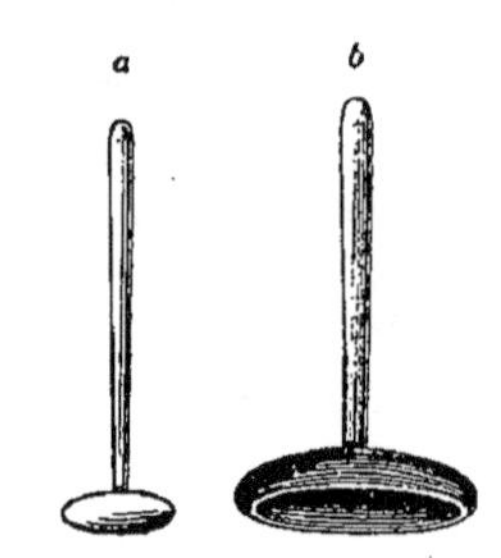

FIG. 35. — Stylet intra-utérin
et tuteur.

mission de la sonde. J'y fais donc pénétrer celle-ci et m'en sers
comme d'un levier pour attirer l'organe aussi près que possible
de l'entrée du vagin. De la main qui tient le cathéter je fixe
la matrice. Puis je fais glisser le stylet, que j'ai saisi entre le
pouce et l'index de l'autre main, le long de l'instrument jusque
dans le col. L'extrémité du stylet une fois introduite dans
l'orifice externe, je lâche la sonde qui permet à l'utérus de
remonter dans le bassin. Je pousse en même temps le stylet
et refoule le tout dans le vagin, jusqu'à ce que le bouton de
l'instrument en ait franchi l'entrée. Je retire alors le cathéter
et le remplace par le stylet à l'aide d'une simple pression de
l'indicateur sur le bouton. La rapidité avec laquelle l'instrument
pénètre est parfois telle qu'à ce moment on éprouve la sensation d'une aspiration de la tige par la cavité utérine.

Dans d'autres cas, la propulsion de l'instrument jusqu'à

l'orifice interne est facile, tandis que son introduction dans le corps semble presque impossible. L'obstacle à ce niveau consiste ou bien dans l'étroitesse de l'orifice, et alors il faut faire usage d'un stylet de calibre moins fort, ou bien dans la flexion du corps sur le col. Si l'utérus est antéfléchi, il faut opérer le redressement à travers le cul-de-sac vaginal antérieur, et s'il est en rétroflexion, à travers le cul-de-sac postérieur, jusqu'à ce que corps et col se trouvent à peu près dans le même axe. Cette condition remplie, l'introduction du stylet ne sera plus qu'un jeu. Avec de l'adresse et une préparation convenable des parties, on ne court aucun risque de blesser la muqueuse ou de produire une hémorrhagie.

Ces accidents d'ailleurs n'offrent aucun danger, pour peu qu'on ne se serve pas de stylets malpropres, ou qu'on ne rencontre pas en chemin des sécrétions en [pleine décomposition. Lorsqu'on le jugera à propos, on pourra faciliter la manœuvre en employant le chloroforme.

Généralement le stylet ou pessaire intra-utérin reste en place tout seul. La paroi vaginale supporte le bouton qui demeure ainsi accollé aux lèvres du museau de tanche. S'il tombe, il faut le fixer, et à cet effet on pourra employer l'instrument que représente la fig. 35 *b*. Le plateau sera appliqué au-dessous du stylet, pendant que le pédicule fera saillie entre les lèvres de la rima pudendi. Pour l'introduire, on saisira l'instrument de façon que la circonférence du plateau soit tangente à l'entrée du vagin, la tige se tournant sur le côté. Au niveau de la voûte vaginale, le plateau est redressé transversalement. L'extrémité de la tige proémine alors entre les lèvres de la vulve et empêche tout écart du plateau, sur lequel le bouton du stylet se meut en toute liberté.

Après l'application les malades doivent se tenir tranquilles pendant quelques jours ; le repos au lit n'est pas indispensable. Lorsque je me suis assuré de l'insensibilité de l'utérus et de son voisinage, je permets aux femmes les occupations domestiques ; je les autorise même à rentrer chez elles en leur recommandant de suivre exactement toutes les prescriptions relatives à la tonification de l'état général.

J'ai toujours vu l'emploi de ces pessaires intra-utérins être suivi d'exhalations sanguines périodiques ; dans plus de la moitié des cas, ces écoulements étaient abondants et semblaient concourir à l'amélioration de l'état général.

Au bout de trois à cinq mois j'enlève les stylets. Chez environ un quart de mes malades, l'utérus avait pris un développement très satisfaisant, quelques-unes devinrent grosses et accouchèrent à terme. Chez d'autres l'utérus avait bonne apparence ; la rougeur qui entourait le col au moment de l'enlèvement du stylet disparut et les règles demeurèrent pendant quelque temps régulières, pour redevenir irrégulières au bout de six mois ou plus. Dans ces cas je repris le traitement et j'obtins une amélioration durable ou tout au moins un accroissement de la période d'amendement ; quant à l'utérus il prit un développement passable.

Les résultats les moins favorables furent obtenus chez les femmes qui, au début du traitement, avaient dépassé l'âge de vingt-cinq ans. Tant qu'elles portèrent le stylet, elles se trouvèrent soulagées, et même, sous l'influence du traitement, l'utérus acquit un développement plus considérable. Mais je ne pus jamais arriver à rétablir chez elles la fonction menstruelle, par conséquent à atteindre une guérison complète. Cependant, grâce au régime spécial et à une intervention locale souvent répétée, ces femmes en arrivaient à considérer elles-mêmes leur état de santé comme très satisfaisant.

L'aplasie utérine est parfois compliquée de catarrhe utéro-vaginal et surtout de périmétrite. Dans ces conditions le traitement local rencontre de grandes difficultés. L'indication essentielle et première est de remédier à ces inflammations. Ce n'est que lorsqu'elles auront cédé — naturellement ces affections n'empêchent en aucune façon d'instituer le traitement général — ce n'est que lorsqu'elles auront cédé, dis-je, qu'il pourra être question d'intervention locale. J'insiste et je dis : Tant que des processus pathologiques de ce genre existeront, même dans les annexes, n'intervenez jamais, à moins de force tout à fait majeure. Parmi les symptômes qui vous feront passer outre, je citerai surtout de violents troubles gastriques, des migraines, des douleurs lombaires empêchant la marche. Si rien ne peut remédier aux souffrances de la malade, si celles-ci ne font qu'augmenter, essayez comme moi d'insensibiliser l'utérus au moyen de crayons d'un mélange de sulfate de zinc et de morphine et de suppositoires narcotiques, afin de préparer la voie au stylet intra-utérin.

Ce procédé m'a réussi quelquefois et m'a permis d'introduire l'instrument sans provoquer d'accidents. Mais dans d'autres cas, la réaction éveillée dans les foyers phlegmasiques fut tellement violente, que je dus renoncer à toute tentative opératoire, même aux scarifications.

En général l'aplasie qui réclame le traitement par les stylets intra-utérins est très rare. Dans ces deux dernières années, je n'ai eu occasion qu'une seule fois de recourir à ce procédé thérapeutique.

B. L'*atrophie utérine de la puerpéralité* survient lorsqu'il y a exagération de l'involution puerpérale. Elle se montre sous deux formes différentes et produit des modifications de tissu remarquables. Tantôt on voit survenir une *flaccidité extrême de la musculature utérine,* qui subit une métamorphose graisseuse à peu près complète. L'utérus paraît alors réduit, non dans sa longueur, mais dans sa masse totale ; le muscle est dégénéré, l'organe tout entier a perdu sa tonicité. Ce n'est qu'avec peine qu'on le perçoit à la palpation et qu'on peut le délimiter. Dans ces cas le cathétérisme doit être particulièrement prudent ; car les perforations se produisent même en dehors de toute violence dans la manœuvre.

Le plus souvent l'utérus a pris la forme infantile. Quelquefois, mais rarement, il a subi une atrophie partielle, mais très prononcée, au niveau soit du corps, soit du col. Ce dernier est alors très mince ; son calibre est réduit à celui d'un porte-mine ordinaire ; il est surmonté d'un corps qui a l'aspect d'un petit tubercule, tantôt dur, tantôt flasque.

Cette sorte d'atrophie se rencontre surtout chez les femmes débilitées par des affections d'autres organes, chez celles du moins où le manque de soins empêche la réparation des pertes organiques dues à la lactation.

La *deuxième forme d'atrophie puerpérale* amène un ***ratati-
nement*** de l'utérus qui rappelle celui de la ménopause. Le volume
de l'organe est diminué de presque un tiers; le fait le plus frappant est l'étiolement de la portion vaginale qui ne proémine
plus dans le vagin que comme une espèce de verrue dure au
toucher. J'ai constaté cette atrophie surtout chez les accouchées
qui nourrissaient, n'avaient pas encore revu leurs règles et s'é-
taient abstenues de tout commerce sexuel. L'exploration fait
facilement prendre cette atrophie pour une manifestation pathologique; et cependant elle n'est, en général, que l'expression la
plus avancée de l'involution puerpérale normale. Avec le sevrage,
le retour de la menstruation et la reprise des rapports sexuels,
cette seconde forme d'atrophie disparaît et l'utérus recouvre en
peu de temps son volume, sa longueur et sa consistance primitive.

Cette dernière forme d'atrophie puerpérale ne réclame aucune
intervention thérapeutique. Dans la première, au contraire, il
faut au plus tôt interrompre la lactation et stimuler les fonctions
de nutrition de la femme.

Localement on prescrira les bains de siège et les douches
tièdes.

Le plus souvent j'ai vu les malades, qui appartenaient pour la
plupart à la clientèle pauvre, succomber, sous l'influence de mauvaises conditions de milieu, à des affections d'autres organes. Ce
résultat est favorisé encore par une nouvelle grossesse qui fréquemment suit de près la première.

C. Il est une ***dernière sorte d'atrophie,*** qui se développe
pendant la puerpéralité aussi bien qu'en dehors d'elle, et qui se
manifeste sous forme de troubles de nutrition de l'utérus, par la
production d'indurations dans le tissu cellulaire paramétrique. Je
reviendrai en détail sur cette ***paramétrite atrophiante*** lorsque
je traiterai de la paramétrite en général.

Toutes ces variétés d'atrophie sont influencées d'une façon très
fâcheuse par la persistance, bien au-delà du stade aigu, de restes
d'inflammation ayant leur siège dans la muqueuse et le parenchyme utérin ou dans les régions avoisinantes.

III. — HYPERTROPHIE DE L'UTÉRUS

On entend par *hypertrophie de l'utérus,* dans le sens strict du mot, le développement exagéré mais uniforme de toutes les parties de l'organe, sans états inflammatoires intercurrents (1). Le processus hypertrophique anatomiquement pur est rare. Quoiqu'il en soit, il peut augmenter très notablement le volume de la matrice ; il frappe tantôt l'organe tout entier, tantôt certains de ses segments seulement. Les modifications de volume se produisent le plus souvent aux dépens du tissu connectif intermusculaire et

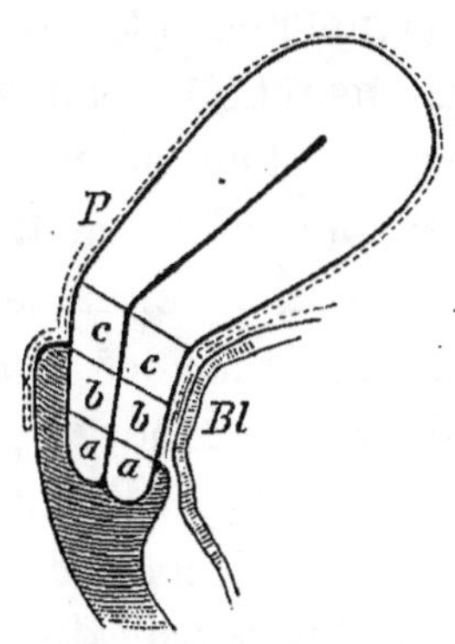

FIG. 36. — Division du col suivant SCHRÖDER.
a : portion vaginale. — *b* : portion moyenne. — *c* : portion sus-vaginale.

sous l'influence d'irritations phlegmasiques. En passant en revue mes propres observations, il m'est impossible de trouver un seul cas d'hypertrophie vraie.

L'hypertrophie partielle donne lieu à des changements de configuration vraiment curieux (2). Même en l'absence de tout phénomène inflammatoire, on rencontre le tableau que j'aurai à esquisser lorsque nous étudierons la métrite et l'endométrite, à

(1) KLOB, *Pathol. Anat. d. weibl. Sexualorg.*, pages 124 et 203, veut ranger sous ce titre la métrite chronique, contrairement à l'opinion de la plupart des gynécologues.

(2) SAXINGER, *Prag. viertelj. Schr.*, 1866, p. 144. — COURTY, *Mal. de l'utérus,* 2ᵉ édit., 1872. — WEST, *Diseases of Women*, 3ᵉ éd., p. 111.

savoir : un allongement du col et une hypertrophie de la portion vaginale tels que toute la masse vient faire saillie entre les lèvres de la vulve. De même on constate quelquefois une élongation non seulement de la portion sus-vaginale, mais encore de la portion sous-vaginale, tellement considérable qu'elle justifie la division du col en trois segments : portion sus-vaginale, portion moyenne et portion vaginale (Voir fig. 36) (1).

Les *symptômes* de l'hypertrophie dépendent en partie de l'augmentation de poids de l'utérus. La femme ressent une sensation de plénitude abdominale et une pression désagréable sur le périnée, suivies bientôt de ténesme vésical et rectal par compression. Dans un stade plus avancé, apparaissent les signes du prolapsus à son début ou complètement développé. D'autre part l'accroissement de volume marche de pair avec le déplissement de la muqueuse qui amène, surtout au voisinage des règles, un travail d'hypersécrétion et souvent des métrorrhagies.

Le *traitement* sera symptomatique. La sensation de plénitude abdominale est diminuée parfois par les évacuations alvines, par les bains de siège, les injections chaudes et l'emploi des spéculums réfrigérateurs (fig. 20). L'hypersécrétion est justiciable du même traitement aidé par l'application de tampons imprégnés de glycérolé au tannin, par les scarifications et autres moyens analogues, surtout lorsqu'on a pratiqué préalablement l'abrasion de la muqueuse.

Si la santé générale continue à être troublée, surtout si la malade souffre beaucoup de la flexion utérine, l'amputation du col est indiquée.

§ 2. Déplacements et modifications de forme de l'utérus et du vagin

I. — VERSIONS ET FLEXIONS UTÉRINES

Lorsque, vers le milieu de ce siècle, la gynécologie se transforma en une branche spéciale et indépendante de l'art de gué-

(1) SCHRÖDER, *Krankh. der weibl. Geschlechtsorg.*, VII p. 76.

rir, la question des changements de forme et de situation de l'utérus, telle qu'on pouvait l'envisager avec les moyens d'investigation dont on disposait alors, fut mise la première à l'ordre du jour. Il n'est pas étonnant qu'après l'invention de l'hystéromètre, qui rendait plus facile l'exploration, et permettait de constater l'extrême fréquence de ces déviations dans les maladies les plus graves de la femme, on leur ait accordé une importance extrême dans la nosologie, et que ce soit d'elles qu'on ait commencé à s'occuper dans le traitement de ces affections. A cette époque l'idée qu'on se faisait de la position physiologique de la matrice était absolument défectueuse. Il était donc inévitable qu'on prît pour des déviations pathologiques, des positions qu'aujourd'hui nous ne pouvons plus considérer comme telles. En effet, pour nos prédécesseurs, l'utérus normal était situé dans l'axe vertical du bassin, à peu près au centre de l'excavation pelvienne (1).

Cette hypothèse qui paraissait trouver sa justification anatomique dans les résultats fournis par la fameuse coupe de *Kohlrausch* (fig. 4), autorisait les gynécologues à interpréter comme un fait pathologique toutes les déviations en avant et en arrière de la matrice. *B. S. Schultze* d'Iéna a bien mérité de la science en réduisant à néant ces théories; sa première publication sur la situation physiologique de l'utérus fut le point de départ des réformes introduites dans l'histoire des déplacements utérins. *Le plus grand nombre des antéflexions et des antéversions considérées jadis comme pathologiques sont au contraire normales et ne réclament absolument aucun traitement orthopédique.*

Le degré d'antéversion normale de l'utérus fut, à cette époque, longuement discuté dans tous ses détails. A mon avis, il est absolument indifférent que l'utérus ait plus ou moins basculé en avant, et que la vessie soit située de telle ou de telle manière au-dessous de lui. En raison de l'extrême mobilité de l'organe, la définition de sa position physiologique ne devra pas se ren-

---

(1) La première monographie un peu importante sur les anomalies de conformation et de position de l'utérus est de E. MARTIN, et a été écrite sous l'influence de cette hypothèse (*Flexions et versions utérines*, Berlin, 1866 (2ᵉ éd., 1870).

fermer en des limites trop restreintes; et, à cette condition, la plupart des cas normaux y rentreront.

Voilà donc le domaine des déviations pathologiques déjà singulièrement amoindri. On ne peut, malgré cela, s'empêcher de le réduire encore. Et cette réduction me semble découler logiquement de l'exploration attentive des viscères pelviens. Même dans les ouvrages où les antéversions et les antéflexions ne figurent plus qu'exceptionnellement comme des phénomènes pathologiques, on ajoute qu'il ne faut reconnaître à ces lésions une valeur morbide qu'alors que l'utérus se trouve immobilisé par des adhérences périmétriques et paramétriques, de telle sorte que le déplacement, vers les parois du bassin, de l'organe, plus ou moins rigide par lui-même, est devenu impossible. *A mon avis, ces cas ne rentrent pas dans la catégorie des flexions et des versions; ils se rattachent uniquement à l'histoire de la périmétrite et de la paramétrite.* Tout d'abord, parce que les symptômes morbides sont créés par ces dernières affections; ensuite, parce que le traitement doit être institué exclusivement contre elles; et enfin parceque, après leur guérison, la déviation perd presque toujours toute importance.

Au point de vue pratique, il me semble rationnel de remplacer cette phrase : « La malade est atteinte d'antéflexion ou de rétroflexion avec adhérences. » par celle-ci : « La malade souffre d'une périmétrite ou d'une paramétrite avec distorsion de l'utérus antéfléchi ou rétrofléchi. » J'insiste sur ce point afin d'éviter au médecin la tentation d'entreprendre quoique ce soit contre la déviation elle-même, tant qu'il existe de la périmétrite ou de la paramétrite. Dans ces conditions, en effet, le praticien qui n'a pas fait une étude spéciale de ces maladies, applique le traitement orthopédique qu'il trouve indiqué dans les livres, et les résultats qu'il en obtient ne font que jeter du discrédit sur la thérapeutique gynécologique.

En excluant les cas dans lesquels il y a inflammation péri ou paramétrique, il faudra repousser également ceux où la déviation est due à des néoplasmes de l'utérus lui-même ou développés dans le voisinage. Et cela parce que, vis-à-vis de la tumeur, le déplacement est chose absolument accessoire et secondaire.

L'importance du chapitre des déviations utérines me semble donc devoir être considérablement diminuée. La connaissance plus précise de la position physiologique de la matrice, grâce aux progrès des méthodes d'investigation, l'exige. Cela ne veut pas dire qu'il n'y ait pas d'antéflexions et d'antéversions, de rétro-versions et de rétroflexions essentiellement pathologiques et dont le traitement n'offre un vaste champ d'action au praticien. Je suis loin, en effet, de partager l'opinion très répandue, sur-tout en Angleterre, d'après laquelle les déplacements de l'utérus n'auraient aucune signification morbide.

On a regardé longtemps comme très importante la distinction entre les versions et les flexions. Il est impossible de nier qu'il n'y ait de la différence entre une flexion à angle aigu de l'axe utérin ou une direction droite et rectiligne de l'organe. En fait, il n'y a là qu'une question de degrés; on s'en rend compte sur-tout dans les cas où, sous l'influence d'agents nocifs, un utérus à incurvation jusque-là normale tombe en flexion et éprouve, lui ou les annexes, les conséquences de la gêne circulatoire.

La plupart des symptômes dépendent, d'après mes obser-vations, de *processus irritatifs* fortuits, intéressant surtout *la muqueuse de l'utérus,* et disparaissent avec la guérison de ces derniers. Dans d'autres cas cependant, le cortège symptomatique est uniquement le résultat des anomalies de position et de forme elles-mêmes. C'est de ceux-là que nous allons nous occuper surtout. N'oublions pas de dire que les phénomènes d'irritation au niveau d'un utérus ainsi fléchi amènent souvent des compli-cations spéciales.

Il faut, au point de vue diagnostique, séparer nettement les versions des flexions; mais au point de vue du traitement, cette distinction ne sera utile que dans des cas tout à fait particuliers.

Comme les diverses formes de version et de flexion ont une importance qui varie avec leur étiologie, et qu'il en découle des indications thérapeutiques différentes, je les diviserai en:

1° *Versions et flexions congénitales ou acquises en dehors de l'état puerpéral;*

2° *Versions et flexions acquises pendant la grossesse;*

3° *Versions et flexions acquises pendant l'état puerpéral.*

a) Antéversions et antéflexions.

I. — Antéversions et antéflexions congénitales ou acquises en dehors de la puerpéralité. — Étant donné l'antédéviation normale de l'utérus, je ne considère *l'antéversion* comme pathologique que quand le corps de l'organe, par suite d'une

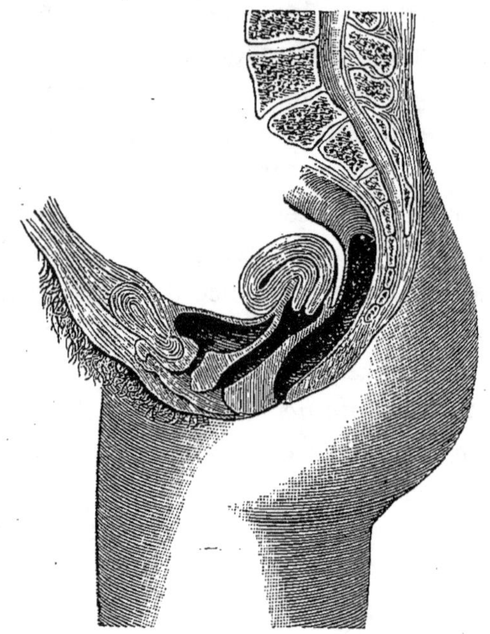

Fig. 37. — Antéflexion de l'utérus.

trop grande mobilité, vient se coucher sur la vessie, de telle façon qu'il ne suit plus les mouvements de déplacement que lui font subir physiologiquement, *a collo* surtout, la réplétion ou la vacuité de la vessie et du rectum. Que l'union du col avec la vessie soit normale ou non, le corps de l'utérus vient tomber sur le réservoir urinaire dont il empêche la distension régulière.

Dans l'antéflexion, le corps s'incline au devant du col et s'insinue, en passant entre celui-ci et la vessie, dans la voûte vaginale antérieure (fig. 37); ou bien encore il s'empare de tout l'espace situé au-dessus du cul-de-sac vésico-utérin, et s'oppose au développement de la vessie, absolument comme un utérus gravide.

A côté des cas relativements rares où ces états pathologiques sont congénitaux, il en est d'autres où ils sont le résultat de processus phlegmasiques antérieurs.

Ces cas se distinguent ordinairement par la rigidité extrême du col (fig. 38, page 101). Je fais allusion ici *aux formes d'antéflexion, où la flexion du corps sur le col est accompagnée d'un allongement notable du segment sus-vaginal de ce dernier.* On a voulu les considérer comme congénitales, ce qui à mon avis est une erreur. J'ai observé (1) un grand nombre de ces lésions, et je crois devoir les rapporter à l'action des affections catarrhales de la muqueuse du col sur le tissu cervical lui-même. Sous l'influence de ces catarrhes, on voit le col subir non seulement une coarctation et une déformation chroniques de ce que *Simpson* et *Sims* appellent l'os tincae (Chirurgie utérine, *loco citato*), mais encore une élongation caractéristique du segment sus-vaginal. Le corps reste longtemps indemne. Lorsque le catarrhe a duré des années, l'utérus présente une singulière difformité : le col, droit et rigide, est bien plus long, rarement bien plus gros, que le corps respecté par le processus inflammatoire. Les proportions respectives des deux parties sont celles d'un utérus infantile. C'est peut-être pour cela qu'une pareille modification de forme a été regardée comme congénitale.

Toutefois on peut suivre cliniquement et pas à pas le développement de cet allongement sus-vaginal du col et de l'antéflexion consécutive du corps, qui demeure petit.

Ces cas se caractérisent encore par la prise de possession par l'utérus de l'excavation du sacrum ; le col allongé est dirigé en avant et en bas ; la portion moyenne du segment sous-vaginal paraît fortement hypertrophiée ; le doigt peut, par une forte extension, suivre le col à travers le cul-de-sac vaginal postérieur, de telle sorte qu'on diagnostique parfois une rétroversion, et cela d'autant plus facilement qu'on ne réussit pas toujours à

____

(1) DE RABENAU, *Berl. Kl. Wochenschr.*, 1882, n° 36.

toucher le corps utérin à travers le cul-de-sac antérieur du vagin, même à l'aide de l'exploration combinée. C'est, du moins, ce qui arrive lorsque la vessie n'a pas été complètement vidée. Souvent le corps, sous forme d'un petit appendice, est antéfléchi sur le col d'une façon complète ; on s'en assurera par la palpation bi-manuelle ou bien encore par le simple toucher. On fait glisser le doigt le long de la paroi latérale du col jusqu'à ce qu'on atteigne, tout au fond du vagin, le niveau de l'isthme utéro-cervical. Il est évident que, dans ces cas, l'emploi de la sonde vous renseignera aussi bien sur la longueur du segment cervical que sur le siège de la flexion. Ce procédé sera même utile aux débutants pour contrôler les résultats obtenus par l'exploration combinée. Lorsqu'on est habile dans la pratique de cette dernière on peut en général se passer de cathéter.

A l'appui de la justesse de la théorie qui considère les catarrhes cervicaux comme l'origine de l'antéflexion accompagnée d'élongation sus-vaginale du col, nous possédons ce fait d'observation fréquente que, chez les femmes uni ou multipares, l'utérus auparavant normal se transforme, sous l'influence de processus catarrhaux du col, en un utérus antéfléchi avec allongement de la portion sus-vaginale. Les traces de la gravidité disparaissent, la matrice rigide plonge profondément dans le bassin. La portion sus-vaginale du col est très allongée, et le corps, relativement petit, en antéflexion. L'orifice externe est, chez ces femmes, presque aussi étroit que chez leurs compagnes de souffrances restées vierges. A dater de ce moment elles sont stériles.

Dans l'*antéversion* l'utérus, devenu une masse rigide à la suite d'inflammations chroniques du parenchyme ou de la muqueuse, repose lourdement sur la vessie et le rectum dont il entrave les fonctions. Dans d'autres cas, on ne trouve point d'altérations anatomo-pathologiques qui puissent être invoquées pour expliquer le déplacement.

Lorsqu'il y a **antéflexion,** la gêne circulatoire, qui se produit au niveau de la coudure, amène des stases dans le col et le corps, stases qui se manifestent surtout par une infiltration considérable du tissu intermusculaire, un engorgement et des ruptures vasculaires, et une hypersécrétion très accentuée de la muqueuse.

Au bout de quelques années de cet état morbide, tantôt il se produit une diminution de volume de l'organe qui reprend une mollesse et une épaisseur voisines de la normale, tantôt l'utérus devient extraordinairement dur et rigide ; et alors la vascularisation du col en souffre à un tel point que, lorsqu'on pratique la scarification par exemple, l'hémorrhagie n'est jamais en rapport avec la profondeur de la plaie. Quant à l'endroit infléchi lui-même, il s'atrophie. Et ce n'est pas toujours la paroi antérieure du col qui s'atrophie, mais, ainsi que le démontre·la préparation si curieuse de *Winckel* (1), la paroi postérieure, elle aussi, subit la dégénérescence.

Les **symptômes** de l'antéversion et de l'antéflexion acquises se manifestent quelquefois avant, mais le plus souvent après l'apparition de la menstruation.

J'ai rencontré souvent la **dysurie** comme conséquence de la déformation utérine chez les jeunes filles non pubères et non encore menstruées. La dysurie, accompagnée de ténesme rectal, coïncide fréquemment avec l'apparition des règles, et disparaît lorsque celles-ci sont établies. Mais il est des cas où, au moment du flux catéménial, les symptômes ne font que s'accentuer, surtout lorsque les modifications anatomiques se compliquent d'affections de la muqueuse ou du parenchyme utérins. Les douleurs occupent le milieu du ventre, prennent le caractère de coliques, et, tout en précédant de beaucoup l'époque de la puberté, ne cessent pas toujours avec la ménopause. Les malheureuses femmes peuvent souffrir ainsi de longues années. Puis, à un moment donné, les douleurs s'irradient au loin ; il se développe des symptômes de cystite chronique, des troubles gastro-intestinaux, des migraines, etc. D'autres fois, la nubilité une fois complète, les accidents s'amendent considérablement pour disparaître fréquemment sous l'influence du mariage et particulièrement de la conception. Les jeunes femmes restent-elles stériles, on n'hésite pas à mettre l'infécondité sur le compte de l'antéversion ou de l'antéflexion, alors que parfois elle n'est imputable qu'à la maladie de la muqueuse utérine ou à l'impuissance du mari.

_____

(1) Atlas, Pl. x.

J'ai rencontré la seconde forme d'*antéflexion,* c'est-à-dire celle qui est *accompagnée d'allongement sus-vaginal du col,* principalement chez les femmes de condition. Ces femmes qui s'étaient mariées en apparence bien portantes, présentèrent ultérieurement et sans s'en douter, tous les signes d'un catarrhe utérin ; et, lorsqu'après des années de stérilité elles se firent examiner, on trouva une élongation considérable de la portion sus-vaginale du col et un utérus infantile, c'est-à-dire un corps relativement petit pendant au-devant d'un col augmenté de longueur. Le plus gros contingent de ces malades est fourni par des institutrices non mariées et par les jeunes filles qui se sont conquis elles-mêmes une position sociale, les tailleuses, les modistes, les danseuses, etc.

Je crois pouvoir admettre, d'après mes observations personnelles, que la plupart des antéflexions et antéversions ne sont pas congénitales et, par conséquent, idiopathiques, mais qu'elles sont le résultat de catarrhes de l'utérus.

Il a toujours été difficile de donner *l'explication des accidents dysménorrhéiques* qui accompagnent ces sortes d'antéflexions. Jadis on admettait que la sécrétion menstruelle était retenue dans le corps de l'utérus, et que les douleurs étaient provoquées par les contractions des parois, contractions analogues à celles de la parturition, et destinées à chasser le sang à travers l'orifice obturé ou sténosé par l'effet de la déviation. Je suis persuadé que cette interprétation est la vraie pour un certain nombre de cas, pour ceux notamment où le canal cervical est le siège, soit dans le segment supérieur, soit dans l'inférieur, de rétrécissements le plus souvent cicatriciels, et où le tissu inodulaire s'étend au-delà du canal dans l'épaisseur même du col. Cependant, il n'est pas rare de rencontrer les mêmes accidents sans la moindre trace d'altérations cicatricielles ou de coarctations du conduit cervical ou de l'orifice interne. En pareil cas, il est impossible d'invoquer le même facteur étiologique pour expliquer les douleurs. Ces dernières sont causées — le fait est plus que probable — par le gonflement et l'hypertrophie de la muqueuse et du parenchyme utérins dont la structure est altérée (1).

____

(1) M. Duncan, *l. c.* — Vedeler, *Arch. Gyn.* XIX.

A la *dysménorrhée* et à la *stérilité* s'ajoutent fréquemment des signes de *catarrhes récidivants de l'utérus*. Il est une série de cas où les symptômes de catarrhe disparaissent, lorsque l'antéflexion s'est produite ; les malades « se trouvent bien » et ne se plaignent plus que d'accidents dysménorrhéiques passagers et surtout de stérilité. Il y a des femmes qui ne se soumettent au traitement que lorsque le catarrhe a atteint un degré extraordinaire. Chez celles-là on constate de violentes douleurs sacrées, de la sensibilité du bas-ventre, des sensations douloureuses dans les parties génitales, une leucorrhée irritante, de la dysurie, de la constipation et des désordres du côté de l'estomac et du système nerveux.

Le *diagnostic* des antéversions et des antéflexions se fonde uniquement sur les résultats de l'exploration. Une confusion est presque impossible. Aussi est-il à peine utile de recommander, pour rendre plus facile l'examen complet, l'évacuation préalable de la vessie et du rectum et, au besoin, l'usage du chloroforme.

Je suppose qu'on ne considérera les modifications de forme et de situation de l'utérus comme la source des maux dont se plaignent les femmes, qu'autant qu'il y aura absence de toute autre altération, surtout dans les organes annexes. Si ces altérations existaient simultanément, ce n'est qu'après s'être assuré qu'elles ne sont nullement incriminables, qu'il faudrait accuser la déviation des accidents observés.

Le *pronostic* des formes d'antéversion et d'antéflexion que nous venons d'étudier, dépend de la symptomatologie. En général, il est facile de remédier aux accidents dysménorrhéiques et de restreindre le processus catarrhal qui complique l'infirmité. Mais la guérison complète n'est possible qu'à la condition que l'utérus se transforme et acquière un développement parfait (cela arrive). Or, ce résultat n'est pas toujours facile à atteindre.

Traitement. — Lorsque l'antéversion et l'antéflexion sont simples et se rencontrent chez des femmes jeunes encore, le point important du traitement est un régime convenable, un régime apte à amener le développement parfait de tout l'organisme. Il faut veiller à ce que les digestions soient bonnes et régulières et que la femme prenne beaucoup d'exercice. Lorsqu'on n'obtient rien de cette façon, il ne faut pas hésiter à intervenir localement, même chez les vierges, en ayant soin, avant toutes choses, de se débarrasser du catarrhe qui complique la déviation. Le but du traitement local est la réduction de l'antéversion, le redressement de la flexion de l'axe utérin. Pour y arriver, on employait jadis couramment les pessaires intra-utérins. La plupart des cas ainsi traités ne réclameraient plus aujourd'hui de traitement orthopédique. Celui-ci est réservé exclusivement aux cas tout à fait typiques. Et comme ces cas sont rares, on n'a que rarement aussi occasion de faire usage de ces pessaires. Pour les cinq dernières années, je ne trouve dans les observations prises à ma policlinique (1,500 à 1,800 malades gynécologiques par an) et dans ma clientèle privée (800 malades environ par an) que deux cas où j'aie dû avoir recours à ce mode de traitement.

Lorsque l'utérus est couché et se meut sur la vessie, et qu'il occasionne les cystopathies décrites ci-dessus, on arrive à procurer du soulagement à la femme par le repos horizontal prolongé pendant des heures et fréquemment répété, par la dilatation de la vessie, par l'emploi de narcotiques, au besoin par des lavages du réservoir urinaire. Jusqu'à présent je n'ai vu que peu d'exemples où les accidents aient résisté à ce traitement. Dans ces derniers temps j'ai renoncé complètement aux pessaires vaginaux dans le traitement des antédéviations de la matrice.

Lorsque j'ai affaire à des parois utérines flasques et imparfaitement développées, j'applique, après préparation préalable des voies, un tuteur intra-utérin, d'après la méthode décrite à la page 83.

Bien souvent l'abrasion de la muqueuse suffit. Sous l'influence de cette opération, l'utérus tout entier se transforme et acquiert une configuration et une consistance normales ; les phénomènes morbides même disparaissent, malgré la persistance de l'antéversion et de l'antéflexion. Dès lors je m'abstiens de toute intervention locale ultérieure. Lorsque les symptômes se sont manifestés uniquement après l'apparition d'un catarrhe, c'est celui-ci qu'il faut combattre.

Quand les accidents pathologiques sont la conséquence d'une

antéflexion compliquée d'élongation sus-vaginale du segment cervical, on recommande chaudement la discision simple du col, à cause de la sténose de l'orifice externe et de la tonicité de la portion vaginale qui accompagnent régulièrement cette lésion. Quant à moi j'ai renoncé à cette opération depuis plus de cinq ans, après l'avoir fréquemment pratiquée jadis. J'ai remarqué, en effet, que l'amélioration obtenue de cette façon n'était la plupart du temps que d'une durée relativement minime. Aussi me suis-je décidé à quelque chose de plus radical, à l'excision d'un segment, par conséquent à l'amputation du col. Les résultats de cette méthode sont des plus satisfaisants. Sous l'influence de l'amputation, le col entre en régression prononcée; une action thérapeutique énergique simultanée sur la muqueuse utérine favorise la transformation ultérieure de la matrice en un organe normal. Dans un très grand nombre de cas, j'ai vu ce mode de traitement être suivi de la disparition des phénomènes dysménorrhéiques et parfois même de la stérilité.

Il va de soi qu'on ne se résout que difficilement à amputer le col chez des vierges, chez des femmes non mariées. On s'y voit forcé cependant par l'exagération des souffrances. L'expérience a démontré qu'au fur et à mesure de la transformation de l'utérus consécutive à l'opération, les accidents diminuaient de telle façon que je ne puis m'empêcher d'insister ici pour qu'on opère même les jeunes filles et les jeunes femmes, lorsque les autres moyens thérapeutiques ont échoué. Quant au manuel opératoire, je prie le lecteur de se reporter au chapitre qui en traite.

Je termine en faisant ressortir à nouveau que, pour réussir à l'aide de l'intervention opératoire, il faut que les annexes soient indemnes. Tant que celles-ci sont malades, le traitement doit tout d'abord s'adresser aux affections dont elles sont atteintes; et, même après leur guérison, il est bon de laisser passer une année avant de procéder à l'amputation du col utérin.

2. *L'antéflexion de l'utérus gravide*, le ventre pendant en besace, état particulier à la seconde période de la grossesse, résulte, on le sait, non du relâchement des parois abdominales qui ne peuvent supporter l'utérus en gestation, mais, chez les

primipares du moins, d'une anomalie du détroit supérieur et de la colonne vertébrale, et quelquefois, mais rarement, de conditions pathologiques spéciales de la cavité abdominale (présence de tumeurs, etc.) Dans tous les cas, un examen approfondi de

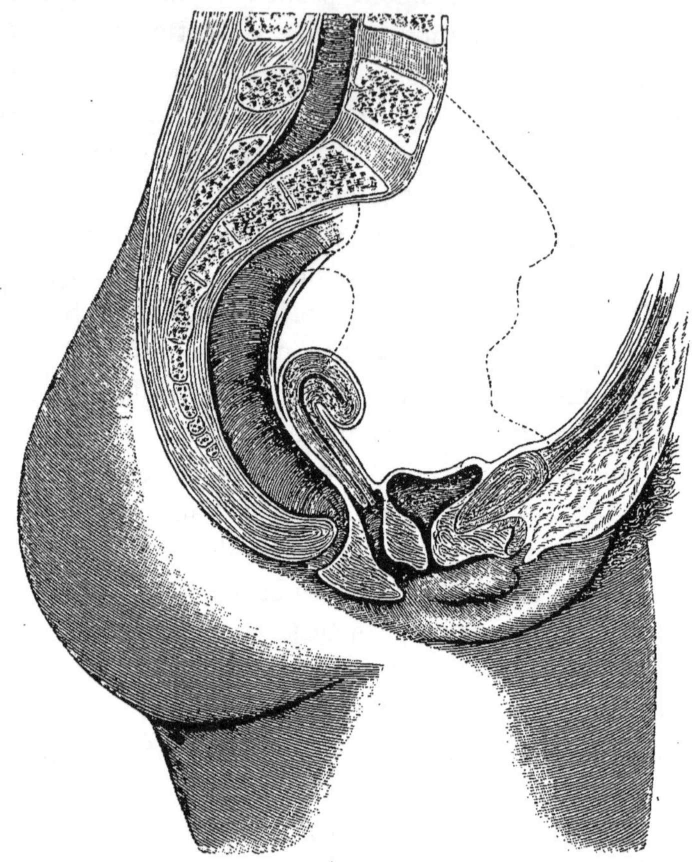

Fig. 38. — Antéflexion de l'utérus. Allongement de la portion supra-vaginale du col.

ces conditions est indispensable. Les accidents provoqués par la déviation qui nous occupe sont facilement supprimés par l'emploi de moyens de contention appropriés, tels que ceintures abdominales à bretelles. Quant à la grossesse elle-même, son cours demeure naturel.

J'ai rencontré cependant, à différentes reprises, des cas où la contention (ceintures, corsets) a plutôt exagéré les symptômes qu'elle ne les a amendés, de telle sorte que les femmes ont préféré y renoncer pendant toute la durée de la grossesse. La propreté est chose fort importante dans les cas où l'infirmité est très accentuée, parce qu'elle permet d'éviter la production des gerçures, surtout dans le pli inguinal.

La façon d'intervenir au moment de l'accouchement m'a été enseignée par la manœuvre spontanée d'une de ces patientes, et j'en ai fait mon profit dans la suite. Aussitôt le travail commencé, cette femme, en décubitus latéral, se replia sur elle-même, de telle manière que les genoux soulevèrent le ventre qui pendait très bas, et amenèrent la matrice dans une direction à peu près normale et en rapport avec l'axe du détroit supérieur. Je n'insisterai pas ici sur l'aide nécessitée ultérieurement.

Tout récemment *Czerny* (1) a chaudement recommandé l'emploi prophylactique des **ceintures pour femmes en couches,** usitées en Angleterre. Ces ceintures ont différents inconvénients et sont loin d'être un préservatif contre le mal. Cependant certaines femmes s'en trouvent bien. Aussi les toléré-je chez celles qui peuvent mettre en pratique une désinfection minutieuse et chez qui les ceintures ne gênent pas la surveillance de l'involution utérine puerpérale. Je les remplace quelquefois par des compresses pliées en plusieurs doubles que j'applique sur l'abdomen.

3. *L'antéflexion post-partum* est rarement un accident pathologique. Nous savons, en effet, aujourd'hui que, dans le cours de l'involution puerpérale, l'utérus vient reposer largement sur la vessie pour revenir, par la suite et dans cette même situation, à son état normal. Cette sorte d'antédéviation ne devient vraiment pathologique que lorsque l'inflexion du corps sur le col a amené l'oblitération du canal cervical ou des troubles circulatoires dont peut souffrir le travail d'involution.

Stratz a présenté, en mars 1886, à la Société d'Obstétrique et de Gynécologie de Berlin, une préparation anatomique qui montre

(1) CZERNY, *Centralbl. f. Gyn.*, 1886, n° 3.

que la flexion, en apparence normale au début, ne siège pas au niveau de l'orifice interne, mais au-dessous de ce qu'on a appelé l'anneau de contraction, c'est-à-dire dans le segment inférieur de l'utérus lui-même.

Il faut distinguer l'antéflexion qui survient dans les *premiers temps des couches et subitement,* de celle qui se produit *plus tard et petit à petit* et qui est liée à la régression puerpépale.

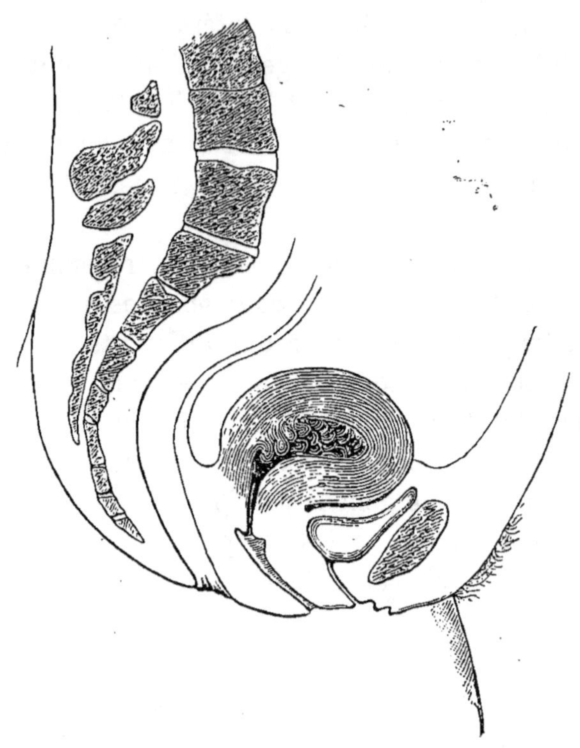

Fig. 89. — Antéflexion de la matrice consécutive à une subinvolution de la surface d'insertion du placenta sur la paroi utérine postérieure. D'après E. Martin (*Beitr. z. Geb. u. Gyn.,* I, 1872).

I. Pendant mon internat à la Maternité, j'ai observé sur plus d'un millier d'accouchées, 1/2 0/0 de femmes atteintes *d'antéflexion aiguë.* Les femmes étaient prises tout à coup de strangurie; pendant les efforts tentés pour satisfaire le besoin d'uriner, il se produisait des hémorrhagies profuses qui épuisaient les malades. Sous l'influence de la douleur et de la dépression des forces, celles-ci semblaient tombées dans un collapsus profond. L'exploration m'apprit que l'utérus encore très volumineux avait glissé, plus tôt que cela n'arrive physiologiquement, le long de la symphyse dans le petit bassin, et qu'il remplissait toute l'excavation pelvienne, le col s'arc-boutant fortement contre la courbure du sacrum. L'introduction du doigt dans le corps, introduction qui ne se faisait pas sans difficulté, en raison de la régression incomplète du col (du 3e au 5e jour), permit de constater, dans plus de la moitié des cas, une involution imparfaite de la surface d'insertion du placenta située sur la paroi postérieure (fig. 39). Dans les autres cas, cette surface, située tantôt sur les côtés ou en partie même sur la paroi antérieure, avait subi une involution parfaite et ne pouvait par conséquent être rendue responsable de la lésion. Du reste l'utérus fut toujours replacé facilement, et, durant cette manœuvre, le corps laissa échapper, la plupart du temps, du sang et des sécrétions lochiales qui s'y trouvaient retenues.

Le soulagement procuré aux femmes par le redressement, était complété par l'irritation de la cavité utérine au moyen du doigt investigateur et du grattage de la surface placentaire. Il en résultait des contractions énergiques du système musculaire. Ces contractions, augmentées encore par l'emploi du seigle ergoté, des douches froides, et plus tard par des irrigations d'eau chaude, hâtaient considérablement le travail d'involution. Je considère ce mode d'intervention comme le plus simple et le plus fécond en résultats, lorsqu'il s'agit d'antéflexion aiguë *post partum*.

II. Les symptômes de *l'antéflexion puerpérale tardive*, que celle-ci soit consécutive à un accouchement naturel ou prématuré, n'acquièrent leur intensité que graduellement. L'interruption prématurée de la grossesse semble avoir une influence spéciale sur la tendance à l'involution pathologique. Les sensations douloureuses deviennent de plus en plus vives au fur et à mesure qu'on s'éloigne de l'époque des couches; voilà pourquoi ce n'est qu'après des semaines et des mois que les femmes viennent vous consulter (trop tard, hélas !) sur la difficulté qu'elles éprouvent à uriner et surtout sur la persistance de ces troubles, qu'à l'époque des couches elles avaient considérés comme n'ayant rien que de naturel. A ces troubles s'associent une sensation de

pression sur le périnée et de pesanteur dans les parties génitales, quelquefois aussi la sensation si pénible de la réplétion
rectale. Toutes ces femmes présentent également des lochies
très abondantes et des métrorrhagies profuses.

A l'examen local, on constate que le corps utérin, mal revenu
sur lui-même, pèse lourdement sur le cul-de-sac vaginal antérieur qu'il refoule.

Ce n'est que difficilement que le doigt rencontre le col, aussi
peu involué que le corps, dans le cul de sac postérieur; il est
tantôt fléchi sur le corps à angle aigu, tantôt dirigé directement vers
le sacrum. En général, malgré un calibre suffisant du canal cervical, le doigt ne pénètre que péniblement à travers l'orifice interne.

L'étiologie est-elle pour tous les cas celle que mon père (1)
a trouvée incontestable dans certains d'entre eux? Je ne puis
me prononcer sur ce point, car, dans mes observations personnelles, je n'ai pas toujours pu affirmer avec précision le siège de
l'insertion placentaire. Cependant j'ai vu moi-même quelques
faits aussi probants que ceux de mon père, ce qui me permet
de maintenir son assertion. Cela ne m'empêche pas d'admettre
que souvent aussi l'antéflexion pathologique soit le résultat d'une
subinvolution de la matrice, de la rétention de lambeaux volumineux de la caduque ou encore de conditions extérieures non
inhérentes à l'utérus.

Quant au traitement, se fût-il écoulé des mois depuis l'accouchement, il consiste dans l'excitation de l'utérus au travail
d'involution.

Lorsqu'il existe des métrorrhagies à type menstruel qui ne
sont pas abondantes au point d'exiger une intervention immédiate, lorsque les sécrétions sont modérées et que les souffrances,
quoique prononcées, ne nécessitent pas le repos au lit, je commence d'habitude par administrer le seigle ergoté (3 grammes
en trois fois d'heure en heure pendant trois jours consécutifs,
ou bien l'extrait fluide d'hydrastis canadensis, XV gouttes quatre
fois par jour) (2); en même temps, je prescris des irrigations

----

(1) *Loc. cit.*, p. 114.
(2) Schatz, *Naturf. Versamml.* Fribourg, 1883. — *Arch. f. Gyn.*, tome XXIV.

vaginales avec de l'eau à 40°. Je stimule les fonctions de nutrition et je fais prendre tous les soirs un bain de siège avec une décoction d'écorce de chêne.

Ce traitement est, en général, suivi très rapidement et pour longtemps de la disparition des accidents.

Ce n'est que rarement qu'il ne réussit pas. L'utérus reste alors flasque et volumineux, la leucorrhée persiste, les hémorragies continuent, et ni les douleurs ni le ténesme ne cèdent. Il n'y a plus dans ces cas qu'à faire le grattage de la cavité utérine, tel qu'on le pratique d'emblée en cas de métrorrhagies profuses. Pour cela, on avait jadis l'habitude de dilater préalablement le col; aujourd'hui on arrive plus simplement et plus promptement au but par l'emploi de la curette et une injection consécutive avec du perchlorure de fer. Je joins au curettage les irrigations d'eau à 40°, autant pour évacuer l'excès de liqueur ferrique que pour irriter fortement les parois utérines. Je lance le liquide chaud, d'abord et pendant quelques instants seulement, dans la cavité utérine; puis je dirige le jet vers le cul-de-sac vaginal, jusqu'à ce que le changement de consistance de la matrice m'indique clairement l'entrée en contraction de sa tunique musculaire. Jusqu'à présent j'ai toujours vu l'utérus diminuer de volume sous l'influence de ce traitement; ce qui fait que je n'ai besoin d'appliquer des pessaires vaginaux ou intra-utérins, ni dans cette dernière forme d'antéflexion ni dans les précédentes.

b. — Rétroversions et rétroflexions.

Les versions et les flexions de l'utérus en arrière sont bien autrement importantes que les déviations en avant. Contrairement à celles-ci, dans lesquelles l'attitude pathologique n'est qu'une exagération de la flexion normale, dans les déviations en arrière l'axe utérin est incurvé dans un sens absolument opposé à sa direction physiologique. Partant de ce principe, il serait rationnel de considérer comme un phénomène morbide et de traiter comme tel n'importe quelle rétroversion, n'importe quelle rétroflexion. Je n'ai pu cependant, dans ces dernières années, me décider à agir ainsi. Tout en admettant qu'on est en droit de combattre les déplacements en arrière pour eux-mêmes, je ne puis laisser ignorer que maintes fois j'ai trouvé des versions et des flexions de ce genre qui ne se révélaient par aucun symptôme, et ne constituaient qu'un état morbide génital tout à fait secondaire. D'autre part il est impossible de nier que des femmes atteintes de rétroflexion à manifestations douloureuses, auxquelles on a redressé et maintenu l'utérus au moyen d'un pessaire, se sentent absolument guéries, même alors qu'au bout de quelques mois vous enlevez l'instrument et que la matrice reprend sa direction primitive.

Quoiqu'il en soit, je ne traite plus depuis longtemps les cas dans lesquels la symptomatologie est nulle ; je n'interviens localement que quand les changements de forme et de situation de l'utérus sont manifestement connexes avec les souffrances de la patiente.

Je ne fais pas comme certains auteurs qui différencient nettement la rétroversion de la rétroflexion. Version et flexion donnent lieu à des symptômes à peu près identiques ; et j'ai vu fréquemment la version se transformer en flexion à la suite de circonstances bien déterminées, presque physiologiques. Rien que l'état de réplétion considérable de l'intestin peut opérer cette transformation, et cependant cette dernière ne donne pas lieu à de nouvelles souffrances ; il y a simplement exagération des signes préexistants.

Toutes deux, la version et la flexion, peuvent exister tantôt sans occasionner le moindre malaise, tantôt en provoquant des douleurs extrêmement violentes. Dans l'étude qui va suivre nous ne séparerons pas les deux genres de déviation.

1. *Rétroflexions congénitales ou acquises en dehors de la puerpéralité*. — L'existence de la rétroflexion congénitale a été démontrée par les recherches de *C. Ruge* (1) et d'autres (fig. 40); on l'observe cependant rarement chez les adultes. Elle ne se traduit généralement par des manifestations symptomatiques qu'à

(1) *Zeitschr f. Geb. u. Gyn.*, tome I. — WINCKEL. *Lehrb.*, p. 337.

l'époque de la menstruation. Sur les huit cas d'adultes que j'ai eus sous les yeux, l'apparition des symptômes fut postérieure à l'époque de la puberté. Les femmes chez lesquelles j'ai pu constater cette infirmité avaient l'air robuste et appartenaient pour la plupart aux classes élevées ; le développement seul de l'appareil génital était en retard, ainsi que nous pûmes nous en convaincre par l'exploration.

Chez toutes, sauf une, la menstruation était très douloureuse ;

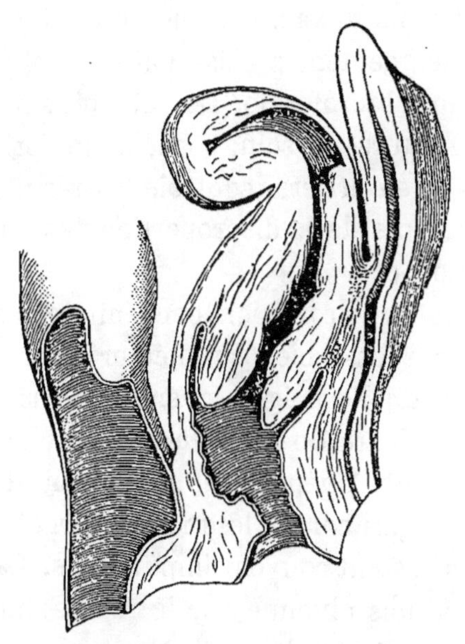

Fig. 40. — Rétroflexion utérine congénitale. D'après C. Ruge.

les règles étaient de longue durée et très copieuses. Chez celle qui ne souffrait pas pendant l'époque cataméniale (une jeune demoiselle noble de la Courlande), l'écoulement sanguin était d'une abondance extraordinaire. Chez toutes, le corps de l'utérus était petit, le col long et mince. En somme on rencontrait là le type de l'utérus infantile. Toutes aussi présentaient des troubles digestifs prononcés qui influençaient d'une façon fâcheuse la santé générale ; la plupart d'entre elles se plaignaient de difficulté de la marche ; quelques-unes souffraient surtout quand elles croisaient les jambes. Trois de ces malades étaient mariées et stériles ; dans deux cas, le corps de la matrice avait à la longue augmenté de volume, peut être à la suite d'excitations sexuelles exagérées ou de catarrhes et d'autres affections concomitantes, peut-être encore à la suite de désordres circulatoires. Toujours j'ai trouvé l'utérus assez mobile, ce qui facilitait le traitement local.

Le *diagnostic* est souvent fort difficile, car les parois abdominales rigides de la vierge entravent le palper hypogastrique et par conséquent l'exploration combinée. C'est dans ces circonstances qu'il faut appeler à son aide le toucher rectal, surtout si le doigt introduit dans le vagin et glissant le long de l'utérus ne donne aucun renseignement précis. J'ai été obligé fréquemment d'avoir recours au chloroforme. Le cathétérisme pratiqué avec une sonde dont on aura eu soin, à partir de l'orifice interne, de tourner la concavité en arrière, contrôle les résultats de l'examen manuel et rend compte de la disproportion des longueurs respectives du corps et du col.

Le *pronostic* de la rétroflexion congénitale n'est pas précisément favorable. On réussit bien à remédier aux symptômes, mais on ne doit guère avoir l'espoir de guérir la déviation elle-même.

Une indication majeure du *traitement* consiste dans la stimulation du développement général. Il s'agit tout d'abord de s'opposer aux ménorrhagies contre lesquelles l'ergot de seigle et les moyens analogues restent souvent impuissants. La diminution de l'écoulement est parfois obtenue par le redressement et le maintien de la matrice à l'aide d'un simple pessaire vaginal; mais quelquefois cela est insuffisant, parce que la rigidité de l'utérus infantile permet bien le déplacement du col vers le sacrum, mais n'empêche pas la reproduction de la rétroflexion du corps.

Le redressement et le maintien de l'organe dans sa position physiologique, voilà le but de la thérapeutique. Or, le redressement bi-manuel rencontrant de grands obstacles dans l'étroitesse des parties presque toujours virginales, je m'adresse encore exclusivement à la sonde. Mon procédé n'a jamais eu de conséquences fâcheuses; au contraire, cette manière de replacer la matrice m'a paru être, à moi aussi bien qu'aux patientes, la plus facile et la moins douloureuse. Le plus souvent la rétroflexion persiste et tout essai de contention échoue. Dans ces cas, un pessaire intra-utérin est indispensable pour maintenir la rectitude de l'organe. J'ai parlé plus haut (page 83), en traitant de l'aplasie de l'utérus, du choix de ces instruments et de la manière de les introduire. Si, malgré le pessaire, l'utérus tombe à nouveau en rétroflexion, on rapprochera le col du sacrum à l'aide d'un anneau de *Hodge*, afin de produire ainsi une antéflexion durable du corps utérin.

Lorsque cependant on a quelque raison pour ne pas employer ce procédé, on fait bien d'aller à l'encontre des ménorrhagies en pratiquant des scarifications quelques jours avant les règles. Il faudra employer largement aussi les injections d'eau chaude à 40°, qui constituent l'un des meilleurs moyens à opposer à l'hyper-hémie de la muqueuse et à l'hémorrhagie.

Evidemment les résultats de ce mode de traitement ne sont pas toujours immédiats ni infaillibles. Bien souvent on est obligé de continuer les soins pendant des années; d'autres fois encore il se produit des accidents intercurrents qui rendent toute prolongation du traitement impossible. Dans les cas où le traitement a pu être continué pendant quelques mois sans interruption, j'ai observé non seulement la suppression de tout symptôme morbide, mais encore la guérison de la lésion elle-même. La preuve en est que plusieurs femmes atteintes de cette infirmité, après avoir été stériles pendant de longues années, durent à ce traitement local la joie de devenir grosses et d'accoucher à terme. Alors même que la rétroflexion — comme cela est arrivé dans d'autres cas — ne disparut pas complètement, les hémorrhagies devinrent peu à peu moins abondantes, et la santé générale s'améliora, grâce à des soins appropriés et à l'emploi convenable des moyens indiqués, grâce encore à des cures d'eaux thermales.

Le développement anormal du col, surtout dans sa partie sus-vaginale, peut se produire aussi dans la rétroflexion congénitale; et il n'est pas rare de le voir survenir, dans ces cas, à la suite d'un catarrhe cervical. Par contre je n'ai pas encore rencontré jusqu'ici de cas où un utérus, auparavant normal, soit tombé en rétroflexion consécutivement à un catarrhe de ce genre et uniquement de par lui.

2. La rétroflexion de l'utérus gravide se présente à peu près 10 ou 12 fois à mon observation parmi les 2,400 malades environ que, depuis quelques années, je traite comme gynécologue. Il s'agit pour la plupart de cas légers dans lesquels, après des malaises plus ou moins prononcés, la réduction s'opère spontanément. Les cas graves sont plus rares ; ils sont accompagnés de symptômes d'incarcération et de leurs conséquences si désastreuses (1).

Il n'est pas douteux que la rétroflexion de l'utérus gravide soit le plus souvent le résultat de la fécondation d'un utérus déjà rétrofléchi.

Cette rétroflexion spéciale ne se développe que très rarement d'une façon aiguë dans les cas d'utérus normal, et lorsqu'elle se produit, c'est à la suite d'un ébranlement violent, par exemple d'une chute sur le siège.

Lorsque la matrice rétrofléchie a été fécondée, l'augmentation graduelle de volume qu'elle subit fait que son corps s'élève petit à petit au-dessus du petit bassin ; et, la plupart du temps, la grossesse suit son cours sans donner lieu à d'autres symptômes que des difficultés de la miction et de la défécation. C'est à peine si la femme, dans ces cas, se sent moins à l'aise que lorsque l'utérus est normal ; le soulagement devient, du reste, complet dès que l'organe en gestation quitte le petit bassin pour remonter dans la grande cavité pelvienne.

Il y a plus ; *la grande majorité de ces rétroflexions échappe à l'observation médicale.* Nous voyons des femmes que nous savons, de par un examen antérieur, être atteintes de cette infirmité, et qui nous racontent qu'elles sont devenues enceintes et que leur grossesse, quoiqu'accompagnée de signes de déviation utérine, a eu cependant un cours très naturel.

Chez un petit nombre de femmes grosses, au contraire, il survient des phénomènes d'enclavement, sans que la configuration du bassin ou le développement de l'utérus puissent être invoqués comme une cause immédiate de la non-ascension de la matrice.

A *l'examen anatomique* on trouve l'utérus en rétroversion, le

(1) Mon père a collationné un grand nombre de ces cas graves dans sa monographie intitulée : *Flexions et versions utérines.*

col et le museau de tanche logés derrière la symphyse pubienne ou même au-dessus, sans flexion notable du col sur le corps *(rétroversion de l'utérus gravide.)* D'autres fois cette flexion est au contraire excessivement prononcée; le col, dont l'orifice externe est dirigé en bas, est pressé contre la symphyse, derrière laquelle on sent parfaitement l'angle très aigu que forme le corps avec le segment cervical *(rétroflexion de l'utérus gravide).*

Les *symptômes* consistent en une sensation générale de plénitude dans le bassin, accompagnée des signes de *compression de la vessie et du rectum.* Dans le cas d'incarcération, la dysurie dégénère rapidement en rétention d'urine, puis finalement en *fausse incontinence,* et attire l'attention à un tel point que la femme parle à peine de sa constipation. Et cependant l'accumulation des fèces dans l'intestin est un des obstacles les plus sérieux à l'émergence de l'utérus hors du petit bassin.

Si la déviation ne se réduit pas, soit spontanément, soit artificiellement, la marche de l'affection présente quelque chose d'assez caractéristique. En général les symptômes vésicaux du début nécessitent l'intervention du médecin. Si leur intensité cependant n'a pas rendu cette intervention indispensable et que, par conséquent, ils restent ce qu'ils sont, la disproportion entre l'excavation pelvienne et l'utérus se manifestera bientôt, grâce à l'augmentation de volume progressive de ce dernier, par des accidents intestinaux extrêmement pénibles et des douleurs généralisées. Les femmes font alors de violents efforts de défécation pour se débarrasser du contenu imaginaire de l'intestin. Parfois il survient des contractions utérines prématurées qui amènent l'avortement, l'expulsion spontanée de l'œuf. Enfin, mais très rarement, l'utérus et la vessie se sphacèlent; et il se produit une péritonite avec toutes ses conséquences. Quant au périnée, il s'œdématie et s'infiltre, surtout dans la région anale, au point de faire craindre la gangrène (1).

D'après ce que nous venons de voir, le *pronostic* ne sera qualifié de défavorable que dans certains cas seulement.

_____

(1) Pour *la littérature ancienne,* voir E. Martin, 2ᵉ éd., 1870; B. S. Schultze, *Déviations,* 1882.

Dans la première période de la grossesse, tant que l'utérus est mobile dans le petit bassin, la *rétroflexion* de l'utérus gravide a à peine une signification pathologique. Lorsque les premiers phénomènes d'étranglement commencent à se montrer, il est ordinairement facile d'y remédier ; même là où l'incarcération est déjà établie, le pronostic est encore relativement favorable, lorsque le diagnostic a été porté d'une façon précise et de bonne heure.

Malheureusement le *diagnostic* présente de grandes difficultés. Ce qui caractérise l'enclavement dans la rétroflexion, c'est la *dysurie.*

L'augmentation graduelle des symptômes vésicaux doit, en tout temps, attirer l'attention du médecin et lui faire soupçonner la possibilité d'une rétrodéviation de l'utérus gravide chez les femmes qui ont vu leur menstruation se supprimer ou devenir irrégulière. Dans ces cas le palper abdominal fera constater l'existence d'une tumeur très voisine de la paroi abdominale et dont la partie inférieure semble plonger profondément dans l'excavation du bassin. La confusion est alors facile. Dans la plupart des cas graves cités dans les ouvrages, ce sont des erreurs de diagnostic qui sont devenues la source des complications ultérieures. Donc ne pratiquez jamais une exploration gynécologique, du moins quand vous soupçonnez l'existence d'une tumeur, sans vous assurer préalablement que la vessie a été vidée. Ce soin vous est, du reste, presque toujours évité par ce fait que, sous l'influence de la peur, la femme urine immédiatement avant l'examen. *Mais lorsque, dans la palpation combinée, la main hypogastrique éprouve de la difficulté à se rapprocher des doigts qui touchent et rencontre un obstacle qui l'en sépare, il faut sonder la femme, alors même que celle-ci vous aurait affirmé avoir uriné avant l'exploration.*

C'est pour ces cas que je recommande d'une façon toute spéciale l'emploi de la sonde métallique pour hommes ; car il arrive très souvent que, par suite de la réplétion du bassin, la vessie se trouve fortement refoulée en haut, l'urètre allongé et même déplacé latéralement, de sorte qu'avec une sonde de femme ou une sonde molle il est impossible de franchir l'obstacle. Le cathétérisme vésical facilitera singulièrement le diagnostic, car la prétendue tumeur s'empressera de disparaître, au grand soulagement de la malade. L'urine une fois évacuée, le toucher combiné donnera ordinairement des renseignements précis sur les rapports réciproques du corps et du col, renseignements qui assureront en partie le diagnostic. La tumeur que l'on sent dans le petit bassin remplit l'excavation d'une façon tellement complète que le vagin se trouve obstrué. Le doigt a quelquefois les plus grandes peines du monde, en glissant derrière la symphyse, à arriver jusqu'au col. Il y parvient cependant, et dès ce moment le doute n'est plus possible.

Le *traitement* tend tout d'abord à chasser l'*utérus du petit bassin.* Lorsque la matrice est très mobile, l'évacuation de la vessie et de l'intestin, aidée du *décubitus ventral* ou *latéro-ventral,* suffit pour produire l'ascension de l'organe sans qu'il soit besoin d'aucune intervention directe (du côté de l'utérus). Seulement, si le peu de volume de l'organe fait craindre une rétroflexion nouvelle dans le cas où la femme se baisserait ou se placerait dans le décubitus dorsal, ou bien encore sous l'influence de la presse abdominale au moment d'un effort, je suis d'avis d'appliquer un pessaire vaginal. Les prétendus dangers de l'irritation de l'utérus gravide par le pessaire sont en réalité bien peu de chose, en comparaison du préjudice que pourrait causer à la malade la continuité du décubitus ventral auquel elle serait condamnée.

Si l'utérus est assez distendu pour qu'on puisse douter de sa réductibilité, je conseille au praticien peu exercé, du moins chez les femmes sensibles, d'employer encore, après avoir vidé la vessie et le rectum, le décubitus ventral, latéro-ventral ou la posture sur les coudes et les genoux. Le cathétérisme et l'évacuation de l'intestin soulagent quelquefois la malade à un tel point que la nécessité du redressement ne devient plus aussi urgente. J'ai vu la réduction spontanée s'opérer dans ces conditions dans un cas où l'utérus paraissait absolument immobilisé.

Si cette réduction spontanée fait défaut, il ne reste plus qu'à pratiquer le *redressement manuel* ainsi que cela se fait dans les cas où l'indication est pressante.

On a recommandé successivement toute une série de *manœu-*

vres de réduction. La plus convenable me semble être la pression exercée sur le corps utérin par deux doigts introduits dans le cul-de-sac postérieur, la femme étant couchée sur le côté ou s'appuyant sur les coudes et les genoux. Il faut avoir soin de ne pas relever l'utérus dans le plan médian, parce que la saillie du promontoire rendrait la réduction plus difficile ; on s'arrangera, au contraire, de façon à ce que l'utérus s'élève parallèlement à l'une des articulations sacro-iliaques.

On devra toujours hésiter devant la réduction forcée. Il vaut bien mieux répéter plusieurs fois les tentatives et les rendre graduellement plus énergiques, employer même au besoin le chloroforme et veiller, pendant les intervalles, à l'accomplissement régulier des fonctions vésicales et intestinales. Le redressement de l'utérus gravide par la pression d'un courant d'air arrivant dans le vagin après application d'un spéculum univalve, tel que le décrit *Sims* dans sa chirurgie utérine, ne m'a paru efficace que lorsqu'il est possible en même temps d'attirer en bas le segment cervical. Et dans ces cas c'est plutôt la pression du spéculum qui agit que celle de l'air qui pénètre dans le vagin. (Voir plus loin, page 127.)

L'échec des tentatives de réduction provient souvent non pas tant du volume de l'utérus que des **adhérences** que la paroi postérieure du corps a contractées avec le plancher du cul-de-sac de Douglas. **Ces sortes de soudures périmétriques** se relâchent souvent, il est vrai, sous l'influence de la grossesse ; au fur et à mesure que la matrice augmente de dimensions, elle se soustrait à leur action et s'élève dans le bassin. Ce qui prouve une fois de plus que la grossesse est considérée à bon droit comme le meilleur moyen thérapeutique à opposer à ces accidents.

Ailleurs les adhérences persistent et empêchent d'une manière durable le redressement de l'organe en gestation. Il ne faut cependant pas regarder ces cas comme désespérés, car aux dépens de la paroi antérieure de l'utérus rétrofléchi et immobilisé il peut se créer une espèce de diverticule (1) proligère, capable de contenir même le fœtus à terme (fig. 41). Les rares relations de cas de ce

—————

(1) G. WEIT, *Volkmann's. Sammlung*, n° 170, 1879.

genre montrent que la grossesse peut arriver à terme et l'accouchement être normal, ainsi que la période puerpérale. La connaissance de ces faits doit servir à nous détourner de tentatives de réduction trop énergiques, lorsque l'enclavement de l'utérus n'en est qu'à son début et n'a pas encore donné lieu à des symptômes menaçants.

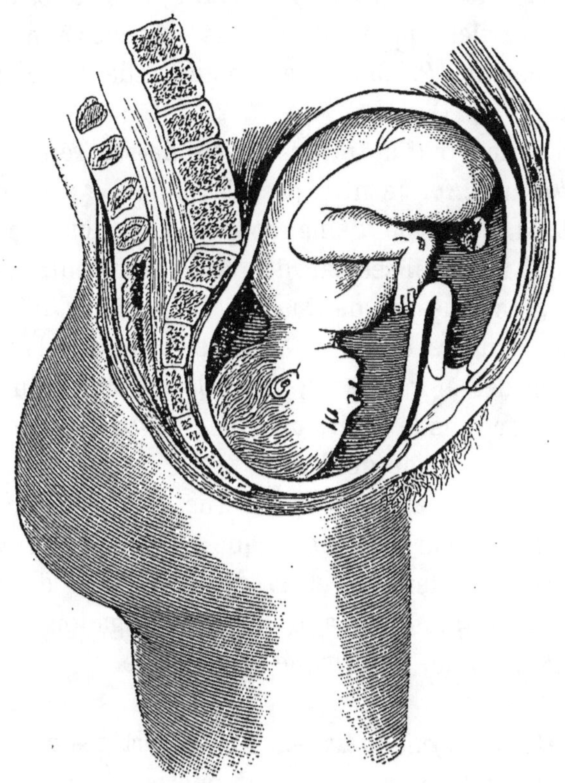

Fig. 41. — Rétroflexion de l'utérus gravide. D'après G. Veit (1).

Lorsque les manœuvres de redressement, même répétées pendant plusieurs séances, sont demeurées sans résultat, il ne faut pas immédiatement se décider à interrompre le cours de la grossesse, et à ponctionner l'œuf par la voie du canal cervical ou à travers la paroi utérine. Il faudra au contraire attendre, tout en surveillant le fonctionnement de la vessie et de l'intestin, ou

(1) Volkmann's. Samml., n° 170. 1879.

qu'il se produise des symptômes inquiétants, tels que douleurs vives et persistantes, gonflement des parties génitales, écoulement sanguinolent, ou bien qu'il se forme un diverticulum proligère.

Dans les cas d'incarcération de l'utérus rétrofléchi et irréductible, l'accouchement présente des difficultés extrêmes. Ce n'est que très péniblement que l'on peut pénétrer dans la cavité utérine à travers le col fortement refoulé en avant ; et cette étroitesse considérable des parties oppose de grands obstacles à la terminaison de l'accouchement. *P. Müller* a recommandé pour ces cas un instrument spécial (1).

La ponction de l'œuf à travers le cul-de-sac rétrocervical doit être ici l'*ultima ratio*. Je n'ai pas d'expérience personnelle à ce sujet. En tous cas je me demande pourquoi, lorsque la matrice est réellement immobilisée par des adhérences entre le *corps* et le plancher du cul-de-sac de *Douglas*, la ponction offrirait nécessairement les dangers qu'on lui attribue. Là encore la difficulté de l'opération réside, à mon avis, dans la stricture du col qui ne permet d'arriver dans la cavité utérine qu'avec peine, même après la diminution du volume de l'œuf.

Quoi qu'il en soit, la cavité de l'utérus devra être nettoyée avec le plus grand soin, par cela même que la position déclive du corps utérin favorise la rétention et la décomposition de portions de l'œuf et des sécrétions lochiales. Avec l'irrigation continue on évitera, il me semble, tout risque de ce genre.

3. *Rétroflexions puerpérales.* La plupart des rétroflexions se développent sous l'influence de l'état puerpéral, que celui-ci soit consécutif à un accouchement à terme ou à un avortement. *Les causes des rétroflexions puerpérales* ne résident pas exclusivement (comme pour les antéflexions) dans une involution imparfaite du point d'insertion placentaire sur la paroi antérieure de l'utérus, dans la subinvolution de ses gros vaisseaux atteints de thrombose, enfin dans le retrait normal de la paroi postérieure, qui fait que l'utérus s'incline dans le sens de cette paroi, la plus courte. (Fig. 42.)

(1) *Berl. Beitr. z. Geb. u. Gyn.*, tome III, p. 67.

La lésion est certainement produite aussi par la flaccidité extrême du parenchyme utérin, le décubitus dorsal longtemps prolongé de l'accouchée, la rétention des urines et l'opiniâtreté de la constipation.

A. *La rétroversion et la rétroflexion* peuvent se montrer *dès le début des couches*. Dans ces cas les *symptômes* sont par-

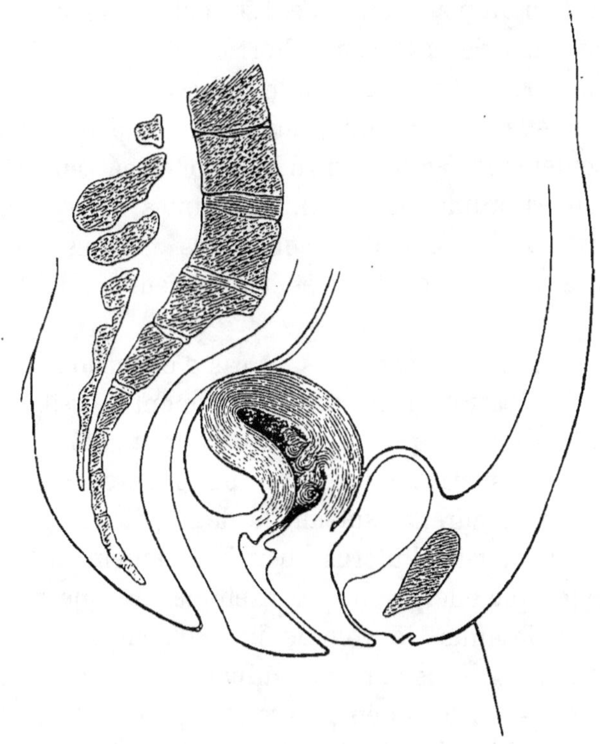

Fig. 42. — Rétroflexion utérine consécutive à la subinvolution de la paroi antérieure. D'après E. Martin. (*Berlin. Beitr. zu Geb.* I, 1872.)

ticulièrement aigus. On observe un ténesme rectal violent et des phénomènes de dysurie extrêmement pénibles, auxquels viennent s'ajouter de fortes hémorrhagies.

Les souffrances sont tellement prononcées et l'écoulement sanguin tellement abondant, qu'il est peu de femmes qui manquent de faire appeler le médecin.

Le *diagnostic* ne peut être méconnu. Les commémoratifs

d'abord, la constatation de l'absence d'antédéviation de l'utérus, soit dans le grand, soit dans le petit bassin, la présence dans le cul-de-sac vaginal postérieur d'une masse volumineuse, enfin la possibilité, dans certains cas, d'introduire encore le doigt dans le col incomplètement involué et fortement déplacé en avant, tous ces signes permettront de poser un diagnostic certain. Le doigt arrive, difficilement il est vrai, à atteindre par l'orifice interne la région d'insertion du placenta, et peut se rendre compte des inégalités de la paroi antérieure devenue horizontale.

Dans la plupart des cas que j'ai observés, il s'agissait d'une rétention partielle du placenta, situé sur la paroi antérieure. Trois fois seulement j'ai rencontré la rétroflexion sans rétention, chez des femmes ordinairement bien portantes, mais dont l'utérus était extraordinairement flasque. Ces femmes, primipares toutes trois, avaient accouché très rapidement et allaitaient leur enfant.

Le *traitement* se bornera, dans les cas d'expulsion incomplète du placenta, à débarrasser le plus rapidement possible la paroi utérine antérieure de ce qui empêche son retrait uniforme, c'est-à-dire à gratter la surface d'insertion placentaire soit avec les ongles soit avec la curette, suivant le degré de perméabilité du canal cervical. Cela fait, l'utérus obéit habituellement très vite à un agent ocytocique énergique, par exemple aux injections d'eau très chaude, et diminue de volume immédiatement et uniformément. Souvent aussi, sous la même influence, il se redresse spontanément. Dirige-t-on le col en arrière et met-on le corps en antéflexion, le travail d'involution s'accomplit d'une façon normale et est suivi quelquefois de la guérison définitive.

Ailleurs le grattage de la paroi utérine n'amène point le retrait de l'organe ; on a beau réduire la déviation, celle-ci se reproduit aussitôt après. Mais le grattage n'aurait-il eu pour résultat que la disparition des symptômes menaçants, que cela serait déjà heureux. Car la guérison pourra venir plus tard, lorsque la femme relèvera de couches et qu'on lui aura redressé et fixé l'utérus au moyen d'un pessaire. Il n'y a, du reste, aucun danger dans ces cas à appliquer un anneau vaginal dès la première semaine de la période puerpérale.

S'agit-il simplement d'une flaccidité anormale de l'utérus ou d'autres facteurs étiologiques mentionnés plus haut, le redréssement et la contention de l'organe rétrofléchi, au moyen d'un pessaire vaginal, suffiront d'ordinaire pour faire disparaître tout accident local dès la première semaine de cette même période. Il faudra pratiquer des irrigations chaudes répétées du conduit vaginal et les faire arriver jusqu'au col, mais non dans la cavité utérine. On pourra ajouter à l'injection de 3 à 5 cuillerées à soupe d'acide pyroligneux. On emploiera également les injections froides, les bains de siège avec une décoction d'écorce de chêne, etc. Enfin, dans ces cas, le seigle ergoté devra être mis à large contribution.

B. Lorsque *la rétrodéviation puerpérale n'est soumise au traitement que d'une façon relativement tardive,* alors que le doigt ne peut plus pénétrer à travers l'orifice interne jusqu'à la surface d'insertion placentaire, il faut d'abord essayer d'établir s'il existe d'autres signes, indiquant la rétention de portions de l'œuf, auxquelles serait imputable le déplacement.

Cette rétention se manifeste par l'écoulement de sécrétions ichoreuses et fétides et l'expulsion de lambeaux de caduque, par des hémorrhagies qui se suppriment pour reparaître abondantes peu de temps après, enfin par une mollesse et un volume extraordinaires de l'utérus. Dans ces conditions, il est urgent de procéder au curettage de la paroi utérine.

Tant qu'il y a rétention, l'involution se trouve entravée. Les pertes de sang, les flux leucorrhéiques et les autres symptômes subjectifs ont une influence fâcheuse et durable sur la guérison.

Selon que le col est plus ou moins perméable, on se sert pour pratiquer le curettage du doigt ou de la curette. Quant à moi, je regarde la curette mousse comme plus commode que la cuiller tranchante de *Simon* ou la cuiller métallique (Drahtlöffel) de *Thomas*. Car son introduction n'offre pas le moindre risque, même dans les cas où les parois sont ramollies et incapables de résistance. Si l'on endort les malades et qu'on dispose d'aides tant soit peu intelligents, que par conséquent on puisse agir avec toutes les précautions voulues, cette petite opération ne présente aucun danger. Le curettage dilate l'orifice interne de telle façon que finalement, s'il en est besoin, le doigt peut pénétrer dans la cavité utérine.

Évidemment, dans de pareilles conditions, *la perforation de la paroi utérine* se produit plus facilement qu'en toute autre circonstance ; elle est possible même sans que l'on emploie la moindre violence. Il s'agit seulement alors de s'apercevoir de l'accident ; et vraiment un chirurgien ne peut pas ne pas le remarquer. La perforation simple ne donne lieu à aucune réaction. Il faudra naturellement s'abstenir, dans ce cas, de toute manœuvre ultérieure et surtout d'injections de perchlorure de fer, qui deviendraient très dangereuses.

Au début, quand la main n'est pas exercée encore au maniement de la curette, il arrive que *l'hémorrhagie,* qui accompagne ordinairement le grattage total de la cavité utérine, *ne cesse pas tout de suite* et que l'écoulement sanguin reste plus ou moins abondant et dure plus ou moins longtemps. La persistance de l'hémorrhagie indique qu'il y a encore des débris de l'œuf adhérents aux parois utérines. J'enlève ces derniers, en les saisissant et en les tirant au-dehors au moyen d'une longue pince à pansement. La cautérisation de la cavité me semble très opportune dans ces cas, surtout si l'élévation de température, les frissons et la dépression des forces révèlent un commencement d'infection. J'ai l'habitude alors d'injecter 3 à 5 grammes de perchlorure de fer, et de pratiquer un lavage consécutif de la cavité avec une solution antiseptique à 40° R. Si les annexes de la matrice sont indemnes, on pourra, aussitôt après le redressement de cette dernière, appliquer un pessaire vaginal qui aidera l'organe à accomplir son involution normale.

Dans des cas excessivement rares le curettage énergique luimême n'arrête pas la perte sanguine. Dans ces conditions l'exploration digitale des parois de l'utérus devient indispensable. Lorsque l'introduction de la curette n'a pas amené une dilatation suffisante du canal cervical, on peut se servir des tentes et des dilatateurs pour préparer la voie au doigt explorateur. Le médecin familiarisé avec la pratique des sutures aimera peut-être mieux, après ligature préalable des ligaments larges, faire la discision uni ou bilatérale du col, se rendre compte de la cause de la persistance de l'hémorrhagie et suturer, après examen, la ou les incisions cervicales.

C. — Il est une troisième catégorie de rétroflexions postpuerpérales, plus fréquentes encore; je veux parler de celles qui ne sont constatée et traitées *qu'après que des mois et des années se sont écoulés depuis la parturition.* Dans ces cas, qui constituent la grande majorité (fig. 43 et 44), l'accouchement a ordinairement été accompagné d'hémorrhagies abondantes et de

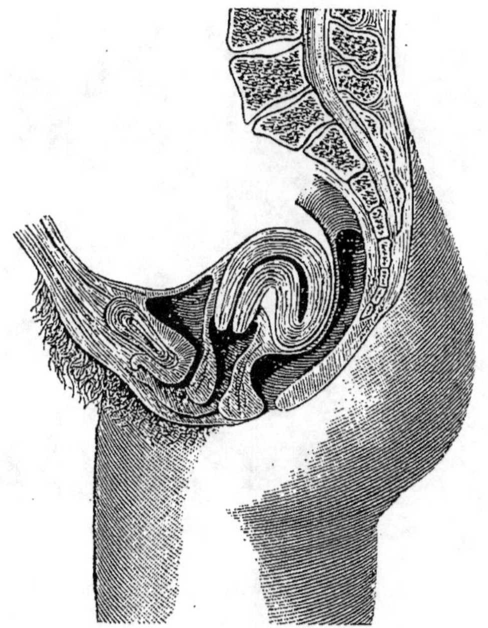

Fig. 43. — Rétroflexion de l'utérus.

longue durée. A la suite des couches, il est resté aux femmes des douleurs sacrées et de la gêne de la défécation qu'elles ont supportées longtemps, les considérant comme naturelles. Ce n'est que lorsque ces symptômes se sont de plus en plus accentués, qu'il est survenu une nervosité extrême, que la gaîté et les forces se sont perdues et que l'amaigrissement s'est montré, que l'état de leur bas-ventre les inquiète et qu'elles s'adressent au médecin.

Il est rare que les accidents se produisent d'une façon assez intermittente pour qu'il faille admettre une rétroflexion intermittente de l'utérus, sans autre cause évidente qu'un épuisement général, des fatigues physiques considérables ou une constipation opiniâtre.

Lorsque la matrice a été redressée, elle conserve pour un certain temps sa situation normale, soit tout à fait spontanément soit après l'application plus ou moins prolongée d'un pessaire. Puis elle reprend sa position première. J'ai observé un cas de ce genre chez la femme d'un confrère.

En tous cas on trouve l'utérus passablement involué, un peu

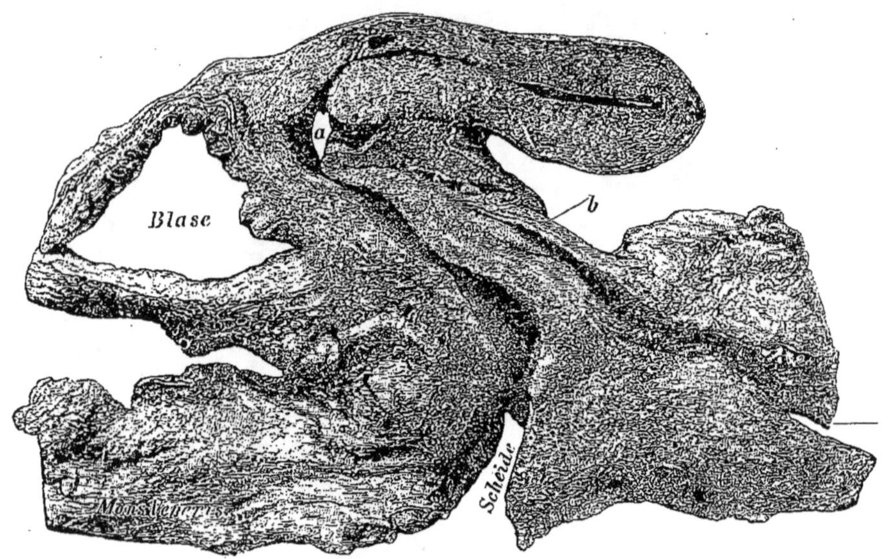

Fig. 44 — Rétroversion utérine. (D'après Winckel, *Atlas héliographique,* Dresde, 1877.)

volumineux encore, mais déjà ferme. L'orifice est clos et laisse suinter, consécutivement à la menstruation, toujours très copieuse, une sécrétion épaisse et purulente.

Parfois le col ne présente pas de modifications ; mais souvent il est épaissi ; les lèvres du museau de tanche sont tuméfiées et livrent passage à la muqueuse hypertrophiée. Le corps volumineux repose sur le cul-de-sac vaginal postérieur, au-dessus du point d'inflexion qui est relativement mince. Ce n'est pas toujours la portion du tissu située au-dessous de la flexion qui est atrophiée ; le contraire est fréquent, et parfois même il n'existe entre les deux parties aucune différence de volume. Le corps est ou bien dirigé suivant le même axe que le col — *rétroversion* — ou bien fléchi sur lui à angle plus ou moins aigu et refoulé dans le fond du cul-de-sac de *Douglas (rétroflexion)*. Tels sont les cas de rétroversion et de rétroflexion qu'on rencontre le plus souvent dans la pratique.

Les *symptômes* sont le résultat des modifications de pression qui se sont produites dans la profondeur du bassin. Les malades se plaignent de douleurs sacrées plus ou moins persistantes, plus ou moins violentes, et d'un ténesme rectal insupportable. Souvent on observe en même temps de la strangurie, une sensation de descente de l'utérus et de prolapsus des viscères pelviens, des troubles gastriques, des vertiges, des nausées, des migraines et la sensation de boule hystérique. Les signes qu'on a l'habitude de rapporter plus spécialement aux rétroflexions, tels que les phénomènes de compression du plexus sacré, d'où résulte l'impossibilité de la marche et de la station debout, appartiennent, bien plus souvent qu'à la déviation elle-même, à la périmétrite qui la complique et qui est née en même temps qu'elle, pendant la même période puerpérale.

Il est une autre série de symptômes qui sont dus au *désordre fonctionnel* créé par l'anomalie de position et de conformation. La gêne circulatoire augmente les sécrétions de la muqueuse, les menstrues sont plus que modérées et sont précédées ou s'accompagnent de violentes coliques. Certaines femmes souffrent énormément pendant les rapprochements sexuels; d'autres demeurent stériles tant que dure la rétroflexion.

A côté des cas ci-dessus étudiés où la rétroflexion de l'utérus se manifeste par des symptômes très prononcés, il en est d'autres, et ils sont nombreux, où *la déviation reste latente*. Seule *l'apparition d'un catarrhe ou d'une affection éloignée* occasionne des troubles de la santé qui conduisent à l'exploration génitale et à la constatation de la rétroflexion. Mais les rétrodéviations simples et exemptes de complications existent sans altérations anatomiques qui méritent d'être mentionnées, et sans donner lieu à des symptômes cliniquement appréciables.

Avec un peu d'habileté dans l'exploration combinée, on établira le diagnostic sans aucune difficulté. En voici les éléments : la portion vaginale du col est dirigée en avant; tantôt le col regarde la symphyse, tantôt il est fléchi sur le corps; celui-ci n'est pas tangible à travers le cul-de-sac vaginal antérieur; on ne le sent que dans la profondeur de la concavité du sacrum. Lorsque la paroi abdominale n'est pas trop chargée de graisse, on arrive à palper le fond de l'excavation pelvienne, si l'on a soin de faire coucher la femme, la tête basse, les jambes un peu relevées et la région coccygienne tout à fait au bord du lit. On lui fera dégrafer ceintures et corset. Si l'on déprime alors doucement la paroi abdominale, on trouvera généralement le corps de l'utérus au-dessus du cul-de-sac postérieur. *Il ne suffit pas, pour poser le diagnostic, d'avoir senti le point de la flexion,* parce qu'un repli un peu prononcé du vagin au niveau de son insertion cervicale peut parfois simuler une flexion. *Il faut avoir palpé le corps lui-même au-dessus du cul-de-sac postérieur du vagin.*

Si le doigt ne réussit pas à atteindre le fond de l'utérus par la voie vaginale, on aura recours à d'autres moyens. On s'adressera au toucher rectal, mais en s'aidant toujours du contrôle de la main appliquée sur le ventre. Échoue-t-on par le toucher rectal, il faut introduire le doigt dans le cul-de-sac vaginal latéral et suivre le bord de l'utérus. De cette façon on parvient quelquefois à saisir, entre les deux mains, et la région infléchie et le corps utérin lui-même. Sinon il ne reste plus qu'à pratiquer l'examen pendant le sommeil anesthésique.

Parfois on demeure dans le doute, parce qu'il semble qu'on rencontre derrière le col une sorte de tumeur au-dessous de laquelle seulement on sent l'utérus. Il peut paraître très difficile, dans ces cas, d'acquérir la notion exacte de ce qui existe ; mais cependant, avec un peu de patience et d'habileté, on réussit à isoler l'organe dévié. Comme dernière ressource nous avons le cathétérisme utérin.

Ces déviations utérines très tardives se compliquent souvent d'une hyperplasie assez considérable du corps et du col, du museau de tanche surtout ; la muqueuse de la cavité est également hypertrophiée dans toute son étendue, et cette hypertrophie se décèle au niveau de l'orifice externe par l'ectropion de la muqueuse cervicale. Il est rare de trouver dans la rétroflexion de l'utérus, même non gravide, un œdème qui intéresse tout le plancher du bassin et qui donne à celui-ci une apparence de ramollissement et même une coloration bleuâtre.

D'ailleurs les phénomènes qui accompagnent la rétroflexion sont, je le répète, éminemment variables. Il est des femmes qui souffrent cruellement des rétrodéviations d'un utérus tout à fait mobile ; tandis que d'autres sont à peine incommodées même lorsque la matrice volumineuse se trouve enclavée dans l'excavation pelvienne.

Quant au *traitement*, il devra être institué chaque fois que la rétroflexion occasionnera des accidents. Mais lorsque la déviation, rétroflexion ou rétroversion, n'a été constatée que par hasard, qu'elle ne donne lieu à aucun symptôme subjectif et qu'elle n'est pas accompagnée d'altérations anatomiques, on doit s'abstenir de toute intervention locale. Mon journal privé est rempli d'observations dans lesquelles la déviation de l'utérus en arrière existait sans aucun signe imputable à l'anomalie de situation elle-même. Aussi, toutes les fois que j'ai affaire à un cas semblable, je renonce à tout traitement orthopédique. Parmi les accidents qui nécessitent l'intervention, je citerai :

1° Les troubles fonctionnels des organes voisins ;

2° Les troubles de la menstruation ;

3° Les troubles fonctionnels et les altérations de structure de la muqueuse et du muscle utérins ;

4° Les troubles qui deviennent des obstacles à la conception.

La rétroflexion occasionne-t-elle des désordres, le redressement de l'utérus et son maintien dans la situation normale s'imposent. Il importe, dans ces cas, de se rendre bien compte dans et à quelles conditions le traitement mécanique donnera des résultats. En effet ce dernier ne sera suivi de succès que quand la matrice est demeurée mobile et se laisse réduire sans qu'on risque de produire la déchirure des adhérences qui la fixent au voisinage. *Si la rétroflexion n'est qu'une complication de la périmétrite, gardez-vous bien de toucher à l'utérus* et contentez-vous de traiter la phlegmasie péri-utérine. Cependant l'urgence de la réduction s'impose-t-elle, en raison des accidents dus à cette complication, n'intervenez qu'avec la plus grande circonspection, et essayez de remédier au mal en agissant sur la muqueuse ou sur la tunique musculaire de la matrice. Opérez le grattage de la première, amputez un segment du col, mais ne vous aventurez pas à appliquer un pessaire.

Le traitement orthopédique est indiqué lorsque la rétroflexion est accompagnée des symptômes que nous avons passés en revue ou d'altérations anatomiques durables, et que l'utérus est resté mobile. *Ce traitement consiste :*

1° *Dans le redressement de l'utérus rétrofléchi ;*

2° *Dans sa contention dans la position normale.*

Le *redressement* peut se pratiquer de différentes manières (1). Il suffit parfois de faire coucher la femme sur le ventre pour faire basculer en avant le corps de l'utérus. Ailleurs on réussit en faisant subir à ce dernier certaines manipulations vaginales. Une manœuvre, décrite par *Solger* (Berlin) en 1873 (2) et recommandée par *Courty* (3) (1880), sous le nom de *reposition spontanée aérienne,* consiste à faire prendre à la femme le décubitus latéral ou la posture sur les genoux ou les coudes, et à déprimer fortement le périnée et la paroi vaginale postérieure au moyen d'un spéculum univalve. *Solger* admet que, grâce à la pression de l'air qui fait irruption dans le vagin, l'utérus se réduit spontanément. A mon avis l'air n'est pas dans ces cas le facteur unique de la reposition ; il faut tenir compte également de la configuration de la paroi postérieure du bassin et de l'état de la cavité abdominale. Il est probable que le replacement de l'utérus est en fin de compte le résultat de la traction en arrière opérée sur le col, au niveau du cul-de-sac postérieur, par le bord supérieur du spéculum.

Il n'y a rien à objecter à ces tentatives de réduction. Mais d'après mes observations personnelles, ce procédé est généralement insuffisant ; il est incommode et n'offre pas, pour compenser ses inconvénients, des avantages supérieurs aux autres modes de traitement.

Le vrai moyen de réduction consiste à s'attaquer à l'utérus lui-

(1) Hegar, Coll. de Volkmann. (Gyn. 34.)

(2) *Beitr. z. Geb. u. Gyn. der Ges. f. Geb. zu Berlin,* 1873.

(3) *Association française pour l'avancement des sciences, Comptes rendus,* 1880. Paris, 1881.

même. Au premier rang, nous trouvons la **reposition bimanuelle**. Quel que soit le décubitus de la femme, un ou deux doigts introduits dans le vagin ou dans le rectum refoulent en haut le corps rétrofléchi, qui est saisi par la main hypogastrique et amené en avant. En même temps les doigts de l'autre main repoussent en arrière le segment cervical. Si les doigts ne réussissent pas à produire ce déplacement du col, on aura recours à une pince à mors ou à une pince quelconque (1). La réduction ne pourra être regardée comme terminée que lorsqu'on sentira à travers le cul-de-sac antérieur le corps de la matrice couché sur la paroi antérieure du vagin et le col complètement dirigé en arrière.

Une troisième méthode consiste à réduire la déviation au moyen d'instruments introduits dans l'utérus ; ces instruments sont nombreux. L'un des plus connus est celui de *Sims* (2), qui, muni d'un mécanisme à ressort, est un modèle en son genre.

Lorsque le redressement bi-manuel est difficile à opérer, je me sers volontiers, pour rectifier la position de l'utérus, de la sonde rigide ordinaire. Je l'introduis comme d'habitude jusqu'au niveau de l'orifice interne, puis je fais subir au manche un mouvement en arc de cercle, afin que la concavité regarde en arrière, et je pénètre dans le corps rétrofléchi. Il y a des médecins qui croient à tort que rien que cette intromission déplace déjà quelque peu l'utérus. C'est le col seul qui se trouve fortement refoulé en avant.

Par un mouvement approprié, imprimé au manche, je tourne alors la concavité du cathéter en avant et je relève le fond de l'utérus presque uniquement par le poids même du manche, ou à l'aide d'une très légère pression exercée sur ce dernier, pendant que je soutiens le museau de tanche avec un doigt de l'autre main. Je continue ma manœuvre jusqu'à ce que le manche se trouve tout à fait en arrière et par conséquent le bec en avant. Puis je procède à l'exploration abdomino-vaginale, pour savoir si l'utérus est dans sa rectitude normale. Les quelques gouttes de sang qui accompagnent cette manœuvre de réduction n'ont aucune importance ; on aura soin d'en prévenir les malades.

(1) V. Küstner, *Centralbl. Gyn.*, 1882, n° 28.
(2) *Chirurgie utérine*, p. 86.

Jusqu'à présent nous avons supposé l'utérus complètement libre. Les adhérences qui entravent la mobilité de la matrice et qui sont souvent des reliquats de périmétrites anciennes, se révèlent par de la douleur dès le début des tentatives de redressement. Dans ces cas il faut renoncer à l'intervention. Lorsque ces adhérences sont peu prononcées et qu'elles laissent quelque liberté à l'utérus, elles ne se révèlent le plus souvent qu'au moment où celui-ci est déjà redressé. Aussitôt qu'on s'aperçoit de leur présence, il faut s'abstenir de toute manœuvre ultérieure. Les partisans de la réduction bimanuelle prétendent que seule leur manière de procéder rend cette constatation possible. Quant à moi je suis convaincu du contraire. Dans le replacement bimanuel, le doigt refoule en haut tout le cul-de-sac vaginal et ne peut, par conséquent, sentir que difficilement les adhérences qui existent entre l'utérus et le cul-de-sac de *Douglas;* tandis que dans le redressement par la sonde, le doigt qui soutient le col se rend facilement compte de la tension d'un repli muqueux ou même du refoulement simultané du cul-de-sac du vagin et du corps utérin.

L'utérus une fois réduit, il nous reste à remplir la seconde indication thérapeutique : ***maintenir l'organe dans sa position normale.***

On a essayé de fixer l'utérus dans la bonne situation en l'unissant aux parties avoisinantes. Ces tentatives n'ont pas eu de succès pratique. Et en effet leurs résultats, comparés à ceux que donnent les tuteurs vaginaux, s'accompagnent de tant d'inconvénients qu'on n'y a plus recours que dans les cas extrêmes (1). L'opération d'*Alexander* (2) n'est pas appelée à une grande vogue, alors même que le nombre des cas heureux augmenterait encore. (*Imlach, Zeiss, Adam,* etc.)

Personnellement je n'ai pas encore trouvé de quoi me décider à faire des tractions sur les ligaments ronds, à travers l'anneau inguinal, pour combattre une rétroflexion.

Je ne puis décrire ici tous les instruments inventés pour mainte-

(1) FREUND, *Monatsschr. f. Geb.* 32, p. 432.
(2) *British med. Journ.* 1883, et *The treatement of backward displacements,* etc. Londres, 1884.

nir l'utérus dans sa position normale. Je me sers pour ma part presque exclusivement du pessaire de *Hodge*. (Fig. 45.) C'est un anneau en fil de cuivre recouvert de caoutchouc, dont les numéros les plus employés sont ceux qui ont de 6 à 12 centimètres. Ce pessaire est propre, commode et facile à appliquer et à enlever. On devra le choisir en rapport avec le calibre du vagin et lui donner la courbure convenable. Je tiens à ce que ces anneaux présentent une certaine inflexion de l'étrier antérieur (le moins large), afin de ne pas gêner le canal de l'urètre. L'étrier le plus large sera logé en haut et en arrière.

On a encore donné à ces anneaux le nom de pessaires-leviers, je ne sais trop pourquoi. En effet, l'utérus arrive à peine en contact avec eux lorsqu'ils sont bien appliqués. Leur action consiste plutôt à refouler en haut la voûte vaginale par l'intermédiaire de l'étrier postérieur, qui infléchit les ligaments utéro-sacrés et rapproche leurs points d'insertion. De cette façon le col est attiré en arrière et l'utérus fixé dans sa position normale. L'action directe du pessaire de *Hodge* porte donc sur les ligaments utéro-sacrés et non sur la matrice. Le refoulement du cul-de-sac vaginal postérieur tient à ce que l'étrier antérieur s'arc-boute contre la paroi antérieure du vagin ou, chose qu'on ne peut pas toujours éviter, contre les branches descendantes du pubis.

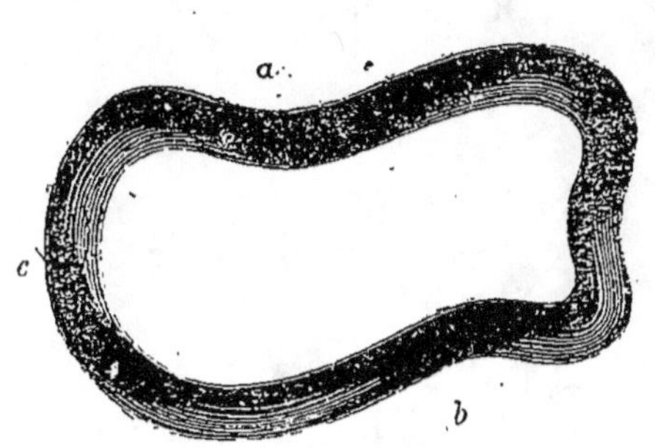

Fig. 45. — Pessaire à rétroflexion de Hodge.

On introduit ce pessaire de la façon suivante : après réduction de l'utérus, on enduit l'anneau d'un corps gras et on le saisit par ses branches latérales *a* et *b* entre le pouce et le médius, l'extrémité de l'index appliquée sur l'étrier *c*. On le présente à l'orifice du vagin de manière à ce que le côté *c* soit parallèle à la fente vulvaire. Puis, en déprimant avec la partie *b c* la fourchette, qui est moins sensible que la commissure antérieure, on pousse l'appareil dans le vagin, l'étrier *c* en avant. A ce moment, c'est-à-dire lorsqu'il est arrivé à sa place, on lui donne une direction transversale, et on loge le côté *c* horizontalement dans le cul-de-sac rétro-cervical. Le col tombe dans l'ouverture de l'anneau, pendant que le bord antérieur de ce dernier s'applique contre la paroi vaginale antérieure, à l'union du tiers moyen avec le tiers inférieur.

Il ne faut jamais renvoyer la malade sans s'être assuré préalablement, soit par le toucher bi-manuel soit par le cathétérisme, si,

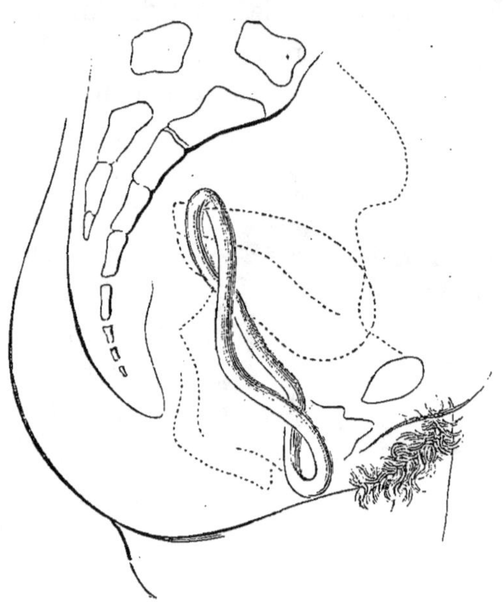

FIG. 46. — Pessaire en huit de chiffre de SCHULTZE.

après application du support, l'utérus demeure fixé dans sa position naturelle.

Le pessaire peut rester en place pendant l'époque des règles ; il ne gêne pas davantage les rapprochements sexuels et la fécondation.

Comme soins de propreté, je recommande des injections vaginales biquotidiennes avec une solution d'acide phénique à 1 1/2 % ou avec un liquide désinfectant quelconque. Au bout de trois à six mois de séjour dans le vagin, le revêtement en caoutchouc a blanchi sous l'action des sécrétions, mais ne répand cependant aucune mauvaise odeur si la femme est propre et le mucus vaginal normal.

Ce n'est que dans des cas très exceptionnels que les pessaires de *Hodge* se sont montrés insuffisants.

Quant aux pessaires de *Schultze*, ce sont également des anneaux en caoutchouc. Les uns ont la forme d'un huit de chiffre dont les tours sont de dimensions différentes. L'anneau à petit diamètre s'applique en arrière du col; l'autre, plus large, en avant. La portion vaginale doit être emprisonnée dans le premier. (Fig. 46.)

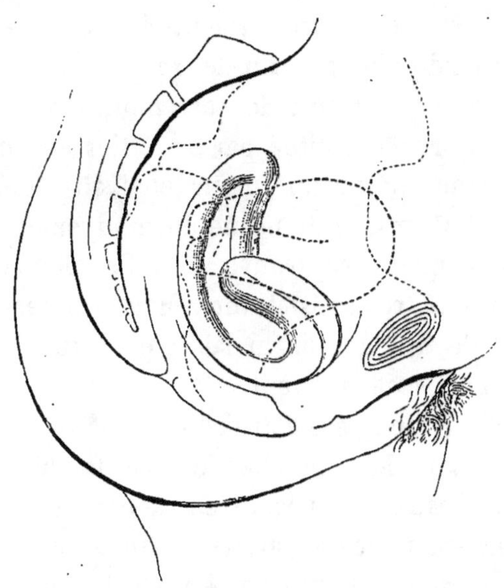

Fig. 47. — Pessaire en traîneau de Schultze.

Ce pessaire a donc une action plus grande encore sur les ligaments utéro-sacrés, parce qu'il maintient le col en arrière.

Les femmes doivent, dit-on, pouvoir le mettre en place et le retirer elles-mêmes.

Je n'ai qu'une expérience négative à ce sujet; car je n'ai jamais fait qu'enlever de ces sortes de pessaires posés par d'autres.

La figure 47 indique la forme du second genre de pessaires de *Schultze* et la façon de l'appliquer. Je n'emploie pas celui-ci plus que le premier; je n'ai donc pas à le critiquer. Je ne discuterai pas davantage la valeur des pessaires inventés par d'autres gynécologues. Mais j'affirme que je suis on ne peut plus content des pessaires de *Hodge*.

Les cas exceptionnels où ceux-ci ne m'ont pas suffi, étaient surtout des cas de rétroflexion où l'utérus avait une structure infantile et où le col n'obéissait pas à la traction des ligaments utéro-sacrés, ou bien où la paroi utérine avait subi elle-même une torsion si forte et si résistante que cette traction seule ne pouvait rectifier la position de l'organe. Dans ces cas, il faut redresser la matrice au moyen de tuteurs intra-utérins et essayer ensuite de la maintenir à l'aide d'un anneau de *Hodge*.

Dans un nombre restreint de cas, mon père s'est servi d'un « pessaire à ressort » constitué par un étrier en buis, mobile par une de ses branches sur un tuteur en ivoire. Celui-ci une fois introduit dans l'utérus, on imprime un mouvement de rotation à l'étrier et l'instrument se trouve fixé. Ce mode de contention donne des résultats très satisfaisants. Mais il occasionne quelquefois cependant de trop grands malaises pour que j'aie pu me décider à en faire un usage fréquent.

On a reproché à mon père d'avoir une préférence marquée pour le pessaire à ressort. Le reproche n'est pas fondé. Après avoir usé longtemps d'anneaux non fermés en caoutchouc durci, il en vint à employer largement les appareils de *Hodge* et à ne plus appliquer que très rarement le pessaire à ressort. Quant à moi, depuis six ans, je n'ai pas encore trouvé un seul cas où ce dernier me parût indiqué.

Dans la plupart des cas, les malaises provoqués par la rétroflexion disparaissent avec l'emploi des anneaux de *Hodge*. Nous voyons très souvent leur application être rapidement suivie de la guérison d'inflammations parenchymateuses et catarrhales du col, qui avaient persisté pendant toute la durée de la déviation. Il s'agit toutefois de savoir si l'utérus ainsi soutenu demeure dans sa position naturelle, si par conséquent la rétroflexion disparaît pour ne plus revenir. La réponse est négative pour la majorité des cas (1).

---

(1) P. Mundé (*Americ. Journ. of obst.*, octobre 1881) et Löhlein ont collationné les observations de ce genre à eux personnelles. Voir la discussion sur le rapport de Löhlein dans les procès-verbaux de la Société d'obstétrique et de gynécologie

Il est rare que la matrice demeure en antéflexion normale après enlèvement du pessaire. La plupart du temps, on ôte l'appareil parce que l'utérus est bien situé et que les symptômes sont dissipés ; les femmes elles-mêmes le retirent ou le perdent, et, se sentant fort soulagées, considèrent comme inutile de s'adresser de nouveau au médecin.

Un contrôle minutieux pendant la durée de l'application et les premiers temps qui suivent l'enlèvement du pessaire, est impossible chez des malades qui appartiennent pour la plupart à la clientèle policlinique. Aussi ne peut-on compter plus de 15 % de guérisons définitives ; et cependant les femmes se figurent être débarrassées de leur infirmité. Pour expliquer ce fait, il faut bien admettre que les malaises ne sont pas toujours créés par la déviation elle-même — quoique ce soit le cas quelquefois ; — que les accidents sont bien plus souvent le résultat de troubles intercurrents qui ne guérissent qu'avec la réduction de la rétroflexion. Il est bien possible que lorsque le processus catarrhal et la congestion de l'utérus par stase sanguine ont cessé d'exister, celui-ci puisse fonctionner normalement, malgré sa flexion en arrière, jusqu'à ce que de nouveaux symptômes morbides nécessitent pour quelque temps la réapplication du support mécanique.

Dans la rétroflexion, on devrait toujours, à mon avis, examiner minutieusement la matrice et ses annexes, car les affections de ces dernières, la périmétrite, la salpingite, sont des contre-indications formelles du traitement orthopédique. Or il est si facile de ne pas s'apercevoir de l'existence de reliquats de ces phlogoses ! — Il faudra traiter avant tout ces maladies. Ce n'est que si les symptômes persistent après leur guérison, qu'on instituera le traitement de la flexion, traitement au besoin orthopédique.

L'utérus est-il mobile et les accidents dépendent-ils de l'anomalie de conformation et de position de l'organe, le redressement et la fixation par un pessaire seront indiqués. Puis, lorsque les symptômes disparaîtront et que la matrice aura repris ses fonctions, sa consistance et son volume normaux, on aura soin de ne pas laisser

de Berlin. 1882. — *Zeitschr. f. Geb. u. Gyn.* VIII, p. 102. — Enfin, Fraenkel, *Natur-forscherwers.* 1886.

le support en place indéfiniment, mais de l'enlever, au contraire, et d'abandonner la malade ou plutôt la matrice à elle-même, de temps en temps, que la flexion soit guérie ou non.

Si les accidents ne reviennent plus, on cesse tout traitement; si le contraire a lieu, on replace le pessaire.

Lorsque la rétroflexion, même latente, semble être un obstacle à la conception, on réapplique également l'appareil, naturellement presque *experimenti causa*. Si la femme devient grosse, la re-production de la déviation n'est plus à craindre après le quatrième mois : à ce moment on pourra retirer l'anneau. Si l'imprégnation n'a pas lieu, le pessaire pourra demeurer en place tant qu'il n'oc-casionnera pas d'accidents.

II. — DESCENTE ET PROLAPSUS DE L'UTÉRUS ET DU VAGIN

Le prolapsus des organes génitaux est ordinairement la consé-quence de troubles survenus dans les rapports anatomiques des parties constituantes du plancher pelvien. Lorsque la fente étroite du vagin (fig. 48) se dilate et que les connexions solides unissant les diverses couches de ce plancher se relâchent, la fente devient un canal largement béant à paroi extensible. Les parois du canal s'invaginent, et les organes susjacents, privés de leur support na-turel et obéissant aux lois de la pesanteur, tombent dans le con-duit d'autant plus facilement que l'angle utéro-vaginal est plus obtus. Ce relâchement dans la connexion, si intime, pendant la jeunesse, des éléments du plancher pelvien, se produit le plus souvent sous l'influence de *l'accouchement*. Voilà pourquoi la majorité des descentes et des prolapsus sont créés par le travail de la parturition. Il est rare que la procidence des parois du trac-tus génital soit le résultat d'*affections éloignées* ou de *néo-plasmes*.

La grossesse fournit un notable contingent de causes de pro-lapsus, en provoquant le relâchement du plancher pelvien et en im-primant des modifications durables aux organes sexuels. La disten-sion considérable ou les déchirures superficielles ou profondes des parties, au moment de l'accouchement; la tuméfaction énorme

des parois vaginales; l'augmentation de poids et de grosseur de
l'utérus; les troubles de l'appareil d'occlusion du vagin, prennent
une part active à la création de l'infirmité. Mais ce sont surtout les
phénomènes qui accompagnent l'involution puerpérale, qui jouent
un grand rôle, et principalement la résorption extrêmement
rapide des masses de tissu adipeux développées entre les différentes couches du plancher pelvien. Que ce soit l'involution

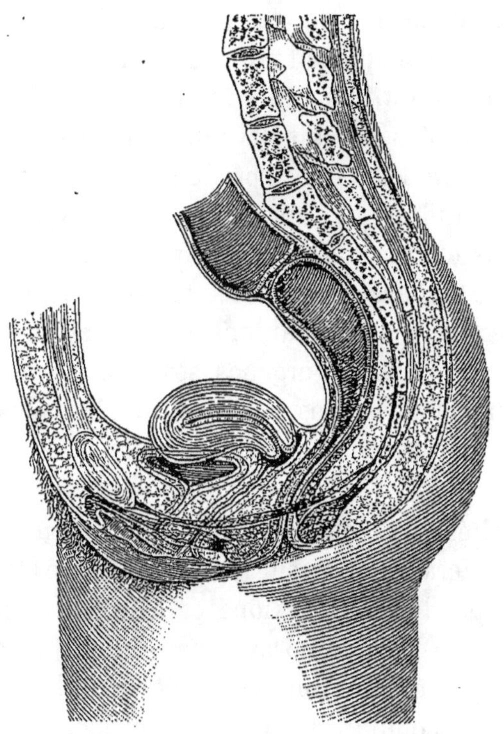

Fig. 48. — Le plancher pelvien.

même des organes génitaux ou une affection grave (le plus souvent de nature septique) consécutive à l'accouchement, ou encore
le manque d'alimentation convenable pendant la période puerpérale, qui soient causes de ce phénomène, il est un fait certain,
c'est que nous voyons le plus souvent la graisse disparaître complètement dans cette région. Si l'on a occasion d'y faire quelque
opération, de sectionner, par exemple, le conduit génital, on
tombe dans des espaces à mailles larges et vides. L'involution du

plancher pelvien, déjà fortement distendu par le travail, est entravée encore par la mise en jeu prématurée de la pression abdominale, inévitable chez les femmes qui manquent de soins et qui
sont obligées non seulement de s'occuper de leur enfant, mais
encore de contribuer à l'entretien des autres membres de leur
famille. Souvent la constitution robuste de l'accouchée résiste
pendant quelque temps à l'influence nocive, et.ce n'est qu'après
des grossesses répétées et un épuisement de toute l'économie par
les privations, le travail, ou des maladies intercurrentes, que le
cortège des accidents apparaît au grand complet.

D'autres fois il faut, pour que le relâchement et l'abaissement
dégénèrent en prolapsus, l'intervention de ces modifications particulières de l'organisme qui se produisent à l'époque de la ménopause. Ces modifications, qui consistent dans la résorption du
tissu graisseux et l'atrophie de l'appareil génital, peuvent, même
en l'absence de tout accouchement antérieur et chez des personnes
bien portantes, créer les conditions nécessaires pour amener par
la suite le prolapsus des organes sexuels. La même influence
appartient aux maladies consomptives; la tuberculose, le choléra,
la dysenterie sont assez fréquemment compliquées de procidence
du vagin.

Parmi les altérations des viscères pelviens qui prédisposent au
prolapsus, je citerai simplement les anomalies de forme et de situation de l'utérus, les rétroflexions et les rétroversions, l'hypertrophie du col et celle du corps dans laquelle l'axe longitudinal
de l'utérus augmenté de volume tombe dans le vagin et produit
l'inversion de ce conduit. La rétroflexion peut évidemment être
considérée plutôt comme une assurance contre les accidents, parce
que l'utérus trouve un soutien dans le plancher refoulé du cul-
de-sac de Douglas. Il faut précisément, dans ce cas, se rendre
compte que la déviation en arrière de l'utérus n'est pas possible,
sans que les parois abdominales aient perdu leur tonicité.

Enfin, comme causes de procidence incomplète, il convient d'indiquer les néoplasmes et surtout les kystes du vagin. Le prolapsus complet ne survient guère que sous l'influence d'une pression
exercée de haut en bas par des tumeurs ou des collections liquides
considérables de la cavité abdominale, ou encore sous l'influence

de néoplasmes qui attirent en bas le segment inférieur du canal utéro-vaginal.

A côté des cas dans lesquels les facteurs étiologiques sont évidents, on observe quelques faits isolés de prolapsus génital chez les vierges. Les parties procidentes ne présentent pour ainsi dire pas d'altérations; mais il existe un relâchement considérable du plancher du bassin et des parois du vagin. Il est probable que ce relâchement est dû, dans un grand nombre de cas, à des pratiques d'onanisme. Il en est d'autres où la cause prédisposante demeure inconnue, bien qu'on accuse parfois l'étroitesse du bassin et autres obstacles à la situation normale de la matrice.

Pathogénie. C'est par l'étude seule de la pathogénie détaillée

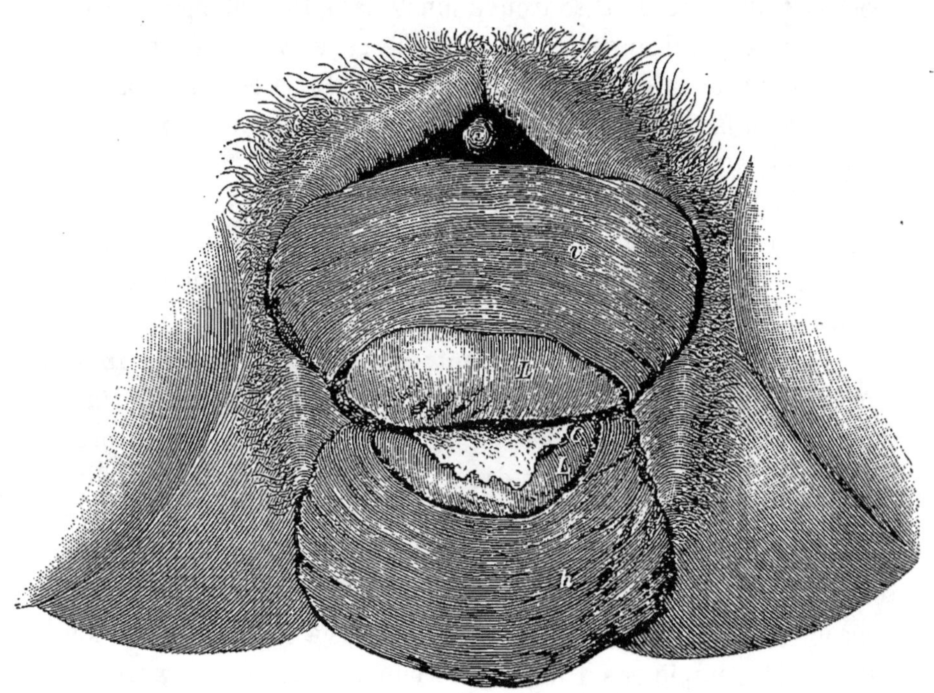

Fig. 49. — Prolapsus antérieur et postérieur du vagin. Prolapsus du col utérin.

v. Paroi vaginale antérieure.　　　L. Museau de tanche.
h. Paroi vaginale postérieure.　　　c. Muqueuse cervicale.

du prolapsus génital que nous pouvons nous rendre un compte précis de sa signification et de la possibilité de sa guérison.

Au stade de début, on voit pendre hors de la fente vulvaire, dont la commissure postérieure est remplacée ordinairement par une large cicatrice, des bourrelets irréguliers et bosselés du segment inférieur, du vagin *(descensus vaginæ)*. A l'examen, on reconnaît que la tumeur située derrière le tubercule urétral hypertrophié est constituée par la paroi vaginale antérieure; sous-jacente à celle-ci se trouve la tumeur formée par la paroi postérieure. La procidence de bourrelets latéraux est rare; si elle existe, ces derniers font saillie sur les côtés et entre les deux parois antérieure et postérieure. Le vagin lui-même est oblitéré par la saillie de son segment inférieur proéminent, que le doigt est obligé d'écarter pour se frayer un passage vers l'utérus.

L'utérus est le plus souvent abaissé, et son fond occupe la courbure du sacrum. Il se trouve ainsi dans le prolongement de l'axe vaginal; et il importe fort peu que ce soit à la suite de la descente ou de la rétrodéviation du corps. Dans ces cas, il arrive parfois qu'il fasse saillie entre les deux bourrelets qui pendent au dehors du vagin.

C'est là le début de toutes les formes de prolapsus. Pour mieux approfondir la question, il est avantageux, avant de considérer la procidence dans ses diverses combinaisons, d'en étudier isolément les différentes variétés.

1. Le prolapsus le plus fréquent est celui de *la moitié inférieure de la paroi vaginale antérieure (Prolapsus vaginæ anterioris)*. Chez les femmes qui ont accouché, le bourrelet urétral pénètre presque toujours dans l'orifice du vagin et fait saillie entre les lèvres de la vulve; à cette déformation s'associe la chute de toute cette portion de paroi antérieure qui subit l'influence du voisinage de la vessie. (Fig. 50.) Pendant la grossesse, la vessie rencontre naturellement de grands obstacles à sa distension; elle est obligée d'empiéter sur les régions latérales de l'utérus gravide, ce qui occasionne souvent la production de diverticules.

Après l'accouchement, l'entrave persiste de par la chute en avant du corps utérin. Si la vessie ne peut pas se dilater vers le haut, elle refoule dans le conduit vaginal toute la paroi antérieure du conduit lui-même, déjà prédisposée au prolapsus en raison du relâchement puerpéral. Pour peu alors que la pression

abdominale soit forcée d'entrer en jeu pour évacuer les urines, la
vessie descendra vers le vagin. Voilà donc deux facteurs pour
créer la chute et le prolapsus de la paroi vaginale antérieure :
d'abord le relâchement et le tiraillement des tissus, en second
lieu l'effort physiologique nécessité par la miction. Si leur influence persiste, le prolapsus atteindra un segment de plus en
plus considérable, du moins lorsque le périnée, détruit au niveau
de la commissure postérieure et de la partie supérieure de la cloi-

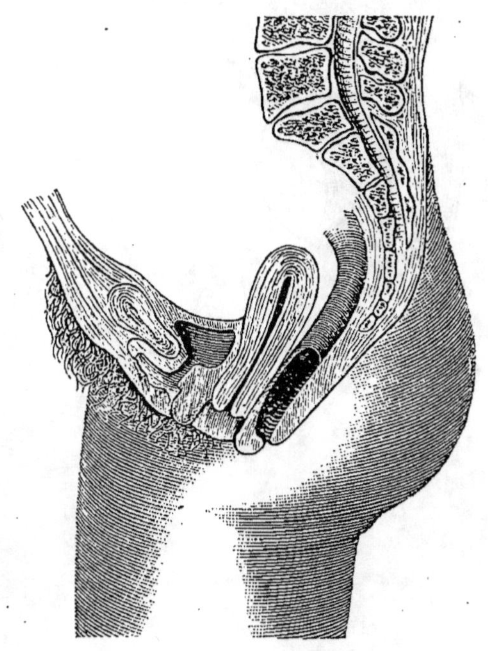

Fig. 50. — Descente du vagin et de l'utérus.

son recto-vaginale, n'offre plus le plan résistant indispensable au
soutien de la paroi antérieure du vagin. A un stade plus avancé,
toute cette paroi et le tubercule urétral peuvent sortir à peu
près complètement hors de l'anneau vulvaire, de sorte que l'urètre se trouve absolument infléchi au niveau de l'orifice urétral interne, et qu'une grande portion de la vessie pénètre dans
la poche formée par la paroi antérieure du vagin. La distension de
cette dernière peut arriver au point que l'utérus vienne faire hernie
au dehors de la fente vulvaire sous forme d'une tumeur plus

grosse que le poing et sans qu'il existe une altération appréciable de sa forme ou de sa situation. (Fig. 51.)

J'ai vu deux cas de prolapsus vaginal antérieur dus au développement, entre la paroi du vagin et la vessie, de kystes de la grosseur d'une orange. (Fig. 52.) Dans les deux cas, j'ai pu circonscrire

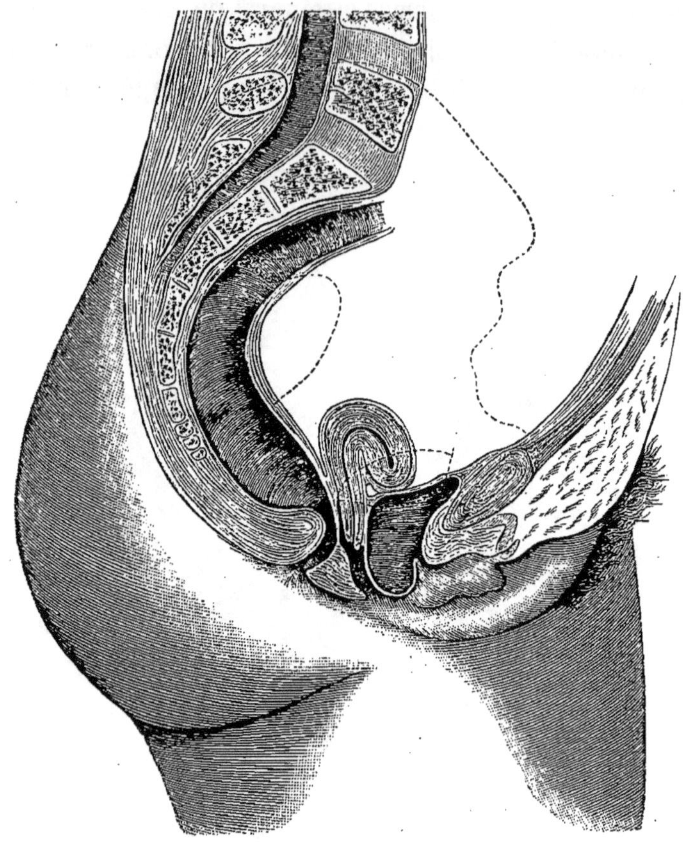

Fig. 51. — Prolapsus antérieur du vagin.

parfaitement la tumeur après dilatation du canal de l'urètre. La vessie occupait presque sa position normale; il en était de même de l'utérus. Mais le kyste fortement distendu, situé dans la cloison vésico-vaginale, avait refoulé au dehors de l'anneau vulvaire les deux tiers de la paroi antérieure du vagin.

2. Jusqu'à présent, on n'a encore trouvé à l'autopsie qu'un seul cas où le *prolapsus intéressât uniquement le tiers supérieur*

de la paroi vaginale antérieure (1). (Fig. 53). Dans ce cas, une anse intestinale s'était insinuée entre l'utérus et la vessie et avait produit, par son action propulsive, la précipitation de ce tiers supérieur.

On a contesté longuemènt ce cas de *prolapsus du tiers supérieur de la paroi vaginale antérieure avec entérocèle vagi-*

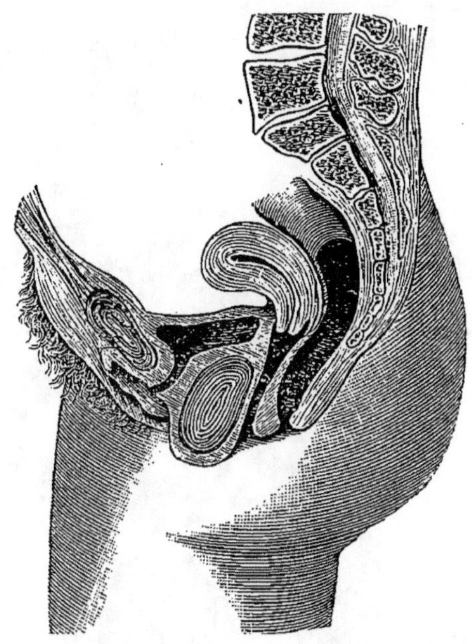

Fig. 52. — Prolapsus vaginal antérieur. Tumeur cystique de la paroi antérieure du vagin.

nale antérieure (2). Je n'en ferais pas mention ici si moi-même je n'avais observé chez une femme de ma policlinique une descente très marquée de ce segment du vagin, et si je n'avais occasion très souvent dans mes opérations de constater un relâchement des connexions vésico-cervicales tel, que je suis forcé de regarder comme très possible une procidence de ce genre.

3. Moins rare que la forme ci-dessus est le *prolapsus de la paroi postérieure du vagin avec entérocèle vaginale postérieure,* où toute la voûte vaginale postérieure constitue une grosse tumeur faisant saillie dans le canal. Cet accident a lieu sous l'in-

(1) E. MARTIN, *Monalschr. f. Geb.*, 28, 1866, p. 168.
(2) BRESKY, *Krankh. d. Vag.*, 1866, p. 69.

fluence de la pression exercée sur le cul-de-sac postérieur par les anses intestinales accumulées dans le cul-de-sac de Douglas (fig. 54), sans que l'utérus ou la moitié inférieure du vagin se trouvent notablement déplacés.

J'ai même vu des tumeurs dont le volume était moitié de celui du poing, faire saillie hors de la vulve sans qu'il y eût chute

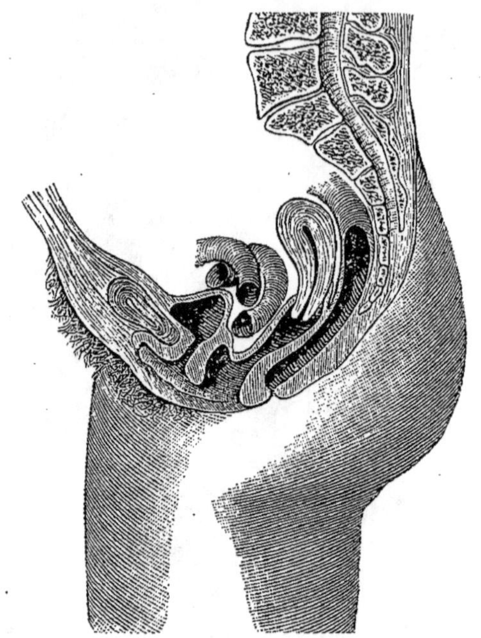

Fig. 53. — Prolapsus antérieur du vagin avec entérocèle.

appréciable de la matrice ; ces tumeurs étaient constituées uniquement par le segment supérieur du canal vaginal et représentaient par suite un *prolapsus de la partie postérieure du vagin avec entérocèle vaginale postérieure.*

4. Les formes d'entérocèle postérieure les plus fréquentes sont assurément celles où la chute intéresse *la moitié ou les deux tiers inférieurs de la paroi postérieure du vagin.* Le plus souvent cela débute par l'inversion, au-dessus d'une cicatrice périnéale profonde, d'un bourrelet vaginal postérieur de la grosseur d'une prune, dans lequel proémine un diverticule de la paroi antérieure du rectum. (Fig. 55). Ces bourrelets peuvent se transformer

en tumeurs du volume du poing et recéler, par l'intermédiaire du diverticule intestinal, des quantités de gaz et de matières fécales. *(Prolapsus de la paroi postérieure du vagin avec rectocèle.)*

Ces différentes variétés de procidences vaginales se combinent généralement entre elles, mais n'intéressent presque constamment que les parois antérieure et postérieure.

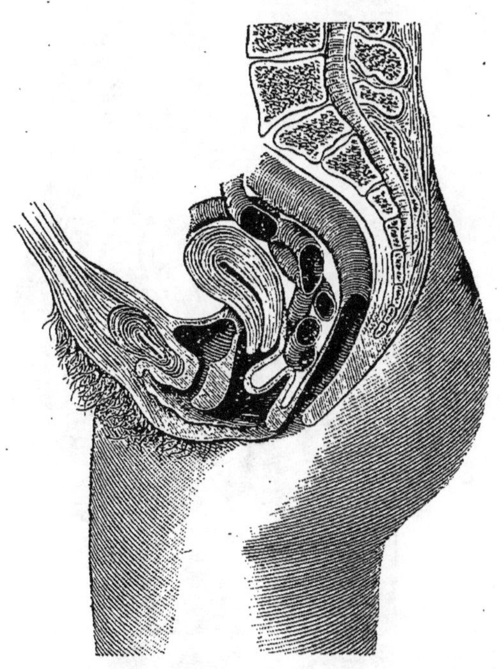

Fic. 54. — Prolapsus vaginal postérieur avec entérocèle.

Cela ne veut pas dire que les *parois latérales* aient des connexions plus solides avec le voisinage. Au contraire, les bourrelets qu'on trouve à leur surface prouvent qu'elles sont tout aussi prédisposées au prolapsus que leurs congénères; mais elles ne subissent pas autant que celles-ci l'influence propulsive des organes voisins qui font hernie dans le vagin. Si dans leur épaisseur il se produit des kystes ou des néoplasmes, elles peuvent, elles aussi, faire procidence, ainsi que j'ai eu occasion de le constater.

5. L'extrémité supérieure du tractus génital, *l'utérus,* peut s'abaisser et tomber en prolapsus isolément ou en même temps que le vagin. Il est rare alors qu'il ne présente pas quelque altéra-

tion dans sa forme, sa consistance et son poids. Cependant on a rencontré des précipitations utéro-vaginales dans lesquelles l'organe gestateur n'était que peu modifié. Le prolapsus utérin est le plus souvent le résultat de l'élongation du col (fig. 56), que celle-ci atteigne la *portion vaginale* ou la portion appelée *moyenne*, c'est-à-dire le segment qui est limité par des perpendiculaires,

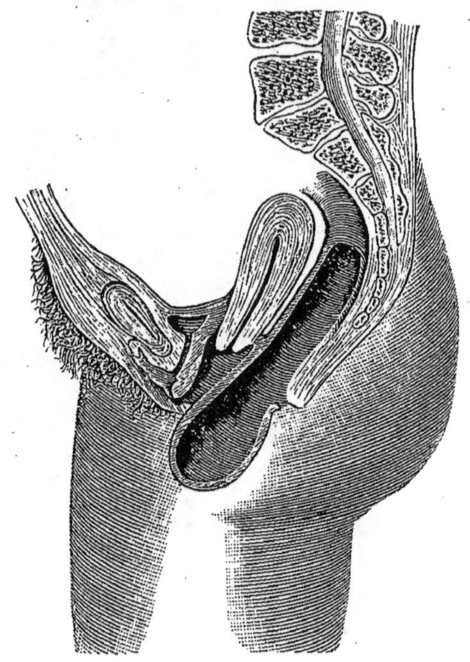

FIG. 55. — Prolapsus vaginal postérieur avec rectocèle.

partant des insertions des cul-de-sac antérieur et postérieur du vagin, et aboutissant à l'axe longitudinal du col (fig. 37). Il peut encore être consécutif à *l'hypertrophie de la portion sus-vaginale.* Ces sortes d'hypertrophies peuvent être primitives et avoir leur origine dans l'altération pathologique de la muqueuse et du parenchyme même du col; plus fréquemment elles sont secondaires et se développent sous l'influence de la traction exercée sur le col par la vessie et la paroi vaginale antérieure prolabées.

La plupart des élongations cervicales *primitives* ont leur source dans des affections de la muqueuse. La preuve en est four-

nie par les prolapsus aigus qui surviennent au moment de l'acmé
du processus phlegmasique. J'ai observé deux cas de ce genre;
l'un a trait à une jeune fille hystérique adonnée à la masturbation,
l'autre à une paysanne mariée, de constitution très délicate et
suspecte de tuberculose. Chez les deux, la vulve laissait émerger
de plusieurs centimètres un corps violacé, analogue au gland,

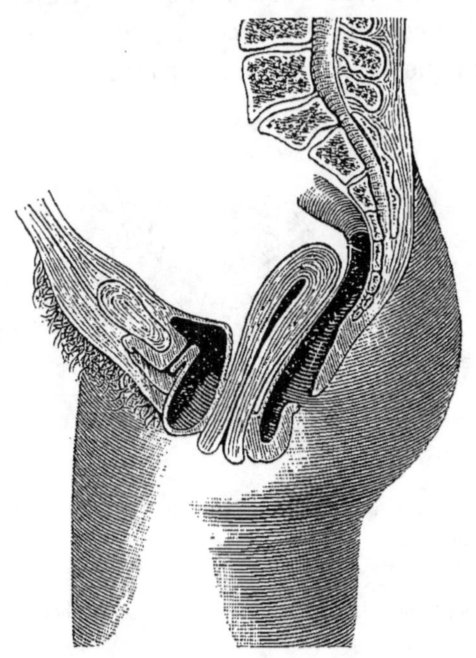

Fig. 56. — Prolapsus du vagin et de l'utérus allongé (uteri elongati).

présentant en son centre un orifice béant, d'où s'échappaient des
flots de mucus peu épais, et dont la surface crevassée saignait au
moindre contact. Dans un des cas, le sommet de la tumeur, longue
environ de 3 centimètres, présentait un repli correspondant au
museau de tanche considérablement dilaté. Au-dessus se trouvait le revêtement extérieur de la portion vaginale, fortement
distendu, mais intact, absolument comme dans la figure 57. Dans
le second cas, le repli était latéral et toute la surface de ce côté
paraissait violemment enflammée (fig. 58). Dans le premier de ces
cas, l'insertion de la voûte vaginale antérieure était située à 5 centimètres, dans l'autre à 6 centimètres environ au-dessus de la

pointe de cet organe péniforme. L'insertion vaginale postérieure se rencontrait un peu plus haut. Quant à l'utérus, il était hypertrophié en son entier et reposait profondément dans le bassin, le corps en antéversion. Le col mesurait dans l'un des cas un peu plus de 7 centimètres, dans l'autre il avait 8 centimètres et demi de long.

Ce n'est que rarement que l'on observe des faits de ce genre quand ils sont encore de date récente. J'ai vu, en même temps que la paysanne en question, une de ses parentes qui avait une hyper-

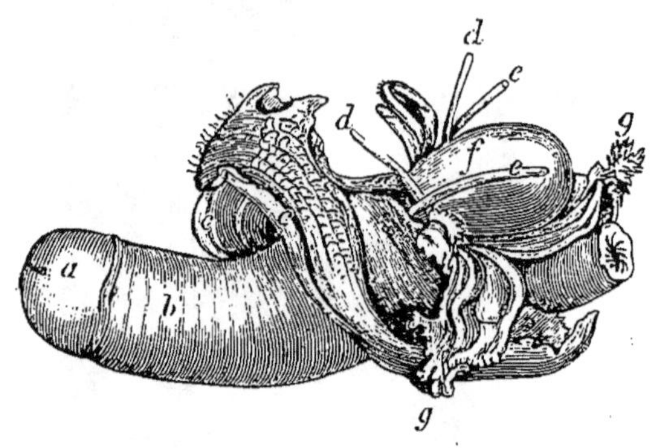

Fig. 57. — Prolapsus du col utérin allongé. D'après Fronier. Weimar. 1822. T. LXI.

a. Portion vaginale.	*dd*. Ligaments ronds.
b. Vagin invrginé avec col hypertrophié.	*cc*. Uretères.
	f. Vessie.
c. Petite lèvre.	*g*. Pavillon de la trompe.

trophie considérable de la portion vaginale, accompagnée de sténose prononcée de tout le canal cervical, mais dont le col avait cependant conservé une forme extérieure normale. Ce dernier était descendu presque immédiatement derrière l'anneau vulvaire et mesurait 4 centimètres, de l'extrémité au niveau de l'insertion antérieure du vagin. Les phénomènes de phlogose avaient disparu depuis longtemps, lorsque cette femme, des plus timides, vint se faire examiner.

Le col allongé est, dans la plupart des cas d'abaissement et de prolapsus, fortement aminci, presque atrophié. Il est impossible de dire si l'élongation et en même temps l'atrophie sont le fait d'une régression consécutive à l'hyperplasie inflammatoire, ou celui des tractions pratiquées sur le col par la vessie et la voûte vaginale antérieure. Cette dernière hypothèse est celle qu'on admet le plus généralement, et que j'invoque également pour les cas où le corps de l'utérus, fixé à quelque endroit du détroit supérieur, ne peut obéir à l'attraction de la vessie. Cependant cette immobilisation n'existe pas toujours. Et alors l'explication semble

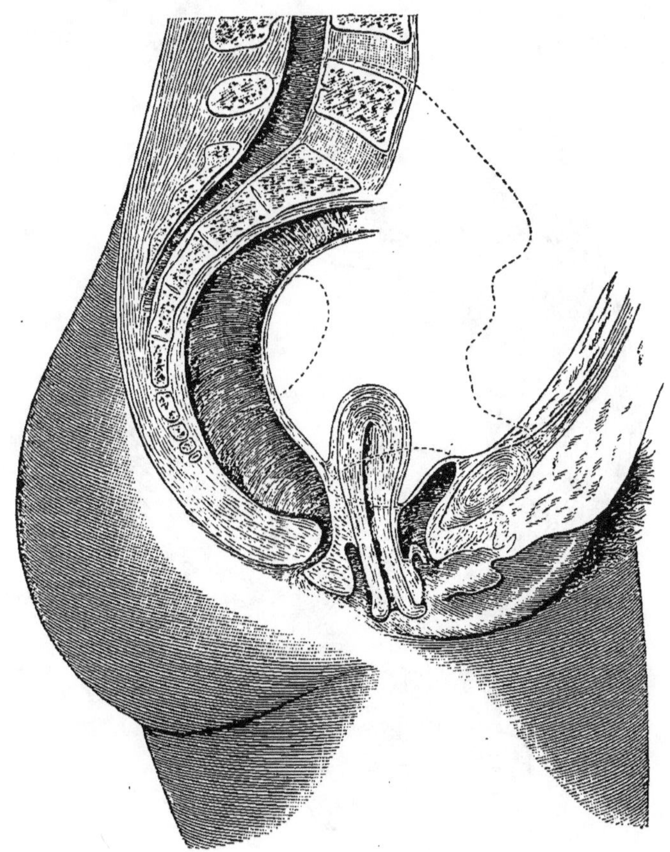

Fig. 58. — Descente de l'utérus avec élongation sus-vaginale du col. Eversio labiorum.

un peu compliquée, parce que, en fin de compte, l'effet attractif ne pourrait allonger que la portion du col soudée au réservoir vésical.

La traction opérée par la paroi vaginale antérieure entraîne parfois, dans ces cas, l'utérus tout entier, dont la forme ne souffre cependant aucune altération. La plupart du temps on constate, chez les femmes atteintes de cet accident, une destruction très étendue

du plancher pelvien (1); la cloison recto-vaginale est remplacée par
une cicatrice périnéale profonde, et le relâchement du plancher du
bassin est devenu considérable. Il arrive également alors que
l'utérus tombe en prolapsus, complètement antéfléchi ou rétrofléchi,
et se trouve finalement au sommet d'une tumeur procidente du

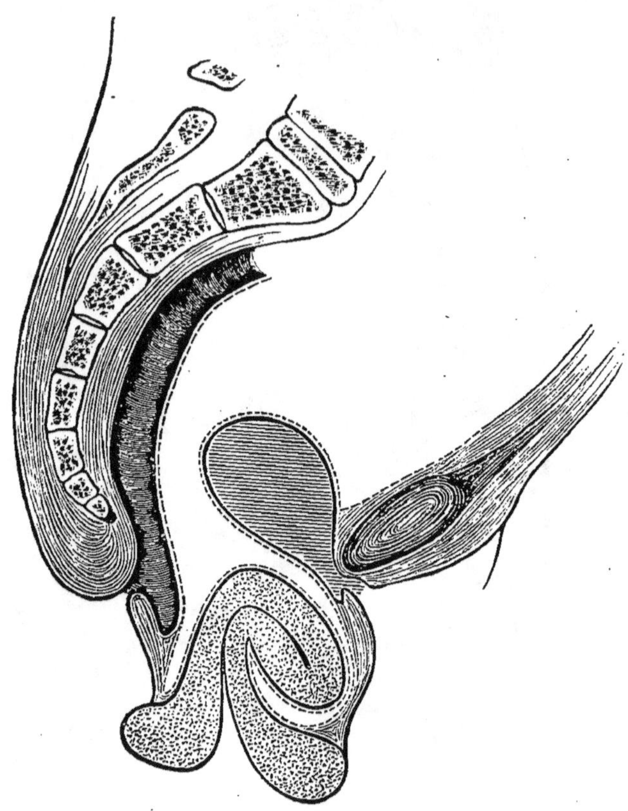

Fig. 59. — Prolapsus d'un utérus en antéflexion; ectropion du museau de tanche.
Freund, *Zur Path. u. Therap. der veralteten Inversion.* Breslau, 1870.

volume d'une tête d'enfant. Tantôt il a son incurvation normale,
tantôt il est en forme de cor de postillon, et le fond est placé
immédiatement au-devant du col, de façon que la vessie n'atteint
plus qu'à peine le niveau de ce dernier. D'autres fois l'utérus
présente toutes les nuances possibles de la rétroflexion.

(1) Voir Schatz, *Naturforscherversammlung*, Fribourg, 1883.

Le vagin entoure l'utérus comme un manchon. J'ai vu, dans ces cas, la masse herniée remplie d'une grande quantité d'anses intestinales. Les trompes elles-mêmes et les ovaires tombent dans la

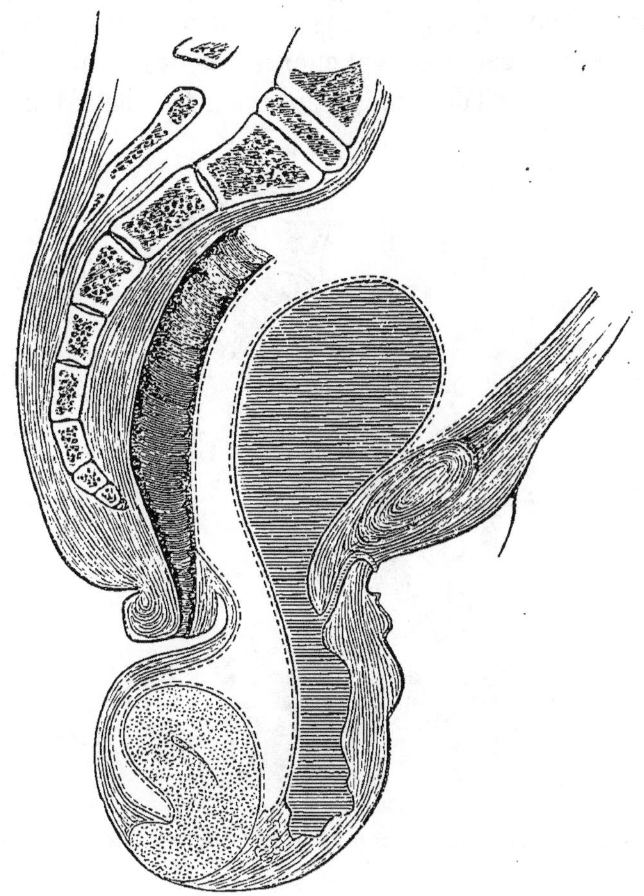

Fig. 60. — Prolapsus d'un utérus rétrofléchi (Spiegelberg, *Arch. f. Gyn.* XIII, p. 271).

tumeur prolabée, qui contient d'une façon constante la vessie et le plus souvent aussi un diverticule considérable du rectum (1).

J'ai dit plus haut qu'il était relativement rare de rencontrer isolément les diverses formes de prolapsus. La majeure partie du temps, nous les observons combinées entre elles. La combinaison *la plus fréquente est le prolapsus de la paroi antérieure du*

_____

(1) V. Michelsen, *Centralbl. f. Gyn.*, 1882, p. 65.

*vagin avec cystocèle, et la descente de l'utérus avec élongation
du col.* Puis vient *le prolapsus de la paroi vaginale postérieure
avec rectocèle.* Plus rarement on observe isolément le prolapsus
antérieur du vagin avec cystocèle, le prolapsus utérin avec chute
de la voûte vaginale, le prolapsus vaginal postérieur. Ce dernier
est encore relativement fréquent chez les vieilles femmes. Chez ces
dernières, au moment de la ménopause, et à la suite de l'involution

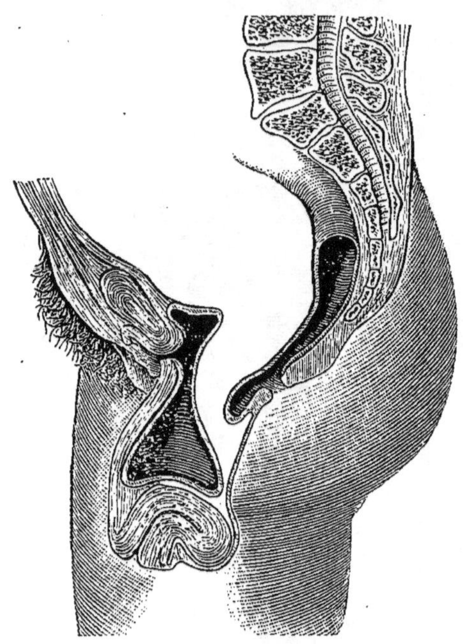

Fig. 61. — Inversion du vagin. Cystocèle. Rectocèle. Prolapsus de l'utérus rétrofléchi.

sénile des viscères pelviens, la descente de la paroi vaginale postérieure, jusque-là peu accentuée, augmente sous l'influence des
accidents particuliers à cette époque de la vie féminine, je veux
parler de la paresse intestinale, de la constipation et de la
tympanite.

Dans ces cas, le périnée n'est pas toujours lésé; il présente
cependant une flaccidité considérable qui le rend incapable de
supporter la pression de la paroi du vagin.

Les *rapports réciproques des parties* peuvent devenir absolument extraordinaires. Il m'est arrivé de trouver la vessie non

au-devant, mais au-dessus de l'utérus volumineux et incurvé en forme de cor. Le doigt qui pratiquait le toucher rectal sentait parfaitement, par-dessus la matrice, la sonde introduite dans la vessie, et cela à travers un diverticule très extensible de la paroi antérieure de l'intestin, qui filait le long de la paroi antérieure de l'utérus (fig. 61).

Le péritoine suit plus ou moins les organes prolabés. Le plancher du cul-de-sac de *Douglas* pénètre dans le prolapsus jusque sous le bord postérieur du col; il peut également, dans le cas d'épaisseur considérable de la cloison, se trouver bien au-dessous de la voûte postérieure du vagin. Dans ces cas, les ligaments utéro-sacrés ont tantôt l'apparence de replis fortement tendus, tantôt ils sont atrophiés au point d'échapper à la vue et au toucher ; j'ai observé ce dernier fait lors de l'extirpation d'un utérus procident. A la surface antérieure de l'utérus, on rencontre également des dispositions variables; tantôt la vessie paraît en connexion très étendue avec le col, tantôt les deux organes sont complètement séparés, de sorte que le réservoir urinaire arrive à peine en contact avec la matrice (V. *Fritsch, loc. citado*, p. 206).

Dans le prolapsus utérin complet, les ligaments larges et les trompes de Fallope participent à l'invagination. *Fritsch* fait ressortir, et je suis absolument de son avis, que la limite des tractions possibles sur le péritoine se trouve au niveau de la ligne innominée. Cette assertion peut avoir d'autant plus d'importance, qu'on á voulu rendre la procidence des organes génitaux responsable des tiraillements péritonéaux qui se produisent au niveau du rein. Cette procidence ne peut être cause du développement du rein flottant, parce que ces deux lésions ne sont pas nécessairement concomitantes et ont au contraire une existence individuelle propre; enfin parce qu'au cas même où les deux états pathologiques coïncideraient, l'ectopie rénale précède de beaucoup le prolapsus sexuel.

La résorption du pannicule graisseux, les tiraillements et les déplacements des différentes parties, n'ont ni règles ni limites; la muqueuse seule de la portion prolabée se trouve modifiée d'une manière uniforme. Grâce à son épithélium pavimenteux et à sa pauvreté en éléments glandulaires, la muqueuse vaginale se dessèche très rapidement, même chez les personnes jeunes encore, et prend un caractère tout à fait épidermoïdal. La muqueuse des lèvres du museau de tanche, elle-même, se dessèche sous l'influence de l'air; la portion de muqueuse, qui fait hernie au-dehors de l'orifice béant du col, perd son épithélium cylindrique et subit également la cutisation. Cette métamorphose est relativement très fréquente; mais il est des cas où elle ne s'accomplit que consécutivement à un travail inflammatoire provoqué par le contact de l'air, des habits, de la boue, de la poussière, de l'urine et des sécrétions sudorales. Pendant cette période phlegmasique aiguë, il se développe quelquefois des ulcérations profondes de la portion prolabée. Ces ulcérations ont des bords taillés à pic, tantôt réguliers, tantôt dentelés, qui circonscrivent des îlots de superficie très variable. La surface ulcérée elle-même est recouverte de bourgeons atones ; elle est souvent profondément infiltrée, saigne au moindre contact, et sécrète une sérosité visqueuse qui produit l'accollement de l'ulcère aux linges ou à la région cutanée touchée par hasard. Chez les femmes malpropres, les ulcères sont recouverts de croûtes puantes. Au bout d'un long temps elles peuvent guérir spontanément; les cicatrices qui en résultent déforment considérablement la masse prolabée. Quelque opiniâtres que puissent être ces lésions, quelle que soit la ressemblance que leur donne leur aspect ichoreux et saignant avec des productions de nature maligne, il est rare de voir les organes procidents devenir le siège d'affections ayant un caractère de malignité.

On a même admis jadis l'existence d'une véritable immunité, ce qui n'est pas; car, pour ma part, j'ai observé deux fois un carcinome des parties herniées. Mais en tous cas, ces faits sont rares (1).

En général, le développement du prolapsus est graduel. J'en ai cependant vu deux cas aigus. Le premier concerne une accouchée, soi-disant bien portante auparavant, qui, atteinte de catarrhe intestinal, eut, au septième jour de ses couches, une syncope à la suite d'une évacuation alvine très douloureuse. Appelé aussitôt, je trouvai la femme dans un collapsus profond et constatai une procidence de

____

(1) V. FRITSCH, *loc. cit.*, p. 212.

l'utérus et, au-dessus de ce dernier, un épanchement sanguin intra-ligamenteux et extra-péritonéal. Je réduisis l'organe prolabé, ordonnai le repos au lit et pus suivre, pas à pas, la résorption de l'hématome. Lorsque la malade se leva, la lésion utérine se reproduisit.

Le second cas est celui d'une femme chez laquelle j'étais intervenu pour un avortement, et qui avait recouvré une parfaite santé. Six mois après, en portant une très grosse charge, elle fut atteinte, au milieu de vives souffrances, d'un prolapsus complet de la matrice avec inversion du vagin. Chez elle également, je pus constater, huit jours après, l'existence d'une collection sanguine qui se résorba, pendant que le prolapsus se maintint et ne fut guéri que par la colporrhaphie. Cette femme mourut au bout d'un an d'une carcinose généralisée. — *Fritsch* (*loco citado*) cite des faits analogues.

A un stade plus avancé du prolapsus, la guérison spontanée, c'est-à-dire la restauration des conditions anatomiques du plancher pelvien, n'est apparemment plus possible. Au début l'abaissement, la chute de l'utérus sont encore curables, soit spontanément, soit avec le secours de l'art, ou du moins l'on peut encore mettre obstacle au développement ultérieur de la lésion. — Mais lorsque la partie prolabée proémine hors du vagin, il ne peut plus être question de spontanéité dans la réduction. La disparition momentanée a lieu parfois dans les derniers mois de la grossesse, dans les cas de tumeurs utérines ou ovariques, en connexion intime avec la matrice. Dans les cas favorables il se produit un arrêt dans le développement de la lésion ; bien plus souvent, la procidence fait graduellement des progrès et aboutit bientôt à la précipitation des parties. Cette dernière, stade extrême de l'infirmité, peut être empêchée par les adhérences pelviennes que l'utérus a pu contracter et qui le retiennent ainsi dans le bassin. L'involution sénile, qui a d'habitude une influence si favorable sur les affections sexuelles, produit ici des effets opposés. En effet, en provoquant *la résorption du tissu adipeux* et le *relâchement des liens qui unissent* entre elles les différentes *couches du plancher périnéal*, elle aide d'une manière certaine au développement ultérieur du prolapsus.

Lorsque le ***prolapsus se complique de grossesse***, le danger n'est pas si grand que le ferait croire à première vue une lésion de ce genre. Car ordinairement le corps utérin, situé dans le petit bassin, empiète, pour se développer, sur l'excavation du grand bassin et entraîne à sa suite le col et le vagin prolabés ; de sorte que les femmes ne se sont jamais senties mieux de leur vie que dans les derniers mois de la gravidité. Certes leur espoir d'être à jamais débarrassées de leur infirmité est chimérique le plus souvent, car, malgré toutes les précautions, l'utérus et le vagin apparaîtront de nouveau tôt ou tard, pendant l'état puerpéral, à l'orifice vulvaire. La non-ascension de l'utérus gravide est rare ; dans ces cas, les adhérences contractées par la matrice avec le pelvis donnent lieu à des symptômes graves d'incarcération, ou bien, lorsqu'il y a précipitation absolue, il se crée cette monstruosité particulière dans laquelle on voit, couché entre les jambes de la femme, l'utérus fortement distendu et faisant suite au vagin inversé et énormément allongé. Dans ces cas, l'expulsion de l'œuf incombe à la tunique musculaire seule de l'organe, ce qui nécessite très souvent le secours de l'art. Les cicatrices du col ne sont pas d'ordinaire un obstacle à l'accouchement, ainsi qu'on pourrait le craindre. Si dans le cours de la grossesse, l'utérus prolabé remonte dans le vagin, ces cicatrices se relâchent profondément. Ce n'est que lorsque le col demeure au dehors que la parturition trouvera quelques difficultés. Les parois cervicales parsemées de cicatrices, desséchées, cutisées, opposeront une résistance très énergique au passage de la tête, résistance qui ne pourra être vaincue qu'aux dépens de la continuité de ce canal rigide et inextensible. Mais, même dans ces conditions, et je parle d'après mon expérience personnelle, une intervention appropriée pourra éloigner tout danger sérieux.

Les symptômes du prolapsus consistent, tout d'abord, en une sensation de béance du conduit génital ; il semble aux femmes que leurs viscères vont tomber à leurs pieds ; cette sensation crée une sorte d'hésitation dans la station et dans la marche. En même temps les fonctions de la vessie et du rectum se trouvent considérablement entravées au début. Ces malaises disparaissent d'une façon presque complète pendant le décubitus et la position assise, de sorte que les femmes se figurent très souvent que le manque de soins est l'unique source de leurs maux, et ne pensent par conséquent pas à s'adresser à un médecin.

Au fur et à mesure que le prolapsus augmente, les souffrances deviennent plus vives ; il s'y associe une sensation de dépression des forces et ce sentiment, si pénible pour l'épouse, de l'inaptitude sexuelle présente ou future. Nous pouvons juger de la violence des souffrances par les plaintes des malheureuses qui demandent aide, non là où elles devraient le faire, mais à des matrones ou à des bandagistes, et surtout par le récit de celles qui ont eu le bonheur de guérir radicalement de leur infirmité. C'est chez ces dernières que j'ai toujours rencontré le plus de reconnaissance.

A côté des femmes que ces lésions rendent inaptes à toute occupation, à tout travail, il en est d'autres qui supportent leurs maux et n'interrompent pour ainsi dire point leurs affaires. J'en ai vu peu cependant qui n'aient pas cherché de remède à leur infirmité ; et celles-là sont des femmes résolues, qui gagnent péniblement leur pain et se soulagent elles-mêmes à l'aide de bandages et de tuteurs dignes de l'imagination féminine. Enfin il n'est pas rare de trouver des personnes atteintes de ces sortes de prolapsus et devenues impropres à toute occupation, incapables de faire le moindre mouvement, chez lesquelles les fonctions de nutrition s'altèrent et qui arrivent à un tel degré de prostration physique et intellectuelle, qu'elles sont à charge aux leurs et à elles-mêmes.

Le *diagnostic* ne présente habituellement pas de difficultés, non seulement pour établir les caractères généraux de la descente ou *du prolapsus utéro-vaginal,* mais encore pour déterminer les rapports réciproques des organes abaissés ou procidents. Je fais prendre aux malades le décubitus dorsal, en les priant de pousser pendant que je mets à découvert les parties pour me rendre un compte exact de l'état des choses. Il arrive quelquefois que, de peur de provoquer une évacuation d'urine ou de matières fécales, les femmes se retiennent quelque peu ; je favorise dans ce cas la procidence à l'aide de tractions sur le col avec une pince à mors ou de pressions exercées sur la paroi abdominale. Tout d'abord je détermine la situation de la matrice et mesure avec le cathéter les dimensions respectives du corps et du col. Je cherche ensuite la vessie et me renseigne, au moyen de la sonde, sur la part qu'elle prend au prolapsus ; j'agis de même pour le rectum. Finalement je refoule toute la masse dans le bassin, et j'examine à nouveau la position de l'utérus, l'état du périnée, de la voûte et des parois latérales du vagin. Je regarde cette exploration comme indispensable avant l'institution du traitement.

En raison des considérations ci-dessus, on ne peut augurer rien de bon tant que le mal est abandonné à lui même. Mais *le pronostic* devient favorable à partir du jour où les pauvres infirmes trouvent le courage nécessaire pour se soumettre à un traitement approprié.

Eu égard à la gravité de l'affection et aux difficultés évidentes de l'intervention, il est *indispensable de porter toute son attention sur la prophylaxie de la procidence.* S'il est impossible de soustraire la femme à un labeur excessif, il faudra cependant l'avertir de ce à quoi l'exposent, pendant les couches, les occupations trop pénibles, lui conseiller de se nourrir durant cette période mieux qu'on n'a l'habitude de le faire encore aujourd'hui, et de hâter l'involution des organes sexuels par l'emploi précoce d'injections et de bains de siège astringents.

Le *traitement* doit être institué dans toute son énergie *au premier indice de descente utéro-vaginale.* S'agit-il d'altérations puerpérales, il faudra veiller à une alimentation fortifiante, au fonctionnement facile de l'intestin et aux soins matériels en général; il faudra attaquer les parties prolabées elles-mêmes au moyen des astringents. Parmi ces derniers, je cite au premier rang les irrigations vaginales avec de l'eau à 40° R., les préparations tanniques, soit sous forme de bains de siège ou d'injections avec une décoction d'écorce de chêne, soit sous forme de tampons imbibés de glycérolé de tannin. Les bains de siège devront avoir une température de 26° R., et chaque litre de décoction être fait avec deux poignées de tan. Pour les injections on pourra ajouter 1/4 de litre de décoction à un litre d'eau. Quant aux tampons que j'exerce les malades à confectionner (avec de l'ouate désinfectée) et à appliquer elles-mêmes, ils peuvent être portés la nuit ou pendant le jour, et rester en place 10-12 heures sans le moindre inconvénient. On peut les remplacer par des globules de gélatine ou de beurre de cacao additionnés de tannin. La restauration de la tonicité des organes relâchés peut encore être obtenue à l'aide de bains de siége qui, de tièdes qu'ils étaient au moment où la malade s'y plonge, sont rendus frais par l'addition d'eau froide. La température du bain une fois descendue à 15° puis à 10°, la malade y reste encore de cinq à dix minutes, puis elle se recouche pour provoquer la réaction.

Par l'emploi intelligent de ces moyens unis au repos prolongé pendant des heures, même dans le courant de la journée, et à des soins convenables, par l'abstention surtout de toute excitation sexuelle, j'ai vu disparaître, dans bien des cas, des accidents de prolapsus au début ; j'ai observé même une augmentation dans la solidité du plancher pelvien, le retrait de l'utérus et des parois vaginales, et par conséquent une guérison complète. Malheureusement, à côté de ces succès il y a des cas où malgré ces moyens, l'affaissement devient chute. Je ne suis pas éloigné d'en accuser l'application irrationnelle des remèdes ordonnés et principalement la continuation des excitations génitales.

Chez les femmes qui sont encore dans la période d'involution puerpérale, particulièrement celles qui allaitent, et chez celles qui n'ont pas encore été soumises à un traitement local, j'emploie dans la première période du prolapsus, dans *l'abaissement prononcé de la matrice,* les irrigations astringentes déjà mentionnées et surtout les tampons de glycérolé de tannin. J'ordonne l'abstention, autant que possible, de tout travail et l'abstention stricte des rapports sexuels. La sensibilité des femmes atteintes de descente du vagin varie dans de très grandes limites; on en voit qui souffrent tellement d'un simple abaissement que l'intervention radicale s'impose. En tout cas, *je n'applique jamais de pessaires dans la chute du vagin,* car j'ai remarqué que, loin de maintenir l'organe et de faire faire des progrès à la guérison, ils ne font que prédisposer à un développement plus accentué encore du prolapsus.

Lorsque le *prolapsus* se développe sans qu'on puisse lui opposer d'obstacle, ou lorsque la malade ne s'adresse à vous que quand la lésion est à son summum, le traitement local s'impose. Malheureusement ce traitement ne peut être, la plupart du temps, que palliatif. Même aujourd'hui, malgré les nombreux exemples

et les nombreuses relations de bons résultats obtenus par l'intervention radicale, les difficultés qu'elle rencontre et les dangers
auxquels elle expose s'ajoutent, au dire de certains praticiens,
au nombre considérable d'insuccès dont elle est suivie, pour la
faire répudier et faire adopter une thérapeutique palliative. Quant
à moi, je nie le danger de l'opération radicale, en dépit de quelques rares cas de septicémie. Elle est longue et pénible, soit;
mais pas autant qu'on a bien voulu le prétendre. Le succès
compense d'ailleurs largement la peine. Certes les résultats ne
sont pas encore aussi brillants qu'on pourrait le désirer, mais les
insuccès sont plutôt dus à une technique imparfaite et surtout
au défaut de soins consécutifs. Les échecs immédiats deviennent
du reste de moins en moins fréquents. Une autre cause d'insuccès réside dans la reproduction de l'allongement et du prolapsus
des parties, à la procidence antérieure desquelles on avait entièrement remédié. J'ai vu de ces rechutes dans environ 4 °/₀ des cas,
et non seulement chez des femmes astreintes à de durs travaux,
mais aussi bien chez des sujets qui ne faisaient absolument rien,
qui appartenaient aux classes les plus élevées de la société. Cette
proportion de 4 °/₀ ne peut cependant justifier la doctrine de l'abstention opératoire ; car ce chiffre comprend les cas de faiblesse
générale de la constitution, de dilatation excessive des parties
par le commerce sexuel, de négligence dans les fonctions vésicales et intestinales, etc., etc. J'ai réussi, dans plusieurs de ces
circonstances, à guérir les malades par une seule intervention
chirurgicale. Quant aux autres, aux découragées, je les ai perdues
de vue.

Les opérations que j'ai pratiquées sur plus de 250 sujets n'ont
fait qu'affermir ma conviction que, *quelles que soient les circonstances, il faut instituer le traitement curatif, à l'exception
des cas où un âge trop avancé, une débilitation trop prononcée ou une affection constitutionnelle rendent le succès douteux,
et de ceux où le repos prolongé au lit, nécessité par ce traitement, peut devenir nuisible à la santé générale.*

Fort de mon expérience personnelle, j'ai renoncé depuis des
années à traiter les prolapsus, ne rentrant pas dans cette catégorie
spéciale, par les tuteurs de tous genres qui ont été inventés et

dont je m'abstiendrai de donner ici la nomenclature détaillée (1).
Chez les femmes affaiblies ou atteintes d'une affection éloignée
sérieuse, j'emploie soit de larges bandes passant entre les cuisses et fixées à une ceinture, soit les pessaires à tige de dimensions appropriés (fig. 62). Dans ce dernier cas, on réduit le prolapsus et on replace l'utérus en sa position normale. Puis on
introduit le pessaire enduit d'un corps gras, la tige étant tenue
horizontalement et perpendiculairement à l'axe du vagin. Aussitôt que l'anneau a pénétré au-dessus du tiers supérieur du conduit, on lui donne une direction transversale ; de cette façon la
tige devient verticale. Le pessaire remplit la moitié supérieure
du vagin et est empêché, par la tige qui proémine à l'intérieur,
de reprendre sa direction première et de tomber au dehors, si
par hasard la paroi antérieure ou postérieure du vagin avait de
la tendance au prolapsus.

L'emploi de ces agents mécaniques exige, comme soins de
propreté, des injections vaginales biquotidiennes avec une solution désinfectante (3 cuillerées à bouche de
vinaigre de bois pour un litre d'eau);
il faut en outre enlever les pessaires
au moins tous les trois mois (et non
à chaque menstruation) pour les remplacer par des appareils nouveaux,
d'un numéro plus fort, rarement plus
faible. La pression exercée par le pessaire provoque quelquefois une péri-
métrite ou une paramétrite chronique, qui est capable par elle-
même de produire la guérison complète du prolapsus.

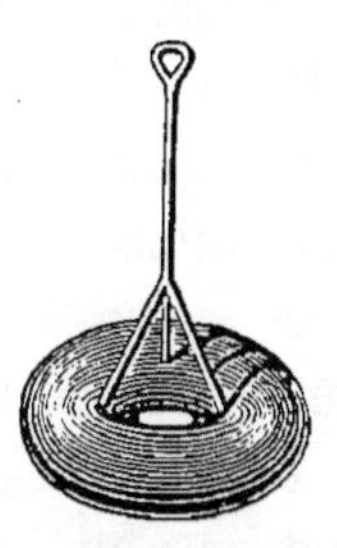

Fig. 62. — Pessaire à tige.
D'après Valleix et E. Martin.

Dans toute autre circonstance, le *traitement du prolapsus se
résume*, pour moi, *dans l'opération radicale*. Cette dernière
me paraît indiquée chaque fois que les parois du canal génital
et l'utérus ont subi une ectopie et une chute telles qu'elles
créent des malaises considérables, l'incapacité de travail et des

<hr>

(1) E. v. Franque, *d. Vorf. d. Gebärm.* Würzbourg, 1860. — Breisky, *Prager
med. Wochenschr.* 1884, IX, 321. — Löhlein, *Ges. f. Geb. u. Gyn.*, Berlin, 1885.

désordres manifestes des fonctions de relation. On n'aura pas besoin d'attendre, pour la justification de cette opération, que la tumeur herniaire que la matrice et le vagin font au-dehors, ait acquis la grosseur du poing ; car une procidence vaginale du volume d'un œuf de pigeon peut empêcher déjà les malheureuses femmes de vaquer à leurs occupations et empoisonner leur existence.

Il faut cependant avant tout que l'opération soit entreprise sous l'égide d'une stricte antisepsie, afin de se mettre à l'abri de toute infection. Qu'est-ce pour le chirurgien que le sacrifice relativement petit de son temps et de ses aises en comparaison du soulagement qu'il apportera à sa malade ?

On est *intervenu chirurgicalement* tout d'abord dans l'intention de *rétrécir* ou de *fermer* presque complètement l'orifice à travers lequel les organes prolabés tombaient au dehors (1). Ces divers procédés opératoires ne peuvent avoir un succès durable ; car, alors même que les lèvres avivées de l'orifice se soudent finalement entre elles, la barrière ainsi formée est tellement extensible qu'elle ne peut être un soutien solide contre le prolapsus. J'ai vu de ces malades qui avaient été opérées par divers chirurgiens quinze ou vingt-cinq ans avant que je ne les eusse sous les yeux. Le cas le mieux présent à mon esprit est celui d'une vieille dame à laquelle *Busch* avait pratiqué, en 1855, l'élytrorrhaphie au niveau du tiers moyen des petites lèvres, et qui, au lieu d'un prolapsus unique, en eut deux ; car la paroi antérieure du vagin vint faire saillie au-devant, la paroi postérieure en arrière du pont créé artificiellement. Il est à peu près certain que la plupart des procédés de ce genre présentent les mêmes inconvénients.

D'autres opérateurs s'attaquèrent au *vagin* lui-même et excisèrent tantôt partiellement, tantôt en entier, les masses hypertrophiées. Le succès de cette manière de faire ne pouvait être que passager. Il n'en est plus de même des trois méthodes de colporrhaphie que nous allons passer en revue.

____

(1) Voir l'historique in Hegar et Kaltenbach, 3ᵉ éd. — Fritsch, *loc. cit.*

La première, celle de *Winckel*, a pour but de réduire le calibre
du vagin dans son tiers moyen (1). (Fig. 63 et 64.) Ce chirurgien

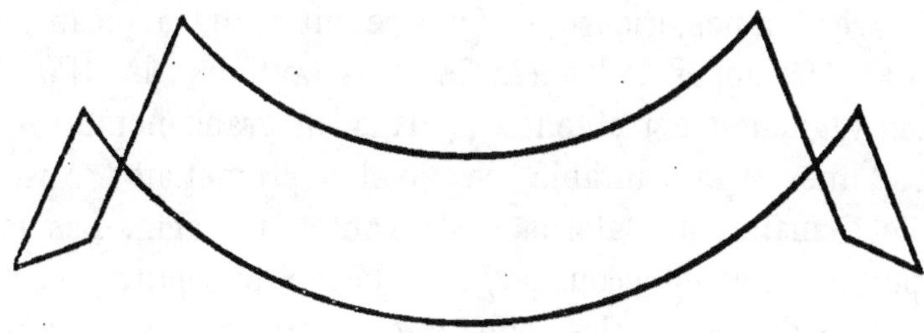

FIG. 63. — Opération d'après WINCKEL.

enlève, au niveau du segment moyen, une bande large de plusieurs centimètres, en ne laissant intacte qu'une portion peu

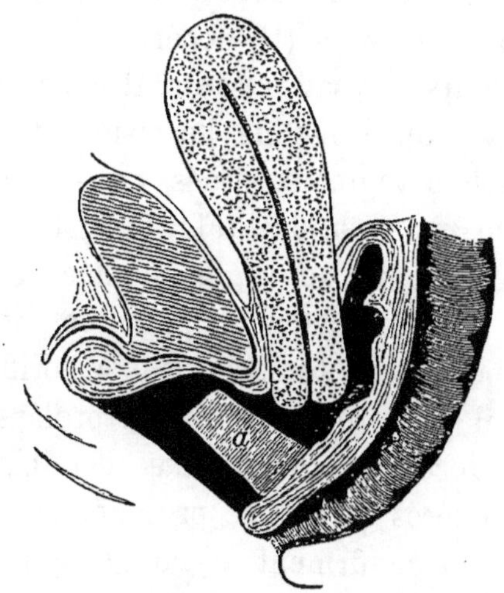

FIG. 64. — Colporrhaphie postérieure, d'après WINCKEL. (FRITSCH, *loc. cit.*)

étendue de la paroi antérieure. Les bords de cette plaie quasi-
annulaire sont suturés, et leur réunion constitue un septum intra-
vaginal qui oblitère le calibre du canal de façon à ne laisser
qu'une ouverture de la grosseur du doigt, tout près de la paroi

______

(1) *Maladies des femmes*, p. 299.

antérieure. *Winckel* a récemment modifié son procédé; au lieu d'exciser la bande toute entière, il conserve aux deux extrémités un lambeau d'un centimètre environ de long dont il ne détache que l'insertion postérieure, et qu'il réunit à un lambeau semblable du côté opposé. D'après les observations de *Winckel,* la cloison vaginale ainsi obtenue a, dans un grand nombre de cas, tenu d'une façon durable ce qu'elle promettait ; c'est-à-dire qu'elle a maintenu l'utérus et la voûte du vagin. Les femmes ont pu concevoir et accoucher, sans lésion du septum, ou bien, si celui-ci a subi des avaries, elles ont pu être réparées de façon à ne plus se reproduire à un accouchement ultérieur et à maintenir d'une façon absolue le prolapsus génital. J'ai employé cinq fois le procédé de *Winckel,* mais sans succès. Ou la guérison demeura incomplète en raison de la distorsion des parois vaginales; ou bien le prolapsus réapparut quelques mois après la réunion de la plaie, à la faveur de la rétraction cicatricielle.

Le procédé de *Neugebauer* (1), expérimenté un peu partout (2), a donné des résultats très satisfaisants. Il constitue *la colporrhaphie médiane,* et consiste dans l'excision de portions équivalentes des bourrelets vaginaux situés vis-à-vis l'un de l'autre, et dans leur réunion par la suture. (Fig. 65 et 66.) Les deux parois antérieure et postérieure du vagin, soudées entre elles par le tissu inodulaire, sont en même temps tellement raccourcies, que toute la masse peut bien tomber jusqu'à l'orifice vaginal, mais sans que jamais il y ait reproduction du prolapsus. Il est incontestable que le procédé de *Neugebauer* est relativement simple. J'ai vu deux cas opérés d'après ce procédé, l'un par un confrère, l'autre par moi, qui confirment la bonne opinion que l'on peut avoir de ce mode d'intervention. Dans le cas qui m'est personnel, la surface de réunion large d'environ 6 centimètres carrés était devenue tellement solide qu'elle tint tête à une tumeur prolabée extrêmement volumineuse.

Cette colporrhahie médiane agit à la façon d'un bandage en T, représenté par le pont établi entre les parois antérieure et posté-

---

(1) V. NEUGEBAUER fils, *Centralbl. f. Gyn.* 1885, p. 6.
(2) L. LEFORT, *Ann. de Gyn.* 1877, p. 299. — SPIEGELBERG, 1872.

rieure du vagin. Toutefois les deux observations que j'ai eues sous les yeux me convainquent une fois de plus de la justesse du reproche que je fais à cette opération : elle crée une difformité pour la femme, qui perd jusqu'à un certain point son aptitude à la cohabitation, quoi qu'en dise *Neugebauer* qui a vu des cas de

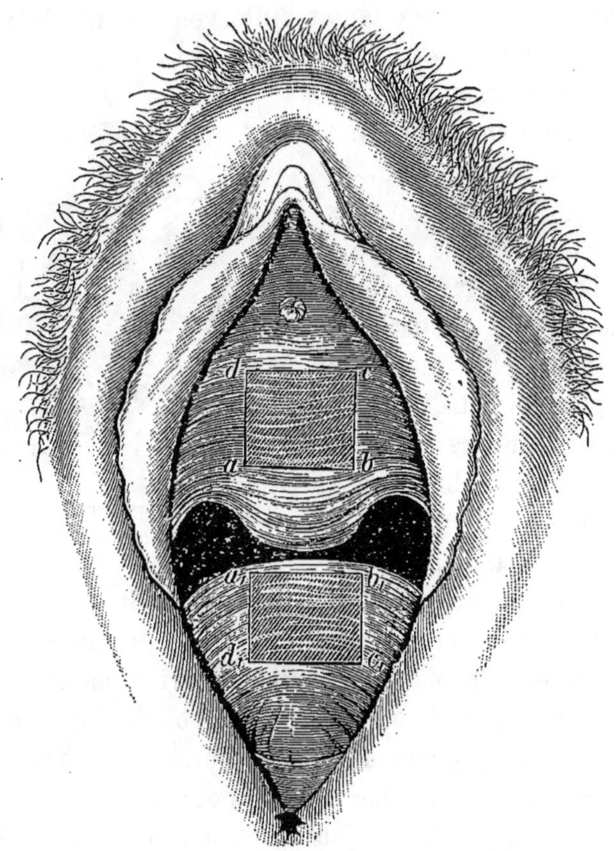

Fig. 65. — Avivement, d'après Neugebauer.

grossesse après l'emploi de son procédé, et qui prétend même que le travail de la parturition a été relativement facile. Dans l'un des cas que j'ai observés, un médecin qui ignorait ce qui s'était passé antérieurement sectionna le pont artificiel; dans l'autre, celui-ci se rompit.

Par cette colporrhaphie médiane, on réunit des parties qui doivent être physiologiquement étrangères l'une à l'autre. On violente

donc la nature, alors qu'on pourrait sans cela arriver au but. Par
conséquent, malgré les succès constants de ce procédé mis en
œuvre par des confrères, je ne puis me résoudre à le recommander pour tous les genres de prolapsus.

Tant que les méthodes qui laissent intacts les rapports naturels des parties suffiront, je leur donnerai la préférence. Là où
elles échouent, il faudra tenter l'intervention par le procédé de
Neugebauer, comme *ultima ratio*, et cela avec espoir et confiance.

J'ai eu à traiter une femme
dont la tumeur prolabée avait
un volume double de celui du
poing. Après lui avoir fait sans
résultat satisfaisant la colporrhaphie d'après la méthode de
Hegar, je pratiquai l'opération
du prolapsus telle que je la
décrirai plus loin. La plaie se
cicatrisa par première intention
et la femme, une robuste gail-
larde de trente et un ans, rentra
chez elle complètement guérie

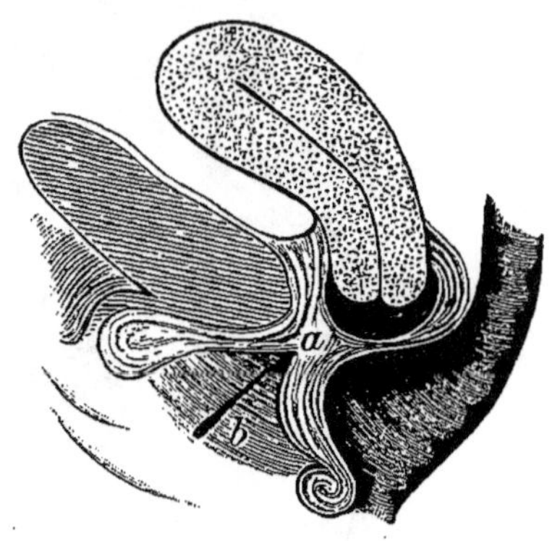

Fig. 66. — Colporrhaphie, d'après Neugebauer.
(Fritsch, *loc. cit.*)

mais pour y trouver de la misère. La procidence se reproduisit
au bout de peu de temps, en raison soit de la nécessité d'un dur
labeur, soit des mauvais traitements du mari ou encore du manque
de nourriture. Je revis cette malheureuse avant que le prolapsus
n'eût repris son développement antérieur, et je l'opérai alors suivant le procédé de *Neugebauer*. Au bout de six mois de séjour
chez elle, la femme était toujours très satisfaite de son état. L'anneau vulvaire était béant et laissait apercevoir le segment inférieur
des parois antérieure et postérieure du vagin, avec le pont artificiel nouvellement créé ; mais on ne voyait pas trace d'autres parties de l'appareil génital ; les ouvertures latérales étaient extrêmement étroites et non encore dilatées par le coït. Mais la malade
fut à la fin obligée de vaquer de nouveau à ses occupations ; à la
première tentative qu'elle fit pour porter un seau d'eau, la
cicatrice, d'apparence si solide, se déchira. J'ai examiné moi-
même la surface encore saignante et j'ai pu constater sa forte

distension. Naturellement le prolapsus réapparut dans toute sa splendeur.

Le troisième procédé est celui qu'a inauguré *Simon* (1). Le but de *Simon* était de supprimer les bourrelets hypertrophiques, surtout sur la paroi vaginale antérieure, et de créer, de par l'avivement de la paroi postérieure, une espèce de « piédestal destiné à soutenir l'utérus et la paroi antérieure du vagin ». Le procédé en ques-

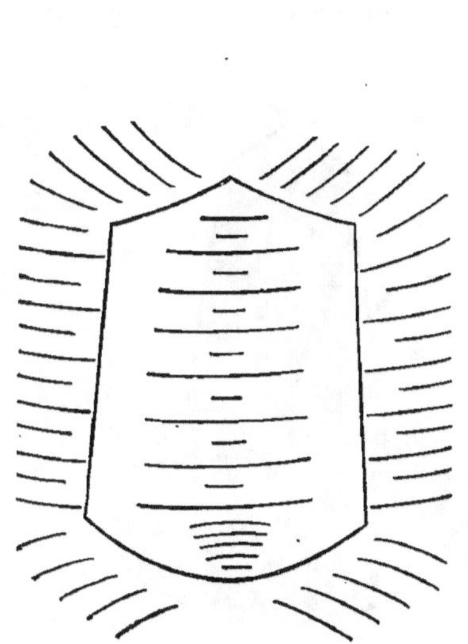

Fig. 67. — Avivement pour la colporrhaphie postérieure. D'après Simon.

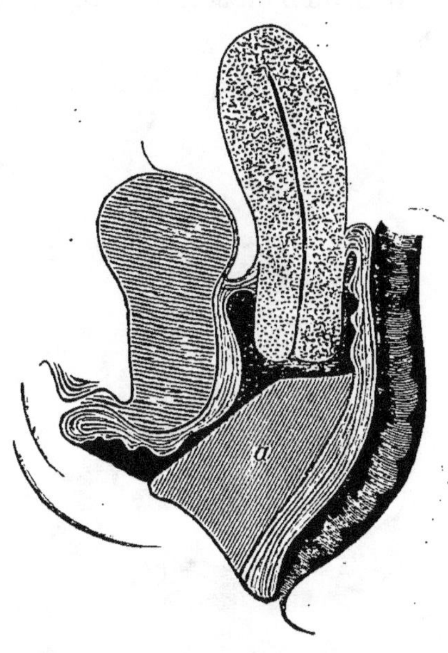

Fig. 68 — Colporrhaphie postérieure, procédé de Simon. (Fritsch, *loc. cit.*)

a. Piédestal formé avec la paroi vaginale postérieure.

tion poursuit donc à la fois la réduction du calibre du conduit vaginal et la formation d'un support pour l'utérus et les autres organes prolabés. (Fig. 67 et 68.) La surface d'avivement est située sur les parois postérieure et latérales du vagin ; la ligne d'ascension le long de ces dernières est assez rapide ; arrivée à la moitié environ de leur hauteur, elle se dirige en avant et se termine à l'entrée du vagin. Les bords de la surface avivée, réunis par des

(1) *Mittheil. aus d. Rosl. Krankenh.* 1868. — *Prager Vierteljarschr.* 1875. Vol. II. — Engelhardt, *Retention des Gebärmuttervorfalls durch die Colp. post.* Heidelberg, 1871.

points de suture très rapprochés, forment à la paroi vaginale postérieure une crête qui s'élève à pic et qui constitue non seulement un excellent soutien pour la matrice et la voûte vaginale, mais encore un obstacle solide au prolapsus antérieur du vagin.

Lossen (1) a modifié un peu le procédé de *Simon* en donnant plus d'étendue à la partie inférieure des bords latéraux de la surface d'avivement.

Quoi qu'il en soit, **les succès obtenus par Simon ont fait grand bruit.**

Il est certain que ce procédé, entre les mains des imitateurs de

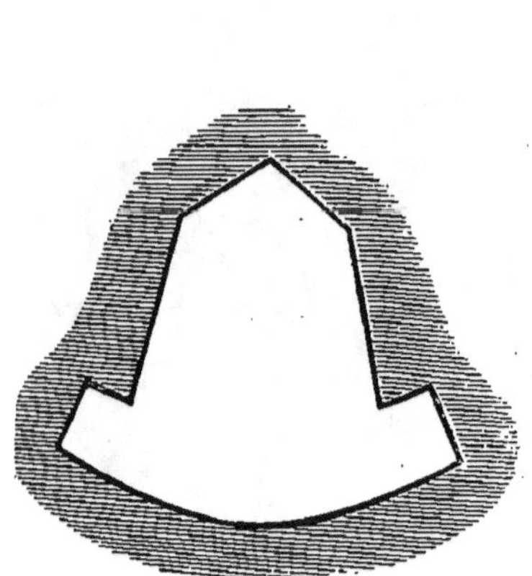

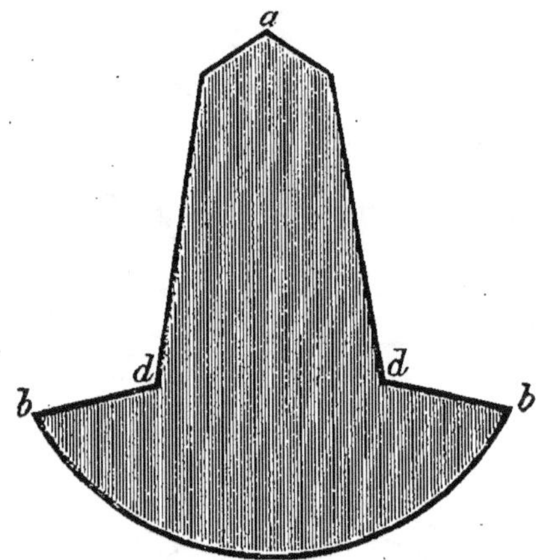

FIG. 69. — Avivement de SIMON, modifié par LOSSEN.

FIG. 70. — Colporrhaphie postérieure. Procédé de FRITSCH.

Simon, n'a pas toujours réussi ; et là même où la réunion s'était faite, il se produisait une rétraction cicatricielle telle que la barrière artificielle perdait bien vite de son efficacité, dans les cas du moins où l'utérus rétroversé ou rétrofléchi glissait le long de la paroi vaginale antérieure et s'insinuait dans le défilé resté libre.

Tout récemment *Fritsch* (2) a décrit un procédé à peu près semblable de **colporrhaphie postérieure.** (Fig. 70.) En donnant plus d'ouverture à l'angle *d* formé par les lignes latérales d'avivement,

(1) *Berl. Klin. Woch.* 1879, n° 40.
(2) *Lageveränderungen u. Entz. d. Geb.* 1885, p. 239.

il compte s'opposer à la tension des fils dont je parlerai à propos du procédé de *Hegar*. Il avoue cependant lui-même que de cette façon il se produit au point *d* un creux qui devient facilement une poche de rétention pour les sécrétions. Aussi recommande-t-il, pour prévenir cet inconvénient, de faire de fréquentes irrigations du vagin, irrigations que je regarde, moi, comme une complication désavantageuse du procédé.

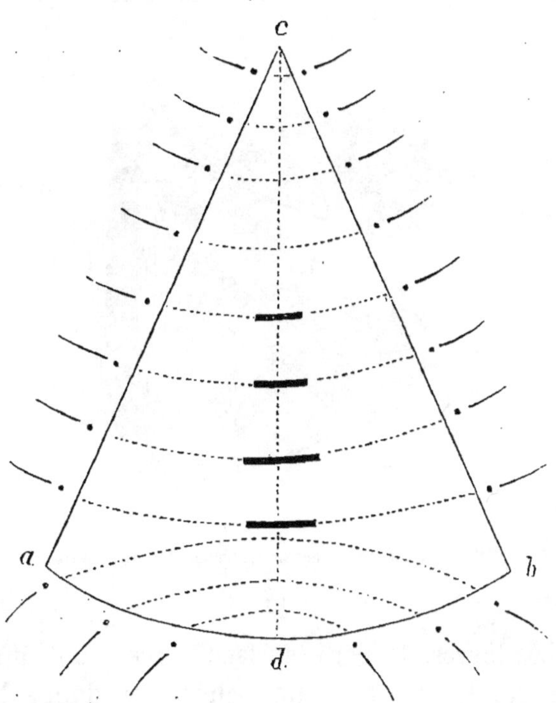

Fig. 71 — Colporraphie antérieure. Procédé de Hegar.

Hegar (1) cherche avant tout à guérir la procidence *par la restauration d'un plancher pelvien résistant*. Il commence par enlever les bourrelets latéraux et antérieur, et cherche alors à transformer la paroi postérieure (fig. 71 et 72), non pas en élevant un piedestal destiné à supporter l'utérus, mais *en rendant sa tonicité au plancher du bassin par le déplacement vers la ligne médiane*

(1) *Gynécologie opératoire*. — Hüffel, *Anat. u. oper. Beh. der Geb. u. Scheidenvorf*. 1873. — Dorff, *Wiener med. Bl.* 1879; 47, 52. 1880, I, 4, 5.

de toute la masse constituante de ce plancher, et en donnant à la cicatrice une solidité telle qu'elle puisse servir en quelque sorte de point d'appui à la matrice et l'empêcher de glisser au dehors. Dans ce but, *Hegar* excise dans les parois postérieure et latérales du vagin un triangle dont le sommet se trouve au niveau du col et dont les côtés courent sur la paroi postérieure jusqu'environ vers le milieu du canal ; là, ils passent sur les parois latérales et s'y continuent jusqu'à l'orifice

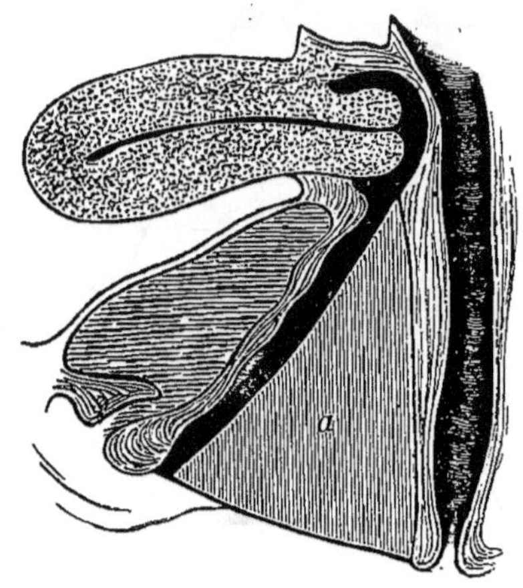

FIG. 72. — Colporrhaphie postérieure. Procédé de HEGAR. (FRITSCH, *loc. cit.*)

extérieur. Les lèvres de cette surface avivée sont affrontées par des sutures solides et très rapprochées, et donnent lieu, après réunion, à une cicatrice très résistante, qui tend le plancher du bassin et empêche la protrusion de l'utérus. Certes la réunion n'est pas toujours obtenue, surtout dans le tiers inférieur. Là où il a fallu avoir recours à la tension des parois latérales du vagin, les fils coupent très fréquemment et amènent des solutions de continuité plus ou moins étendues. Le procédé de *Hegar* est un bon procédé. En effet, *pour la guérison du prolapsus, il est nécessaire, et j'insiste là-dessus, de rendre sa rigidité au plancher pelvien et d'empêcher, à l'aide de la cicatrice opératoire, la chute des parties sus-jacentes.* Quant au rétrécissement de l'appareil de fermeture du vagin, je ne puis lui reconnaître l'im-

portance très grande que lui accorde *Hegar*, car j'ai vu assez souvent des cas où la contention des organes était parfaite, malgré
les défectuosités de cet appareil; il est vrai que le plancher du
bassin possédait toute sa tonicité.

Malheureusement les résultats du procédé de *Hegar* n'ont pas
toujours été non plus très favorables entre les mains d'autres
opérateurs. C'est ce qui explique qu'on ait cherché mieux.

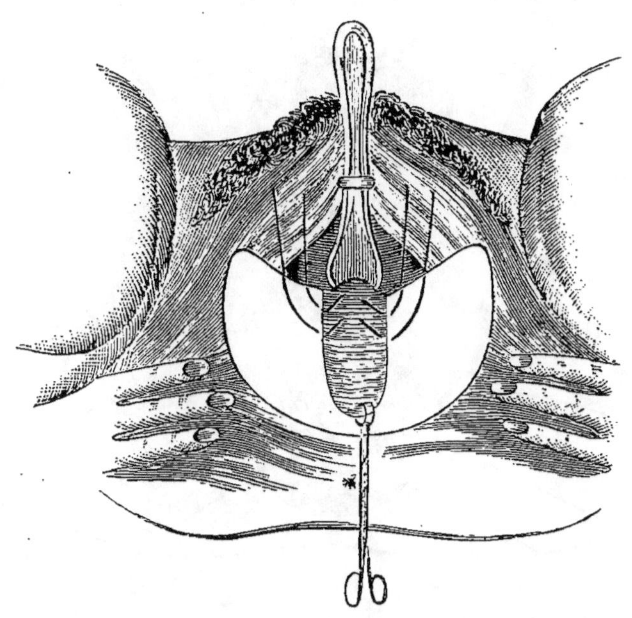

Fig. 73. — Colporrhaphie d'après le procédé de Bischoff. (Hegar et Kaltenbach.)

Une manière de faire qui donne le plus de succès est sans con-
tredit celle de *Bischoff* (1), dont la figure d'avivement se rapproche
beaucoup dans ses traits principaux de celle de *Hegar*. (Fig. 73
et 74.) Ce qui distingue les deux procédés c'est que *Bischoff* n'excise
pas le sommet du triangle. Au niveau environ du point où la surface d'avivement de Hegar quitte la paroi postérieure, Bischoff
détache et conserve une languette de tissu de cette paroi qui in-

(1) Banga, D. i. Bâle, 1875. *La colpopérinéoplastique* d'après Bischoff. — Egli
Sinclair, *Corresp.-Bl. f. Schweiz. Aerzte*, 1877, n° 17. — Matzinger, *Wiener
med. Bl.* 1880, p. 27-38.

téresse toute l'épaisseur et qui descend très bas. Et ce n'est qu'après, que Bischoff constitue sa surface d'avivement aux dépens de ce qui reste de la paroi postérieure et des côtés du vagin, de sorte que, finalement, lorsqu'on a relevé la languette postérieure, l'avivement intéresse les deux tiers environ de l'étendue de la paroi postérieure et les moitiés inférieures des parois latérales du vagin. Les bords de la languette conservée, qui demeure

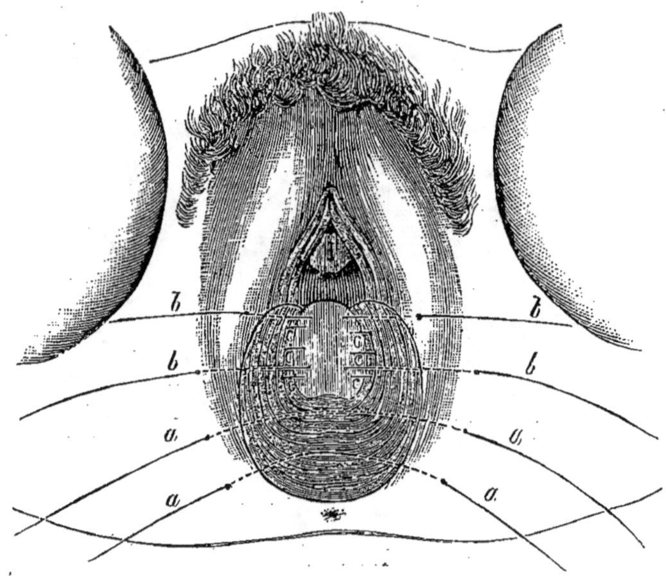

Fig. 74. — Colporrhaphie d'après le procédé de Bischoff. (Hegar et Kaltenbach, III éd.)

en connexion immédiate avec la voûte vaginale, sont reliés au moyen de fils aux lèvres latérales de la surface d'avivement (aux parois latérales du vagin), et la perte de substance créée par l'enlèvement de la languette est comblée à l'aide de sutures profondes partant du périnée.

Je reproche au procédé de *Bischoff*, que j'ai employé cinq fois, de nécessiter l'enlèvement d'une portion de tissu très considérable, de provoquer des hémorrhagies souvent extrêmement abondantes. En outre le lambeau lui-même peut se sphacéler et alors, en cas de non réussite de l'opération — j'ai eu occasion de le constater — non seulement la malade n'éprouve aucun soulagement, mais les symptômes au contraire s'exagèrent. La grande étendue de la surface saignante expose à la production très facile de clapiers, ce qui explique jusqu'à un certain point les échecs éprouvés par d'autres et par moi-même.

L'incertitude et l'efficacité douteuse des résultats que j'obtenais avec les méthodes précédentes, m'amenèrent à suivre une voie un peu différente. Je suis de l'avis de la plupart des gynécologues, il ne faut pas se contenter de diminuer certaines parties seulement de la masse prolabée. La restauration elle-même de l'appareil de fermeture ou la restitution au plancher pelvien de sa rigidité sont insuffisantes. Notre but doit être de remplacer par l'état normal, et autant que possible en une seule séance, toutes les altérations qui ont pu se produire. On ne peut nier qu'en cas de reposition et de maintien dans la profondeur du vagin de l'utérus jusqu'alors procident, il ne survienne une transformation très complète de l'organe dont le gonflement hypertrophique disparaît. Mais mon opinion est qu'il ne faut rien laisser au hasard et qu'il est extrêmement important, surtout au début de la convalescence, de ne pas faire supporter à la jeune cicatrice un fardeau trop pesant. Aussi *dans les cas où l'utérus n'est pas absolument normal, je favorise sa régression par l'amputation du col : c'est là le premier acte de mon opération du prolapsus.* Ensuite si la consistance et la position de la *paroi vaginale antérieure* offrent quelque chose d'anormal, je *l'avive* pour la débarrasser de ses bourrelets hypertrophiques et lui donner la force nécessaire pour soutenir la vessie et résister à la pression abdominale. C'est à ce moment seulement, et toujours dans la même séance, que je procède à la *restauration de la paroi postérieure;* de cette paroi comme point de départ, j'attire les tissus vers la ligne médiane afin de bien tendre le plancher du bassin, et je tâche d'avoir là des cicatrices propres, d'une part, à empêcher l'utérus et la voûte vaginale de choir dans cette solution de continuité du plancher du bassin, c'est-à-dire dans le vagin; et, d'autre part, à offrir à la paroi vaginale antérieure un tuteur convenable pour supporter la vessie.

Par conséquent, l'opération à pratiquer en une seule séance consiste :

1° Dans une *intervention du côté de l'utérus ;*
2° Dans la *colporrhaphie antérieure ;*
3° Dans la *colporrhaphie postérieure.*

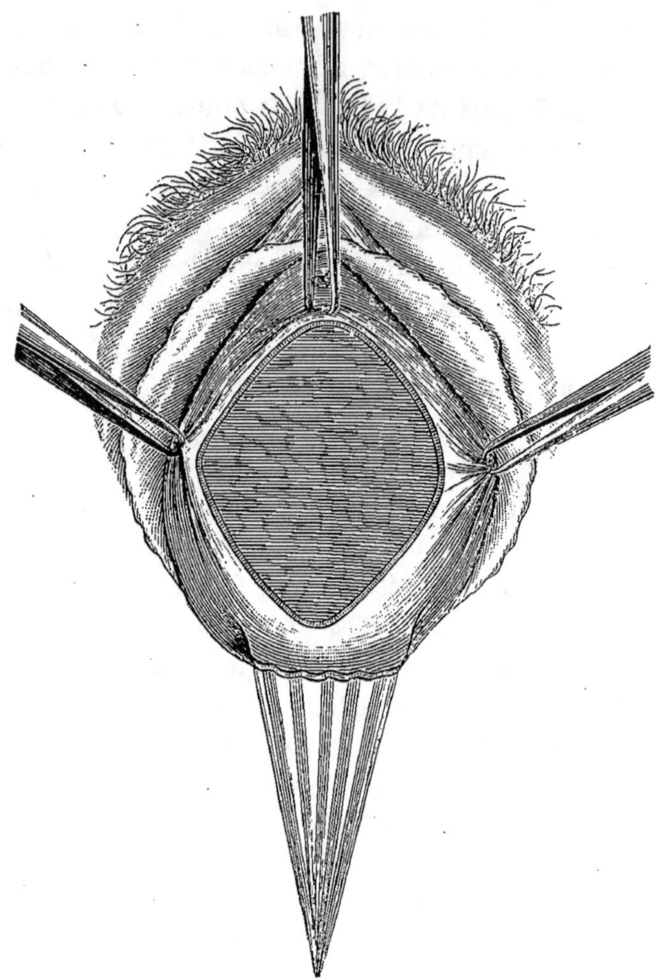

Fig. 75. — Colporrhaphie antérieure.

· Après évacuation préalable du rectum et désinfection générale, la malade est endormie (1) dans le décubitus dorso-sacré. Les jambes

(1) Les essais entrepris pour mettre en œuvre uniquement l'anesthésie locale, par exemple avec la cocaïne, ne soustrairaient ni la malade ni le médecin aux inconvénients d'une opération qui, malgré cela, aurait toujours une durée d'au moins 40 minutes, quelquefois même davantage.

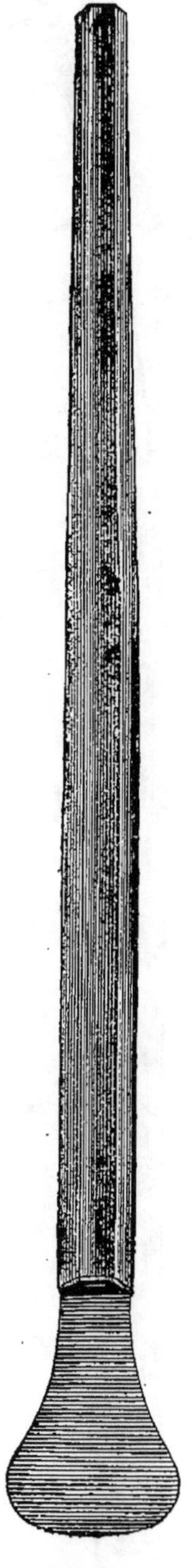

sont maintenues par deux aides
prêts, en outre, à me passer les
instruments nécessaires à la mise
à découvert du champ opératoire.
(Voir fig. 16, p. 35.)

Le col une fois amputé (1°)
(voir opérations que l'on pratique
sur l'utérus), on procède (2°) à
la colporrhaphie antérieure.
(Fig. 75.) On attire l'utérus à soi
à l'aide des fils non encore coupés qui ont servi à l'excision
cervicale, et on tend ainsi la
paroi antérieure du vagin ; ou
bien pour obtenir cette tension
on saisit le cul-de-sac antérieur
avec une pince à mors ; cela dépend du cas particulier. Je fixe la
paroi elle-même avec des pinces
à griffes, dont la supérieure est
placée immédiatement au-dessous du bourrelet urétral ; j'en
applique une autre de chaque
côté, au niveau du pli qui marque
la transition entre la paroi antérieure et la paroi latérale. La
traction sur ces instruments tend
fortement le champ opératoire.
(Fig.75.)Je taille alors un lambeau
ovoïde, dont le sommet se trouve
immédiatement au-dessous de
l'orifice de l'urètre et intéresse
sur une étendue plus ou moins
considérable la paroi antérieure
du vagin. Avant toutes choses
même, j'enlève les bourrelets que
l'on trouve si fréquemment près

du méat urinaire. Après avoir tracé mes limites, j'excise la muqueuse, et pour ce, je me sers d'un couteau en forme de massue dont toute la périphérie est tranchante (fig. 76). Ce couteau, imaginé par Mme *Horn*, une aide des plus intelligentes qui m'assiste depuis des années, permet de faire des sections dans n'importe quelle direction. J'ai été amené à l'employer parce que tous les bistouris dont je me servais auparavant, s'usaient rapidement de la pointe et se trouvaient ainsi hors de service, alors que le restant de la lame était pour ainsi dire intact. J'enlève, à l'exemple de *Hegar*, toute la surface excisée d'un seul coup, en allant de la périphérie au centre. Dans ce but, je fais usage de l'instrument représenté par la fig. 77 et qui est dû également à l'imagination de Mme *Horn*. On couche le lambeau sur les dents de cette espèce de rateau et on l'enroule sur lui-même, ce qui donne une tension très favorable aux régions à disséquer. Le détachement se fait ordinairement tout d'une pièce ; cependant il reste toujours des arêtes et des inégalités que l'on sectionne à l'aide des ciseaux de *Cowper*. L'hémorrhagie est généralement peu abondante ; je ne lie pas les

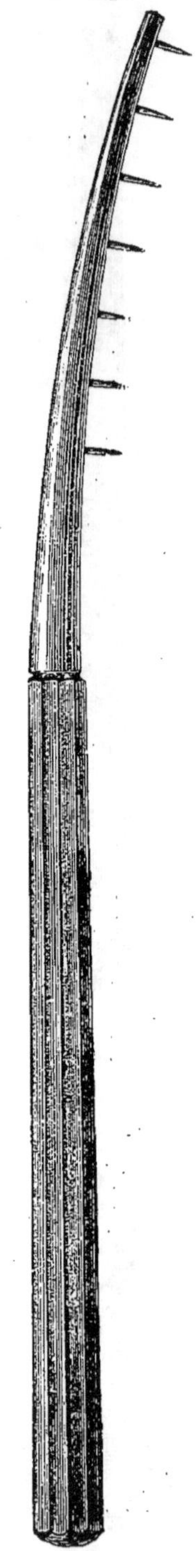

Fig. 77. — Rateau pour l'enroulement du lambeau, d'après Mme Horn (grandeur nat.).

vaisseaux qui donnent du sang; je les fais comprimer par un aide, autant que possible par l'intermédiaire du lambeau sus-jacent. Lorsque la surface saignante est complètement égalisée, je procède à la confection des sutures. Après affrontement linéaire de la plaie de la muqueuse, je réduis l'utérus et la paroi vaginale antérieure. Pendant cette manœuvre il faut avoir bien soin de donner au premier une situation se rapprochant le plus possible de la normale. Lorsqu'il y a des obstacles, je me sers volontiers de la sonde pour assurer la rectitude de cet órgane.

3° J'arrive au troisième temps de l'opération : la *colporrhaphie postérieure.*

Mon procédé s'appuie intimement sur les conditions physiologi-ques du canal vaginal. C'est l'examen des dessins de *Freund* se rapportant à la périnéorrhaphie qui m'en a suggéré l'idée (*Naturforscher versammlung*. Wiesbaden 1873). *Freund* rappelle tout d'abord que, vu la configuration particulière en H du *lumen vaginæ* (fig. 78),

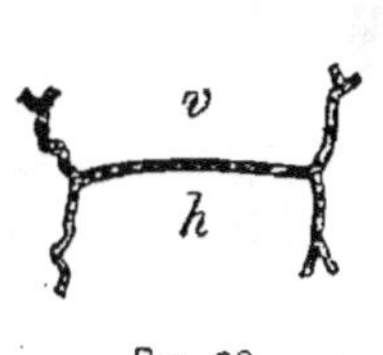

Fig. 78.

les masses de tissu les plus résistantes devront être cherchées dans les parois antérieure et postérieure du vagin. Les parois latérales sont des restes des conduits de *Muller*. La fusion de ces conduits sur la ligne médiane crée en avant et en arrière les tissus si riches en tractus fibreux, que dans la vie extra-utérine nous voyons et sentons si longtemps dans la *columna rugarum ant.* (bour-relet urétral) et dans la *columna rugarum post.*, jusqu'à ce que leurs replis s'effacent sous l'influence de la cohabitation et des parturitions. Mais alors même que ces plis de la mu-queuse vaginale se sont effacés, nous pouvons encore démon-trer, à la coupe, l'existence de ces éléments fibreux. Aussi, dans la confection, sur la paroi postérieure, de ma surface d'avivement, je m'arrange de façon à ne pas supprimer ces éléments, comme le font *Simon* et *Hegar*. Je ne détache pas davantage le lambeau suivant le procédé de *Bischoff*. *Je conserve au contraire la région où abonde le tissu fibreux pour la faire servir de soutien à la nouvelle paroi postérieure du vagin; je fais mes incisions sur les parties latérales, et j'enlève la muqueuse à partir de là*

jusqu'environ vers la moitié de la hauteur des parois latérales.
Je crée ainsi sur la paroi postérieure, au-dessus de l'entrée du
vagin, deux plaies qui correspondent à peu près au pli inférieur
du reliquat des canaux de *Muller*. En suturant les lèvres de ces
plaies, le bord de la colonne du vagin vient se placer vers le

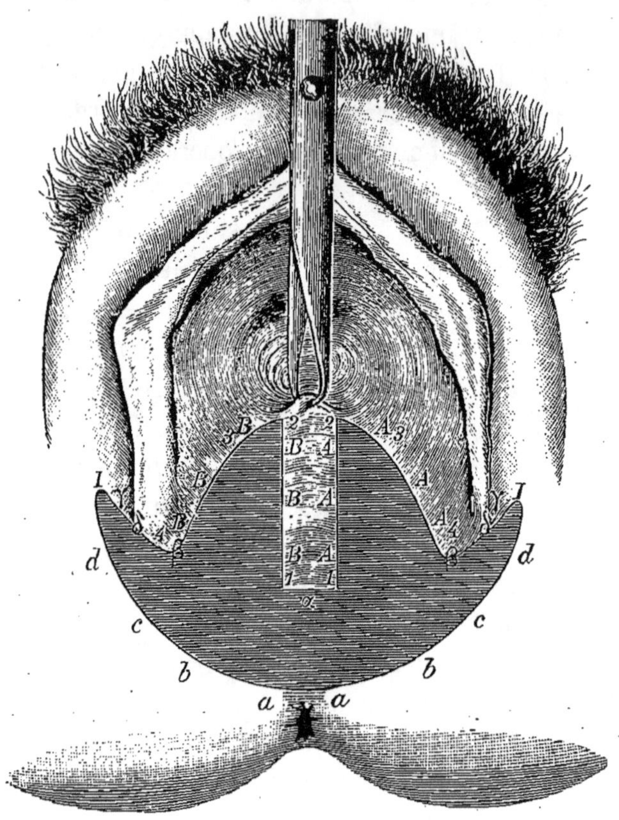

Fig. 79. — Surface d'avivement dans la colporraphie postérieure, d'après le procédé
de A. Martin.

1-2 Section latérale à la colonne vaginale postérieure.
3-4   —   sur la paroi latérale du vagin.
   I Extrémité de l'avivement au niveau de l'introïtus.
A-A, B-B, a-a, b-b, c-c, d-d, β-α-β, δ-δ, γ-γ, indiquent les points à suturer entre eux.

milieu de la hauteur des parois latérales du vagin; la colonne
postérieure elle-même, cette masse de tissu si résistant, fait une
saillie plus considérable. Il ne tient qu'à moi, en somme, de donner
à la paroi postérieure une élévation appropriée aux circonstances.

Le vagin une fois rétréci par ce procédé, et la tension convenable du plancher pelvien vers la ligne médiane obtenue grâce à la double surface d'avivement — cette tension nuit beaucoup moins à la cicatrisation parce qu'elle se partage en deux forces parallèles — je procède au temps final de cette opération, c'est-à-dire au renforcement et à l'agrandissement du périnée.

Mon procédé de *colporrhaphie postérieure* présente donc *deux temps opératoires distincts : l'élythrorrhaphie bilatérale* et la *périnéauxèsis.* Pour la pratiquer, j'attire à moi la paroi vaginale postérieure et je fixe l'extrémité inférieure de la colonne postérieure (*a* fig. 79). On trouve facilement cette dernière, sinon à la surface, du moins dans la profondeur, même dans les prolapsus très anciens. Je maintiens de même l'extrémité supérieure à l'aide d'une seule pince à griffes, comme le montre la fig. 79, ou à l'aide de deux pinces, de façon à ce que l'une soit placée à l'endroit *x* indiqué par la fig. 80. D'autres pinces encore sont appliquées de chaque côté, à l'extrémité de la surface d'avivement sur la paroi latérale (4 de la fig. 79, *y* de la fig. 80), environ à la limite inférieure du canal vaginal.

Je fais alors une incision rectiligne d'un côté et latéralement à la colonne jusqu'à son extrémité inférieure (fig. 79, 2-1); puis, à partir du sommet de cette incision, je circonscris avec le bistouri les replis de la paroi vaginale latérale (fig. 79, 3-4) jusqu'en bas, c'est-à-dire à l'endroit où est appliquée la pince. Le lambeau ainsi obtenu (fig. 79, 1, 2, 3, 4) est excisé et les bords immédiatement réunis par de solides sutures, de manière à produire l'affrontement de A—A (fig. 79). J'opère de même du côté opposé (B—B, fig. 81). A ce moment. j'enlève les pinces qui fixaient les extrémités des deux incision latérales. L'élytrorrhaphie est terminée.

Je commence alors la *périnéauxèsis.* Une nouvelle incision, transversale cette fois, part du point inférieur des lignes de suture en suivant la limite inférieure de la colonne postérieure (III, fig. 81) du vagin. Des extrémités de cette incision transversale, le bistouri continue sa route jusqu'à la vulve, environ jusqu'au bord inférieur des nymphes (β-I, fig. 79 ; III-I, fig. 81). Arrivé à la limite du vestibule, je circonscris finalement l'orifice vaginal (*a b c d,* fig. 79 et fig. 81, I-II) par une inci-

sion dont les extrémités vont se confondre avec celles des lignes
de section aboutissant au bord inférieur des petites lèvres. (Fig. 79
et 81.) Les tissus ainsi circonscrits sont avivés, égalisés avec le
plus grand soin et suturés.

Tout d'abord on *suture* entre elles les incisions des parois

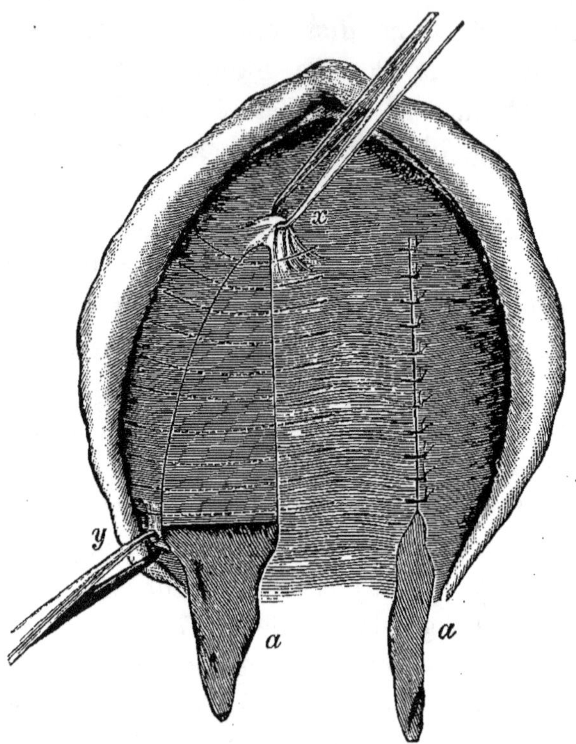

Fig. 80. — Premier temps de la colporrhaphie postérieure, d'après le procédé de A. MARTIN.

Élytrorrhaphie bilatérale. Suture interrompue a : lambeaux préparés. — x : point d'application de
la pince à mors à l'extrémité supérieure de la colonne du vagin. — y : point d'application d'une autre
pince sur les côtés. — Le côté gauche est avivé et suturé; le droit est avivé et la place des points de
suture est indiquée.

latérales (III — I, fig. 81); pour ce, on pose des fils le long
des côtés de l'angle III de la figure 81 (α-β, fig. 79). On passe
le premier fil au-dessous de toute la masse de tissu; on fait rés-
sortir l'aiguille environ au milieu de la limite inférieure de la
colonne du vagin (α) pour la renfoncer immédiatement à côté de
son trou de sortie, lui faire embrasser toute la surface saignante

et la faire émerger symétriquement du côté opposé. Ce fil une fois noué, on en applique un second tout près du premier; par ces points de suture l'extrémité inférieure de la colonne postérieure du vagin se trouve complètement à couvert. On achève de même l'affrontement des bords de la surface d'avivement intéressant l'entrée du vagin (β-α-β, γ-γ, I-I, *a-a*, *b-b*, *c-c*, fig. 81).

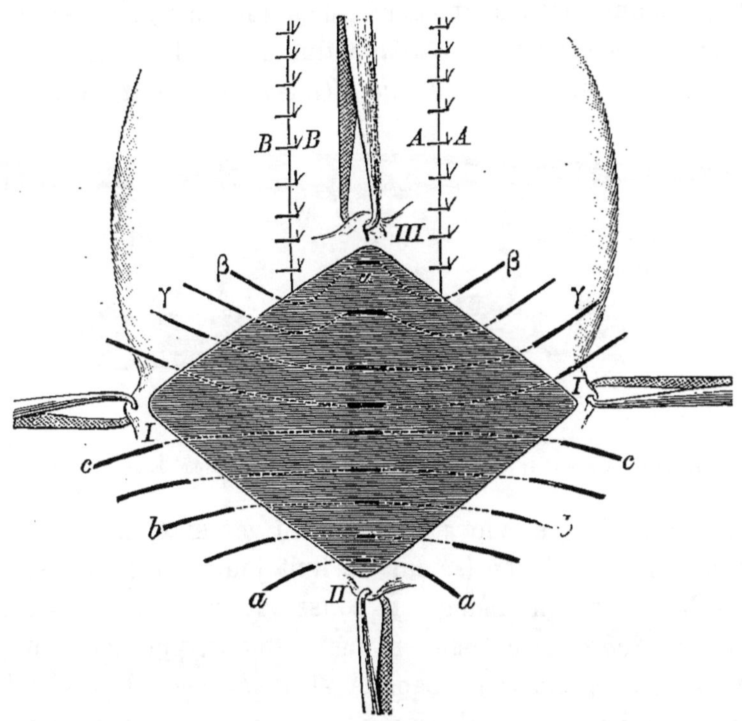

Fig. 81. — Deuxième temps. — Périnéauxèsis consécutive à l'élytrorrhaphie.

I-I Points extrêmes de l'avivement latéral au niveau de l'introïtus

II Partie moyenne de la section qui embrasse la fourchette, immédiatement au devant de l'anus.

III Extrémité inférieure de la colonne vaginale postérieure.

Après l'opération, on porte la malade dans son lit et on lui applique, en guise de pansement, un bandage destiné à maintenir les deux cuisses rapprochées.

Jusqu'en automne 1885 je me servais, pour les *sutures,* de fils de soie tressée (*Turner's* Patent) de l'emploi desquels je n'avais qu'à me louer. Ils avaient cependant des inconvénients. On en usait beaucoup et l'aide n'était occupé, durant toute l'opération, qu'à enfiler l'aiguille. De plus, le rétrécissement considérable du vagin ne facilitait pas précisément l'enlèvement de ces sutures, et la malade en souffrait toujours. Enfin, comme l'enlèvement prématuré est contre-indiqué en raison de la délicatesse de la cicatrice, les femmes étaient obligées de revenir au bout de quelques mois, alors même que leur domicile se trouvait extrêmement éloigné. En principe je devais donc considérer l'usage du catgut comme très avantageux. Mais mes premiers essais avec cette substance échouèrent. Je n'obtins de résultat que quand, sur la recommandation de *Schrœder* (*Gesellsch. f. Geb. und Gyn. zu*

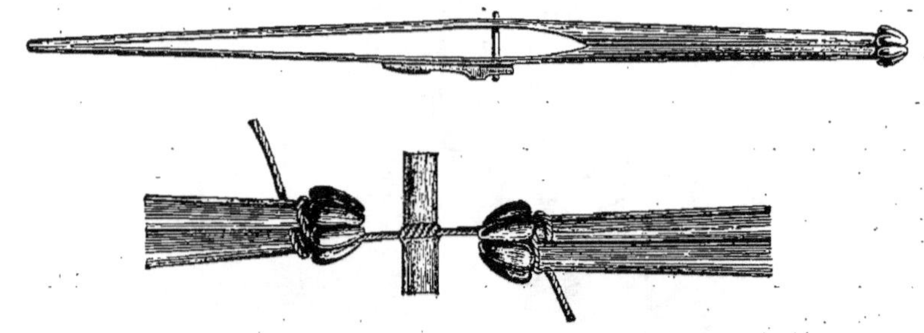

FIG. 82. — Pincette à fils de BAUMGÄRTNER.
a. Pincette, moitié de la grandeur naturelle. — *b.* Ses extrémités armées de fils.

Berlin, 1885) (1), j'employai le catgut au genièvre, préparé d'après le procédé de *E. Küster* (séjour de huit jours dans une solution de sublimé au millième et conservation dans l'essence de genièvre). *Schrœder* prônait en même temps, pour ces autoplasties, la **suture continue**. Dans la *Deutsche med. Wochenschrift*, N° 2, 1886, j'ai relaté (d'après une communication faite en décembre 1885 à la Société d'obstétrique et de gynécologie de Berlin) douze observations d'opérations de prolapsus où j'ai employé la suture continue avec le catgut. Depuis cette époque le succès s'est maintenu. Aujourd'hui cependant je ne fais plus usage, dans certains cas, de cette suture que pour les parties profondes de la plaie et pour le vagin ; pour le périnée, je me sers de la suture entrecoupée, mais toujours avec des fils de catgut. Avec ces derniers les deux sutures, entrecoupée ou continue, n'offrent plus les inconvénients dont j'ai parlé plus haut

____

(1) *Zeitschr. f. Geb. u. Gyn.* Tome II, p. 213.

à propos de la soie ; le danger de l'hémorrhagie, sur lequel j'insistais encore dans ma communication, a été écarté lui-même, depuis que ma main est devenue plus exercée. — Quoi qu'il en soit, voici comment on procède : l'aiguille, munie d'un long fil de catgut, est enfoncée dans l'angle supérieur de la plaie; on la fait passer au-dessous de celle-ci et ressortir à la distance convenable du côté opposé. On noue alors le fil près de son bout postérieur. Ce bout très court est fixé par un aide ou par un instrument extrêmement commode, je veux parler de la pincette de *Baumgärtner*. (Fig. 82 *a, b*.)

Puis on enfonce l'aiguille dans la plaie même, on lui fait embrasser la moitié environ de la surface saignante, on traverse et on tire fortement sur le fil. Pendant que celui-ci est maintenu tendu par un assistant, on repique l'aiguille dans les tissus près du point de suture précédent, on fait de même que pour le dernier ; et l'on continue de la sorte jusqu'à ce que les parties profondes de la plaie soient réunies dans toute leur étendue. A la limite terminale, on fait de nouveau traverser à l'aiguille le bord extérieur de la plaie. Lorsque les sutures profondes ont produit une réduction de la surface saignante telle que l'affrontement des lèvres est devenu facile, la réunion de celles-ci se fait toujours avec le même fil et au moyen de points récurrents très rapprochés, de façon à produire une ligne de suture parfaitement régulière et égale. L'extrémité du fil est reliée avec sa congénère fixée par la pince à l'autre bout de la plaie, ou encore nouée, à la façon des vétérinaires, avec la portion qui émerge immédiatement des tissus. (Fig. 83, 84, 85, 86.)

Lorsque la surface saignante sus-jacente aux sutures profondes est encore trop étendue, on applique un deuxième étage de sutures, qui conduisent par conséquent le fil à l'angle supérieur de la plaie. Et alors c'est de là que part la réunion superficielle. Ces sutures étagées, en donnant un affrontement parfait et en mettant obstacle à toute tension des parties, assurent une guérison complète. Grâce à elles les fils perdus de catgut prônés par *Werth* (1) deviennent superflus.

(1) *Centralbl. f. Gyn.* nº 23.

Au fur et à mesure que la réunion avance, on enlève les pinces à griffes en commençant par celles qui sont placées sur les côtés. Quelquefois le fil de catgut n'est pas assez long. On pourra appliquer alors, avant d'arriver à sa fin, un autre fil qu'on nouera avec le premier; ou bien encore on arrête celui-ci d'une façon définitive et on recommence avec le fil nouveau une suture

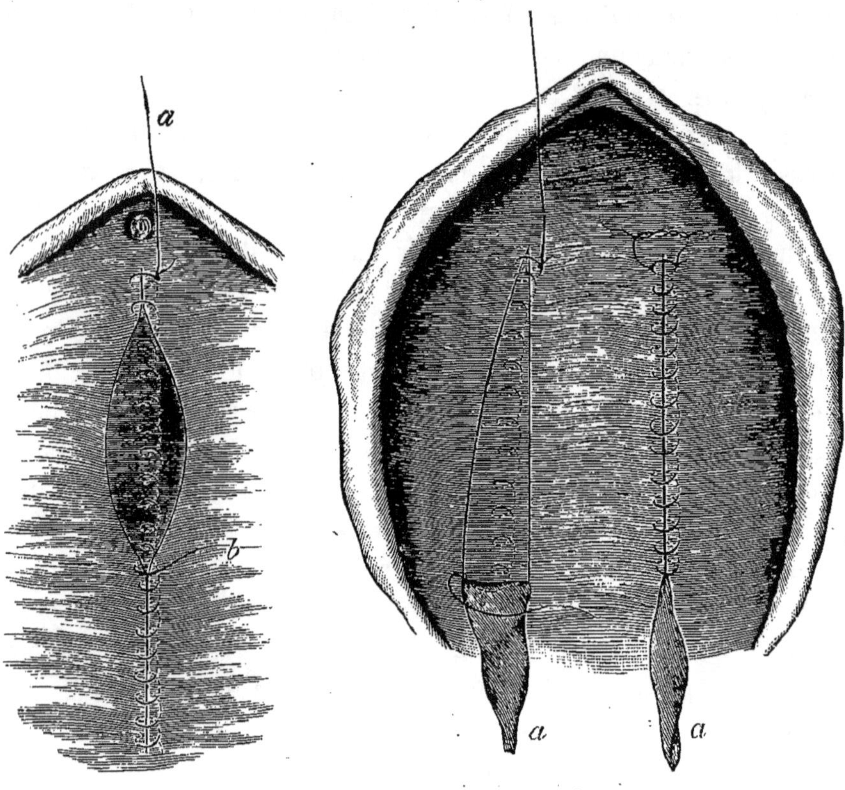

FIG. 83. — Colporrhaphie antérieure.
Suture étagée continue.

a. Extrémité supérieure } du fil.
b. Extrémité inférieure }

FIG. 84. — Premier temps de la colporrhaphie postérieure, d'après le procédé de MARTIN. Élytrorrhaphie bilatérale. Suture étagée continue.

a. Lambeaux disséqués.

nouvelle. Le catgut au genièvre se déchire moins sous l'influence de la traction que sous le moindre contact avec le bord de l'aiguille. Lorsque cet accident arrive, la suture déjà pratiquée n'est pas le moins du monde perdue; on relie le fil coupé au fil nouveau au moyen d'un nœud. Et si, à ce moment, la suture profonde est suffisante pour permettre le facile affrontement des lèvres de la plaie, rien n'empêche de terminer la réunion au moyen de points de catgut interrompus.

Lauenstein a proposé (*Centralbl. f. Gyn.* 1886, n° 4) de faire passer entièrement les fils sous la surface saignante, de façon à ce que la continuité des lèvres de la plaie ne soit interrompue

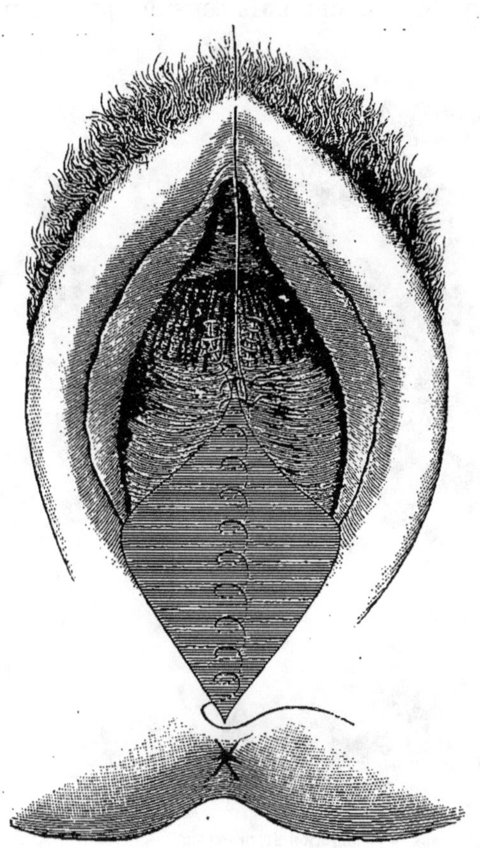

FIG. 85. — Suture étagée continue pour la périnéauxèsis.

extérieurement ni par un fil ni par une marque de piqûre. J'ai essayé ce procédé qui m'a paru trop « artistique » ; du reste les inconvénients qu'il doit combattre sont trop minimes pour qu'on s'y arrête. La figure 83 représente la marche de la suture dans la colporrhaphie antérieure. Je conseille de ne pas donner trop d'étendue à la surface de la plaie, de peur de créer des difficultés à la reposition, dans laquelle la paroi antérieure serait tiraillée plus que de raison.

Lorsqu'on fait la suture interrompue avec de la soie, il faut
généralement commencer par la partie supérieure. On applique
alternativement une suture profonde et une suture plus superficielle et on noue, le plus souvent, les fils immédiatement. La
réunion doit être opérée le plus rapidement possible. Plus la plaie
diminue de dimensions, moins la tension par les pinces à griffes

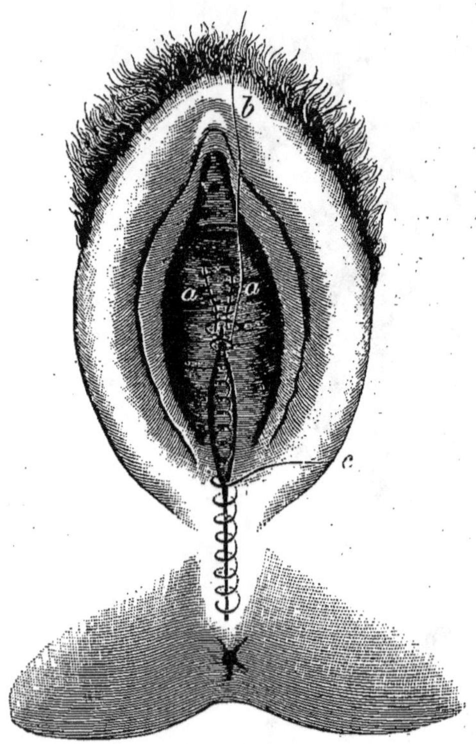
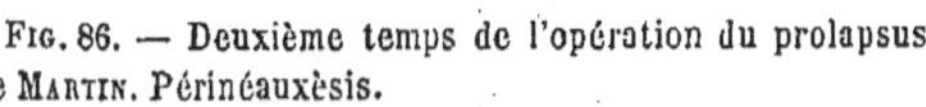

Fig. 86. — Deuxième temps de l'opération du prolapsus
de Martin. Périnéauxèsis.

    aa. Élytrorrhaphie bilatérale.
    b. Extrémité supérieure } du fil.
    c. Extrémité inférieure }

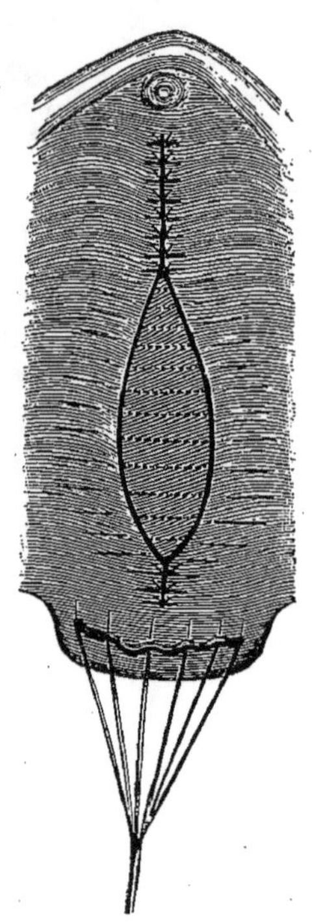

Fig. 87. — Suture interrompue (avec
fils de soie) dans la colporrhaphie antérieure.

devient utile. Aussi celles-ci sont-elles enlevées les unes après
les autres, en commençant par les latérales. Si, après affrontement complet des bords, on ne réussit pas tout de suite à nouer
un fil profondément situé, et si les tissus se tendent d'une façon
préjudiciable à la guérison, on suit le procédé de *Hegar* qui
applique, en avant et en arrière de la suture profonde, une

suture superficielle, à l'aide de laquelle il serre l'une contre l'autre les lèvres de la plaie. Cela fait, on pratique la ligature des fils profonds. (Fig. 87.)

On obtient de cette façon une cicatrice linéaire maintenue par un grand nombre de points de suture. Finalement on coupe les bouts des fils, tant les derniers que ceux qui ont servi pour l'amputation du col, et on replace l'utérus et la paroi antérieure du vagin, en ayant bien soin de donner à la matrice sa position normale.

Dans mon procédé de *colporrhaphie postérieure avec emploi des sutures étagées au catgut,* on réunit immédiatement toutes les surfaces d'avivement. Donc d'abord A, fig. 81, puis B. Pour raccorder la périnéauxèsis à l'élytrorrhaphie, je me sers aujourd'hui encore d'un fil de soie (β-α-β, fig. 81). Celui-ci pénètre à gauche, à l'extrémité de A, dans la paroi vaginale latérale, passe sous la surface saignante, émerge à la partie inférieure de la colonne du vagin, s'enfonce de nouveau immédiatement à côté de son point de sortie et ressort à la paroi latérale opposée, à l'extrémité de B. Comme ce fil est obligé de résister à une grande force de traction, je le renforce quelquefois par un second, appliqué immédiatement au-dessous. Ce n'est qu'à γ, éventuellement au fil le plus proche, que commence la suture continue au catgut. Mon premier étage de points part de cet endroit et s'étend jusqu'à l'anus. La plupart du temps on le fait suivre d'un second étage récurrent; et alors seulement on réunit les lèvres superficielles de la plaie, toujours avec le même fil qu'on nouera extérieurement, immédiatement au-dessous du bord inférieur de l'avivement. Dans la périnéauxèsis restreinte, cette réunion est possible déjà après l'application d'un premier étage de sutures, et, dans ce cas, le nœud d'arrêt du fil se trouve situé dans le vagin.

Lorsque *l'on se sert de soie* on pose les fils en A et B comme d'habitude ; quant à α et β, ils sont appliqués d'après les règles qui président à la suture au catgut. Il en est de même pour γ, δ, ε, etc. (Fig. 81.)

On coupe tous ces fils à ras.

Éventuellement on peut retirer l'aiguille, lorsqu'elle affleure la

ligne médiane de la plaie, pour ne pas lui faire embrasser d'un
coup une trop grande portion de tissus. Lorsque l'introïtus est
fermé jusqu'immédiatement derrière les petites lèvres (fig. 81), il
reste, dans le prolongement du raphé périnéal, une fente superficielle, pour l'affrontement des bords de laquelle quelques sutures,
superficielles aussi, suffisent (*a, b, c, d,* fig. 81). Le dessin créé
par la suture est finalement celui que représente la fig. 88.

Pendant toute la durée de l'opération, on fait de l'irriga-

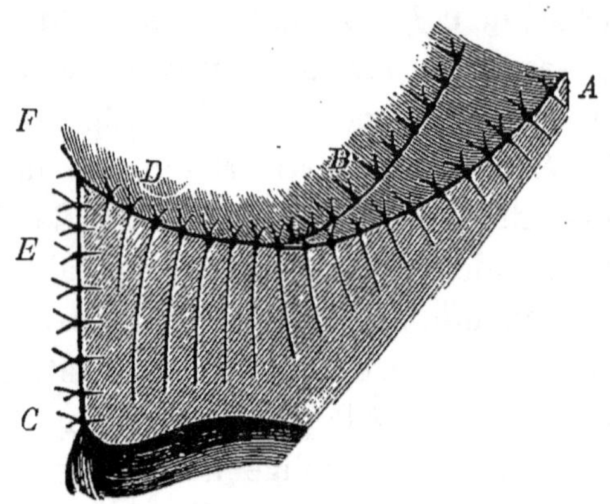

Fig. 88. — Colporrhaphie postérieure, d'après le procédé de Martin.
Vue de profil.
Sutures interrompues. *A–B* : élytrorrhaphie, *D–F* et *C–E–F* : périnéauxèsis.

tion continue avec une solution faible et tiède d'acide phénique (1 1/2 %). ou de sublimé (1/10 000). Je n'ai jamais trouvé
d'inconvénients à cette pratique ; je regarde même comme très
agréable de travailler sous cet arrosage non interrompu du champ
opératoire.

Le traitement consécutif est autant que possible l'expectation.
Les femmes devront rester, trois semaines durant, dans le décubitus dorsal, les membres inférieurs liés l'un à l'autre. Pour la
satisfaction de leurs besoins, on devra glisser sous elles des bas-
sins plats ; et si la miction est entravée, ce n'est qu'avec la plus
grande circonspection qu'une main exercée devra pratiquer le
cathétérisme. A partir du quatrième jour, on favorisera la défécation à l'aide d'huile de ricin. On ne fera pas d'irrigations vaginales ;
on se contentera simplement de laver la région vulvaire après

chaque émission d'urine, et en ayant la précaution de n'écarter les cuisses que très peu. Les lignes d'affrontement demeureront soigneusement cachées.

Au bout de douze à quinze jours on enlève, si l'on s'est servi de soie, les fils extérieurs (F jusque C, fig. 88), la malade restant toujours couchée ; on pourra à ce moment lui faire prendre une injection vaginale. A partir du vingtième jour, la femme pourra s'asseoir ; et, après le vingt et unième ou vingt-deuxième, sortir du lit. En général les patientes se ressentent quelques jours encore de leur long séjour au lit ; mais elles se remettent très vite, grâce à la liberté des mouvements que leur a reconquise la disparition de l'infirmité.

L'enlèvement d'un ou de deux fils vaginaux de la suture étagée au catgut se fait facilement aux environs du vingt-quatrième ou vingt-cinquième jour. Dans le cas de suture interrompue, je ne me hâte point. Ce n'est qu'avec les plus grandes précautions, et autant qu'ils sont accessibles, que je retire les fils situés dans le segment inférieur du conduit vaginal ; quant à ceux de la plaie d'amputation et de l'avivement vaginal supérieur, je les laisse en place pendant des mois, jusqu'à ce que la cicatrice soit consolidée et ne courre plus risque de se déchirer lors du déplissement produit par l'introduction du spéculum.

L'irrigation continue qui accompagne tous les temps de l'opération explique l'extrême rareté des accidents septiques et de la fièvre traumatique. Mais, même lorsqu'il survient des symptômes d'infection, je ne trouble pas le repos des malades ; car, en supposant qu'aucun agent septique n'ait été mis en contact avec la plaie, il n'y a aucune raison pour que de prime abord on renonce à une réunion. J'ai même, à différentes reprises, observé des cicatrisations par première intention dans des cas où la colporrhaphie avait été suivie d'une élévation thermométrique persistante. Il ne faut pas, dans ces circonstances, jeter le manche après la cognée et croire de but en blanc à l'insuccès de la tentative opératoire. A défaut de réunion immédiate, *J. Veit* (1) propose, comme moyen d'obtenir la guérison, l'affrontement des surfaces bourgeonnantes.

____

(1) *Gesellsch. f. Geb. u. Gyn.*, 1881. — *Deutsch. med. Woch.* 1881, p. 280.

Je n'ai usé, jusqu'à présent, qu'une seule fois de ce procédé, et le résultat en fut défavorable.

Ce n'est ordinairement que deux mois après l'opération que les femmes recouvrent toute la liberté de leurs mouvements. Je leur recommande expressément de s'abstenir pendant longtemps encore de tout commerce sexuel et de tout travail pénible.

Je leur donne l'exeat généralement au bout d'un mois après l'opération, et leur ordonne de continuer elles-mêmes, naturellement avec toute la prudence voulue, les irrigations vaginales avec de l'eau additionnée d'acide pyroligneux rectifié ou d'un autre désinfectant ou astringent léger. Je n'ordonne qu'au bout du deuxième mois les bains de siège que les malades trouvent fort agréables.

Je donne au procédé opératoire ci-dessus *la préférence sur tous les autres procédés connus jusqu'ici, tout d'abord parce qu'il s'adapte essentiellement aux conditions anatomiques des parties;* en second lieu, *parce qu'il ne présente pas plus de complication que les autres.* Au contraire, il est plus simple, parce que l'étendue des surfaces d'avivement est, pour chaque temps de l'opération, bien moins considérable. Une main un peu moins exercée risquera donc d'autant moins de voir les lèvres de la plaie ne pas se réunir d'une façon satisfaisante. Pour la même raison, on sera moins exposé à d'abondantes pertes de sang; enfin, *la cicatrisation intra-vaginale se poursuit avec une grande régularité;* et ceci est déjà quelque chose, alors même que la réunion du raphé périnéal échoue, ce qui arrive encore quelquefois, par exemple lorsque la malade impatiente prend trop tôt la position assise ou qu'elle est soumise à des manipulations maladroites de la part des infirmières.

J'ai communiqué les résultats obtenus avec mon procédé à la Société d'Obstétrique et de Gynécologie de Berlin, le 11 décembre 1885 (*Deutsche med. Wochenschr, n° 2, 1886*). En complétant ces renseignements par ceux relatifs aux opérations exécutées depuis cette époque jusqu'aujourd'hui, je compte 51 opérations antérieures à l'emploi de mon procédé, dont 42 d'après *Hegar,* 4 d'après *Winckel,* 5 d'après *Bischoff.* J'ai opéré 220 malades suivant ma méthode, en tenant compte surtout du procédé de colporhaphie postérieure proposé par moi. — C'est à peine si dans 4 °/₀ des cas l'utérus était assez indemne pour que je n'eusse pas à intervenir de son côté. J'ai eu à combattre l'endométrite, la métrite, des déviations de forme et de position, et, dans cette lutte, le cul-de-sac de Douglas fut ouvert 11 fois, sans accidents consécutifs. La guérison de la rétroflexion fut obtenue 17 fois après l'amputation cervicale et le redressement et avant la colpopérinéorrhaphie. Parmi les autres femmes (plus de 90 °/₀ des malades étaient atteintes de rétroflexion), le déplacement se reproduisit tôt ou tard ; mais cette récidive n'exigea l'application d'un pessaire que chez 5 de ces patientes ; chez les autres la rétrodéviation demeura silencieuse. Dans 3 cas, la matrice était si profondément située dans la poche vaginale prolabée, que seule l'extirpation totale de la portion vaginale rendit la contention possible après la colporrhaphie.

Dans la colporrhaphie antérieure, je considère la restauration de la tension normale comme plus importante pour le segment inférieur du vagin que pour la voûte. Aussi j'enlève toujours les gros bourrelets situés au-dessous de l'urètre, et j'ai soin de ne pas donner trop d'étendue à la surface d'avivement.

Les hémorrhagies secondaires ou consécutives sont rares, lorsque les lèvres de la plaie sont affrontées convenablement. Lorsqu'on se sert de fils de soie pour la suture, cet affrontement n'offre aucune difficulté ; quant aux fils de catgut il faudra, dans la suture continue, veiller à ce qu'ils soient bien tendus. Mais là où, immédiatement au-dessous de la surface saignante, courent de gros vaisseaux variqueux, là surtout où l'aiguille a pu les blesser, il est prudent de poser dans la profondeur quelques fils de soie bien résistants et embrassant toute l'épaisseur des tissus.

Sur ces 271 cas, il se produisit 7 fois de la *paramétrite,* plus ou moins diffuse et accompagnée d'une élévation persistante de la température : dans l'un des cas, nous obtînmes un accroissement suffisant de la cloison recto-vaginale. Deux autres fois l'exsudat se résorba lentement. Une autre des femmes guérit par incision neuf semaines après l'opération. Si l'on tient compte du nombre relativement considérable de prolapsus compliqués de cicatrices anciennes, de paramétrite et de périmétrite chroniques et de déviations de toutes sortes qui entrent dans cette statistique, un pareil résultat doit certainement être regardé comme très favorable, surtout lorsque l'on songe que ces accidents se sont produits chez des femmes dont les plaies étaient de grande étendue et qui présentaient des lésions intra-pelviennes antérieures et diversement fâcheuses.

Parmi ces 271 femmes, il y en eut 80 auxquelles leur âge et leur situation de famille permirent de redevenir *enceintes*. (L'âge moyen de ces malades était d'un peu plus de quarante ans.) Pour 15 d'entre elles je sus que la grossesse avait suivi l'opération, mais je n'eus pas occasion, ni aucun de mes aides de clinique, d'assister aux accouchements. Quant aux autres je les ai revues tôt ou tard après leur accouchement, ou bien j'ai appris par différentes voies leur position intéressante. Chez celles que j'ai observées personnellement in partu ou post partum, la cicatrice opératoire sortit victorieuse de l'épreuve ; à quelques exceptions près, la parturition se fit sans accident.

Eu égard à la difficulté avec laquelle on obtient des renseignements sur les opérées, qui pour la plupart résident à de plus ou moins grandes distances du domicile du praticien—le plus souvent les femmes guéries ne donnent plus de leurs nouvelles — on conviendra avec moi que les renseignements que j'ai pu collationner indiquent des résultats très satisfaisants.

En tout cas je puis affirmer, d'après ces observations personnelles, que mon procédé, aussi bien que ceux des autres chirurgiens, n'oppose aucun obstacle à l'activité sexuelle de la femme ni à son aptitude à la conception ; qu'il permet, par conséquent, d'arriver à une sorte de *restitutio ad integrum*.

Je me considérerais comme coupable d'omission si je ne relatais également ici les cas où le résultat favorable n'eut qu'une durée relative, où par conséquent il y eut *récidive* de l'affection ancienne. Le chiffre des récidives dont j'ai eu connaissance se monte à 11; et, parmi ces cas, il y en avait où l'on pouvait s'attendre d'avance à cet accident, soit en raison de l'emploi de catgut insuffisamment préparé, soit à cause de la production d'hémorrhagies ayant nécessité le tamponnement, soit enfin par le fait de la négligence, de la part des femmes elles-mêmes, dans les soins exigés par la convalescence. Les cas de ce genre se montent à 6. J'y joins encore

celui d'une malade chez laquelle j'avais obtenu avec la suture
étagée au catgut un succès en apparence idéal ; la récidive eut lieu
trois mois après l'opération. A cette époque encore, on pouvait constater que les plaies vaginale et périnéale s'étaient parfaitement
cicatrisées. Il se produisit chez cette femme, du côté droit, une
sorte d'œdème qui n'est peut-être qu'une conséquence passagère
et non encore observée de la tension du plancher pelvien, mais
qui, en tous cas, a eu pour résultat de rendre la récidive fort douloureuse et de faire apparaître à l'anneau vaginal, au moment d'un
effort, la paroi latérale droite du vagin.

Trois fois il y eut, sous l'influence d'une involution sénile progressive de tout l'organisme, due à une nutrition incomplète et à
un défaut de soins, une résorption rapide du tissu adipeux dans
l'appareil génital. Cette résorption fut suivie d'un relâchement
nouveau des parties constituantes du plancher pelvien, et de la
reproduction de l'inversion vaginale, c'est-à-dire du prolapsus.
Chez deux de mes clientes la plaie opératoire avait guéri d'une
manière parfaite ; je n'ai pu assigner de cause appréciable à la
récidive.

Dans la plupart des cas de récidive, je pus trouver les différents
segments de la cicatrice fort bien conservés. J'ai vu trois faits très
curieux où, la femme étant dans le décubitus dorsal, les organes
génitaux externes étaient complètement fermés ; ce n'est qu'en
poussant que les nouveaux bourrelets vaginaux apparaissaient au
dehors. Chez quelques-unes de ces malades, j'ai renoncé de prime
abord à une nouvelle intervention et je leur ai appliqué des tuteurs
vaginaux. Chez d'autres, où je découvris de bonne heure la tendance à la reproduction du prolapsus, il a suffi d'instituer le traitement qu'on a l'habitude d'appliquer au début du prolapsus
puerpéral : tampons de tannin et glycérine, injections astringentes,
repos, bains de siège, abstention de tout effort physique, et surtout
et avant tout défense d'exposer les parties à l'irritation sexuelle.

Deux seulement des femmes se sont soumises à une nouvelle
opération. L'une d'elles fut complètement guérie cette fois et put
reprendre sans inconvénient ses occupations de lessiveuse ; l'intervalle entre les deux opérations avait été de cinq ans. L'autre avait
été opérée d'abord d'après le procédé de colporrhaphie postérieure

de *Hegar*, et ne fait par conséquent pas partie des 220 cas que j'ai cités. La seconde fois, j'intervins d'après mon procédé à moi, et le résultat fut en apparence parfait. La malade, assez intelligente, s'abstint durant trois mois de tout travail pénible ; ce n'est que lorsque les parties semblèrent bien consolidées et que je lui permis de vaquer aux soins du ménage, qu'elle reprit les dures occupations de la mère de famille. Six semaines après, elle vint se plaindre d'une sensation de descente ; au bout de six autres semaines, il existait un prolapsus complet des parois antérieure et postérieure du vagin. A ce moment je procédai à l'opération de *Neugebauer* et j'obtins à nouveau un résultat favorable en apparence. La malade paraissait complètement guérie. Mais quatre mois après, lorsque la malade vint à soulever pour la première fois un seau rempli d'eau, la cicatrice éclata en provoquant de vives douleurs. Et lorsque la femme se présenta à moi, je pus voir la plaie qui saignait encore. Naturellement la malheureuse ne voulut pas entendre parler d'une quatrième intervention ; elle se contente actuellement, pour la réduction, d'un pessaire à tige.

III. — Déchirure du périnée. Périnéorrhaphie

Les déchirures du périnée surviennent, dans l'immense majorité des cas, pendant l'accouchement ; ce n'est que rarement qu'elles sont le résultat de lésions dues à une chute, à un coup, ou qu'elles se produisent pendant l'extirpation des tumeurs de l'appareil génital.

Pour la déchirure intra-partum, il faudra toujours essayer la réunion extemporanée. Mais cette réunion rencontre souvent des entraves qui sont sous la dépendance tantôt de l'état actuel de la parturiente, tantôt du mode de cicatrisation des tissus violemment divisés, tantôt enfin des conditions inhérentes à l'état puerpéral lui-même. De cette façon il arrive que l'on ne s'aperçoit de lésions de ce genre et qu'on n'y remédie que relativement tard et longtemps après qu'elles se sont cicatrisées. D'autres fois, l'allaitement étant regardé comme une contre-indication de l'opération, la restauration du périnée, du moins si la tentative qui a suivi immédiatement l'accouchement a échoué, se trouve différée indéfiniment. D'autres fois enfin ce retard est le résultat de l'indolence de la blessée elle-même qui ne s'adresse au médecin qu'alors qu'à la lésion du plancher pelvien viennent s'ajouter d'autres accidents.

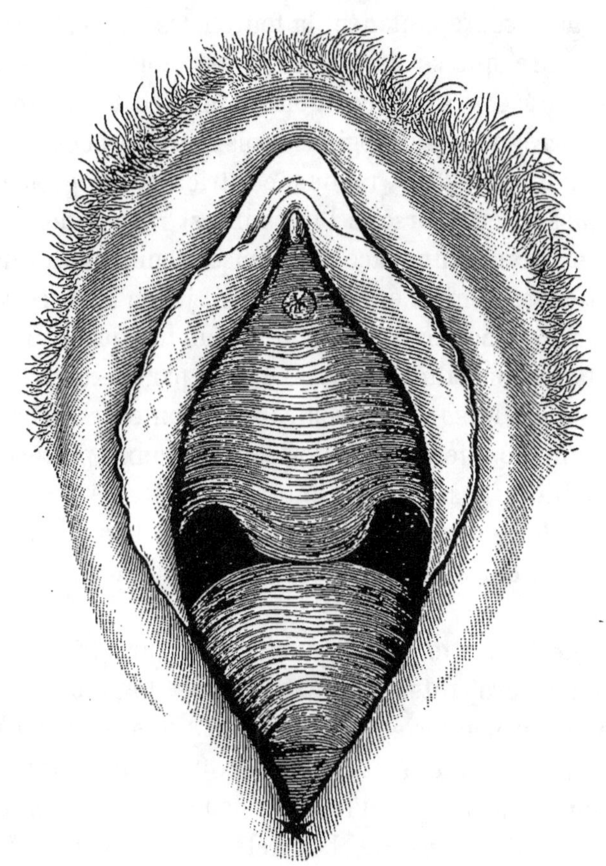

FIG. 89. — Déchirure périnéale superficielle.

Pour l'élude de ces déchirures, nous nous contenterons ici de les diviser en 1° déchirures *incomplètes* et 2° déchirures *complètes.*

1° *Les signes anatomiques des déchirures incomplètes* sont presque toujours une solution de continuité de la commissure postérieure de la vulve et du raphé périnéal. La déchirure se prolonge ordinairement dans le vagin sur la ligne médiane jusqu'à l'extrémité inférieure de la colonne postérieure qu'elle contourne soit d'un, soit des deux côtés; en général elle file le long du côté où siégeait l'occiput du fœtus. (Fig. 89.) Il est très rare de voir la lésion pénétrer dans la colonne vaginale et en séparer un segment latéral.

Lors de guérison spontanée, la fourchette est remplacée par du tissu inodulaire qui se distingue par sa coloration nacrée et sa résistance. Grâce à sa disposition étoilée, ce tissu provoque une tension très irrégulière des régions avoisinantes, et consécutivement la production, entre ces rayons cicatriciels, de gros bourrelets épidermiques. Même lorsque l'intestin est resté indemne, la cicatrice peut entraver d'une façon fâcheuse la dilatabilité de la paroi antérieure du rectum et empêcher ainsi, jusqu'à un certain point, l'évacuation des matières fécales. Presque toujours l'anneau vaginal est notablement altéré dans sa forme par la rétraction cicatricielle, du moins lorsque la déchirure remonte assez haut dans le vagin et a amené une déformation de la colonne postérieure et de la paroi latérale. Les cas où l'anus est intéressé se compliquent très souvent de rectocèle, sous l'influence de laquelle il se produit une protrusion de la paroi postérieure du vagin qui va jusqu'à la procidence.

2. Lorsque l'intestin participe à la déchirure (*déchirure complète*), l'ouverture intestinale se trouve le plus souvent au milieu de la paroi antérieure du conduit. Plus haut, la déchirure prend le chemin que suit la lésion dans le vagin. Grâce à la rétraction cicatricielle, l'intestin fendu est largement béant et sa muqueuse forme un bourrelet d'un rouge vif, qui fait saillie au niveau de ce qui reste de la cloison recto-vaginale; cela peut aller jusqu'à un véritable prolapsus de cette muqueuse. (Fig. 90.)

Ce n'est que rarement que ces déchirures intéressent l'intestin sur une longueur de plus de 5 centimètres. Bien plus souvent le sphincter anal seul est déchiré, ce qui fait que le rectum est entr'ouvert sur un trajet d'environ 3 centimètres. (Il est à remarquer que le prolapsus utérin complique très rarement ces déchirures étendues et profondes, peut-être parce que la matrice, et avec elle tout le plancher pelvien sont maintenus par des exsudats résultant de la dystocie.)

Plus rarement encore la déchirure entame, au lieu de la paroi antérieure, la paroi latérale de l'intestin. L'ouverture intestinale

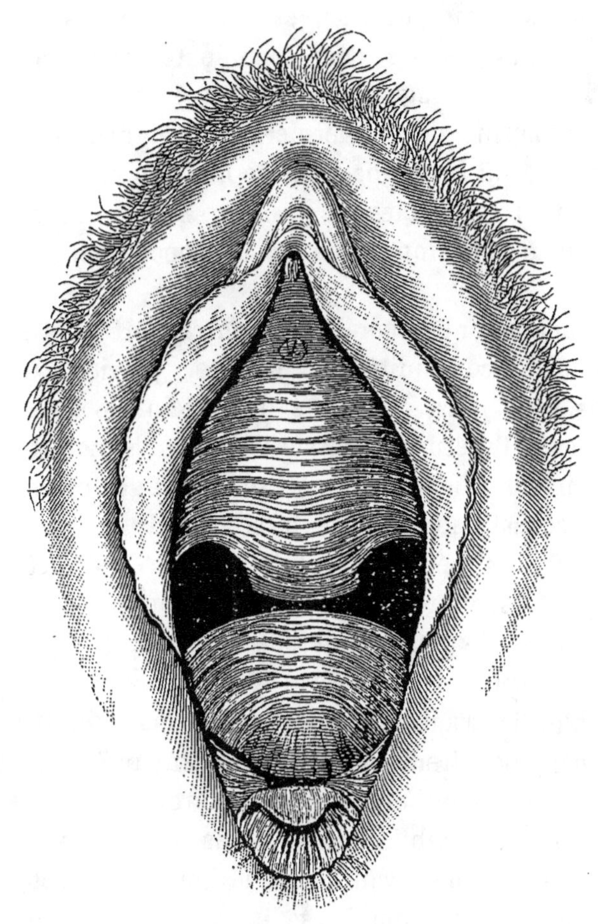

Fig. 90. — Déchirure recto-périnéale.

est alors absolument médiane. J'ai même observé un cas où la déchirure périnéale laissait le rectum absolument indemne et passait à côté de lui pour se diriger en arrière jusqu'auprès du coccyx.

Les *symptômes* des *déchirures périnéales* ne sont pas les mêmes pour tous les cas, même pour ceux où la lésion semble avoir une importance égale. Il y a des femmes qui ne tiennent aucun compte de déchirures même très étendues et chez lesquelles, malgré de durs travaux, les symptômes de la blessure intestinale disparaissent complètement, la tonicité du sphincter et du plancher du bassin une fois recouvrée. D'autres, dont le périnée n'est que peu lésé, et chez lesquelles la béance de l'anneau vaginal n'a pas encore eu le temps de provoquer un état d'irritation chronique du segment inférieur du vagin ou même le prolapsus de ce dernier, se plaignent de souffrances insupportables qui les empêchent de marcher et de rester debout, qui les rendent incapables de se livrer à la moindre occupation. Elles disent n'être tranquilles qu'au repos, dans le décubitus dorsal.

Les accidents sont généralement en rapport avec l'étendue de la solution de continuité du plancher pelvien. C'est lorsque celui-ci ne peut plus, par suite de l'atteinte portée à son intégrité, soutenir l'utérus, la vessie et les intestins, et lorsque les parois vaginales elles-mêmes se sont invaginées, que se développe cette sensation de béance et cette peur continuelle du prolapsus du vagin, si pénibles pour la femme. C'est surtout chez les femmes qui présentent des déchirures incomplètes qu'on observe les phénomènes de descente et de procidence vagino-utérines. Chez elles le prolapsus vaginal postérieur avec rectocèle est fréquent. L'orifice vaginal étant béant, poussière, urine et ordures peuvent y pénétrer, irriter le segment inférieur du conduit et provoquer des souffrances très marquées. Ces souffrances deviennent insupportables quand, dans la *déchirure périnéale complète,* les femmes ayant perdu le pouvoir de retenir le contenu intestinal, le rectum laisse échapper non seulement des matières fécales mais encore des gaz. Les incommodités physiques même mises à part, les rapports sociaux sont interdits aux malheureuses, qui tombent dans l'hypocondrie.

On ne peut espérer d'amélioration en dehors de la restitution aux parties de leurs rapports normaux. Aussi le *pronostic* des déchirures périnéales accompagnées d'accidents sérieux est-il complètement sous la dépendance de l'intervention opératoire. — D'ailleurs on voit de temps en temps des déchirures

incomplètes guérir spontanément pendant la période puerpérale.

Les règles qui régissent la *périnéorrhaphie* diffèrent selon
que l'opération suit de près la production de la déchirure, ou en
est séparée par un laps de temps plus ou moins considérable.

1. — Le traitement le plus convenable de la déchirure *récente*
consiste, sans aucun doute, dans la réunion des parties disjointes,
telle qu'elle existait antérieurement. Il ne faut pas hésiter à avoir
recours à l'anesthésie, lorsque cela est possible, quoique les
femmes soient quelquefois tellement épuisées que l'opération ne
leur cause pas grande douleur, ou qu'en tous cas elles supportent avec patience les quelques piqûres qu'elle commande.
L'anesthésie chloroformique permet de transporter la patiente
sur une table appropriée et de lui donner la posture nécessaire,
ce qui n'est pas à dédaigner pour l'application des sutures.

On aura soin de nettoyer la plaie à fond. L'irrigation continue
enlèvera le sang qui y adhère, les ciseaux couperont les lambeaux
de tissu arrachés. On rapproche ensuite les parties correspon-
dantes et on les réunit par des sutures profondes, pas trop rapprochées. Il importe de ne pas laisser de vides entre les surfaces saignantes et de bien en affronter les bords. Si la déchirure
a contourné la colonne postérieure du vagin, les points de
suture devront en embrasser toute la largeur pour former ensuite
le raphé périnéal et la fourchette. En tous cas, la suture reliera
les *surfaces traumatiques* dans *toute leur étendue*.

Un procédé simple est celui qui consiste dans la suture étagée
des parties avec des fils de catgut. Il raccourcit l'opération, qui
est faite généralement sur des femmes épuisées et baignées de
sueur, et ne provoque pas d'irritation locale, quoique les fils
restés en place soient trempés par les sécrétions lochiales. La
confection des sutures est sous la dépendance de l'étendue de la
déchirure : on réunit d'abord les parties profondes au moyen
d'un ou de plusieurs étages de points et l'on suture ensuite la
plaie extérieure (1).

Il est préférable, même en cas de déchirures puerpérales récen-

_____

(1) Bröse, *Centralbl. f. Gyn.* 1883, p. 777.

tes, de se contenter des irrigations externes. Les parturientes resteront quinze jours au lit. Du dizième au douzième jour, on enlèvera les fils extérieurs s'ils sont en soie. Il faut éviter autant que possible toute injection intra-vaginale.

2. — Dans les *déchirures périnéales anciennes,* le mode d'intervention est subordonné à l'étendue de la lésion.

a. Dans les déchirures anciennes *incomplètes,* beaucoup de chirurgiens mettent en pratique les préceptes énoncés à propos de la colporrhaphie postérieure et sur lesquels je ne reviendrai pas. Je ne parlerai pas davantage de la méthode à lambeaux, indiquée d'abord par *Langenbeck* (1) et modifiée successivement par *Wilms* (2), *Staude* (3) et *Lawson Tait* (4), dont je ne possède pas d'observations personnelles. J'ai employé pendant longtemps le procédé de *Hegar* (5), en opérant tout simplement, d'après ses instructions, la colpopérinéorrhaphie. Dans ces six dernières années, je suis intervenu le plus souvent d'après les principes de *Freund* (6), principes sur lesquels j'ai basé mon propre procédé. Le point essentiel de l'opération consiste dans la réunion des parties suivant leurs connexions anatomiques, et dans le ménagement de la colonne postérieure du vagin, qui est le support de la paroi vaginale postérieure.

Après avoir évacué le tube intestinal, désinfecté la région et endormi la femme dans la position indiquée par la fig. 15, on saisit la limite supérieure de la plaie périnéale avec une pince à griffes et on l'attire le plus possible vers l'orifice. Cette limite se trouve-t-elle sur les côtés de la colonne, la pince sera appliquée sur le repli latéral ; est-elle sur la ligne médiane, ce sera celle-ci qui sera maintenue par l'instrument. Au-dessous de la colonne, à l'endroit où la déchirure se confond avec la ligne médiane, on appliquera deux autres pinces destinées à tendre le vagin, et, dans l'espace ainsi circonscrit, on avivera les parois de la cicatrice qui, après égalisation, seront immédiatement sutu-

---

(1) Biefel, *M. f. Geb.* XV, 1860, p. 401.
(2) Güterbock, *Arch. f. klin. Chir.* XXIV, 1879.
(3) Staude, *Zeitschr. f. Geb. u. Gyn.* V, 1880.
(4) Lawson Tait, *Obstetr soc. of London,* XXI, 1879-1880.
(5) Hegar, *Operative Gyn.,* p. 802, III. Ed.
(6) *Arch. f. Gyn.* VI, 1873, P. 317. Naturforscherv. von Wiesbaden.

rées. (Fig. 91.) Lorsque la suture atteint le niveau du bord inférieur de la colonne postérieure du vagin, on ôte les pinces à griffes, et, après avoir refoulé le conduit vaginal, on dessine le lambeau qui, partant des deux côtés de la limite inférieure de la colonne, se dirige vers le bord inférieur des petites lèvres, se termine en bas

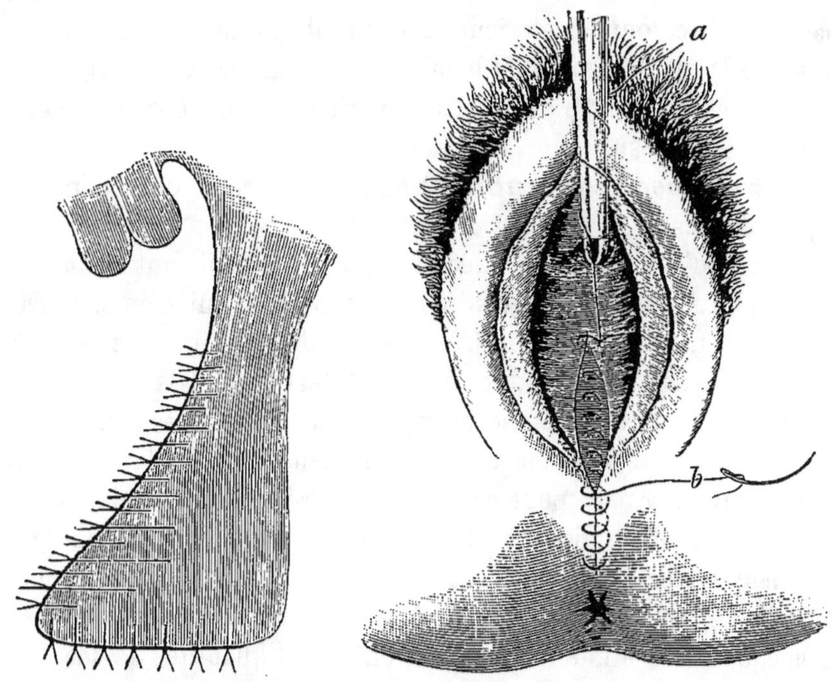

FIG. 91. — Suture interrompue dans la déchirure périnéale superficielle.

FIG. 92. — Déchirure superficielle du périnée. Suture étagée.

a. Extrémité supérieure du fil fixée par la pincette de BAUMGÄRTNER.

b. Fil en cours de suture muni de l'aiguille.

tout près de l'orifice anal et embrasse ainsi toute la déchirure au niveau de la fourchette. Après avivement approprié et égalisation de la région, on suture la plaie vaginale. Dès que les extrémités inférieures des petites lèvres sont réunies, les bords du raphé de nouvelle formation se trouvent également si rapprochés que leur affrontement ne présente plus aucune difficulté.

Lorsqu'il existe des déchirures des deux côtés de la colonne vaginale, on procède comme dans l'opération du prolapsus.

Toujours on opérera sous l'égide de l'irrigation permanente avec des solutions désinfectantes faibles. L'opération terminée, la femme sera recouchée, les membres inférieurs liés l'un à l'autre.

En raison des succès obtenus dans l'opération du prolapsus, on fera bien d'employer également ici la *suture continue avec les fils de catgut* au genièvre. On obturera ainsi la déchirure du vagin latérale à la colonne postérieure avec un fil unique et on réunira le reste de la plaie, comme on le fait dans la périnéauxèsis. (Fig. 92.) De cette suture étagée des surfaces, il résultera une épaisseur considérable des tissus.

Le *traitement consécutif* est analogue à celui de l'opération du prolapsus.

b. Lorsqu'il s'agit d'une déchirure **complète**, il faut restaurer les conduits vaginal et intestinal et le périnée lui-même. L'avivement peut rencontrer de très grands obstacles dans les cas où la cicatrice est très étendue, et où l'intestin, dont la muqueuse fortement distendue saigne au moindre contact, laisse, faute de soins préalables, échapper son contenu pendant toute la durée de l'intervention. Aussi, pour ces cas, une préparation préalable des malades est-elle indispensable. Après les avoir purgées énergiquement pendant quelques jours, je ne leur fais prendre, depuis la veille de l'opération au soir jusqu'au moment de l'opération elle-même, que des aliments liquides en petite quantité. Je les fais baigner à différentes reprises dans des solutions désinfectantes ; je leur fais donner des injections, et le matin, quatre à cinq heures avant l'opération, on leur administre un grand lavement d'eau tiède.

Je couche la femme dans le décubitus dorso-sacré et je commence à aviver les bords là où la déchirure vaginale, qui d'ordinaire remonte toujours plus haut que la déchirure périnéale, embrasse la colonne postérieure. L'avivement se trouve donc, là aussi, sur les côtés du vagin. Il faut que cet avivement remonte assez haut, afin que la cloison recto-vaginale acquière le plus d'épaisseur possible dans cette région déjà et avant qu'on n'arrive, dans le courant de la suture, au sommet de la lésion intestinale. (Fig. 93.)

L'étendue restreinte de la cloison à cet endroit entrave considé-

rablement la suture et compromet souvent le succès par le développement d'une fistule recto-vaginale.

Dans son trajet vers la partie inférieure du vagin, c'est-à-dire
jusque vers l'ouverture vulvaire, l'avivement devra suivre de très
près les bords de la déchirure. Au niveau de l'entrée du vagin,
les surfaces de section devront atteindre la périphérie inférieure

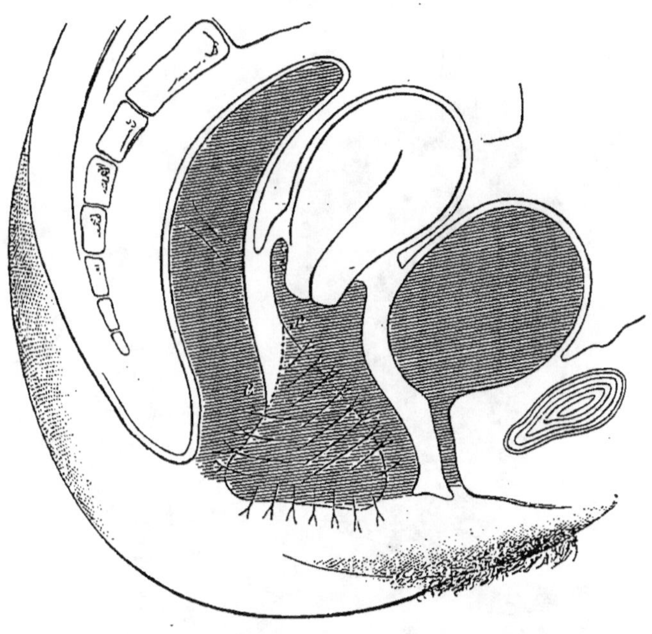

FIG. 93. — Sutures interrompues dans la déchirure entéro-périnéale.
(D'après HEGAR et KALTENBACH, *Gynécologie opératoire*, 3º éd.)

des nymphes, de façon à permettre la création d'un périnée ayant
de l'étendue.

La *suture continue au catgut* débute, comme pour la colporrhaphie postérieure, par l'angle supérieur de la plaie, obture
d'abord l'intestin avec des points qui partent de la muqueuse intestinale, pénètrent à travers la surface saignante et ressortent à
nouveau dans l'intestin. La déchirure intestinale une fois close
jusqu'au niveau de l'anus, on pose avec le même fil, mais courant
en sens contraire, un premier étage de sutures dans la plaie elle-
même, étage qui remonte dans le vagin jusqu'à l'angle supérieur

qui a servi de point de départ. Si cet étage unique est suffisant, on réunit les lèvres externes de la plaie vaginale d'abord et celles du périnée après ; si, au contraire, les surfaces saignantes sont encore trop grandes, on applique un second étage de sutures avant de procéder à l'occlusion définitive. (Fig. 94.)

Dans ces derniers temps j'ai fréquemment fait mes sutures superficielles avec des fils de catgut à points interrompus.

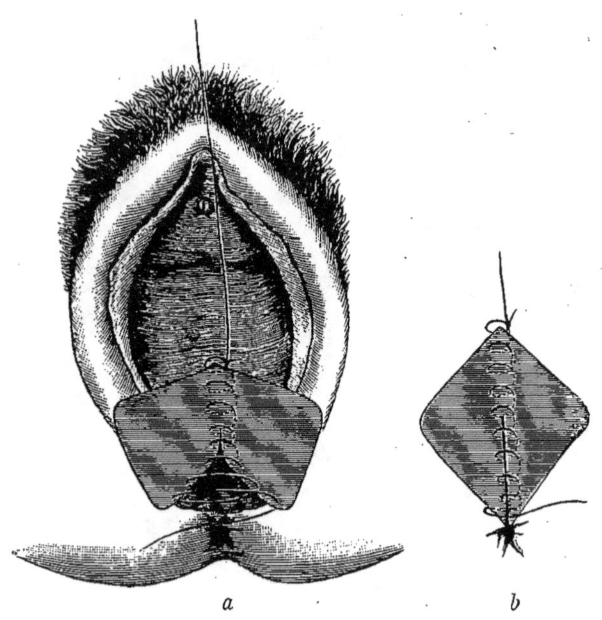

Fig. 94. — Surface d'avivement et suture continue dans la déchirure périnéale profonde.

    a. Étage profond.
    b. Point de transition du premier étage de suture au second.

Lorsqu'on emploie la *suture interrompue,* on passe d'abord deux à trois fils à travers l'intestin et on les noue sur la muqueuse. Puis on en fait autant pour le vagin. On continue ainsi, de façon à ce que les parties profondes des fils vaginaux et intestinaux alternent entre elles. L'occlusion de l'intestin terminée, il ne reste plus qu'à fermer le segment inférieur de l'orifice vaginal pour que la lésion vaginale soit complètement obturée à son tour. A ce moment, les bords de la plaie dont l'adaptation formera le raphé périnéal se juxtaposent très étroitement, ce qui rend leur réunion très facile à l'aide de quelques sutures superficielles. La seule précaution à prendre est de ne point laisser de vides dans la profondeur. On coupe les fils à ras, on nettoie soigneusement la plaie et on transporte la malade dans son lit, les cuisses liées l'une à l'autre.

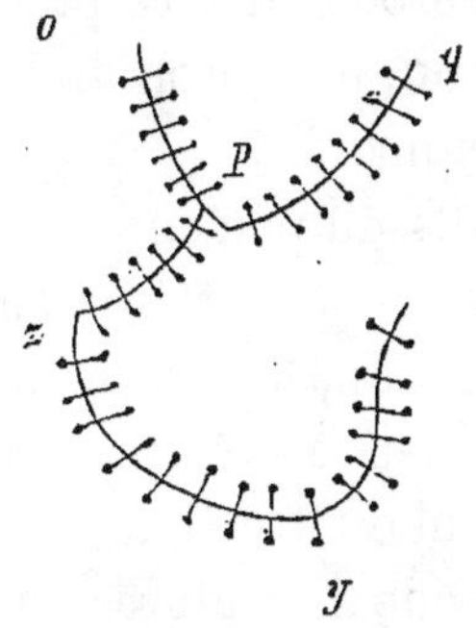

Lorsque la cicatrice intéresse la colonne postérieure du vagin, de façon que la partie inférieure de celle-ci soit séparée du reste, on devra tenir compte de ce fait dans l'avivement. Quant à la réunion, elle se fera comme l'indique la figure 95.

On a proposé différentes modifications pour l'opération des déchirures périnéales complètes, surtout en ce qui concerne l'application des sutures. On a cherché, entre autres, à éviter de nouer les fils sur la muqueuse intestinale, en plaçant un huit de chiffre qui permette de faire le nœud dans le vagin. *Heppner* (1) emploie la suture en huit de chiffre et se sert de fils métalliques; il procède comme l'indique la figure 96, et fait un nœud à la fois dans l'intestin et dans le vagin. Je n'ai pas d'expérience personnelle à ce sujet; mais cette suture, me dit-on, est employée couramment en Russie. D'autres ont cherché à ne poser que très superficiellement les fils intestinaux. A partir de la suture vaginale supérieure, tous leurs fils pénètrent dans le périnée et en ressortent, de manière à fermer à la fois le périnée

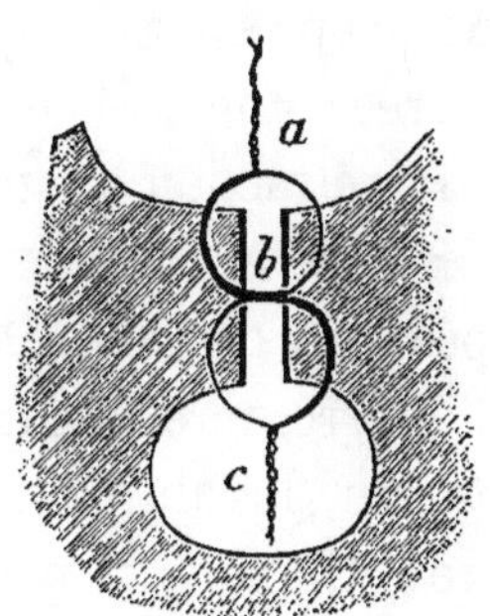

FIG. 95. — Suture interrompue, d'après FREUND.

o, p, q : déchirure vaginale contournant la colonne vaginale.
p, z : suture allant jusqu'à l'introïtus.
z, y : périnée.
de *y* en remontant : cicatrice intestinale.

FIG. 96. — Suture de HEPPNER.

a. Vagin.
b. Déchirure.
c. Rectum.

(1) *Archives de Langenbeck*, t. X et XV.

et le vagin. — C'est là, à peu de chose près, le procédé de *Hildebrandt* (1) et celui de *J. Veit* (2) pour les déchirures récentes ; eux aussi donnent comme point de départ à leurs fils la région périnéale. Le nombre restreint de cas où j'ai usé de ce genre de suture me permet de m'associer à ceux qui reprochent à ce procédé de ne pas favoriser précisément la guérison, en raison de la constriction qu'il exerce sur les surfaces à réunir.

Il est incontestable qu'en serrant les fils un peu énergiquement les tissus se trouvent assez étranglés entre les trois groupes de sutures, et que finalement, après cicatrisation, le périnée de nouvelle formation peut être relativement peu élevé. Ces inconvénients n'existent pas avec la suture continue au catgut.

Pour les éviter, *Werth* (3) a recommandé la suture étagée au catgut, à l'aide de laquelle les surfaces de la plaie sont réunies par segments, par étages. On obtient ainsi une réunion de plus de largeur et par conséquent une cloison plus résistante. Les avis sont partagés au sujet de ces sutures souterraines. J'ai employé le procédé de *Werth* cinq fois et les résultats n'ont pas été bien brillants ; j'ajouterai cependant que, dans ces cas, le catgut était peut-être trop vieux. Quoi qu'il en soit, le conseil de *Werth* m'a servi d'avertissement, et j'évite de resserrer les surfaces de la plaie au point de trop les réduire. C'est en prenant ces précautions que j'ai réussi, même sans sutures profondes, à créer une cloison recto-vaginale très large et très résistante, que la rétraction cicatricielle ne diminue que de bien peu.

Comme **traitement consécutif** de l'opération de la **déchirure périnéale complète**, les uns proposent d'interrompre pendant un certain temps le **fonctionnement de l'intestin** ; les autres, au contraire, le provoquent immédiatement après. Quoique je n'aie pas vu cette seconde manière de faire être toujours suivie d'accidents, je ne puis cependant me décider à l'employer. Quant à l'interruption de l'activité intestinale, elle expose à de grands inconvénients. J'ai vu chez des malades, nourries avec des aliments exclusivement liquides et en petite quantité, se former quand même des

(1) *D. neue Gyn.-Klin. in Königsberg.* 1876, p. 45.
(2) *Deutsche med. Woch.* 1881, p. 280.
(3) *Centralbl. f. Gyn.* 1879, n° 23.

masses stercorales qui, au moment de leur évacuation, douze ou quinze jours après, firent éclater la jeune cicatrice : c'est là une affaire extrêmement variable suivant les sujets.

Voici comment je traite mes malades, même celles qui sont condamnées à un alitement prolongé.

Les premiers jours, tant que dure la tendance au vomissement, les malades restent à la diète. Puis on leur donne un peu de nourriture liquide, et le quatrième ou le cinquième jour on leur administre 20 à 30 grammes d'huile de ricin. Si la première dose purgative reste sans effet, on la renouvelle le lendemain, et toujours avec succès. A partir de ce moment, alors même que les femmes sont bien et régulièrement nourries, les selles n'exercent plus, en général, aucune influence fâcheuse sur la cicatrisation. Les malades éprouvent un très grand soulagement de l'introduction dans le rectum, quelques heures après l'opération, d'une petite canule molle en gomme. Les gaz, qui sont parfaitement capables de faire sauter la jeune cicatrice, s'échappent à travers cet appareil et n'amènent plus ce malaise pénible qui se produit, quelquefois dès le second jour et malgré tout, à l'occasion du réveil des contractions peristaltiques.

Lorsque la femme *prend trop tôt la position assise,* la cicatrisation court un grand danger. Combien de fois n'ai-je pas vu le périnée et l'intestin bien cicatrisés se déchirer à nouveau, au moment où la femme faisait un brusque mouvement pour s'asseoir. — Pour permettre la position assise, il faut que les malades aient gardé le repos horizontal au moins pendant trois semaines : ce n'est qu'à cette époque que la cicatrice périnéale a acquis une résistance suffisante. En outre, on ne fera des lavages de la région opératoire que quand celle-ci aura été souillée par l'urine ou les fèces. Je laisse, quant au reste, la plaie complètement en repos; et je ne la recouvre ni avec une substance antiseptique telle que l'iodoforme, ni avec de l'ouate ou un autre corps analogue. Il est complètement inutile d'enlever les fils de catgut. Quant aux fils de soie appliqués sur l'intestin, souvent ils se coupent en partie, tombent dans le canal et sont évacués avec les selles. Les sutures périnéales seront enlevées, avec les plus minutieuses précautions, du dixième au douzième jour, la femme restant au lit; enfin quant aux fils intra-vaginaux je les retire peu à peu et sans me presser.

Comme accidents consécutifs à la périnéorrhaphie, je n'ai constaté jusqu'à présent que des désordres dans la réunion, provoqués par de gros amas de matières fécales. *J. Veit* (1) a recommandé de restaurer ces déchirures nouvelles par éclatement, à l'aide d'une *suture secondaire* après avivement des granulations. Je préfère — et mon opinion est basée sur un échec que j'ai essuyé avec le procédé de *Veit* — laisser les femmes se remettre et attendre la cicatrisation. Il arrive quelquefois, la propreté aidant, que la plaie se ferme de telle façon que tous les malaises disparaissent et qu'on puisse renvoyer les malades chez elles en convalescence, avant de revenir à une nouvelle intervention exigée par la réapparition des accidents. Ceux-ci fussent-ils prononcés, les soins que recevront les malades chez elles pendant quelques semaines ne feront qu'accroître les chances de guérison pour l'opération nouvelle.

Lorsqu'au bout de vingt à trente jours je donne aux opérées leur exeat, je leur recommande de prendre des injections vaginales avec du vinaigre de bois jusqu'à ce que, dans le courant des deux ou trois mois qui suivent, tous les fils de soie soient tombés. A ce moment, les irrigations devront être additionnées de teinture d'iode. Pendant tout ce temps on veillera au bon fonctionnement de la nutrition. Six semaines après l'opération, la malade commencera également à prendre des bains de siège avec une décoction d'écorce de chêne. Quant aux rapports sexuels je les défends d'une façon absolue pendant les six premiers mois.

IV. — INVERSION UTÉRINE

L'inversion utérine est généralement la conséquence d'un trouble de la période de délivrance. Elle est le plus souvent le résultat de tractions maladroites exercées sur le cordon ombilical et, par l'intermédiaire de celui-ci, sur le placenta lui-même, tractions jadis fortement recommandées, et recommandées encore aujourd'hui

_____
(1) *Loc. cit.*

dans certains ouvrages d'obstétrique. Ce n'est que rarement que l'inversion se produit avec ce qu'on appelle l'expression manuelle de *Credé;* elle est due plus rarement encore à des contractions irrégulières des parois utérines ou à d'autres influences agissant sur ces dernières. En dehors de l'état puerpéral, l'inversion utérine peut être la conséquence de l'expulsion de néoplasmes intra-utérins, de fibro-myômes surtout qui, devenus polypiformes dans

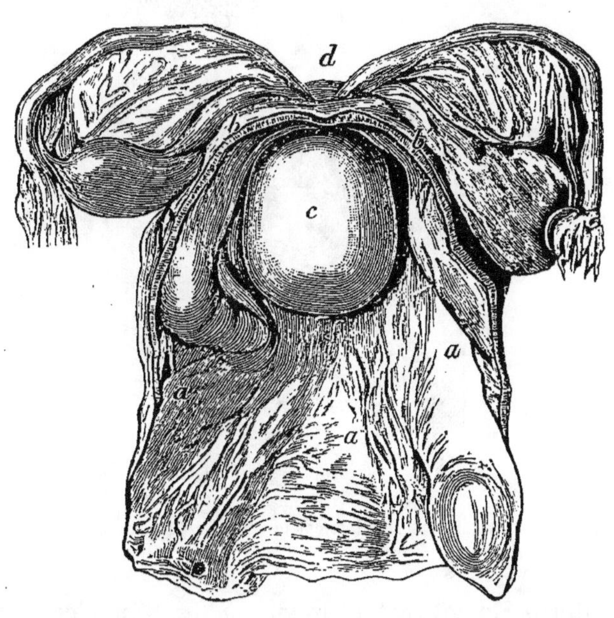

Fig. 97. — Inversion utérine incomplète. D'après Baillie *in Atlas* de E. Martin, II éd., t, XLV

    a. Vagin (la section a porté sur la paroi postérieure).
    bb. Col de l'utérus.
    c. Corps de l'utérus.
    d. Paroi externe du col.

le cours de leur développement, ont provoqué, à l'instar des polypes, les contractions de la matrice et ont finalement été chassés au dehors, mais en entraînant avec eux, grâce à leur pédicule, le fond de l'organe gestateur.

Dans ces cas les parois de l'utérus sont le plus souvent atrophiées ou ont subi la dégénérescence graisseuse, principalement au niveau de l'insertion du néoplasme polypeux.

L'invagination de l'utérus se présente sous différentes formes.

Dans l'une, *l'inversion utérine incomplète*, le fond de l'organe ou la surface d'insertion placentaire, fortement déprimé en cul de fiole, atteint par sa surface interne le niveau environ de l'orifice interne. (Fig. 97.) Ailleurs l'invagination peut intéresser tout le

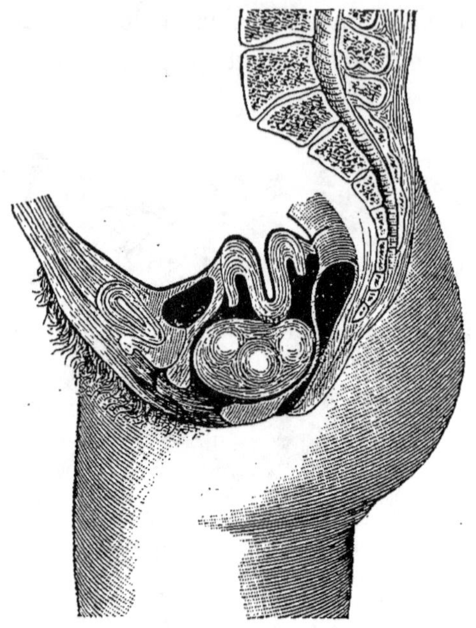

Fig. 98. — Inversion utérine incomplète : myôme du fond de la matrice.

corps de l'utérus, le col restant indemne (fig. 98) : c'est *l'inversion utérine complète*. Enfin l'utérus peut être retourné jusqu'au niveau de l'orifice externe, auquel cas l'inversion est accompagnée de procidence. Cette forme constitue *l'inversion utérine complète avec prolapsus*. (Fig. 99.)

Dans l'état puerpéral, l'invasion de l'inversion est toujours subite et s'accompagne de *phénomènes d'une gravité extrême*. En dehors des couches, au contraire, l'inversion n'est le plus souvent que graduelle, la force expultrice de l'utérus n'acquérant que très lentement l'intensité nécessaire pour chasser au dehors le corps étranger. Cependant j'ai vu des cas d'inversion aiguë se produire en dehors de l'état puerpéral, et amener des symptômes presque absolument semblables à ceux de l'inversion obstétricale.

Ces *symptômes* consistent tout d'abord dans une *hémor-rhagie profuse* et une commotion profonde ; bien des femmes meurent subitement par suite du choc ou de la perte sanguine. Je fus appelé un jour près d'une accouchée chez laquelle s'était produite

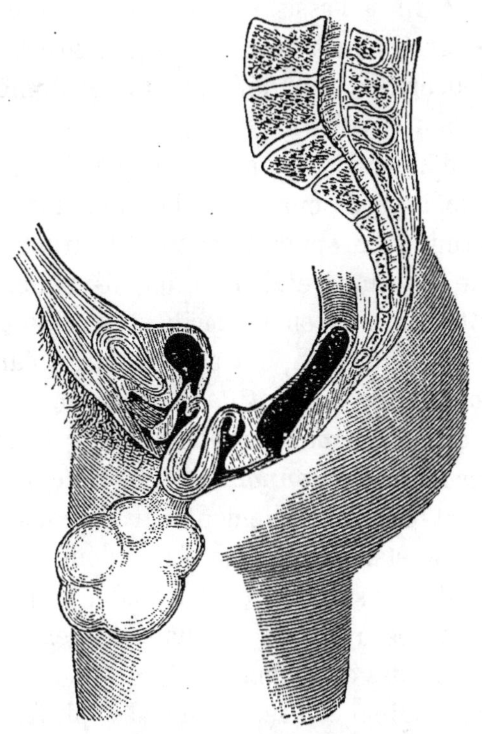

Fig. 99. — Inversion utérine complète avec prolapsus.

une inversion utérine aiguë à la suite de tractions exercées sur le cordon par la sage-femme. Lorsque j'arrivai, un quart d'heure après, la femme avait succombé, et la mort, qui ne pouvait s'expliquer par la seule hémorrhagie, avait été la conséquence d'une syncope.

Les cas d'inversion puerpérale n'ont pas tous une marche aussi foudroyante. Les femmes peuvent se remettre et jouir d'un état général relativement bon, même sans qu'on ait réduit l'utérus qui involue en état d'inversion. La plupart du temps évidemment les malades ont besoin des soins les plus assidus et des plus grands ménagements, faute de quoi elles sont vouées à une mort

certaine. — Quant à l'utérus, ses dimensions atteignent leur minimum et son parenchyme subit une dégénérescence graisseuse absolue, faits que j'ai pu établir à l'autopsie. Dans d'autres cas les accidents s'amendent, mais, malgré cela, les femmes sont finalement
obligées de recourir à l'assistance du médecin, en raison de la
persistance de symptômes tels que menstruations profuses et
irrégulières, leucorrhée abondante, douleurs lombaires, dysurie
et difficulté de la défécation.

Dans un cas d'inversion néoplasique que j'ai observé dans le
service gynécologique de mon père, l'étranglement provenant du
col avait déterminé un sphacèle et une destruction gangréneuse
très étendus de la tumeur et de l'utérus lui-même.

Le *diagnostic* est relativement facile si, à l'aide des antécédents
et de l'exploration combinée, on peut établir qu'*au-dessus de la
tumeur piriforme proéminant dans le vagin, il n'existe pas de
corps utérin*, et que *la main appliquée sur l'abdomen plonge
plus ou moins dans l'entonnoir utérin créé par l'inversion*.
Malheureusement ces deux éléments du diagnostic ne sont pas
toujours faciles à établir. Des parois abdominales chargées de
graisse, la grande sensibilité de la malade, la présence de néoplasmes peuvent obscurcir les résultats de l'examen combiné et
conduire à des erreurs de diagnostic.

Par le toucher vaginal, on sent une masse piriforme, lisse, résis·
tante, qui fait saillie dans le conduit vaginal et dont la surface est
molle et veloutée. Dans les cas d'inversion puerpérale le placenta
y adhère parfois encore. Plus haut le doigt rencontre le segment
cervical resté indemme qui entoure comme un collier le pédicule
de la tumeur. Dans l'inversion complète celui-ci est embrassé
par les lèvres du museau de tanche et l'orifice utérin introuvable.
Ce sont surtout les adhérences de l'infundibulum utérin avec des
anses intestinales qui peuvent tromper la main hypogastrique. Les
difficultés augmentent encore en cas de surcharge adipeuse des
parois abdominales. On a conseillé, dans ce cas, de remonter avec
le doigt dans le rectum jusqu'au moment où il devient possible
d'invaginer la muqueuse intestinale dans la dépression utérine, ou
bien de dilater le canal de l'urètre et de pratiquer le toucher
vésical. On a recommandé enfin d'attirer en bas l'utérus lui-même,

afin de pouvoir explorer l'ouverture de l'entonnoir à travers le rectum ou le vagin.

Le *pronostic* de l'inversion est toujours sérieux. Bien qu'il y ait des inversions qui se réduisent spontanément ou auxquelles on remédie tôt ou tard à l'aide de manœuvres artificielles, il ne faut pas se dissimuler que toutes ces manœuvres ne sont pas sans danger pour la continuité des parois de la matrice. J'ai eu à intervenir dans un cas d'inversion datant de six ans et demi ; j'opérai la reposition avec la plus grande prudence. Eh bien ! l'utérus stéatosé cédait, comme du beurre, sous la pression digitale, et je produisis en fin de compte une solution de continuité communiquant avec la cavité abdominale. La femme ne perdit pas une goutte de sang ; mais elle succomba dans le collapsus, quelques jours après, sans avoir présenté le moindre phénomène réactionnel.

D'un autre côté, il ne faut jamais désespérer de la possibilité de la réduction ; celle-ci peut réussir encore après des années, et l'utérus reprendre ses fonctions de manière à permettre la conception.

C'est le cas d'une de mes clientes, atteinte d'inversion puerpérale, qui, après réduction de la matrice, devint enceinte. Une malade d'*Emmet* (1), chez laquelle la reposition n'avait suivi que très tard la production de l'infirmité, devint grosse également.

Traitement. — L'extrême gravité de l'inversion nous commande les mesures prophylactiques les plus rigoureuses. Il faut éviter tout ce qui peut amener la lésion, proscrire d'une part les manœuvres maladroites destinées à décoller le placenta, se garder, d'autre part, de violenter le pédicule dans l'ablation des tumeurs polypeuses.

Lorsque *l'inversion est réalisée*, la première chose à faire est de la réduire. Cette réduction sera d'autant plus facile qu'elle sera plus immédiate.

Il y a des *cas puerpéraux* où le placenta est encore adhérent. On a discuté longtemps sur la question de savoir si, dans ces circonstances, il fallait réduire avant ou après la séparation du gâteau placentaire. En réduisant avant, on aura moins à craindre l'entrée

(1) *Améric. Journ. of med. sc.* Janvier 1886 ; et *Améric. Journ. of Obstetr.*, II, p. 213.

de l'air dans les vaisseaux placentaires béants ; en réduisant après, la diminution de volume de la matrice favorisera la reposition. Je possède l'observation personnelle d'une femme chez laquelle l'inversion utérine était accompagnée de prolapsus, et résultait des tentatives d'extraction placentaire opérées par la sage-femme. Le placenta était demeuré adhérent. Les essais de réduction entrepris par des confrères qui m'avaient précédé n'avaient amené que le décollement de l'arrière-faix : l'utérus n'avait même pas pu être réintégré dans le vagin. La malade était sans pouls, plongée dans un collapsus profond et avait les extrémités froides ; le moindre attouchement provoquait des convulsions épouvantables. Aussi j'eus recours au chloroforme ; et, grâce au sommeil anesthésique, je pus replacer assez facilement le corps de l'utérus contracté. Aussitôt après la réduction, le pouls redevint perceptible. Et non seulement la femme guérit, mais, trois ans après, elle eut un accouchement naturel et à terme. Pourquoi n'en serait-il pas de même pour d'autres cas ? Je conseille donc d'essayer tout d'abord de replacer la matrice avec le placenta ; si la chose est impossible, l'on séparera l'arrière-faix et l'on réduira après.

Dans les cas d'inversion incomplète, on a observé quelquefois la réduction spontanée, aussitôt le placenta enlevé, c'est-à-dire aussitôt après la cessation de la traction exercée sur le fond ou sur la paroi de l'utérus. Plus il se sera écoulé de temps entre la production de l'accident et l'intervention, plus la reposition rencontrera d'obstacles, et cela parce que l'anneau de l'orifice utérin, c'est-à-dire le col, se contracte et devient difficilement dilatable. L'observation si curieuse de *Spiegelberg* (loc. cit.), qui a vu la réduction spontanée se produire après quinze jours de décubitus dorsal et pendant une forte diarrhée, est demeurée jusqu'à présent unique dans la science.

Il faudra donc *réduire* le plus tôt possible. Le mieux est d'endormir préalablement la femme. Puis on saisit le corps de la matrice entre les doigts et on le refoule en haut, pendant que la main appliquée sur l'abdomen fixe l'entonnoir utérin. Le taxis portera sur la partie sortie la dernière, soit de tous les côtés à la fois, soit en un point d'abord (région tubaire, *Nœggerath*). On pourra, si le besoin s'en fait sentir, renouveler les tentatives dans la position génu-brachiale. On a fréquemment réussi, après des séances de taxis longues et répétées, à réduire un utérus inversé depuis des années. *Barnes* (1) a recommandé le débridement du sphincter cervical pour réduire le segment utérin adjacent. La contre-pression nécessaire, opérée par la main hypogastrique, peut être remplacée par l'écartement des doigts introduits de haut en bas dans l'infundibulum (*Emmet*) ou par des pinces à érignes qu'on applique, durant les manœuvres de reposition, sur les lèvres du museau de tanche. (*Schrœder*, Mal. des org. gén. de la femme.) Il est quelquefois indiqué, avant de renouveler les tentatives de réduction, d'amener la diminution de volume de la masse inversée par un long repos au lit, des tampons de glycérine iodée et le massage.

Parmi les appareils plus ou moins rigides proposés récemment pour provoquer la réduction, je citerai celui de *Lawson Tait* (2) : la main réductrice est remplacée par un instrument en forme de timbale qui reçoit l'utérus et que l'on fixe à une ceinture abdominale au moyen de forts tubes en caoutchouc partant du fond. Ces tubes exercent sur la matrice une compression en rapport avec leur tension, que l'on modifie à volonté. La compression est continuée pendant des journées entières et, selon le dire des journaux de gynécologie anglais, conduit sûrement au but désiré. Je n'ai jamais employé ce procédé.

Différents auteurs ont indiqué, pour les cas graves et en apparence incurables, divers appareils qui sont tous destinés plus ou moins à pratiquer l'amputation partielle de l'utérus, à suturer le col au-devant de lui, etc., etc. (*Emmet*, *Americ. Journ. of med. sc.* Janvier 1868. — *Freund, Zur Path. u. Therap. der veralt. Invers. uteri puerp..*, 1870.)

Échoue-t-on, même après des tentatives longtemps répétées, ce n'est que la gravité extrême des accidents qui autorisera une intervention ultérieure plus active. Dans ces cas, la réduction réussit quelquefois après dilatation préalable du vagin à l'aide du colpeu-

(1) *Obstetr. Journ. of Gr. Brit. and Irel.* Avril 1873.
(2) *Obst. soc. of London*, 1870, XI. — *Obst. Journ. of Gr. Br. and Irel.* 1873, LXIX; p. 585.

rynter (1). On a relaté, en effet, des cas où la colpeuryse, régulièrement continuée pendant des semaines, a amené la reposition de
l'organe inversé (2).

Quoi qu'il en soit, on n'emploiera les moyens radicaux que s'il
existe des symptômes sérieux et si les manœuvres de réduction
provoquent, à chaque tentative, une réaction générale fàcheuse.
La plus grande prudence est commandée par la débilitation consécutive aux hémorrhagies profuses et aux accidents mêmes de
l'inversion, par l'irritabilité du péritoine et l'inflammation des parties meurtries par le taxis. Lorsque les malades ont heureusement
passé la période menaçante du début, il sera toujours temps, au cas
où la reposition aurait échoué, de cautériser la surface fortement
sécrétante de la masse inversée, et de tarir ainsi la source des
hémorrhagies et de la leucorrhée.

Au reste l'échec n'est pas toujours dû à la résistance du col;
bien plus souvent il est le résultat des adhérences qui se produisent entre les deux feuillets péritonéaux, adossés l'un à l'autre
dans l'entonnoir utérin, avec les organes annexes qui se trouvent entraînés dans ce dernier. Le diagnostic de ces adhérences
est fort difficile, si les parois abdominales ne sont pas très minces
et ne permettent pas un examen minutieux. On sera obligé
d'admettre la présence de cette sorte d'obstacle dans les cas où ce
ne sont ni la rigidité du col ni d'autres entraves manifestes qui
empêchent la réussite des manœuvres de réduction.

Dans les cas *d'irréductibilité* de la masse inversée, lorsque
des symptômes menaçants exigent une intervention radicale, on
pourrait en dernier lieu avoir recours au procédé de *Gaillard
Thomas* (3), pratiquer la laparotomie et dilater par en haut l'entonnoir d'inversion, pendant que la main réduit l'utérus par en
bas. L'opération réussit-elle, le succès sera évidemment complet;
mais il me semble que le procédé en lui-même, eu égard aux
adhérences possibles de l'infundibulum, ne doit pas briller par la
facilité de l'exécution.

(1) Kroner, *Arch. f. Gyn.* XIV et XVI.
(2) Schroeder, *loc. cit.*, p. 213.
(3) *Americ. Journ. of Obstetrics.* II, p. 423. — *Diseases of Women*, V ed. —
Duncan, *Edinb. med. Journ.*, 1877.

En outre, nous savons aujourd'hui que *l'hystérectomie totale* n'a pas d'influence nocive sur la vie de la femme et n'expose pas celle-ci à de si grands dangers qu'on l'a admis jadis. On pourrait donc, dans les cas tout à fait désespérés, se décider plus facilement à l'extirpation de l'organe inversé. Il y a quelques années on pratiquait l'excision de la masse invaginée, c'est-à-dire une amputation plus ou moins partielle, soit au moyen de la ligature ou du bistouri, soit en combinant ces deux modes d'action. La mortalité considérable fournie par ce procédé montre que ces excisions n'étaient pas précisément inoffensives (1). Le danger résultait en partie de l'étendue considérable des lésions, dues souvent aux tentatives de réduction, en partie, et surtout à des hémorrhagies extrêmement abondantes qu'il n'était pas possible d'arrêter, puisque après excision du fond utérin, les parois rigides du col se retiraient immédiatement, retournant la plaie du côté de la cavité abdominale et donnant du sang en quantité considérable, avant qu'on n'eût pu ressaisir les surfaces cruentées.

J'ai vu douze cas d'inversion dont cinq dans ma clientèle, et je n'ai jamais été obligé de m'adresser à ce mode d'intervention. Il me semble cependant qu'en présence de la technique actuelle de l'hystérectomie vaginale, on devra, avant d'opérer, lier les ligaments larges, inciser le cul-de-sac vaginal postérieur et, avant d'aller plus loin, empêcher par des sutures le prolongement sur le plancher pelvien de la solution de continuité. Cela fait, on extirpera l'organe.

Grâce à cette manière de procéder, on doit pouvoir faire de l'hystérectomie une opération presque non sanglante, qu'il s'agisse d'un utérus en situation normale ou d'un utérus inversé.

En tout cas, il ne faut désespérer de la possibilité de la réduction que lorsque les tentatives continuées patiemment échouent d'une façon absolue. En second lieu, ce n'est que lorsque les accidents continueront à menacer l'existence de la femme, qu'il pourra être question d'hystérectomie.

---

(1) Voir Hegar et Kaltenbach, 3e Éd., p. 569. — Spiegelberg, *Arch. für Gyn.* IV et V. — Schülein, *Zeitschr. f. Geb. u. Gyn.* X, p. 345.

B — Inflammations de la muqueuse des organes génitaux

Il me semble parfaitement permis et même utile de réunir en un seul tout les diverses inflammations de la muqueuse de l'appareil génital de la femme. Ces affections sont en effet dans une relation étiologique des plus intimes, et quel que soit le segment du canal génital qui soit atteint, ses congénères participent souvent tôt ou tard au processus morbide. Elles présentent toutes ceci de particulier que le stade aigu est très court, que le début est insidieux, et que la maladie ne révèle la plupart du temps son existence que lorsqu'elle est déjà passée à l'état chronique. Enfin le traitement offre certaines indications communes. Cependant, après avoir formulé les considérations générales, je m'efforcerai, au fur et à mesure des besoins, de séparer les différentes formes et d'étudier ce qu'elles offrent chacune de particulier.

L'étiologie des inflammations du tractus génital est essentiellement liée à la vie sexuelle de la femme. Ce n'est pas seulement la période d'activité sexuelle maxima, c'est-à-dire la grossesse, l'accouchement et l'état puerpéral, qui prédispose à ces sortes d'affections. La menstruation elle-même, et avec elle un groupe de conditions inhérentes au mariage, deviennent très aisément l'origine de maladies de la muqueuse génitale. Quant aux enfants, nous trouvons chez eux les catarrhes qui se produisent au cours des maladies générales infectieuses, sous l'influence d'une nutrition insuffisante, dans l'helminthiase intestinale et à la suite des pratiques d'onanisme. Plus tard, on a surtout affaire aux inflammations et à l'infection gonorrhéiques. A ce propos, on est indécis sur la question de savoir si ces processus sont provoqués par le micro-organisme lui-même ou si celui-ci ne fait que trouver un terrain de culture favorable dans les parties déjà malades. — Dans la vieillesse, enfin, la scène est occupée par des facteurs étiologiques de nature particulière, qui sont en connexion avec l'atrophie et la métamorphose régressive des organes génitaux.

Il n'est pas rare de voir la muqueuse génitale devenir malade sous l'influence du développement de tumeurs dans l'utérus ou les organes annexes. Il ne faut pas nous dissimuler non plus que nous créons souvent nous-mêmes des catarrhes de cette muqueuse par l'exploration gynécologique et les différents modes de traitement, par l'emploi surtout des pessaires et des caustiques. Une cause fréquente enfin de ces états pathologiques est le refroidissement, surtout le refroidissement pendant la période menstruelle. Il est incontestable que bien des femmes qui, dans leur jeunesse, n'ont pas été habituées aux soins nécessaires, se montrent particulièrement prédisposées au refroidissement pendant l'époque des règles; d'autres, femmes et filles, craignant de laisser voir qu'elles sont dans le stade cataménial, évitent de prendre les précautions dont elles useraient en toute autre occasion. J'avoue franchement que je ne comprends pas bien l'action du froid. La suppression de l'écoulement sanguin qu'on invoque comme facteur étiologique de la maladie, est évidemment non la cause mais le symptôme de l'affection provoquée par le refroidissement.

Pour terminer, nous rencontrons très souvent les inflammations de la muqueuse chez des femmes qui présentent des troubles de la digestion, qui ne vivent pas convenablement et sont affligées de pléthore abdominale.

On n'a accordé que très tardivement à l'infection blennorrhagique des organes sexuels de la femme l'importance qui lui revenait. Je traiterai de ce sujet dans un chapitre spécial qui servira d'appendice à l'histoire des affections de la muqueuse génitale.

a) Il est clair que les affections de la *vulve* sont les plus fréquentes. Cette région est en effet la première à recevoir les atteintes des agents irritants de l'appareil sexuel. Et cependant les inflammations des parties génitales externes et du segment inférieur de l'urètre amènent rarement les femmes à réclamer l'assistance médicale, d'une part parce que, la région étant facilement accessible, les malades se traitent elles-mêmes, et d'autre part parce que ces états pathologiques sont accompagnés d'un si grand nombre de malaises que les femmes tâchent d'en éviter les causes et se soignent à l'aide de remèdes populaires et surtout par la propreté. Il est un grand nombre de maladies de la vulve qu'on désigne sous l'appellation générale de prurit vulvaire. Évidemment il ne s'agit ici que d'un symptôme, du symptôme caractéristique de l'inflammation due à l'action d'agents d'irritation extérieure ou à celle d'une affection générale, principalement du diabète.

b) Les inflammations du **vagin** seul sont rares. Elles se développent le plus souvent sous l'influence de la grossesse, de la parturition et de l'état puerpéral. A ce moment le canal génital, qui est fortement dilaté et dont la muqueuse présente une très riche vascularisation, se trouve irrité et altéré par les troubles de l'involution, par la stagnation des sécrétions utérines, si prédisposées à la décomposition, par le contact enfin de substances, telles que urines et matières fécales, qui pénètrent dans le vagin à travers la fente vulvaire largement béante. Les excès de coït, la masturbation et l'infection blennorrhagique fournissent le contingent le plus considérable des vaginites non puerpérales.

A l'atrophie sénile se lie un état morbide du vagin tout à fait spécial. C'est une affection qui est d'autant plus pénible, pour la femme sur le retour, qu'elle apparaît au milieu d'une santé jusqu'alors parfaite, et provoque des souffrances tellement vives que la malade est obligée, malgré elle, d'avoir recours à l'assistance du médecin.

c) Les **affections** de la **muqueuse utérine** ne s'observent dans l'immense majorité des cas qu'après la puberté. A part les endométrites qui accompagnent, dans l'enfance, les maladies générales, surtout la scrofulose, les maladies de la muqueuse utérine ne se constatent que très rarement avant l'apparition de la menstruation. Et alors elles se produisent sous l'influence de causes nocives tout à fait spéciales. Les modifications utérines périodiques en rapport avec la menstruation créent, pour la muqueuse et surtout pour son appareil glandulaire, une prédisposition fâcheuse à des transformations ultérieures. C'est ainsi qu'on voit le processus cataménial devenir une source d'inflammations de la muqueuse, même chez des jeunes personnes non mariées et ayant une vie très réglée. — Les affections de la muqueuse utérine ne s'étendent pas toujours également sur toute la surface interne de la matrice. Nous voyons les phénomènes pathologiques frapper le *corps* seul ou le *col* seul; parfois même il se forme des foyers morbides bien circonscrits dans les divers segments isolés du canal cervico-utérin.

Les affections de la *muqueuse cervicale* sont certainement les plus fréquentes, parce que le col est le premier à subir les influences nuisibles venant du vagin, influences dont la progression rencontre des obstacles dans les anfractuosités mêmes de la muqueuse; en second lieu, parce que le col subit, de par la parturition, une dilatation plus considérable, quelquefois même des déchirures; enfin parce que la rétraction des cicatrices consécutives à ces déchirures provoque des difformités qui livrent le conduit cervical, jusque bien au-dessus du niveau de l'orifice externe, en pâture aux agents pernicieux arrivant du vagin.

L'endométrite du corps est très fréquemment une conséquence de la gravidité. L'expulsion de la caduque est souvent incomplète, surtout lorsque la grossesse cesse avant terme. La rétention de lambeaux de cette membrane exerce une influence fâcheuse durable sur la muqueuse environnante, et entrave l'involution des parties qu'ils recouvrent. — Un grand nombre de maladies de la muqueuse du corps sont sous la dépendance d'affections générales. — Enfin, pour les cas où ces maladies n'ont pas leur origine dans la propagation de l'état morbide du col, il faudra invoquer, comme cause d'endométrite primitive, la tendance de l'appareil glandulaire de la cavité utérine aux transformations et aux néoplasies.

d) Les affections de la *muqueuse tubaire* sont, à part quelques exceptions, le résultat de la propagation, par continuité de tissu, des affections de la muqueuse utérine. Il n'en est pas moins vrai que, sous l'influence de maladies générales, la muqueuse des trompes peut se congestionner et devenir le siège d'un travail d'hypersécrétion, qu'il peut se produire des rétentions de sécrétions et par conséquent un état pathologique tel que nous le trouvons généralement dans les affections muqueuses, les conditions étant les mêmes. (Voir, pour les détails, le chapitre relatif aux maladies des trompes.)

J'ai dit plus haut que la vulvite et la vaginite *aiguës* du segment inférieur avaient ceci de particulier qu'elles passaient très fréquemment à *l'état chronique* par la force même des choses, et que nous n'avions que rarement l'occasion d'observer à leur période de début les catarrhes, virulents ou autres, de ces régions. Il en est de même, jusqu'à un certain point, des affections catarrhales de la muqueuse située plus profondément. Certes nous voyons de temps en temps une vaginite, une endométrite, une salpingite aiguës ; mais qu'est-ce que cela en comparaison de l'extrême fréquence de ces maladies ? Le stade aigu de ces affections s'accompagne de troubles assez prononcés ; mais il a une marche relativement rapide, si nous considérons comme terme de sa durée la cessation du retentissement sur la santé générale des premières douleurs violentes et de la réaction fébrile. Lorsque les clientes s'adressent à nous, l'affection est le plus souvent déjà à la période d'hypersécrétion qui coïncide avec des souffrances persistantes plus ou moins vives, des désordres menstruels et surtout des métrorrhagies.

Au point de vue de *l'anatomie pathologique des inflammations* de la muqueuse de l'appareil génital, il faut d'abord établir ce fait que la vulve et la partie inférieure du vagin peuvent être le siège d'états pathologiques nombreux qui y restent localisés et qui, s'ils ne guérissent pas à la période aiguë, passent à la chronicité. Les affections des régions situées plus haut peuvent également se fixer dans tel ou tel segment isolé ; mais plus nous avançons vers la profondeur, plus les processus morbides ont de la tendance à se généraliser.

Les phénomènes plus intimes de ces inflammations sont évidemment en rapport avec la structure des parties malades. Les affections du vagin ont, en raison de la pauvreté du système glandulaire et de l'épaisseur du revêtement épithélial pavimenteux des parois de ce conduit, une marche analogue à celles de la vulve et du tégument externe; tandis qu'au contraire les affections du col, du corps et des trompes, grâce à la richesse glandulaire de ces organes et à la délicatesse de leur revêtement d'épithélium cylindrique, présentent une invasion, une marche et une manière de guérir spéciales. J'excepte les affections *érysipélateuses*, *croupales* et *diphtériques*, ainsi que les lésions syphilitiques, qui offrent les mêmes symptômes que sur d'autres régions du corps, et qui sont d'ailleurs très rares en dehors des couches et de ces maladies générales où c'est l'affection éloignée qui domine ordinairement la scène. C'est là un vaste champ d'activité pour la recherche des micro-organismes, recherches qui n'ont pas encore jusqu'ici donné de résultats concluants. (Dans le laboratoire installé dans ma clinique, un confrère, le *D* *Orthmann*, se livre à ces travaux micrographiques.)

Les *symptômes des affections aiguës de la muqueuse génitale* peuvent être très intenses. A la réaction fébrile peuvent s'associer de vives douleurs dans les parties atteintes. Les signes caractéristiques, propres à tous les cas, sont les altérations des sécrétions et les accidents de la menstruation.

Quant au *diagnostic de ces affections,* il ne peut plus s'appuyer uniquement sur les résultats de l'exploration à l'œil nu. Bien que, les parties siégeant au grand jour, le doute ne puisse être qu'exceptionnel, il faudra — et cela sera indispensable pour les maladies des régions profondes — avoir recours au microscope. — Le moyen recommandé par *Schultze,* qui consiste à recueillir le produit de sécrétion sur un tampon (*Centralbl. f. Gyn.* 1880, p. 117), ne peut nous éclairer sur la source du liquide sécrété et n'a par conséquent aucune valeur probante.

Traitement. — La *prophylaxie des maladies de la muqueuse génitale* exige des soins hygiéniques rationnels et spécialement une propreté minutieuse des organes sexuels. Il incombe aux mères de familles et aux gouvernantes de les faire pratiquer d'une façon intelligente. Trop souvent les femmes pèchent par ignorance ou par négligence. Malgré cela, il n'est pas une femme dont les organes génitaux soient épargnés par les phénomènes occasionnels d'irritation, que ceux-ci soient dus à un soi-disant refroidissement ou aux modifications qu'impriment à l'organisme l'apparition de la menstruation, les premiers temps du mariage, les accouchements ou des agents morbides de nature particulière. Mais la femme intelligente entravera le développement ultérieur de ces états irritatifs ou de ces phlegmasies en leur opposant dès le début des soins de propreté et autres.

Lorsque les phénomènes inflammatoires du côté de l'appareil sexuel sont liés à des troubles généraux de nutrition, leur guérison suit ordinairement de près l'amélioration de l'état général; grâce à un traitement approprié, ils disparaissent spontanément et d'une manière complète. Là où ils résistent quelque peu, on retirera de bons effets d'un coup de fouet donné à la digestion, du séjour au grand air, de l'abstention de toute fatigue physique et surtout de toute irritation sexuelle. Il faudra donc surveiller de près le développement des jeunes filles pendant leurs années d'étude; on conseillera aux femmes et aux filles de changer de temps en temps, si possible, de pays et d'air et de modifier leur genre de vie. C'est précisément au début que les maladies de la muqueuse génitale sont influencées favorablement par un traitement hydrothérapique, par le séjour dans les forêts et les montagnes ou au bord de la mer. Les bains qui conviennent le mieux aux femmes délicates et prédisposées à ces sortes d'affections catarrhales sont ceux d'eaux mères salines et d'eaux ferrugineuses acidules faibles. L'action curative s'adressera dans ce cas plutôt à l'état général; car la vie dans une station balnéaire est peu favorable à une intervention locale.

Si un traitement anodin de ce genre n'arrive pas à combattre la phlegmasie, ou si l'on a affaire à des états aigus où la maladie n'est plus justiciable de ces préceptes généraux et plutôt diététiques, une intervention locale et une thérapeutique sévère s'imposent. On aura recours tout d'abord aux moyens employés pour toute inflammation aiguë : repos, applications chaudes et humides ou réfrigération énergique, au besoin avec de la glace, émissions sanguines (bas-ventre), dérivatifs intestinaux.

Quant aux formes chroniques des affections de la muqueuse génitale, elles exigent un traitement local régulier.

§ I — Phlegmasies de la vulve

Les premiers symptômes des *phlegmasies vulvaires* consistent dans le gonflement et la rougeur des parties ; les petites lèvres surtout peuvent se transformer en immenses bourrelets fortement rubéfiés. Le gonflement amène une oblitération complète de la lumière du vagin et s'accompagne d'une sécrétion abondante de pus ordinairement fétide, dont l'épaisseur d'abord considérable diminue avec les progrès du mal. Les follicules sébacés de la région participent à l'inflammation et se présentent alors sous la forme de petites nodosités pleines de pus ou, si l'infiltration est plus prononcée, de petites tumeurs très tendues qui la plupart du temps disparaissent par résolution et plus rarement donnent lieu à des abcès. Dans tous ces processus pathologiques, la phlegmasie peut atteindre, en sus des diverses glandes de la région, les glandes de *Bartholin*. Les orifices de ces dernières, situés dans le vestibule, se distinguent nettement sous forme d'une dépression généralement colorée en rouge grisâtre et située au sommet d'une petite élévation d'un rouge sombre. (Fig. 100.) La glande elle-même se gonfle fortement, et il se produit des rétentions de sécrétions suivies de temps en temps d'évacuations plus ou moins abondantes. Dans d'autres cas, la glande suppure ; alors elle peut pendant longtemps rester seule malade et le voisinage demeurer indemne. Le gonflement de la glande peut également se produire sans entraîner l'obturation du canal excréteur ; le liquide sécrété s'écoule, grâce à la compression des parties pendant la marche, la position assise, le coït. Ailleurs enfin, ce gonflement est très rapide, le tégument extérieur s'amincit, la glande fortement distendue se rompt au dehors et évacue son contenu dont l'odeur est ordinairement gangréneuse.

Parfois le gonflement et le dégonflement des glandes suivent pour ainsi dire le type menstruel ; et chaque fois l'évacuation peut se faire soit à travers le canal excréteur normal, soit à travers une ouverture créée par la rupture de la poche. C'est là une complication de la menstruation des plus pénibles pour la femme. Les affections non blennorrhagiques des glandes de *Bartholin* sont généralement unilatérales ; cependant les deux côtés peuvent être atteints à la fois ou peu de temps l'un après l'autre.

A côté de ces bartholinites, on rencontre l'inflammation des follicules pileux et des glandes sébacées et sudoripares qui deviennent le siège d'un travail d'hypersécrétion, s'oblitèrent et s'abcèdent.

Winckel (1) donne la description détaillée de la vulvite diabé-

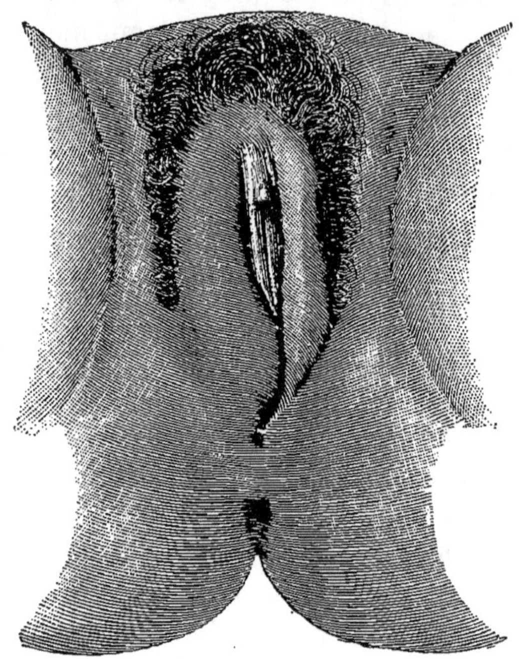

Fig. 100. — Bartholinite du côté droit.

tique, dont j'ai vu six cas sans pouvoir en observer un d'une façon durable. La peau est gonflée et d'un rouge cuivré ; par places elle semble avoir été poudrée ; en d'autres elle a un aspect impétigineux et est parsemée de traces d'hémorrhagies légères dues au grattage. Les tissus sont desséchés, cassants, plissés et un peu raides au toucher. Tantôt l'affection gagne les plis inguinaux et le pénil, tantôt elle marche d'avant en arrière et va occuper le

(1) *Lehrb. der Frauenkr.*, 1886, page 50.

pourtour de l'anus. L'intensité des symptômes varie avec la marche de la glycosurie elle-même ; la vulve pâlit, guérit même pour redevenir tôt ou tard le siège des lésions primitives.

Breisky (1) a décrit sous le nom de **Kraurosis de la vulve** une maladie toute spéciale du tégument vulvaire. La peau et la muqueuse recouvrant les grandes et les petites lèvres, le périnée et l'orifice vaginal s'atrophient, se dessèchent, prennent un aspect blanchâtre et se recouvrent d'une épaisse couche de cellules épidermiques. Le nombre des follicules sébacés est diminué ; le corps papillaire devient grenu, le tissu connectif se sclérose. La peau elle-même se trouve tendue au point que rien que la pression du doigt explorateur occasionne des déchirures profondes.

C'est principalement chez les vieilles femmes, plus souvent encore chez les vieilles filles, que l'on constate un gonflement considérable du stratum papillaire vulvaire, surtout à la face interne des grandes lèvres, qui fait que les parties paraissent recouvertes de frai de grenouille. Grâce aux petites hémorrhagies et aux érosions consécutives au grattage, leur coloration est des plus variée. Il est incontestable que cette hypertrophie papillaire n'est pas toujours de nature blennorrhagique ; elle cède spontanément au bout d'un temps plus ou moins long, à moins que l'intensité des symptômes n'ait exigé une intervention énergique.

La fièvre fait rarement partie du **cortège symptomatique de la vulvite aiguë.** En revanche la douleur, et une douleur violente, est constante. Le gonflement des lèvres amène des douleurs tensives qui s'irradient en partie dans les régions cutanées du voisinage, en partie dans le canal de l'urètre où, à chaque exploration, elles provoquent une vive sensation de brûlure, à moins qu'une métrite concomitante de même origine n'occasionne des accidents dysuriques identiques. En général le liquide de sécrétion visqueux, propre à cette région, est produit en plus grande abondance. Et ce liquide est irritant ; en coulant sans cesse le long des cuisses, il incommode d'une façon extraordinaire la

(1) *Zeitschr. f. Heilkunde*, VI, p. 00, 1885.

femme, qui ne pense plus qu'à se frotter et à se gratter. Combien de fois un simple catarrhe de ce genre n'a-t-il pas été un excitant irrésistible à l'onanisme!

Les **catarrhes chroniques** s'accompagnent parfois de souffrances tellement persistantes que le désespoir s'empare des femmes qui, ne trouvant de soulagement que dans le repos le plus complet et l'abstention de tout aliment excitant, se voient forcées de renoncer à toutes relations sociales et, par cela même qu'elles songent davantage à leurs douleurs, deviennent une proie facile pour l'hypocondrie.

Lorsque les glandes de *Bartholin* participent à la phlogose, les souffrances augmentent rapidement d'intensité. Cette intensité varie suivant le développement du processus inflammatoire lui-même. Lorsque la vulvite n'est pas de nature blennorrhagique, il survient rarement un engorgement des ganglions inguinaux.

Le *diagnostic* de la vulvite ne rencontre pas de grandes difficultés, l'exploration des parties étant aisée. La rougeur et le gonflement dans la période aiguë, l'hypersécrétion et la sensibilité dans la forme chronique ne permettent pas de douter de la nature de l'affection. Quant au tableau symptomatique que présente la vulvite diabétique, il est assez caractéristique pour provoquer un examen des urines, si celui-ci n'a pas encore été pratiqué en raison d'autres phénomènes morbides.

Le microscope, en dévoilant la présence de gonococci dans les sécrétions, renseignera sur la nature blennorrhagique de la phlegmasie vulvaire. Il ne faudrait pas cependant nier absolument la virulence de l'affection, si les microbes faisaient défaut. Une complication très fréquente de la vulvite blennorrhagique consiste dans l'inflammation des glandes de *Bartholin* et des ganglions inguinaux.

Traitement. Des remèdes très agréables à employer contre les affections *vulvaires* sont les lavages et les injections vaginales à l'aide d'un simple irrigateur. L'eau employée sera tiède et additionné, par ex., d'eau blanche (1 cuill. à soupe pour un litre), de sulfate de cuivre ou d'alumine, de sulfate de zinc (5 grs par litre), d'acide pyroligneux rectifié, d'eau créosotée (3-5 cuill. à soupe par litre), etc., etc. Les parties sont-elles érodées ou très sensibles, les femmes seront soulagées par des embrocations avec de la pommade au zinc ou au plomb, du coldcream, de l'onguent faiblement iodoformé, de la pommade au nitrate d'argent ou encore avec :

Liq. hollandaise.......... 3 p.
— Lanoline .... 20 p.

Les souffrances s'exagèrent quelquefois par la chaleur du lit. On y remédiera par des bains de siège simples ou avec de l'eau de son; puis, avant de se coucher, la femme restera dix minutes dans le bain qui aura 26° et qui peut au besoin être rafraîchi davantage.

§ II — Inflammations du vagin

Le processus phlegmasique s'étend au vagin tout entier, même en dehors des états infectieux graves. On constate du gonflement, une dilatation vasculaire superficielle et un ramollissement considérables, tels qu'on les rencontre dans l'inflammation de toutes les membranes muqueuses. Parfois l'inflammation ne dépasse pas *in continuo* le tiers inférieur; plus profondément elle se localise par places et apparaît sous forme de taches disséminées. L'épithélium pavimenteux s'amincit et s'élimine en laissant la place aux papilles du stratum sous-

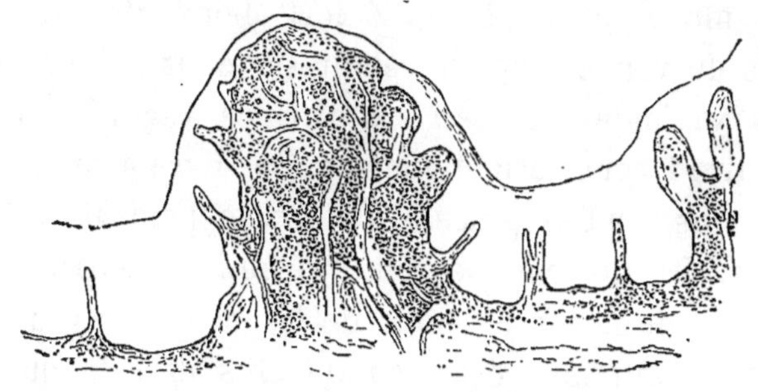

Fig. 101. — Vaginite granuleuse aiguë. C. Ruge.

épithélial, qui proéminent sous forme de petites nodosités assez dures, grâce à une infiltration de cellules embryonnaires. (Fig. 101.)

Ces sortes de « granulations », qui ont conduit *Carl Ruge* à désigner ces formes de vaginite sous le nom de *vaginite granuleuse*,
sont généralement agglomérées plusieurs ensemble, tantôt
rangées en séries sur la crête des replis de la muqueuse, tantôt
réunies en groupes sur les parois latérales et dans les culs-de-
sac. L'infiltration embryonnaire crée un mamelonnement très
prononcé de la surface malade; les mamelons eux-mêmes, fortement vascularisés, sont situés immédiatement sous l'épithélium,
dont la chute les laisse à découvert. Ils dépassent alors le niveau
environnant sous forme d'éminences d'un rouge vif. Plus tard,

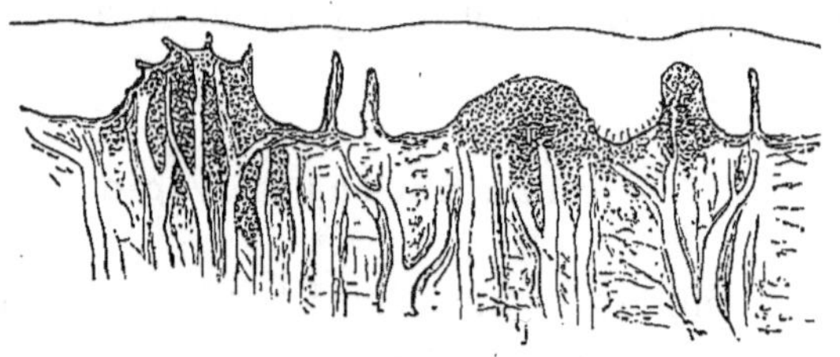

FIG. 102. — Vaginite granuleuse chronique. C. RUGE.

par la régénération du revêtement épithélial et l'involution consécutive de cette infiltration, la surface de la muqueuse se nivelle
de nouveau au point que le toucher seul peut encore rendre
compte de la présence des granulations. (Fig. 102.) Sous cette
forme, la vaginite granuleuse chronique peut persister pendant
longtemps. Le travail de sécrétion devient extrêmement actif et
fournit du muco-pus en quantité fort abondante. Rien de plus
naturel que de voir ce liquide retenu ou dans les anfractuosités
des parois vaginales ou derrière l'orifice vaginal œdématié et
pour ainsi dire fermé hermétiquement, et livré à une décomposition des plus rapides grâce à un développement phénoménal
de bactéries. Irritant comme toute sécrétion catarrhale, il peut
donner lieu à de fortes érosions de la peau de la vulve et des
fesses, dont la guérison est d'autant plus difficile qu'elles ris-
quent d'être souillées par l'urine, les matières fécales, la
sueur et les poussières, et qu'elles sont exposées au frottement
des parties entre elles ou avec les vêtements.
Chez les femmes d'un certain âge, chez celles surtout qui ont

dépassé la ménopause, quelquefois cependant à partir de l'âge de
30 ans déjà, rarement avant, il survient une forme de vaginite
dans laquelle la production de taches ecchymotiques nombreuses
s'associe à la formation des granulations, et où l'épithélium pavimenteux tombe ou du moins est réduit à une couche de revêtement très mince. Ces lésions se localisent aussi bien dans les
culs-de-sac que dans le reste du canal vaginal ; elles s'accompagnent de paleur de la muqueuse et de dessication des appareils
sécréteurs, et sont caractérisées par la tendance que présentent
à la soudure les plis contigus du vagin. Ces sortes d'adhérences

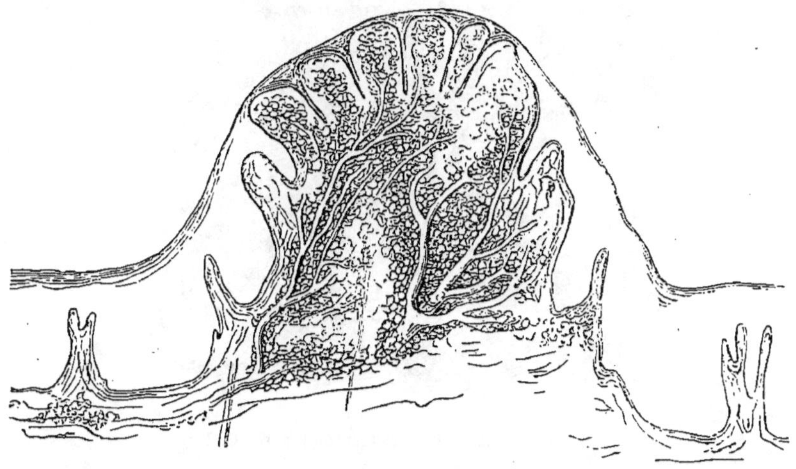

Fig. 103. — Vaginite adhésive chronique.

peuvent envelopper complètement le col, qui semble s'être ré-
tracté au fond de la voûte vaginale. Elles peuvent exister également en d'autres points du conduit et en amener l'oblitération
complète. Ce n'est que rarement que les vieilles femmes sont
indemnes de ces accollements, de ces soudures. Cette affection,
qui est pour ainsi dire le type de l'involution sénile du vagin,
se présente avec des symptômes très variables et aboutit, si la
femme s'abstient de toute irritation, si elle renonce au commerce
sexuel, à une coarctation de l'organe : c'est la *vaginite chronique
adhésive* (1) *(colpitis adhæsiva chronica vetularum).* (Fig. 103.)

(1) Vaginite ulcéreuse adhésive. Hildebrandt, *Monatsschr. f. Geb.* XXXII, 128.

Les soudures dont nous venons de parler ne sont pas les seules ;
on en rencontre également qui sont le résultat de processus
phlegmoneux ou ulcéreux, atteignent le plus souvent le segment
inférieur du vagin et ne présentent pas les phénomènes d'irritation créateurs de granulations.

Récemment encore *Winckel* (1) a le premier attiré l'attention
sur une autre forme de vaginite, *la vaginite kystique hyperpla-*

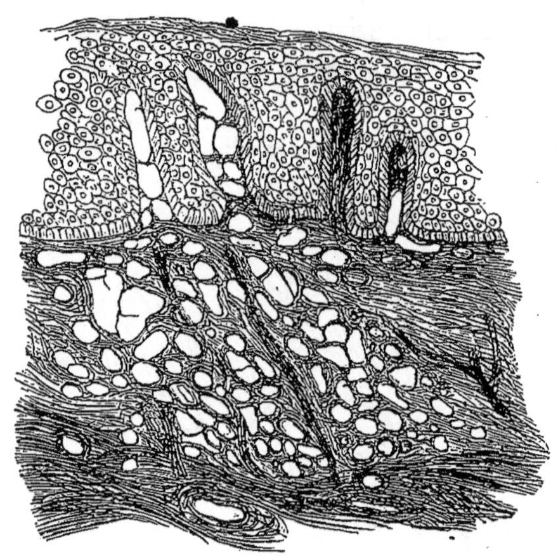

FIG. 104. -- Vaginite emphysémateuse. D'après C. RUGE.

sique, qui survient particulièrement pendant la grossesse, qui peut
exister cependant en dehors d'elle et qui recouvre le vagin d'un
semis de petites granulations rudes. D'après les travaux de
Carl Ruge (2), cet aspect est créé par la présence d'air dans les
interstices du tissu connectif. Le nom de *vaginite emphyséma-*
teuse, donné par *Zweifel* (3) à cette affection, se trouve donc
parfaitement justifié. (Fig. 104.) Cette forme de vaginite s'accompagne ou non d'infiltration de cellules embryonnaires ; immédiatement sous la surface on aperçoit des extravasats sanguins plus

(1) *Arch. f. Gyn.* 11, p. 403.
(2) *Zeitschr. f. Geb. u. Gyn.* II, p. 29.
(3) *Arch. f. Gyn.* xii, p. 39.

ou moins considérables dont la décomposition serait, d'après certains auteurs, l'origine du développement gazeux. Toutes les recherches entreprises jusqu'à présent pour expliquer la production de ces gaz n'ont pas encore abouti à une solution satisfaisante. Grâce à la dessiccation évidente du revêtement épithélial, les poches remplies de gaz se trouvent immédiatement au-dessous de la surface de la muqueuse et donnent au toucher la sensation de points d'une sécheresse et d'une dureté spéciales. Ces points forment des groupes plus ou moins nombreux dont la constatation à l'exploration est due très souvent au hasard.

Symptômes. — *Les catarrhes du vagin* peuvent avoir une marche presque silencieuse, la période aiguë et douloureuse une fois franchie. Il y a beaucoup de femmes qui s'inquiètent à peine d'une leucorrhée même abondante, à moins que la mauvaise odeur liée à la décomposition des sécrétions stagnantes, et l'irrition produite par celles-ci sur les parties externes, n'attirent leur attention de ce côté.

Le *liquide sécrété* est de composition variable; il est tantôt jaunâtre de par le mélange d'un excès de pus, tantôt il est plutôt muqueux ; mais toujours il renferme de nombreux microzoaires. L'addition fortuite d'une petite quantité de sang lui donne une coloration plus foncée. On y rencontre des masses de cellules épithéliales, des agglomérations de mucus, quelquefois des particules d'ordures.

Les études de *Hausmann* (1) à la clinique de *E. Martin* ont donné une bonne impulsion à la recherche des micro-organismes dans les sécrétions vaginales.

La vaginite particulière aux vieilles femmes est caractérisée par de *violentes douleurs cuisantes*. Sans doute la *colpitis vetularum* peut demeurer silencieuse jusqu'au moment de l'oblitération absolue de la lumière du vagin; mais le plus souvent elle provoque de telles souffrances que les malheureuses qui en sont atteintes n'ont pas un instant de repos. La muqueuse est d'un aspect brillant, sans être recouverte d'un enduit de sécrétion notable. Elle est pâle, semée de taches roses ou quelquefois livides.

---

(1) Les parasites des organes génitaux chez la femme, 1870.

Diagnostic. — Le diagnostic des phlegmasies vaginales est facilité par la constatation des modifications dans l'aspect et la sensibilité des parois du conduit. L'examen microscopique des sécrétions pourra renseigner sur la nature éventuelle de l'affection; il ne faudrait pas cependant conclure de l'absence de gonococci à une non-spécificité du mal. Contrairement aux formes, granuleuse et adhésive, qui se reconnaissent aisément, la vaginite emphysémateuse échappe quelquefois au diagnostic, surtout lorsque les espaces gazeux sont petits et disséminés dans la profondeur. Ce qui m'a le plus frappé, dans les cas que j'ai observés, c'est la sécheresse de la muqueuse située au-dessus de ces espaces.

Le ***traitement de la vaginite*** doit toujours débuter par un nettoyage convenable du conduit si riche en replis. Là où l'affection est liée à un état morbide général, tel que la scrofulose, la chlorose, etc., la médication générale s'impose. Il n'est pas rare alors de voir l'affection locale céder sous son influence. L'inopportunité dans les phlegmasies vaginales d'une intervention locale trop active, principalement avec des pessaires, est indiscutable. Et cependant il arrive fréquemment que la guérison de la maladie utérine entraîne celle de la phlogose du vagin.

J'ordonne à toutes les femmes, comme soins hygiéniques, des irrigations vaginales avec de l'eau tiède ou fraîche. Chez celles qui sont atteintes de vaginite, cette eau sera additionnée des substances que j'ai indiquées plus haut à la page 227. J'y ajoute les bains de siège, en ayant soin de faire appliquer un spéculum à bains. Ces spéculums sont des appareils tubulaires à parois percées de trous, dont on approprie le volume au calibre du vagin et qui sont destinés à permettre le contact des parties malades avec le liquide du bain. Je n'ai employé que rarement les pommades à base d'alun ou de tannin. Je considère comme plus rationnelles les cautérisations, *per speculum* avec de l'acide pyroligneux rectifié, de la teinture d'iode ou du nitrate acide de mercure. Le premier de ces agents recommandé par *C. Mayer* (1) rend d'excellents services surtout dans la vaginite sénile;

____

(1) *Bericht der Ges. f. Geb.* Berlin, 1861.

Hofmeier (1) l'a prouvé d'une façon précise. Lorsque l'inflammation résiste même à ces cautérisations répétées deux ou trois fois par semaine, on pourra rendre l'action des caustiques plus durable et plus efficace en les incorporant à des tampons de glycérine ou à du beurre de cacao. Les suppositoires de beurre de cacao sont préférables, parce que leur introduction est plus facile et surtout parce qu'ils n'ont pas besoin d'être enlevés.

Dans les cas rebelles, j'ai eu recours également aux tampons de glycérine additionnée de tannin, d'iode ou d'iodoforme. Ces tampons consistent dans des bourdonnets de la grosseur d'une petite pomme, confectionnés avec des couches bien serrées d'ouate antiseptique ; on les trempe dans l'eau et on les exprime afin d'en réduire le volume. Puis on les imbibe fortement d'une solution de tannin dans de la glycérine et on les introduit dans le vagin. La plupart des femmes font très bien cet ouvrage elles-mêmes ; de sorte qu'on n'a besoin que rarement d'appliquer soi-même le tampon ou de le faire appliquer par une sage-femme, ou encore de mettre aux mains des femmes les fameux porte-tampons que fabriquent surtout les Anglais.

Les tampons devront rester en place de huit à douze heures. Pour les ôter, on n'a qu'à tirer sur le cordon dont on a eu soin de les munir et qui pend hors du vagin. Les caillots de sécrétion qui se produisent sous l'influence du topique seront enlevés à l'aide d'irrigations vaginales pratiquées d'une façon régulière.

La vaginite adhésive guérit parfois avec une extrême rapidité à la suite de cautérisations avec de l'acide pyroligneux rectifié. On verse le liquide caustique dans le spéculum et on le laisse séjourner quelques minutes sur la partie malade. Il est des cas où au début l'on ne peut se passer des narcotiques.

Je parlerai plus loin du **traitement des formes de vulvite et de vaginite** qui surviennent avec les manifestations du **vaginisme**.

Par l'emploi combiné de purgatifs légers et d'un régime convenable — il faut restreindre autant que possible l'usage des

(1) *Zeitschr. f. Geb. u. Gyn.* V, p. 331.

boissons alcooliques — par le repos sexuel et un exercice régulier au grand air, les accidents disparaissent généralement de façon à rendre possible la diminution et l'espacement des cautérisations du foyer morbide de l'appareil vulvo-vaginal.

Je me sers de préférence de la teinture d'iode pour les phlegmasies vulvo-vaginales où les papilles forment des saillies presque verruqueuses au-dessus de la surface de la muqueuse. Ce mode de traitement est suivi ordinairement d'une dessication rapide de ces petits mamelons. La douleur occasionnée par l'application du caustique disparaît au bout de peu de temps; malgré cela, chez les femmes très sensibles, j'ai l'habitude d'ajouter à la teinture d'iode une quantité égale de glycérine.

Dans les cas, assez rares du reste, où l'hypertrophie papillaire résiste aux cautérisations, il faudra pratiquer l'excision des petites tumeurs à l'aide du bistouri ou des ciseaux (1). J'ai vu ces excisions être suivies d'une prompte guérison; dans d'autres cas, les cicatrices consécutives ont causé encore des malaises pendant longtemps.

Lorsque la phlogose de la vulve et du vagin est un épiphénomène du diabète, la guérison n'en est possible que si le traitement local est associé à un traitement général approprié, surtout à une cure aux eaux de Carlsbad.

III — Inflammations de la muqueuse utérine

I — ANATOMIE PATHOLOGIQUE

A. **Endométrite aiguë.** Les altérations qui se produisent dans l'endométrite aiguë sont celles que l'on rencontre dans toute inflammation aiguë d'une membrane muqueuse; celle-ci est ramollie et fortement œdématiée, épaissie; elle présente une coloration d'un rouge intense avec, par places, des taches ecchymotiques, le tout accompagné d'un fonctionnement exagéré de l'appareil glandulaire. C'est cette dernière particularité qui contribue à rendre difficile la distinction entre elles des différentes périodes de la maladie. A l'état normal, *la leucorrhée cervicale*

(1) SCHRŒDER, *Zeitschr. f. Geb. u. Gyn.*, vol. XI, 1885. — KÜSTNER, *Centralbl. f. Gyn.* n° 11, 1885.

est constituée par un liquide plus ou moins visqueux ; celle de la *cavité utérine* par une sérosité plus ou moins aqueuse et peu abondante. Lorsqu'au contraire la muqueuse s'est enflammée, l'épithélium tombe ; il s'écoule du corps utérin des masses mucoso-sanguinolentes, toujours peu abondantes, il est vrai, mais mêlées à du pus et qui contiennent, outre des amas de cellules épithéliales, des tubes glandulaires en plus ou moins grande quantité. La coloration des liquides sécrétés devient alors d'un jaune rougeâtre, d'un aspect puriforme ; et à la surface elle-même de la muqueuse on voit apparaître, sous forme de points d'un blanc jaunâtre, des follicules dégénérées encore remplis de ces sécrétions.

B. *Endométrite chronique.*

Dans le catarrhe de la muqueuse utérine le gonflement, la vascularisation anormale et les taches ecchymotiques peuvent persister pendant longtemps. Lorsque la maladie a duré un certain temps, l'exagération de sécrétion demeure telle.

Les *catarrhes du col* (a) se distinguent nettement, au point de vue des modifications anatomiques ultérieures, des *catarrhes du corps* (b). Quoiqu'ils se confondent fréquemment, il est cependant de la plus haute importance pour l'étude des divers processus inflammatoires, de séparer entre elles les phlegmasies chroniques des divers segments de la muqueuse.

a) Dans les *catarrhes chroniques du col*, nous constatons tout d'abord une tendance marquée à *l'altération de la surface épithéliale*. Pendant que l'épithélium cylindrique se transforme et prolifère, la surface même de la muqueuse se trouve considérablement augmentée par le gonflement de ses plis et surtout des saillies de l'arbre de vie. La muqueuse subit un mouvement de protrusion de haut en bas et vient proéminer hors du museau de tanche sous forme d'un bourrelet mou, d'un rouge vif et fortement sécrétant. D'autre part l'épithélium cylindrique, refoulé par les cellules pavimenteuses, prolifère très activement et dépasse la limite normale du revêtement épithélial, de façon que la portion vaginale tout entière, quelquefois même les culs-de-sac du vagin, au lieu d'être tapissés d'épithélium pavimenteux à couches multiples, sont revêtus d'une ou de deux couches de cellules cylindriques.

En dehors de cet accroissement superficiel, *l'étendue de la surface de sécrétion est elle-même augmentée par l'infundibulation, sous la surface de la portion vaginale, d'organes glandulaires en grand nombre.* (Fig. 105.) Ces sortes d'invaginations, tapissées de fines cellules épithéliales cylindriques, peuvent se ramifier dans la profondeur, former de nouveaux utricules, et là, comme dans le canal cervical lui-même, traverser sur une grande étendue le substratum musculaire de la muqueuse.

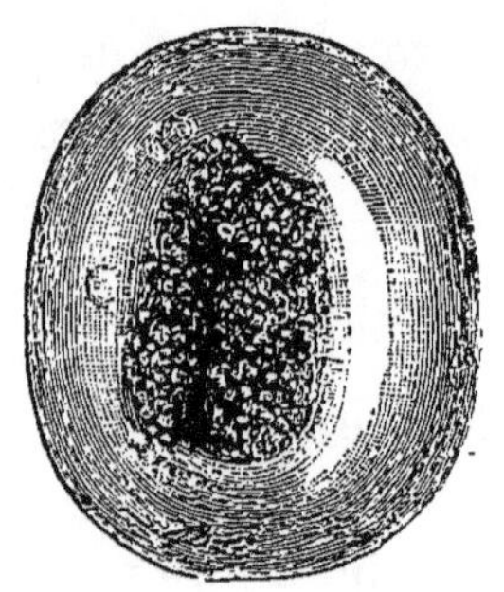

FIG. 105. — Érosions de la portion vaginale.
D'après C. RUGE et J. VEIT (1).

Les **érosions**, si discutées récemment, ne sont autre chose que des territoires d'épithélium cylindrique étendu en surface. La figure 106 donne la représentation microscopique de la figure 105. Elle montre la transition de l'épithélium pavimenteux stratifié, indemne encore dans la partie inférieure, à la segmentation folliculaire de la partie malade. Cette dernière présente à sa superficie l'orifice de canaux glandulaires plus ou moins longs qui souvent se ramifient. Dans la profondeur, on voit des organes ressemblant à des glandes qui ne sont autre chose que la coupe des extrémités étranglées des invaginations citées plus haut.

L'état morbide qu'en clinique on désigne sous le nom collectif d'**érosions**, offre diverses variétés. Lorsque le stratum qui sépare les follicules participe d'une façon très prononcée au développement ultérieur de ces entropions glandulaires, il faut distinguer deux formes de l'affection. Dans l'une, *l'érosion papillaire,* appelée par *Ruge **ulcère papillaire**,* le tissu connectif situé entre les invaginations glandulaires qui s'enfoncent dans la profondeur comme autant de palissades, dépasse la surface de la muqueuse comme de véritables papilles. (Fig. 107.) Dans l'autre, *l'érosion*

(1) *Centralbl. f. Gyn.* 1877, n° 2. — *Zeitschr. f. Geb. u. Gyn.* II et VIII.

folliculaire (fig. 108), les entropions glandulaires se dilatent dans

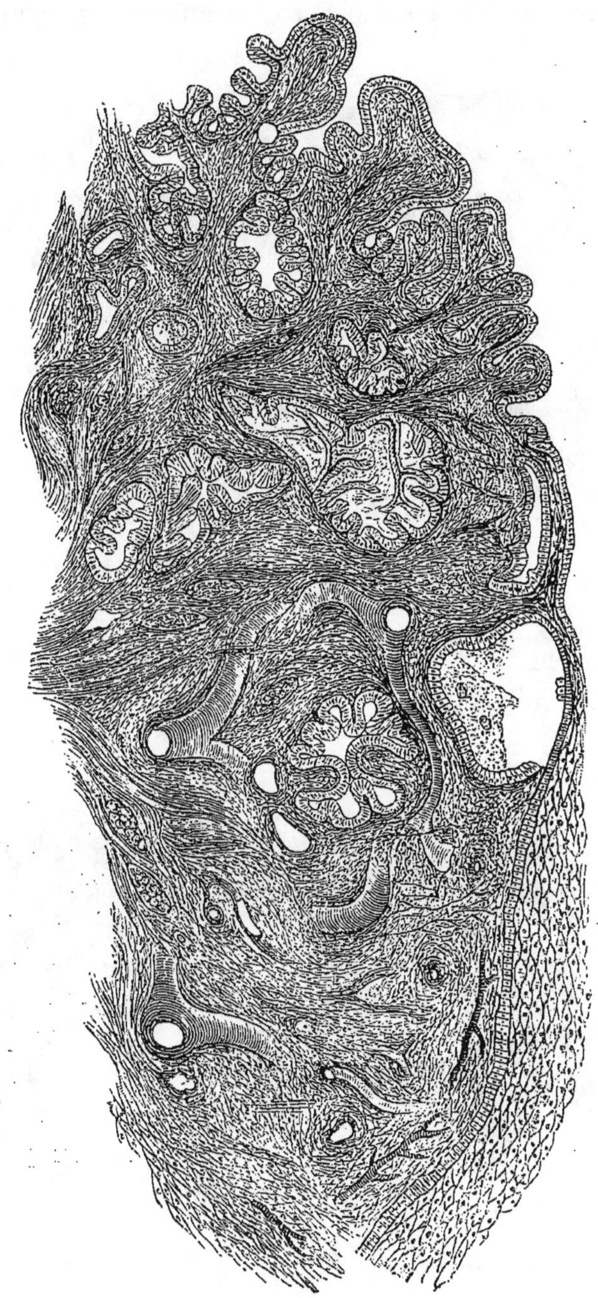

Fig. 106. — Préparation microscopique de la fig. 105.

la profondeur en vastes espaces folliculaires, grâce à la stagnation des produits de sécrétion. La compression exercée par ces derniers distend les faisceaux conjonctifs interglandulaires et

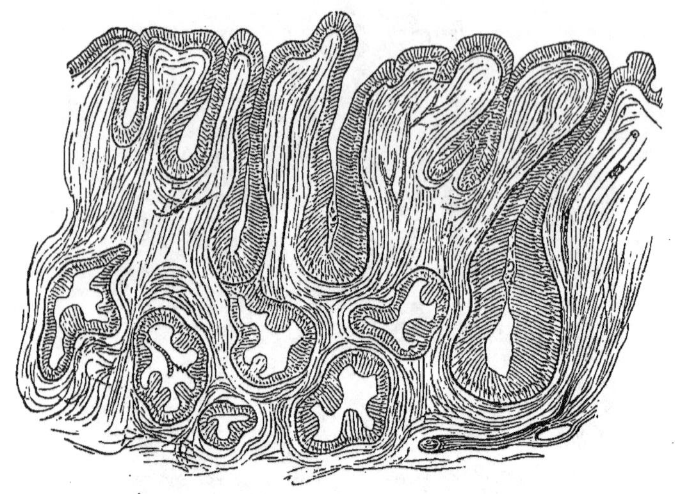

Fig. 107. — Érosion papillaire. D'après C. Ruge.

toute la surface de la muqueuse et donne lieu au tableau ci-joint de l'érosion folliculaire. A l'altération superficielle s'associent

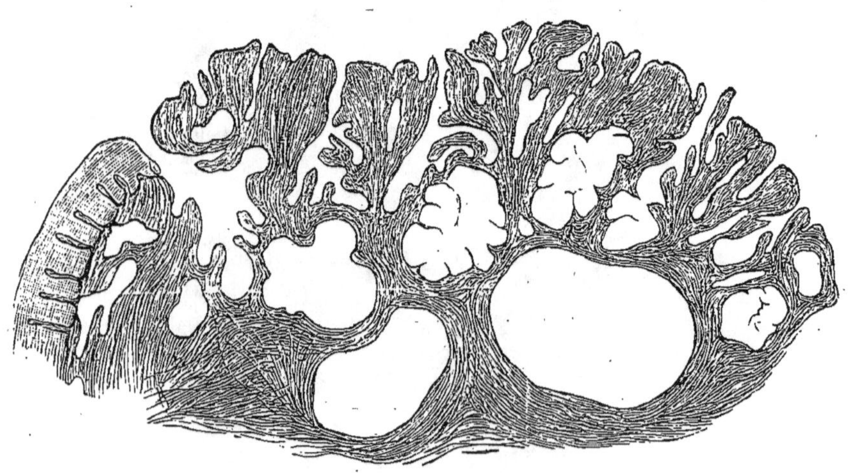

Fig. 108. — Érosion folliculaire. D'après C. Ruge.

fréquemment des modifications du parenchyme cervical proprement dit. La pénétration des infundibula glandulaires dans les couches musculaire et conjonctive provoque une forte irritation qui s'accompagne d'une vascularisation extraordinaire et d'une infiltration générale de cellules embryonnaires, et se traduit macroscopiquement déjà par une notable augmentation de volume de la partie. (Fig. 109.) Lorsqu'il existe une solution de continuité antérieure des commissures latérales du museau de tanche, la muqueuse cervicale fait hernie au-dehors du canal, au point qu'elle paraît tapisser la surface extérieure de la portion vaginale. *(Ectropion de la muqueuse cervicale.)*

Si cette surface, altérée par l'endométrite et sa complication si

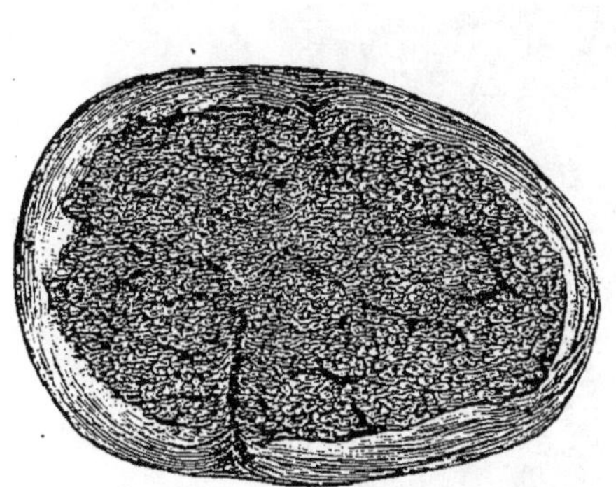

Fig. 109. — Ectropion de la muqueuse cervicale (vu à travers le spéculum). D'après C. Ruge.

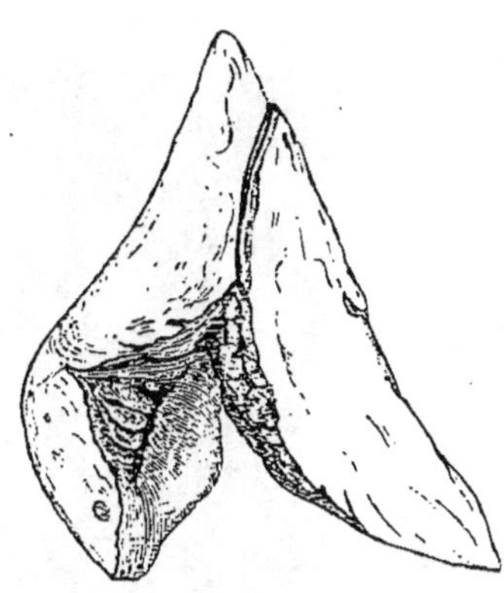

Fig. 110. — Segment cervical excisé. D'après C. Ruge.

fréquente, la métrite du col, subit un traumatisme quelconque, elle peut, par élimination de la partie minée, présenter un aspect absolument semblable, au point de vue clinique, à celui de l'affection carcinomateuse du col. (Fig. 110.)

La multiplication des appareils de sécrétion et l'excrétion très abondante qui en résulte se compliquent ordinairement d'une forte tendance aux hémorrhagies. Or, si le col est haché, et si dans les intervalles de ces hachures on voit proéminer les faisceaux connectifs infiltrés, l'induration presque noueuse des replis de l'arbre de vie ne fait qu'augmenter la ressemblance de la lésion avec une ulcération de nature maligne.

Il faut considérer les érosions comme un symptôme de l'en-

dométrite du col, sans leur accorder cependant toujours le caractère cervical.

b) *Le catarrhe chronique de la muqueuse du corps* s'accompagne d'une vascularisation très prononcée et d'une infiltration néocellulaire abondante du tissu interglandulaire. Sous l'influence de cette infiltration la muqueuse, hypertrophiée et pigmentée par des granulations d'origine ecchymotique, peut prendre l'aspect velvétique.

Il y a diverses variétés de catarrhes de la muqueuse du corps, qui se distinguent nettement par leurs caractères microscopiques.

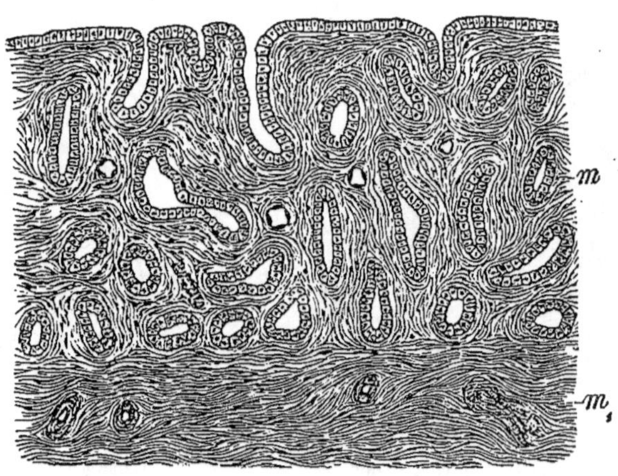

Fɪɢ. 111. — Muqueuse utérine normale (Hartn., oc. 2, obj. 4).
Coupe longitudinale : *m* : muqueuse
m₁ : musculature (Orᴛʜᴍᴀɴɴ)

Les figures 111 et 112 et les suivantes serviront à nous rendre un compte exact des processus pathologiques. (La première donne une coupe verticale, la seconde une coupe transversale de la muqueuse utérine normale).

Il faut distinguer :

1. *L'endométrite (du corps) chronique interstitielle ;*

2. *L'endométrite (du corps) chronique glandulaire.*

1. — Dans *l'endométrite interstitielle,* dont la figure 113 nous donne une représentation fidèle, le stroma, lorsque le cas est

récent, participe à la prolifération cellulaire. On y rencontre tantôt
de grosses cellules rondes (fig. 114), tantôt des éléments fusiformes (fig. 115).

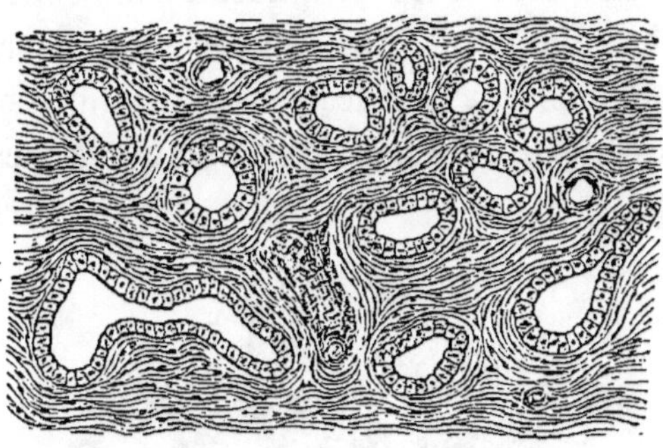

Fig. 112. — Muqueuse utérine normale. Section transversale. (Orthmann.)
(Hartnack. oc. 2, obj. 5.)

Cette forme est la plus fréquente et est caractérisée par sa
tendance aux hémorragies, rarement par la violence seule des

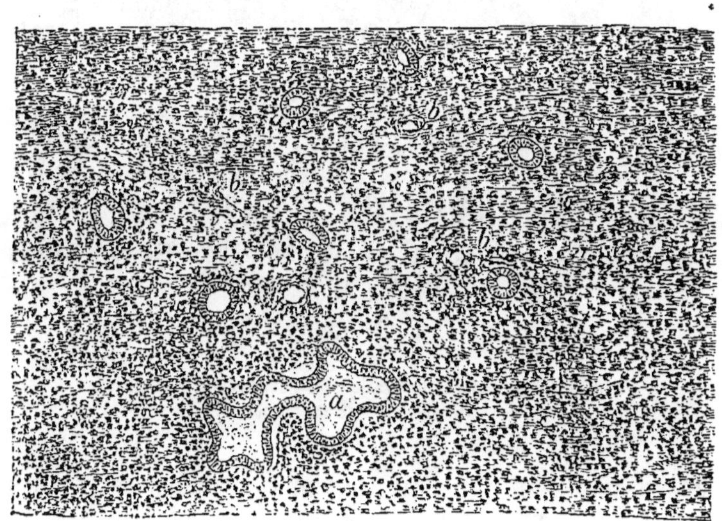

Fig. 113. — Endométrite interstitielle. (Hartnack, oc. 2, obj. 4.)

a : Glandes
b : Vaisseaux (Orthmann).

accidents dysménorrhéiques. Elle s'accompagne d'une diffusion
de tractus connectifs dans le tissu interstitiel. Dans d'autres cas,

les infiltrations se circonscrivent de façon que, sur la surface mamelonnée de la muqueuse, on voit à l'œil nu poindre les orifices glandulaires.

2. — Dans *l'endométrite glandulaire* ce sont les altérations glandulaires qui dominent. Les glandes se sont transformées en canaux très allongés et à ramifications dendritiques (voy. la fig. 116 qui a été dessinée par *Carl Ruge* d'après une de mes préparations),

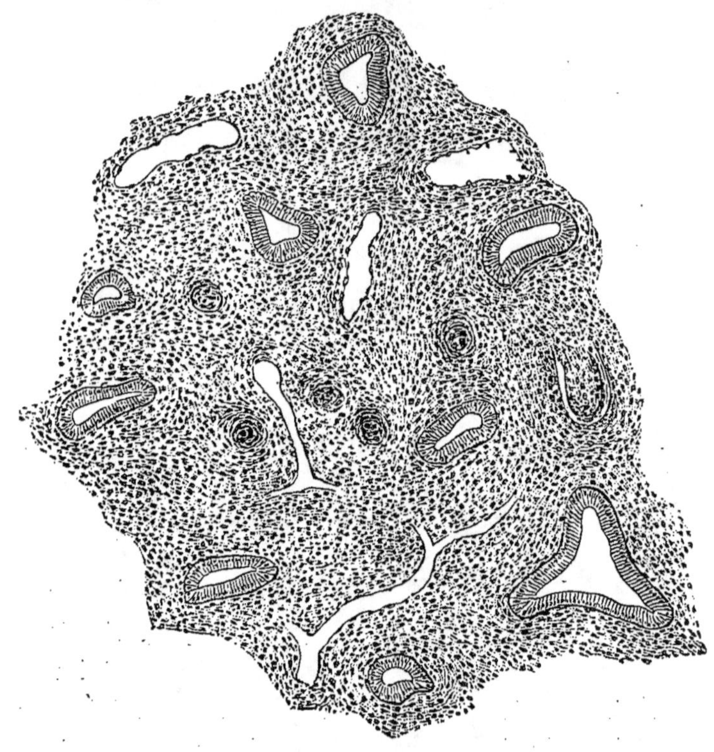

Fig. 114. — Coupe transversale dans l'endométrite interstitielle.
(Grossissement de 250 diamètres.)

qui ne ressemblent plus du tout aux organes sécréteurs normaux (fig. 111).

A côté de ces deux formes d'endométrite chronique du corps, nous trouvons encore les trois variétés spéciales suivantes :

3. *L'endométrite fongueuse ;*

4. *L'endométrite post abortum ;*

5. *L'endométrite exfoliative.*

3. — La troisième variété d'endométrite est un *mélange des deux précédentes ; c'est une affection généralisée dans laquelle tous les éléments de la muqueuse participent, quoique à des degrés divers, au processus pathologique.*

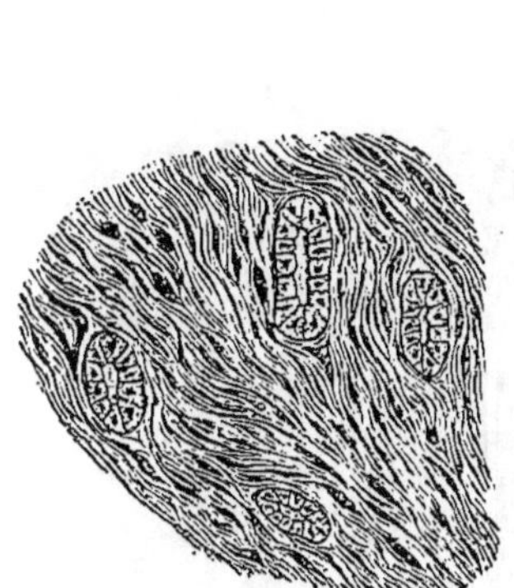

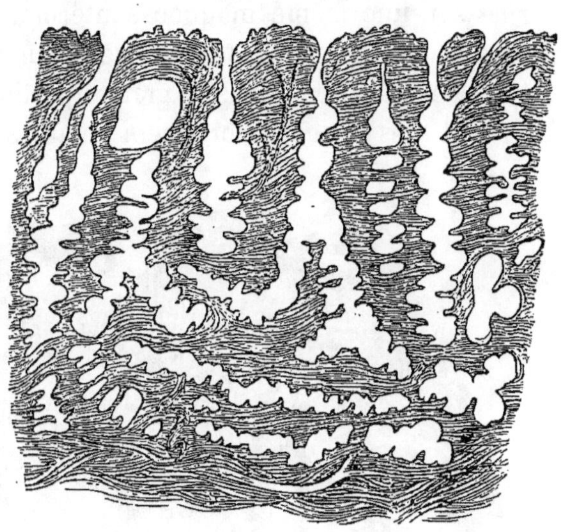

Fig. 115. — Endométrite interstitielle chronique. (Gross. de 250.)
D'après Schrœder, (Handbuch.)

Fig. 116. — Endométrite glandulaire.
D'après C. Ruge.

Décrite d'abord par *Récamier* (1), désignée par *Olshausen* (2) sous le nom *d'endométrite chronique hyperplasique,* *l'endométrite fongueuse* se distingue essentiellement des formes *interstitielle* et *glandulaire* par le développement énorme de la muqueuse. L'épaisseur de celle-ci, qui dans ces dernières est de 3 à 4 millimètres, peut atteindre jusqu'à 15 millimètres dans la forme fongueuse. Dans la structure même de la masse fongueuse, nous retrouvons la distinction en tissus interstitiel et glandulaire. Grâce à l'augmentation de volume du premier, les glandes se trouvent comprimées; elles deviennent le siège d'étranglements au-dessous desquels elles sont ectasiées. Une coupe horizontale nous montre une espèce de tamis, dont les trous sont assez éloi-

(1) *Union méd.* 1850, 1 et 8 Juin.
(2) *Arch. f. Gyn.* VIII, p. 97.

gnés l'un de l'autre. Le nombre des follicules est également
augmenté d'une façon considérable ; leur canal excréteur est
tortueux, en tire-bouchon, ou ramifié; il arrive souvent que le
tissu interglandulaire ne prend que peu de part aux altérations.
D'ailleurs on rencontre les diverses formes mélangées entre
elles sur une même muqueuse utérine, de sorte qu'une coupe
superficielle un peu étendue peut offrir le tableau des divers
types de l'affection. Dans la grande partie gauche de la figure 117
on voit des glandes fortement dilatées ; quant au reste de la

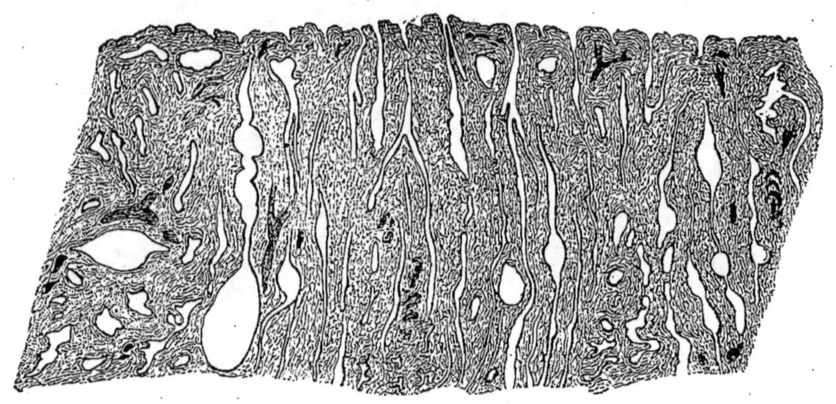

Fig. 117. — Endométrite fongueuse dominante ; à gauche, endométrite glandulaire,
à droite, endométrite interstitielle. D'après C. Ruge.

figure, il montre le développement considérable du tissu interstitiel. Cette préparation m'est personnelle et a été dessinée également par *C. Ruge*.

4. — Depuis quelque temps déjà on a fait ressortir la grande
fréquence de ***l'endométrite après avortement***. L'expulsion incomplète de la caduque amène la formation d'îlots constitués par
des masses épithéliales déciduales, avec prolifération néocellulaire
dans la muqueuse environnante, telle que l'a décrite *Carl Ruge*
dans le Manuel de *Schroeder*, 7ᵉ éd., page 119. Le processus
phlegmasique part de ces îlots pour s'étendre sur toute la muqueuse (fig. 118); ou bien l'involution puerpérale est remplacée
par un état de prolifération inflammatoire qui atteint d'après
Carl Ruge (loc. cit.) surtout le tissu interstitiel. Cela n'empêche

pas l'élément glandulaire d'y prendre part, dans la marche ultérieure de l'affection.

5. — ***L'endométrite exfoliative*** est caractérisée par ***l'expul-***

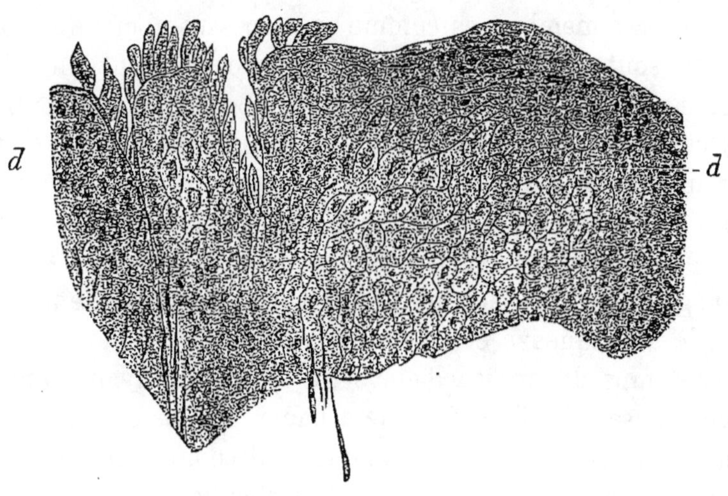

Fig. 118. — Endométrite postabortive. D'après Schrœder, VIIe éd.
dd : ilots de caduque.

sion, sans cause connue jusqu'ici, de la ***muqueuse enflammée sous forme de lambeaux membraneux plus ou moins considérables*** ou d'un ***moule complet de la cavité utérine.*** Elle n'est pas très rare et se rencontre aussi bien chez les filles qui ont de ces évacuations membraneuses quelquefois depuis qu'elles sont réglées et presque à chacune de leurs époques, que chez les femmes qui ont enfanté. Le plus souvent les éliminations se font à des intervalles plus ou moins longs; il peut même s'écouler des années entre les moments où se fera l'expulsion de parties contigues de la muqueuse, et la menstruation pendant ce temps

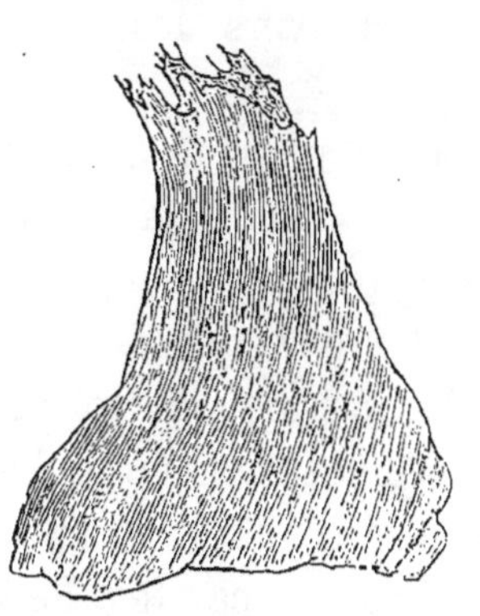

Fig. 119. — Moule de la cavité utérine expulsé dans un cas d'endométrite exfoliative (dysménorrhée membraneuse).

ne s'accompagner d'aucun accident dysménorrhéique. D'autres fois ces évacuations sont tout à fait accidentelles, après une grossesse par exemple ; dans d'autres cas encore, l'exfoliation membraneuse se montre et s'accentue au fur et à mesure que la femme approche de la ménopause. On pourrait considérer l'expulsion de ces membranes comme un processus abortif (fig. 119), car elles sont constituées par les couches superficielles bien conservées de la muqueuse utérine, avec leurs glandes utriculaires et le tissu interglandulaire. Mais un fait capital et très important pour le diagnostic différentiel est l'absence des grandes cellules irrégulières de la caduque. Les lambeaux eux-mêmes présentent d'un côté la surface lisse de la muqueuse, et de l'autre des inégalités sur la face interne ; on distingue parfaitement les sillons de la muqueuse et les orifices glandulaires.

Il est temps de cesser d'élever la soi-disant *dysménorrhée membraneuse* à la dignité d'une maladie, comme on l'a fait jusqu'ici. On doit la considérer simplement comme un processus phlegmasique présentant ce caractère particulier d'exfoliation des segments enflammés de la muqueuse. Il s'agit exclusivement d'une endométrite interstitielle où le tissu intercellulaire est atteint à un plus haut degré que les cellules du stroma. La trame est épaissie et traversée par un nombre considérable de fibres élastiques. Les cellules elles-mêmes présentent çà et là un corps augmenté de volume et des noyaux hypertrophiés, d'où il résulte qu'on croit avoir affaire à un premier pas vers les cellules déciduales véritables (*C. Ruge*) (1).

Toutes les formes d'endométrite du corps peuvent à un moment donné guérir, et les parties revenir à leur état normal. D'autres fois la *muqueuse* devient le siège d'une sorte de *travail cicatriciel*. L'épithélium vibratile, tombé d'une façon très précoce, n'est pas remplacé, et la cavité utérine se tapisse de cellules plates ayant presque l'apparence de cellules épithéliales pavimenteuses. Les glandes dont la lumière se dilate s'applatissent et n'apparaissent plus que comme de simples cavités. Le travail sécrétoire lui-même s'arrête, et la surface interne de l'uté-

(1) V. Löhlein, *Ges. f. Geb. u. Gyn.*, Février 1886. — *Zeitschr. f. Geb. u. Gyn.* XII, p. 465.

rus semble finalement revêtue d'une simple couche de tissu fibreux.

Il faut une certaine habitude d'interprétation des coupes microscopiques, habitude que j'ai pu acquérir sous les auspices de *Carl Ruge*, pour édifier un ***diagnostic précis*** au milieu de ce fouillis de glandes, de vaisseaux et de tissu interstitiel. La préparation tout entière peut ne contenir que des coupes de canaux glandulaires, de sorte que la désignation de cette forme d'endométrite sous le nom d'endométrite chronique adénomateuse paraît tout à fait juste, d'autant plus que ces glandes ont une importance spéciale, en raison de la tendance de l'affection aux récidives et de la prédisposition incontestable de ces organes à une dégénérescence maligne ultérieure.

II. Symptomatologie

Les symptômes spéciaux de ***l'inflammation de la muqueuse utérine*** sont, à la ***période aiguë*** : souffrances violentes dans les parties génitales, douleurs ressemblant aux coliques utérines, sensations de pesanteur, de plénitude avec ténesme vésical et rectal, quelquefois phénomènes d'irritation péritonéale. Lorsque ces accidents ont cédé, ce sont les ***modifications des sécrétions*** et les ***troubles de la menstruation*** propres aux ***catarrhes chroniques*** qui entrent en scène. Ces modifications des sécrétions sont éminemment variables. Ordinairement le liquide visqueux du col est mélangé avec une quantité abondante de muco-pus et fréquemment avec du sang; on y rencontre des débris de cellules épithéliales et surtout des éléments glandulaires. Ce liquide s'altère très facilement et répand alors une odeur extrêmement fétide. — C'est surtout dans l'endométrite interstitielle que l'on voit se développer une tendance marquée aux ***hémorragies extramenstruelles***. En général le catarrhe utérin est escorté de désordres de la menstruation. La période des règles s'accompagne de vives souffrances. L'hémorragie se produit-elle, tantôt il y a excrétion sanguine exagérée, tantôt l'écoulement a lieu avec accompagnement de douleurs expultrices. L'hématorrhée se fait par saccades; à chaque évacuation s'associe une exacerbation de la douleur dans le ventre, les aines ou la région sacrée. Il peut y avoir également une diminution du flux cataménial, mais j'estime que, dans ces cas, c'est aux troubles de nutrition concomitants, et à l'inflammation parenchymateuse de l'utérus qui complique si souvent le catarrhe de la muqueuse, qu'est due l'influence perturbatrice sur la menstruation.

Les *symptômes* doivent être divisés en *symptômes du catarrhe cervical* et *symptômes du catarrhe du corps*.

1. — *Catarrhes du col*

A — Les catarrhes *aigus* de la muqueuse cervicale présentent une marche semblable à celle de tout processus analogue. Après un arrêt momentané du travail de sécrétion, celui-ci reprend et fournit un liquide abondant, fluide, et parfois coloré par du sang. Lorsque la phlegmasie survient au moment des règles, le gonflement de la muqueuse ne peut, il est vrai, interrompre le flux menstruel dont cette dernière n'est pas elle-même la source, mais elle produit *l'oblitération* du canal et, par là, empêche l'évacuation du sang qui est retenu. Les phénomènes concomitants sont ordinairement de la douleur, quelquefois des frissons et une élévation de la température, de la sensibilité à la pression dans le bassin et du ténesme vésical et rectal.

B — Les catarrhes *cervicaux chroniques* occasionnent des symptômes plus accentués, grâce aux modifications particulières des éléments glandulaires. La muqueuse gonflée et hypertrophiée au point de faire saillie hors de l'orifice externe, est tellement altérée par les infundibulations glandulaires qui la parsèment, qu'il se produit des hémorragies avec la plus grande facilité, du moins lorsqu'au bout de quelque temps il survient de la nécrose et des pertes de substance. A ce moment tout mouvement du corps, tout ébranlement, tout effort de défécation, toute cohabitation peuvent amener des excrétions sanguinolentes. Et ces excrétions, associées aux troubles généraux dus aux souffrances et aux leucorrhées profuses, peuvent parfaitement simuler, surtout dans un âge relativement mûr, les symptômes cliniques d'une dégénérescence maligne du col.

Récemment on a fait ressortir la relation spéciale qui existe entre les catarrhes utérins et les solutions de continuité, *les déchirures du col,* si fréquemment liées aux accouchements. Je suis de l'avis de ceux (1) qui pensent qu'il n'existe aucune relation nécessaire entre ces catarrhes et ces déchirures, parce qu'on a bien souvent l'occasion d'observer de ces lacérations cervicales sans la moindre trace de catarrhe (2) concomitant. Comme je crois que, grâce au perfectionnement de nos méthodes d'exploration, on arrivera à trouver à ces catarrhes une cause spécifique, j'admets simplement que les lésions cervicales prédisposent à la pénétration d'agents pathogènes spécifiques et que, grâce à la facilité avec laquelle la muqueuse fait hernie au dehors des points déchirés, le processus pathologique prend une nouvelle intensité. Dans ces cas la muqueuse cervicale, fortement altérée dans son substratum, se renverse en dehors par-dessus ses limites normales, et va recouvrir le col en produisant un véritable enroulement sur elles-mêmes des lèvres du museau de tanche *(eversio labiorum),* ou bien elle s'insinue à travers la déchirure, arrive à la face externe de la portion vaginale et s'étend de là dans le voisinage, dans les culs-de-sac du vagin (fig. 109).

Dans le *catarrhe chronique du col,* le gonflement de la muqueuse peut amener l'oblitération absolue du conduit excréteur des éléments glandulaires profonds étudiés plus haut. *Les follicules de rétention* ainsi créés exercent eux-mêmes une certaine compression sur le tissu environnant et occasionnent des douleurs, légères il est vrai, mais persistantes, dans les parties génitales. Ces douleurs s'accentuent lorsque, par suite de la soudure des rebords muqueux situés vis-à-vis les uns des autres, il est survenu une *sténose* de l'orifice externe et une stagnation des liquides de sécrétion derrière l'obstacle. Il se développe, en outre, une *élongation* caractéristique de la *portion sus-vaginale* du col et une *dilatation du canal cervical.* Lorsque plus tard le catarrhe entre en régression et que la leucorrhée diminue par suite de l'atrophie de la muqueuse, la sténose de l'orifice externe

____

(1) Schröder, *Charité-Annalen,* VI.

(2) *Transaction of the Boston gynaecol. Soc.* Déc. 1885. Communication de A. Martin à la Société.

persiste, et avec elle l'élongation sus-vaginale du col. J'ai observé cette relation étiologique non pas seulement chez des jeunes filles ; j'ai constaté cet allongement cervical sus-vaginal chez des femmes que j'avais eu occasion d'examiner dans leur jeunesse pour des affections puerpérales ou autres, et chez lesquelles j'ai pu suivre nettement son développement. Dans ces cas, certes, les coarctations sont d'importance secondaire, car lorsque la période aiguë a disparu et avec elle ses conséquences, surtout la leucorrhée profuse, la sécrétion, peu abondante dès lors, ne rencontre plus d'obstacles à son évacuation à travers l'orifice externe et s'écoule sans souffrances : c'est à peine si, dans ces cas, on peut parler d'entraves à l'excrétion. Il est des cas rares où l'on ne peut introduire dans le col qu'une sonde fine ; cependant il est généralement facile de faire pénétrer le bec du cathéter. Ces sortes de sténose n'opposent que rarement aussi des obstacles notables à l'intromission de la curette. Comparée à l'obturation du col, l'élongation sus-vaginale est une conséquence bien plus grave de l'affection catarrhale. Elle n'involue parfois qu'au temps de la ménopause ou pendant une grossesse ; mais la grande difficulté réside précisément dans la réalisation de la conception malgré l'altération cervicale.

2. — *Catarrhes du corps*

A — Le *catarrhe aigu* de la muqueuse de la cavité utérine provoque de violentes douleurs qu'il faut considérer en partie comme le résultat de l'obstacle qu'oppose la paroi utérine à la distension de la muqueuse hypertrophiée. La suppression des menstrues est non la cause, mais la conséquence de l'inflammation aiguë de la muqueuse. Le plus souvent elle est suivie au bout tantôt de quelques heures, tantôt de quelques jours, d'une hémorragie abondante qui calme les souffrances. Les viscères pelviens participent à l'état pathologique : tout le bassin devient d'une grande sensibilité, et il se produit des phénomènes douloureux du côté du rectum et de la vessie.

B — Les variétés de *catarrhes chroniques du corps*, décrites sous le nom *d'endométrite fongueuse, d'endométrite diffuse hyperplasique* et *d'endométrite glandulaire,* présentent comme symptômes pathognomoniques une *augmentation des sécrétions et des hémorragies.* Ces dernières, quoique survenant généralement au moment des règles, peuvent, à un stade plus avancé de l'affection, se produire également pendant la période intermenstruelle. Quant à l'utérus lui-même, il augmente de volume et son parenchyme, qui a une tendance marquée à participer au processus inflammatoire dans n'importe quelle phlegmasie de la muqueuse, est atteint presque constamment par le travail de phlogose dans les endométrites fongueuse et glandulaire.

Les *douleurs* ne sont pas constantes et ont, lorsqu'elles existent, la même cause que précédemment. Tantôt elles ne sont que sourdes et intermittentes ; tantôt elles apparaissent seulement peu de temps avant ou pendant la menstruation ; tantôt enfin ces sensations douloureuses, localisées dans la profondeur des parties génitales, sont tellement violentes qu'elles ne laissent aucun répit à la malade.

On donne la *stérilité* comme un symptôme dominant des affections de la muqueuse utérine. Il est hors de doute que la nature des sécrétions peut, dès le début du contact, détruire la viabilité des spermatozoaires. En outre, il est facile de comprendre qu'un ovule ne puisse se greffer sur une muqueuse ainsi irritée et recouverte de mucosités ; plus tard, lorsque le catarrhe a passé à l'état chronique et que la muqueuse a perdu son épithélium vibratile, même si la surface interne de l'utérus guérit spontanément, toute aptitude de la muqueuse à devenir caduque est perdue. D'après mes propres observations, je suis obligé de rendre responsable de la stérilité l'élongation de la portion sus-vaginale du col, cette altération particulière du segment cervical qui, pour moi, est la conséquence du catarrhe. Cela est d'autant plus vrai que, lorsque je m'attaquais d'abord à l'endométrite ou à la sténose, le résultat restait négatif, alors que la conception suivait de près la guérison de l'allongement du segment sus-vaginal du col.

Dans *l'endométrite exfoliative,* les accidents ne surviennent presque jamais qu'à l'époque de la menstruation.

L'expulsion des membranes s'accompagne presque toujours de

vives douleurs ayant le caractère de tranchées; souvent la femme éprouve, du moins dans les cas d'exfoliation sporadique, une sensation pénible de plénitude et de malaise plusieurs semaines déjà avant l'époque des règles.

L'hémorragie menstruelle elle-même est abondante et survient concurremment avec de fortes tranchées, grâce auxquelles les lambeaux sont éliminés. Dans d'autres cas le flux cataménial se fait attendre pendant des jours et des semaines. Les femmes se croient enceintes jusqu'au moment où, sous l'influence apparente du moindre petit accident, les douleurs si connues reparaissent et avec elles l'écoulement sanguin. Il est très rare de voir l'expulsion des membranes se faire sans souffrances.

La dysménorrhée membraneuse est fréquemment compliquée de stérilité; la grossesse est pour ainsi dire impossible tant qu'il existe de ces processus exfoliatifs. Si malgré cet état pathologique la grossesse a un cours normal, il faut admettre que la fécondation a eu lieu au cours d'une pause plus ou moins longue survenue entre deux expulsions membraneuses.

III — DIAGNOSTIC

Le diagnostic des catarrhes de l'utérus peut devenir très difficile lorsque les parties malades sont situées dans la profondeur de la cavité et par là inaccessibles à l'exploration. Heureusement l'élément le plus fréquemment malade, la muqueuse cervicale, est tellement tuméfiée et hypertrophiée qu'elle fait saillie hors du museau de tanche, que le col soit déchiré ou hermétiquement clos. Les érosions qui végètent sur les lèvres de l'orifice externe, la mortification du tissu empiétant sur la surface de la portion vaginale sont des points de repère qui ne laissent que rarement subsister le doute. S'agit-il de décider si l'on a affaire à un simple catarrhe ou à un néoplasme au début, on s'adressera aux moyens de diagnostic qui servent à déterminer la nature des affections atteignant les parties profondes. Ces dernières présentent évidemment des symptômes jusqu'à un certain point caractéristiques : je veux parler des modifications des sécrétions et des troubles menstruels. Un bon signe de diagnostic est encore, dans ces cas, la sensibilité très grande des régions malades à *l'attouchement de la sonde*. Mais seul le *microscope* nous donnera des renseignements sûrs et précis sur la nature de l'état morbide actuel. — On a recommandé, pour se rendre compte de l'état de la muqueuse cervicale, de faire la discision des lèvres du museau de tanche, avec ou sans ligature préalable des ligaments larges. Quant à moi je crois qu'en raison de la situation profonde des parties, nous ne devons avoir qu'une confiance limitée dans l'exploration à l'œil nu ; il est bien plus important de soumettre les parties à l'examen microscopique. Et comme nous pouvons aisément nous procurer ce qui est nécessaire à cet examen sans aucune opération, la discision devient inutile.

Je suis persuadé enfin que le *diagnostic des affections des muqueuses cervicale et utérine* peut être édifié (1) — et pour l'affirmer, je me base sur des centaines de faits — à l'aide du *grattage même de la muqueuse*. Pour plus amples détails je renvoie le lecteur aux considérations émises plus haut sur ce sujet.

Quant au *diagnostic différentiel* de l'endométrite exfoliative, nous devons nous rappeler que les lambeaux de caduque, avec lesquels les membranes expulsées au moment des règles ont une grande ressemblance, ne sont que très rarement dépourvus de villosités choriales. C'est là un fait bien plus important que la distinction entre les soi-disant cellules déciduales selon leurs dimensions plus ou moins grandes.

IV — Pronostic

Le pronostic des *affections de la muqueuse utérine* est favorable lorsqu'il s'agit de processus catarrhaux aigus. Même les altérations qui ont déjà fait un pas vers la *chronicité,* et qui sont la conséquence de soins incomplets pendant les couches ou des manifestations de maladies générales telles que la chlorose, la scrofulose, etc., guérissent quelquefois très rapidement sous l'influence d'un traitement approprié. *Le pronostic est plus fâ-*

(1) V. Schröder, *Handbuch*, 7ᵉ éd., p. 122.

cheux pour les formes d'endométrite où s'est produite une *prolifération interstitielle ou glandulaire* et pour les cas où se sont développés un ectropion de la muqueuse cervicale et des érosions.

Ces affections ont ce caractère particulier d'offrir des variations fréquentes dans leur intensité ; les intervalles de repos alternent avec de violentes exacerbations et *vice versâ*. D'autre part il arrive souvent que le *parenchyme utérin* et le *revêtement péritonéal* prennent part au processus pathologique, de sorte que nous rencontrons les affections de la muqueuse compliquées de métrite et de périmétrite chroniques. D'autres fois, le travail de prolifération s'étend dans la profondeur ; il s'attaque à toute la surface interne, passe aux trompes de Fallope et échappe à l'intervention thérapeutique. Les accidents troublent la santé générale, rendent les femmes malheureuses et stériles et les dégoûtent d'une vie où elles sont à charge aux autres et à elles-mêmes. Ce pronostic de mauvais augure est encore assombri par la *tendance du processus catarrhal aux récidives*, tendance qui persiste plus ou moins malgré le traitement et qui est combattue le plus efficacement par le curettage suivi de cautérisations. Mais quand même, il reste toujours des prolongements glandulaires qui pénètrent jusque dans la tunique musculaire et qui deviennent le point de départ des récidives. D'autre part, l'influence des causes anciennes telles que cohabitation, irritations sexuelles anormales, infection spécifique, ne réapparaît que trop tôt et trop souvent, de sorte que tout est à recommencer. On a beaucoup prôné le retour d'une nouvelle grossesse comme un moyen de guérir radicalement les affections de la muqueuse utérine. Il est certain que les transformations de l'utérus inhérentes à la gravidité possèdent une action favorable. Seulement, si l'on tient compte de toutes les perturbations qui s'associent si facilement à cet état physiologique, on ne sera pas étonné de voir ce moyen puissant échouer souvent et par conséquent ne pas améliorer le pronostic.

Si l'on songe que les maladies un peu intenses de la muqueuse utérine ne sont en somme qu'une prolifération en partie de l'élément glandulaire, en partie du tissu interstitiel, il est impossible de nier que cette tendance néoplasique ne soit pas au moins une prédisposition à la genèse de productions de nature maligne. L'utérus n'est-il pas chez la femme un siège de prédilection pour les affections à caractère malin ?

V — TRAITEMENT

a) *Le traitement des catarrhes du col* ressemble naturellement au début à celui des catarrhes du vagin. Dans les *cas récents*, j'emploie, outre les irrigations vaginales médicamenteuses indiquées plus haut, les scarifications superficielles répétées trois à cinq fois, et puis les applications de caustiques (voir plus haut) à l'aide du spéculum. Grâce à ce traitement, la surface de la muqueuse enflammée et dépourvue de son revêtement épithélial se dessèche et se tapisse d'un nouvel épithélium sain, sous lequel les parties malades complètent leur guérison. — Lorsqu'à l'aide d'un régime approprié et rationnel on réussit à soustraire, pour plus ou moins longtemps, les organes génitaux de la malade à toute influence nocive, ce mode de traitement, surtout lorsque la maladie est à son début, donne des résultats tout à fait satisfaisants et durables. Malheureusement dans la pratique ces conditions indispensables au succès sont le plus souvent impossibles à réaliser. Nous n'arrivons pas à changer la manière de vivre des femmes et à préserver celles-ci d'une façon durable des effets nuisibles de la vie sexuelle. Aussi dans un nombre de cas relativement élevé, le processus phlegmasique reparaît, alors même que la guérison semblait complète et radicale. Les spécialistes surtout ont l'occasion d'observer des cas où l'intervention du médecin ordinaire remédie chaque fois, il est vrai, à la récidive, mais où un résultat durable ne peut être obtenu. Pour expliquer ces faits, nous rappellerons que les inflammations de la muqueuse ont une tendance extrême aux récidives, et que les remèdes anodins déjà indiqués sont à peine suffisants pour guérir l'affection qui s'est étendue dans la profondeur des anfractuosités de la muqueuse et des entropions glandulaires. Dans les cas donc où les moyens de traitement ci-dessus énumérés paraissent devoir rester ou sont restés inefficaces, dans ceux ou la maladie existante a profondément altéré la santé générale, dans ceux enfin où les circonstances exigent le rétablissement le plus prompt possible de la femme, il faudra recourir, pour supprimer les catarrhes aussi bien que les érosions du col, à la destruction et à l'excision de la muqueuse malade. J'avais essayé jadis d'obtenir cette destruction au moyen de caustiques très énergiques.

Mais comme j'ai vu survenir des rétrécissements cicatriciels à la suite de ces cautérisations, tant dans ma clientèle que dans celle de mes confrères, je ne m'adresse plus à ce mode de traitement que si l'état général ou certaines conditions de milieu spéciales contre-indiquent l'*excision de la muqueuse malade*. J'excise cette muqueuse et avec elle autant de tissu cervical qu'il faut pour la suppression du foyer pathologique, et la réaction sur le segment sus-jacent du col et du corps. Nous étudierons le manuel opératoire à propos des opérations plastiques qui se pratiquent sur le col.

b) L'intervention dans les *maladies de la muqueuse du corps* de l'utérus consistera, suivant les indications, dans l'emploi, concurremment avec le traitement général, des moyens habituellement mis en usage : repos, soins de propreté, irrigations vaginales, dérivatifs intestinaux, bains de siège, ergotine ou hydrastis canadensis. Dans les cas rebelles on a recours souvent aux caustiques soit solides, soit en injections, avec ou sans dilatation préalable du canal cervical. Comme porte-caustiques, on se sert de crayons, de pulvérisateurs, d'appareils enfin qui sont destinés à mettre l'agent médicamenteux en contact avec la muqueuse utérine préalablement débarrassée de son revêtement de mucosités. J'ai essayé la plupart de ces instruments et avec des résultats variables. A côté de cas où la guérison suivait promptement une amélioration marquée, il y en eut d'autres où l'amélioration ou la guérison ne furent que passagères.

Tout récemment *B. Schultze* (1) a recommandé, pour le traitement des affections de la muqueuse utérine, des irrigations méthodiques et longtemps continuées de la cavité utérine avec des solutions caustiques légères (2). Ce procédé a été vanté par divers

---

(1) Schultze, *Arch. f. Gyn.* XX, p. 275.
(2) P. Ruge a décrit pour cet usage, à la session d'octobre de la Société d'Obsté-

chirurgiens comme donnant de beaux succès. Dans le petit nombre de cas que j'ai traités de cette façon, le résultat m'a paru lent à se produire et n'avoir que peu de durée. Aussi ai-je renoncé à cette méthode thérapeutique pour faire ce qui suit. Lorsque la muqueuse du corps ne guérit pas sous l'influence d'un régime approprié, de soins hygiéniques et de ménagements sexuels, et sous l'action d'irrigations vaginales et de bains de siège, je m'adresse pour *l'enlèvement de la muqueuse malade à l'opération du curettage.* Sans aucune dilatation préalable du col, je fais l'abrasion, en une seule séance, des parties malades qui me serviront en même temps à édifier le diagnostic différentiel entre les diverses formes de l'affection, et de base certaine pour l'intervention thérapeutique ultérieure.

Je dirai en passant que je n'ai pas la moindre envie de dénigrer ici les autres modes de traitement des maladies de la muqueuse utérine. Les résultats peu satisfaisants que j'ai obtenus par l'emploi de mèches intra-utérines et d'irrigations de la cavité de la matrice avec des liquides astringents au moyen de la seringue de *Braun* m'ont amené à chercher mieux. J'ai successivement eu

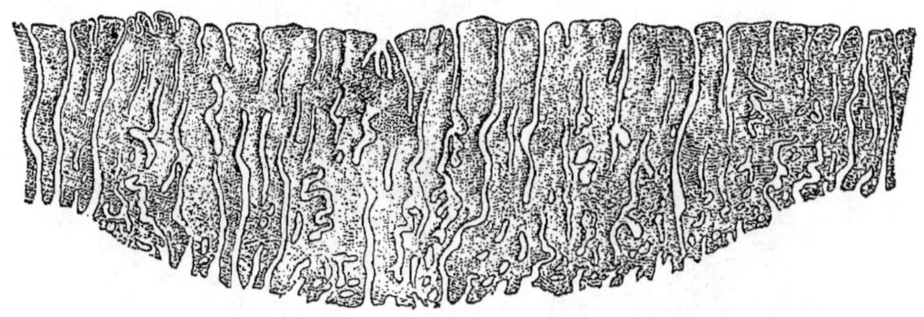

Fig. 120. — Lambeau de muqueuse enlevé avec la curette.
Duvelius, *Zeitschr. f. Geb. n. Gyn.* X, 175.

Grandeur naturelle de
la préparation

recours aux applications médicamenteuses à l'aide de ce qu'on a appelé le pistolet utérin, aux pulvérisations avec l'instrument de *Clay* et aux cautérisations de la surface interne de l'utérus avec des crayons caustiques. Ni celles-ci, ni le procédé de *Schultze* ne m'ont donné le succès que j'obtiens avec le *râclage suivi de cau-*

trique et de Gynécologie de Berlin (1886), un fort bon instrument qui est une modification du cathéter de Fritsch.

térisation, que je pratique depuis plus de six ans et dont j'ai collationné un nombre important d'observations.

Tout autre mode de traitement m'a semblé non seulement plus long, mais encore inférieur quant aux résultats qui jamais, autant que j'ai pu m'en rendre compte, ne valent ceux du curettage. J'ai réfuté plus haut déjà les objections qu'on a faites à l'emploi de la curette (1). Elles n'ont aucune raison d'être, car jamais je n'ai vu cette opération être suivie d'accidents ayant quelque caractère de gravité.

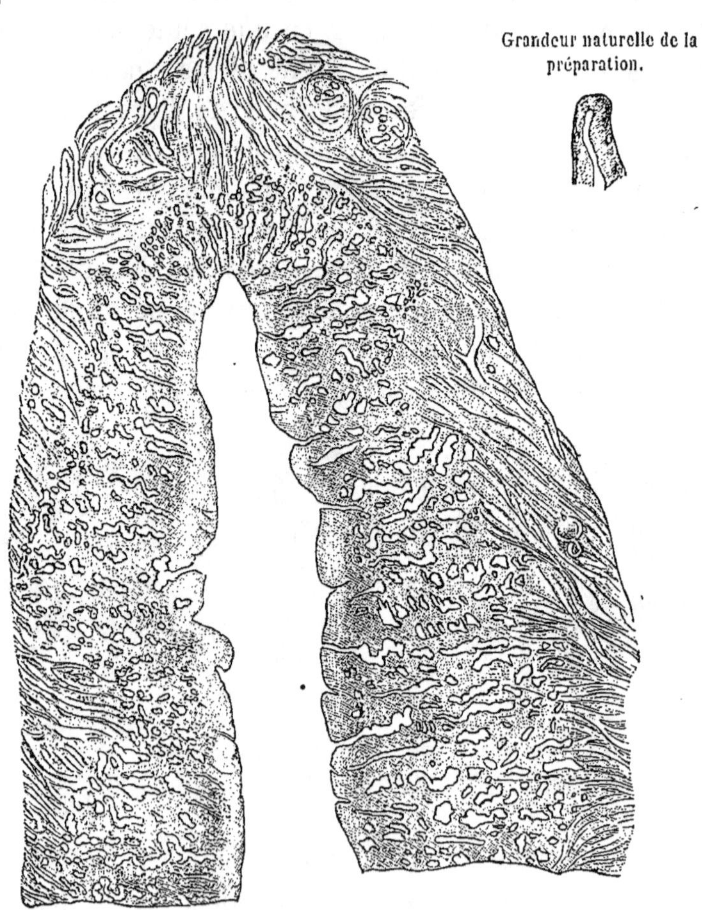

Fig. 121. — Muqueuse régénérée après curettage. (Duvelius, l. c.)

Il est possible qu'avec la *cuiller tranchante*, on laisse en place quelques lambeaux, et précisément les plus malades de la

(1) V. Schwartz, *Arch. f. Gyn.* XX, p. 245.

muqueuse. Cet inconvénient n'existe pas, si l'on fait usage de la curette mousse, surtout si l'opérateur a quelque peu d'habileté. Certes on enlève quelquefois des couches de tissu sain intercalées entre les foyers pathologiques. Mais est-il possible de distinguer ces îlots indemnes des parties malades autrement qu'au microscope ? L'expérience nous apprend que, même après un grattage des plus énergiques (voir fig. 120), la régénération de la muqueuse est complète (fig. 121). Par conséquent ce procédé thérapeutique n'a aucune influence nocive sur la restauration *ad normam* de la muqueuse utérine. Et en effet, ce n'est pas une **cicatrisation** qui se produit, mais une **régénération**. Il est incontestable que la muqueuse nouvelle peut à son tour être envahie par des germes morbides provenant des follicules malades situés dans la profondeur, que par conséquent il peut se produire des récidives en dehors d'irritations étrangères nouvelles. Malheureusement nous ne possédons pas encore de méthode thérapeutique qui mette définitivement à l'abri de ces récidives, en détruisant la muqueuse d'une façon durable et absolue. Aussi sommes-nous obligés de nous contenter de succès relatifs. Et ces succès, d'après les expériences de confrères et les miennes propres, sont beaucoup plus satisfaisants avec le râclage et la cautérisation consécutive qu'avec n'importe quel autre mode de traitement. On a reproché au râclage d'être une cause de stérilité. J'ai déjà répondu à cette accusation (page 37), je n'y reviendrai donc pas à nouveau.

La nécessité de faire suivre le curettage de la cautérisation est généralement reconnue (1). Il s'agit seulement de savoir si la cautérisation doit suivre d'une façon immédiate l'abrasion de la muqueuse. Quant à moi je considère cette dernière manière de faire comme la plus rationnelle, et je ne vois pas pourquoi l'on attendrait quelques jours ou quelques semaines pour cautériser la muqueuse de nouvelle formation. Avec ce procédé, les indications essentielles du traitement local sont remplies et le traitement général reprend alors tous ses droits.

J'ajouterai simplement encore qu'eu égard aux inconvénients que présentent tous les modes de traitement intra-utérins, surtout

____

(1) Voir VEIT, *Naturforscherversammlung*, 1886.

dans la clientèle civile, en raison aussi des séances plus ou moins nombreuses qu'ils exigent et qui occasionnent les plus grands dérangements à la malade et à son entourage, je crois qu'on doit accorder la préférence au curettage, même en ville, car une seule intervention avec la cuiller suffit pour remédier au mal.

Enfin, comme l'endométrite chronique se complique très fréquemment de métrite chronique, il faudra, dans ces cas, associer au râclage et à la cautérisation, l'amputation du col, afin de stimuler par cette dernière opération la transformation de tout l'organe gestateur.

Je ne suis pas arrivé jusqu'ici à obtenir des succès durables dans l'*endométrite exfoliative*. J'ai employé les caustiques les plus divers, j'ai détruit la muqueuse par un grattage des plus consciencieux, dans l'espoir d'obtenir une transformation de cette membrane, et jamais le résultat n'a persisté au delà de dix-huit mois. Pour plusieurs de mes clientes, j'ai appris indirectement qu'elles « allaient bien » encore au bout d'un an, mais je n'ai pu savoir s'il s'agissait là d'une guérison définitive ou non. J'ai tenté également d'obtenir une métamorphose énergique de tout l'utérus en amputant le col. Malgré la diminution de volume de l'organe qui se produisit dans ce cas, et avec elle une transformation dont les signes cliniques indiquaient l'accomplissement d'une façon très manifeste, la dysménorrhée membraneuse reparut, quoique au bout d'un temps assez long.

Il ne nous reste donc qu'à conseiller le repos le plus complet au moment des exacerbations douloureuses, et à employer les divers calmants.

Il est bien évident que ces accidents disparaissent au moment de la ménopause.

Dans les cas extrêmes, où les souffrances sont tellement vives qu'elles provoquent des syncopes, il faudra avoir recours à tous les moyens de soulagement, mêmes empiriques. A l'occasion, on peut retirer quelque avantage de l'introduction de pessaires intra-utérins ou d'émissions sanguines précédant de peu de temps l'époque des règles, etc. Lorsque la réaction sur l'état général est très intense, il pourra être question finalement de l'extirpation des ovaires quoique sains ou de l'hystérectomie vaginale. Ce

seront les conditions individuelles qui décideront de l'opportunité de l'intervention. Je n'ai jamais, quant à moi, observé de
cas aussi désespérés.

J'ai séparé des considérations ci-dessus sur les affections de la
muqueuse génitale, celles relatives au *vaginisme,* à *l'infection
blennorrhagique* et aux *polypes muqueux,* et cela parce que
ces divers processus pathologiques m'ont semblé dignes, au
point de vue pratique, d'une étude spéciale.

a) Vaginisme

Le *vaginisme* consiste dans une hyperesthésie anormale des
organes génitaux externes, pouvant aller jusqu'à la contracture
spasmodique du constricteur du vagin et de la musculature de
tout le plancher pelvien (1). Cette affection se rencontre le plus
souvent chez les jeunes filles et se manifeste principalement chez
les jeunes mariées. Elle coïncide, en général, avec une étroitesse
anormale de l'entrée du vagin, et une rigidité très grande de la
membrane hyménéale ; mais on l'observe aussi bien chez les
personnes dont l'anneau vaginal est facilement dilatable. Il
existe une certaine prédisposition au vaginisme chez les femmes
dont la vulve s'étend au devant de la symphyse pubienne, de
façon que les orifices urétral et hyménéal sont situés sur
cette symphyse ou sur le ligament sous-symphysien (2). Les
symptômes de cette affection se déclarent au moment des premières tentatives de cohabitation. Le rapprochement sexuel
devient impossible soit à cause de la sensibilité extrême de la
jeune femme fortement excitée, soit à cause du volume anormal
du pénis, soit enfin en raison de l'érection imparfaite de ce dernier. Dans tous les cas que j'ai observés, l'intromission du mem-
bre viril n'avait pu avoir lieu et par suite l'hymen ne se trouvait
pas complètement déchiré. Il arrive cependant que la contraction
spasmodique du sphincter vaginal se produise même après intro-

---

(1) Sir James Simpson, *Edimb. med. Journ.* Déc. 1861, p. 594. — Sims, *Lond.
Obstetr. Tr.* V, III, 1862. — Debout et Michon, *Bulletin de thérap.* 1861, n° 3, 4, 7.
— Budin, *Progrès médical,* 1881, n° 2.
(2) Schroeder, *Handbuch,* VII, p. 525.

duction de la verge, ainsi que le prouvent les observations de penis captivus (1).

Lorsque les jeunes mariées ne recourent pas de suite à l'assistance du médecin, le renouvellement des tentatives de coït amène une irritation inflammatoire intense des parties génitales et, dans les cas d'antéposition particulière des organes, des lésions de l'orifice urétral qui peut atteindre une dilatation telle que le coït se fait *per urethram*. Les phénomènes d'hyperesthésie ne font que s'accroître si les tentatives de rapprochement sont continuées et si la femme recule devant un aveu à faire au médecin. Les parties s'enflamment et l'on voit apparaître de la bartholinite, de l'urétrite et parfois même de l'endométrite. J'ai observé des cas d'endométrite dans lesquels le vaginisme était la seule cause palpable de l'affection.

Lorsque les souffrances se prolongent, l'état moral des époux s'altère; la femme surtout appréhende les caresses nocturnes du mari et trouve une source d'angoisses extrêmes dans son « imperfection féminine ». La sensibilité peut arriver au point que le moindre attouchement des parties génitales externes occasionne des douleurs intolérables, et que ces douleurs se produisent, même en dehors de tout contact, sous l'influence d'une simple excitation, d'un effort de la défécation ou de la miction.

Il va sans dire que la plupart de ces femmes sont stériles; cependant, comme la simple aspersion des organes génitaux externes par du sperme peut être suivie de fécondation, la conception peut avoir lieu malgré l'existence du vaginisme. *Benicke* (2) a rapporté une observation où le vaginisme mit obstacle à l'accouchement.

La stérilité disparaît généralement en même temps que le vaginisme lui-même.

Je ferai remarquer enfin que la contracture des muscles du plancher pelvien, surtout du releveur de l'anus, peut être due à des refroidissements, ainsi que cela a lieu pour d'autres groupes musculaires; il faudra naturellement se demander presque

(1) HILDEBRANDT, *Arch. f. Gyn.* III, p. 221.
(2) *Zeitschr. f. Geb. u. Gyn.* II, p. 262.

toujours si la masturbation ou la perversion sexuelle n'y sont pas pour quelque chose.

Je ne partage pas l'opinion de certains auteurs qui prétendent que dans tous les cas de vaginisme il existe une infection blennorrhagique. Pour qu'il y ait vaginisme, il n'est pas nécessaire qu'il y ait une altération morbide apparente des parties. Les phénomènes d'hyperesthésie se produisent d'une façon passagère dans tous les états pathologiques de l'appareil génital. Et si le vaginisme n'est que l'exagération des douleurs inhérentes à ces états, il accompagne naturellement la bartholinite, la vulvite, l'urétrite, sous forme d'une sensibilité poussée à un degré extrême. On expliquera de même comment cette affection se montre parfois chez des femmes qui ont déjà accouché, et comment elle peut apparaître d'une façon transitoire dans toutes les phases de la vie.

Comme éléments de *diagnostic* du vaginisme, nous avons les résultats de l'attouchement des organes génitaux externes avec le doigt, le bec de la sonde ou un petit pinceau d'ouate. Sous l'influence du contact le plancher pelvien se contracte violemment, le vagin se ferme et la vulve elle-même devient inaccessible, car les contractions s'étendent jusqu'à la région fessière et aux cuisses. Tout attouchement des parties sexuelles devient ainsi impossible. Ces contractions spasmodiques sont généralement de peu de durée ; et il est extrêmement rare de les voir persister pendant quelque temps.

On ne rencontre que rarement des altérations anatomiques dans cette affection ; s'il en existe, ce sont le plus souvent de petites excroissances verruqueuses superficielles, d'une sensibilité extraordinaire.

Il est des cas où les malades accusent comme siège de leurs souffrances les caroncules myrtiformes, sans que celles-ci présentent la moindre altération de structure.

Quelquefois l'exploration vient démontrer que le soi-disant vaginisme n'est qu'un symptôme de périmétrite, que par conséquent la douleur est due à l'attouchement non pas de l'orifice vulvaire, mais des culs-de-sac du vagin.

Le *traitement* doit, à mon avis, consister moins dans une dilatation forcée des muscles contracturés que dans l'emploi de moyens destinés à émousser la sensibilité des parties, et à les habituer à une dilatation graduelle. La première indication sera donc de veiller au repos de ces parties, d'en éloigner toute irritation quelle qu'elle soit et de calmer la sensation douleur. Pour ce, nous disposons des médicaments narcotiques, sous forme de suppositoires morphinés (0,01), belladonnés (0,01) ou autres, des badigeonnages de cocaïne, des bains de siège tièdes avec de l'eau de son, des injections tièdes avec de l'infusion de ciguë, de l'eau de laurier cerise, de la décoction de graine de lin et d'autres décoctions mucilagineuses. On défendra aux jeunes mariées toute tentative de coït; on surveillera les fonctions intestinales et on instituera un régime non-excitant; on exigera avant tout l'abstention des boissons alcooliques. Lorsque les lésions irritatives des parties, les fissures et les ulcérations consécutives seront guéries, que l'hyperesthésie sans excitation directe aura cédé, on pourra tenter la cohabitation en tenant compte évidemment des exigences anatomiques de la région. Mais il est préférable de recourir à ce moment à la dilatation progressive. Cette dilatation se fait, la femme prenant un bain de siège, au moyen d'une série de spéculums à bain de calibre croissant et que la jeune malade introduit elle-même après les avoir enduits d'un corps gras. Même les moins adroites apprennent très vite à se servir de ces instruments. On change de numéro au bout de quatre à cinq introductions. Lorsque les parties permettront la pénétration d'un spéculum de la grosseur environ du pénis, on pourra autoriser les rapprochements sexuels; le plus souvent même le coït devient possible bien auparavant.

Il est des auteurs auxquels ce mode de traitement si simple n'a pas suffi et qui ont été obligés de pratiquer le débridement de l'orifice vaginal et d'introduire des dilatateurs spéciaux. D'autres ont excisé l'hymen, les caroncules myrtiformes, des condylomes de l'orifice vaginal, etc., etc. Je n'ai pas eu besoin jusqu'à présent de recourir aux opérations sanglantes; dans quelques cas très rares, j'ai opéré pendant l'anesthésie une assez forte dilatation de l'orifice vaginal dans le but d'édifier le diagnostic. Dans la plupart de ces cas, évidemment, la déchirure

de l'anneau hyménéal consécutive à la dilatation favorisait l'introduction ultérieure des dilatateurs, c'est-à-dire des spéculums à
bain.

Ce n'est que dans deux cas de date tout à fait récente que j'ai
trouvé une membrane hymen d'une dureté cartilagineuse telle
que je dus l'exciser. L'excision fut suivie rapidement de la possibilité de la cohabitation.

b) La blennorrhagie de la femme

Il est d'autant plus difficile de traiter de la blennorrhagie chez
la femme dans un chapitre spécial, que d'une part nous trouvons
des traces d'infection dans toute l'étendue du canal génital, et que
d'autre part la marche de l'affection chez la femme ne présente,
quant au point infecté lui-même, que peu de différence avec celle
du processus blennorrhagique chez l'homme. Je consacrerai
cependant à ce sujet une étude un peu étendue, afin de donner
mon appréciation sur les questions (1) qui sont relatives à la
gonorrhée chez la femme, questions aujourd'hui fort discutées, et
afin d'attirer l'attention de mes confrères sur ces faits.

L'importance de l'infection blennorrhagique chez la femme est
diversement jugée. Les uns la négligent dans une trop grande
mesure, les autres font ressortir d'une façon toute spéciale l'influence de cette affection sur les fonctions sexuelles et tendent à
exagérer cette influence. L'ouvrage de *Nöggerath* sur la gonorrhée
latente a mis la question de la blennorrhagie chez la femme à
l'ordre du jour. Cet auteur a trouvé sous la dépendance de la blennorrhagie une telle quantité d'affections gynécologiques et a tiré
de cette corrélation de telles conséquences, que ses conclusions un
peu brutales stupéfièrent forcément tout le monde. Ces conclusions furent d'abord vivement combattues. Mais les gynécologues se persuadent aujourd'hui de plus en plus qu'elles sont
parfaitement justes, excepté dans leurs affirmations extrêmes, et
que l'infection gonorrhéique chez la femme comporte un jugement
plus sévère que celui qu'on a exprimé jusqu'ici. C'est surtout la
question de la propagation de l'affection virulente aux organes

____
(1) Nöggerath, *Die latente Gonorrhoe,* Bonn, 1873.

génitaux internes qui est d'une importance extraordinaire. Quant à moi, mon opinion se rapproche beaucoup de celle de *Nöggerath*, quoique je ne sois pas en situation de juger sa manière de voir sur la contagion de la gonorrhée chez l'homme et sa latence durant des années.

Les syphiliographes décrivent d'une façon fort variable la pathogénie et la fréquence de la blennorrhagie chez la femme. Les phlegmasies virulentes vraies de la vulve et du vagin existent bien plus souvent sans urétrite qu'avec cette complication. D'après mes observations cependant, il n'est pas rare de voir au début le méat urinaire et les portions avoisinantes de la muqueuse urétrale participer au processus morbide. Mais en raison du petit nombre d'organes annexes de cette muqueuse, l'affection reste superficielle et guérit très rapidement, alors que la vulvo-vaginite persiste. Si cette manière de voir n'est pas erronée, la rareté relative de l'urétrite blennorrhagique, comparée au nombre élevé de vaginites virulentes, trouve tout naturellement son explication. C'est pour cette raison que nous n'observons, nous, que les formes graves de la blennorrhagie urétrale. Il est incontestable que cette dernière affection peut gagner en étendue et amener des ulcérations et des pertes de substances profondes. Elle peut de même se propager à la vessie et produire des symptômes de cystite identiques à ceux qui surviennent chez l'homme. Toutefois, dans la majorité des cas, la maladie ne dépasse pas, chez la femme, le canal de l'urètre.

Les *symptômes de l'urétrite blennorrhagique*, quelle que soit leur intensité et si étendue que soit la maladie, durent rarement plus de quinze jours. Ils font place à un état d'irritation chronique, insignifiant au point de vue anatomique, qui tourmente cependant les femmes grâce à sa ténacité et qui, dans quelques cas, résiste pendant des années à tout traitement.

Quant à la *blennorrhagie vulvo-vaginale*, elle est accompagnée de phénomènes phlegmasiques très intenses.

J'ai rencontré fréquemment des gonococci dans le pus sécrété. La plupart des cas observés n'ont rien présenté de particulier ni de caractéristique. Pour l'édification du *diagnostic*, nous eûmes comme éléments de certitude et les aveux du mari, et la genèse de l'affection à la suite du coït, sa propagation à l'urètre, à la vulve et à la profondeur du vagin.

L'inflammation des glandes de Bartholin est une complication fréquente de la blennorrhagie chez la femme. Tantôt la phlegmasie de la fosse naviculaire produit l'oblitération de l'orifice de ces organes et par conséquent une rétention de leurs sécrétions; tantôt la maladie se propage à la glande elle-même à travers le canal excréteur. — Un autre genre de complication consiste dans la *prolifération du stratum papillaire des organes génitaux externes et du vagin*. Ces hypertrophies papillaires peuvent envahir tout l'appareil génital sous forme de condylomes coniques. Elles siègent généralement par petits groupes ou par petits amas distincts les uns des autres dans la fosse naviculaire, et occupent les parties externes jusque vers les fesses. Ces sortes de papillomes peuvent former de grosses tumeurs; j'ai excisé chez une jeune fille de dix-neuf ans des masses condylomateuses de ce genre qui, d'une épaisseur d'environ quatre doigts, recouvraient les lèvres de la vulve jusqu'au delà de la dépression anale et avaient résisté à tous les autres modes de traitement. Ces végétations attirent l'œil au point de ne pouvoir échapper à l'attention de l'explorateur. Il est une autre forme d'hypertrophies papillaires plus fréquente où la face interne des petites lèvres, le vestibule et une partie du vagin sont tapissés de petites excroissances verruqueuses très peu saillantes. Celles-ci se rencontrent rarement sur les grandes lèvres. La surface des parties ne paraît que peu modifiée dans ces cas, et il faut un examen très attentif pour voir qu'il s'agit de papillomes. Les parties semblent avoir un revêtement de frai de grenouille; les papilles hypertrophiées constituent tantôt une espèce de semis, tantôt elles sont agminées et recouvrent toute l'étendue de la région. Cette forme d'hypertrophie papillaire ne survient pas exclusivement dans la blennorrhagie; je l'ai cependant constatée surtout chez les femmes chez lesquelles l'infection spécifique était indéniable.

Quant à *l'extension de la gonorrhée* au delà du lieu d'infection, elle se révèle en partie par le gonflement des ganglions inguinaux, en partie par la propagation à des portions de la muqueuse avoisinante. Ainsi l'on voit apparaître des végétations

papillaires même dans le vagin, végétations qu'il ne faut pas
confondre avec celles de la vaginite granuleuse décrites plus
haut. Les papillomes peuvent envahir tout le conduit vaginal et
même le col ; mais ces faits sont très rares.

Lorsque la gonorrhée reste limitée à la vulve et aux parties
externes, son importance n'est que secondaire. Lorsqu'elle a
gagné le vagin, elle devient bien plus tenace. Le processus pathologique ne s'étend pas toujours aux organes génitaux internes ; les
cas où l'extension a lieu ne forment que la minorité. Mais il est
d'une importance extrême d'étudier ces faits, car ils constituent
la forme la plus grave de la blennorrhagie chez la femme.

Presque toujours dans ces cas, la *durée* de l'affection vulvo-
vaginale a été des plus courtes. Les symptômes cèdent sous l'influence d'un traitement très simple et les malades se croient en
bonne voie de guérison, lorsque tout à coup surviennent une
endométrite et une *métrite aiguës* avec fièvre et douleurs
violentes.

La période phlegmasique aiguë est, là aussi, relativement courte,
soit parce qu'il survient réellement une guérison rapide, soit que
la scène vienne à être dominée par d'autres phénomènes pathologiques. Le *développement d'une salpingite* est une complication grave ; cette affection naît subitement et s'accompagne de
phénomènes menaçants, tels que frissons, souffrances vives,
signes d'irritation péritonéale, troubles intestinaux et vésicaux (1).
Les accidents s'exaspèrent encore par l'apparition inattendue
d'une *péritonite aiguë*. Les douleurs subissent de nouvelles exacerbations ; il se produit du tympanisme, des vomituritions, de la
fièvre. Jusqu'à présent j'ai toujours vu la péritonite rester partielle ;
elle se localise à l'orifice abdominal des trompes et donne lieu à
des exsudats épais recouvrant les ovaires, les trompes et le voisinage. L'exsudation peut être uni ou bilatérale ; dans presque la
moitié des cas elle se fait des deux côtés. J'ai vu dans un cas le
processus exsudatif se produire du second côté cinq semaines
après que le premier était devenu malade.

(1) V. Sänger, *Arch. f. Gynäk.* XXV et *Société des naturalistes de Magdebourg*, 1884.

Les phénomènes ultérieurs sont ceux de la péritonite et de la périmétrite chroniques. Il se produit une résorption partielle de l'exsudat et la pelvi-péritonite et la périmétrite chroniques sont créées avec leurs caractères spéciaux, leur influence nocive sur la situation et la mobilité des viscères pelviens, sur la nutrition générale du sujet, son aptitude aux mouvements et au travail et avec leur cortège de troubles menstruels. La cachexie ne se fait pas attendre longtemps chez ces sortes de malades. Alors même que les symptômes péritonéaux ont cédé à un traitement longtemps prolongé et subissent une espèce d'involution, les femmes atteintes de ces lésions seront toujours excessivement gênées dans l'accomplissement de leurs fonctions; les adhérences consécutives entravent, en effet, considérablement et d'une façon durable la mobilité de l'utérus, et deviennent la source de vives souffrances et d'obstacles à la défécation ou d'autres phénomènes analogues.

Un *autre* mode de propagation de l'infection blennorrhagique dans la profondeur est celui qui se fait par les *voies lymphatiques.* Il se produit, d'une façon très insidieuse, de la tuméfaction ganglionnaire dans les ligaments larges, de sorte que l'on rencontre sur les côtés de la matrice de véritables chapelets de ganglions du volume d'une perle de grosseur moyenne. Je traiterai des conséquences de cette *adénite péri-utérine* à propos de la paramétrite.

Ces diverses formes de l'affection blennorrhagique sont aussi graves que fréquentes. Il est un grand nombre de femmes, saines auparavant, qui à partir du jour du mariage marchent à grands pas vers le marasme ; le mariage, accompli dans des conditions en apparence favorables, demeure stérile et est troublé par les souffrances incessantes de l'épouse et son inaptitude sexuelle consécutive. Aussi la qualification du *pronostic de la blennorrhagie chez la femme* est-elle difficile. Ce dernier sera d'autant plus sévère que nous voyons les malheureuses femmes, à la suite d'une maladie aussi grave que la péritonite, être abattues par la moindre secousse et que nous sommes à même de constater combien leur force de résistance aux affections fortuites est diminuée.

Le *traitement* doit être très énergiquement institué. La thérapeutique des affections vulvo-vaginales de nature blennorrhagique se confond avec celle des maladies non virulentes de ces organes. C'est surtout aux malades de cette catégorie qu'il faudra recommander le repos complet et l'abstention de leurs occupations habituelles.

Dans l'urétrite, j'obtiens de bons résultats avec les injections de sulfo-phénate de zinc (solution à 5 %), pratiquées une fois par jour par le médecin lui-même. J'y associe les bains de siège, les irrigations vaginales phéniquées faibles et l'administration interne de quantités considérables d'eau alcaline. Dans les cas rebelles je me suis bien trouvé d'injections urétrales avec une solution faible d'iodure de potassium iodé, ou de bâtonnets composés d'un mélange de beurre de cacao avec de l'iodoforme (0,15) ou de l'oxyde de zinc (0,15). Ces bâtonnets ont à peu près la longueur du canal de l'urétre et sont introduits soit tous les jours, soit tous les deux jours. Si la sensibilité des parties est prononcée, on ajoute aux bâtonnets une petite quantité de morphine ou de cocaïne. J'ai obtenu ainsi une guérison le plus souvent rapide des affections urétrales ; j'ai dû rarement continuer le traitement pendant un temps relativement long. *Emmet* (1) a émis des préceptes héroïques pour le traitement des affections chroniques de l'urètre, préceptes pour la mise en pratique desquels je n'ai pas encore jusqu'aujourd'hui rencontré d'indications suffisantes.

Il n'existe pas à ma connaissance de moyen qui puisse s'opposer à la propagation, malgré le traitement, de la maladie aux régions profondes. Il n'y a pas à songer à une intervention chirurgicale, de peur d'augmenter encore l'état d'irritation. Il ne nous restera donc qu'à instituer un traitement symptomatique, et à exiger, avant toutes choses, un repos et des ménagements absolus. La péritonite et l'adénite péri-utérine au début devront être combattues à l'aide des antiphlogistiques ou des frictions résolutives.

(1) *Lehrbuch*, 3° éd. p. 740 et suivantes.

c) Polypes muqueux — Hypertrophie folliculaire du col.

Les follicules de la muqueuse du col, devenus malades sous l'influence du processus catarrhal, viennent souvent, dans le cours de leur dilatation, affleurer immédiatement la surface de la muqueuse ou même y faire saillie. Ces kystes glandulaires ou *œufs de Naboth* peuvent rester longtemps intacts ; ils peuvent se rompre dans le canal cervical, y déverser leur contenu et se cicatriser, ou constituer d'assez grandes cavités sous-jacentes à la surface. C'est dans le voisinage surtout de l'orifice externe que ces dilatations folliculaires apparaissent sous la forme de nodosités très sensibles au toucher, remplies d'un liquide visqueux, clair ou puriforme, qu'on aperçoit par transparence à travers la surface externe de la portion vaginale. Les follicules se trouvent plus ou moins étranglés par la muqueuse qui les tapisse et qui semble pour ainsi dire leur former un pédicule. Ce pédicule est garni d'un ou de plusieurs kystes qui pendent, sous forme de polypes, dans l'intérieur du canal cervical ; ils émergent par l'orifice externe et proéminent dans le vagin, soit isolément, soit en groupes, soit encore sous la forme d'une crête de coq. Ces sortes de végétations peuvent, sous l'influence de l'irritation du tissu cervical, gagner considérablement en étendue et constituer *l'hypertrophie folliculaire des lèvres du museau de tanche*, qui peut aller jusqu'à la hernie extra-vaginale (1). Le tissu de ces masses hypertrophiques est formé par de grandes cavités kystiques disséminées au sein d'une trame analogue à celle du revêtement muqueux dont elles tirent leur origine. La lésion des follicules rétrocède rarement ; dans l'hypertrophie folliculaire des lèvres du col surtout, toute la masse prend l'aspect d'une végétation muqueuse avec dilatation variqueuse des vaisseaux et des glandes.

Ces sortes de polypes muqueux et de masses hypertrophiques faisant relief sur la surface de la muqueuse prennent aisément la forme que leur imposent les tissus avoisinants plus rigides.

(1) Stratz, *Zeitschr. f. Geb. u. Gyn.* XII. 1886.

Tantôt ils présentent des divisions et des pédicules multiples ; tantôt ils sont soudés au voisinage par leur extrémité libre. Les follicules qu'ils renferment subissent toutes les transformations indiquées ci-dessus ; ils crèvent, évacuent leur contenu et laissent subsister de vastes cavités ; ils font saillie sous la muqueuse sous forme de tubercules qui se distinguent par la coloration variable de leur contenu aperçu par transparence. Ces polypes sont toujours très vasculaires. Quant au tissu connectif il est infiltré de cellules embryonnaires. A la base de ces tumeurs, la muqueuse est fortement irritée ; l'épithélium cylindrique empiète sur la portion vaginale et la muqueuse du vagin. On se trouve ainsi en présence d'un tableau où domine la pullulation des érosions. Dans toute cette région il se produit des espaces folliculaires et une irritation créatrice de végétations polypeuses si nombreuses que les signes anatomo-pathologiques, combinés aux symptômes cliniques, donnent absolument l'impression d'une dégénérescence maligne des parties affectées.

Les *symptômes* des polypes muqueux consistent dans une augmentation de l'écoulement leucorrhéique qui est souvent mélangé de sang, dans l'apparition de ménorragies profuses et de vives douleurs. Ces phénomènes surviennent d'une façon assez subite, surtout chez les femmes d'un certain âge, et se développent peu à peu, concurremment avec les symptômes du catarrhe chronique. De cette façon la découverte du polype ou de l'hypertrophie folliculaire est pour ainsi dire fortuite. Dans d'autres cas l'attention est attirée par l'exagération des menstrues ou par l'acuité des souffrances. Ces dernières ont ce caractère particulier d'être en connexion avec les contractions utérines destinées à expulser le polype hyperémié sous l'influence de la menstruation ou d'un autre processus quelconque. Ces tranchées peuvent être continues ou revenir par accès se suivant rapidement. J'ai entendu des dames d'un certain âge, n'accusant ni hémorragie ni leucorrhée, se plaindre uniquement de vives douleurs lombaires.

Le *diagnostic* ne présente aucune difficulté si l'on pratique une exploration sérieuse. Lorsque les follicules hypertrophiés pendent au-dehors de l'orifice externe (fig. 122), le doigt les sent flotter au-devant du museau de tanche. Quant aux œufs de Naboth et aux

formès polypeuses qui ne sont encore qu'au début de leur développement, ils ne deviennent accessibles qu'en cas de béance de
l'orifice utérin. Il arrive quelquefois qu'on constate nettement leur
présence à travers les tissus, grâce au ramollissement de ces derniers, produit par le processus menstruel. Aussi a-t-on conseillé, dans les cas douteux, d'examiner la femme pendant l'époque des règles.

Le seul *traitement* de cette affection est l'ablation des polypes avec ou sans la portion de muqueuse avoisinante. Lorsque ces tumeurs sont tout à fait isolées, on les saisit le plus près possible de leur insertion avec une pince à panse-

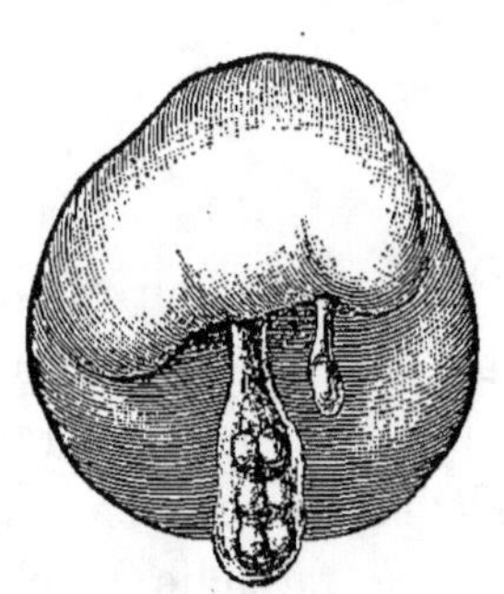

Fig. 122. — Polype folliculaire (d'après Schrôder).

ment et on les arrache avec leur racine. C'est là un procédé qui
amène une prompte guérison et qui peut être employé d'une façon
extemporanée, dans le cabinet de consultation, sans que les malades, même les plus facilement excitables, s'en doutent le moins du
monde. Les vaisseaux du pédicule se rétractent vite, et donnent à
peine de sang. Le pédicule lui-même se ratatine rapidement. Cependant, pour plus de précaution, on pourra recouvrir le moignon du
pédicule avec un petit plumasseau trempé dans du perchlorure et
appliquer un tampon par-dessus. Lorsque le pédicule est dur et riche
en tissu fibreux, s'il est gros et volumineux, il est préférable de
passer des fils à travers la base et de pratiquer la ligature des deux
moitiés du pédicule qui est alors sectionné un peu au-dessus de la
ligature. Il est de règle de voir le moignon s'atrophier.

Lorsque les environs immédiats du polype, sa base ou la muqueuse avoisinante, sont fortement irrités, qu'il existe une tuméfaction folliculaire des lèvres du museau de tanche, on excisera
tous les tissus malades. Il faudra, suivant le cas, faire la discision
du col, extirper la surface d'origine et suturer la plaie.

Ces excroissances récidivent parfois : de nouveaux follicules
viennent faire saillie sous la muqueuse et se transforment peu à
peu en polypes. C'est là encore un fait qui commande l'excision
radicale de la muqueuse malade.

C — Inflammations du parenchyme utérin

1 — Métrite aiguë

L'inflammation aiguë du parenchyme utérin est rare en dehors des suites de couches. Elle est le plus souvent le résultat d'une septicémie puerpérale et produit alors des phénomènes généraux tellement graves que la plupart des malades succombent. En dehors de l'état puerpéral, la métrite aiguë se rattache le plus fréquemment à la menstruation. L'hyperémie intense de l'utérus pendant cette période peut donner lieu aux modifications qui accompagnent toute phlegmasie aiguë; le froid, les traumatismes, les excès sexuels en sont, à cette époque, les causes déterminantes. Nous rencontrons un facteur étiologique des plus fréquents dans l'infection blennorrhagique et les affections virulentes des muqueuses qui suivent une marche suraiguë. On a encore observé la métrite aiguë à la suite de manœuvres gynécologiques intempestives ; j'en ai vu moi-même un cas dans lequel cependant j'accuse non pas l'intervention elle-même, mais l'infection qui en a été la conséquence.

Les *altérations anatomo-pathologiques* consistent en un engorgement considérable du système arérioso-veineux, une augmentation de volume et une infiltration embryonnaire du tissu intermusculaire. Les faisceaux musculaires eux-mêmes sont tuméfiés et il existe des extravasats sanguins plus ou moins abondants. Il est rare que la métrite aiguë ne soit pas accompagnée de l'inflammation de la muqueuse et du péritoine utérins.

Ces diverses altérations peuvent rétrocéder au point que la résolution est complète et que l'utérus revient à son état normal. Ou bien la métrite aiguë passe à l'état chronique. Cette relation cependant n'a pu être démontrée d'une façon précise que dans des cas tout à fait isolés.

La terminaison par abcès est exceptionnelle dans la métrite parenchymateuse aiguë. On en a cependant observé des cas incontestables qui ont permis de déterminer la marche du processus, évacuation du pus et involution de la poche (1). Quant à moi, je n'ai pas encore eu l'occasion de voir un fait de ce genre. En tout cas il ne faudra pas confondre avec ces abcès des myomes en cours de métamorphose régressive et de suppuration comme j'en ai vu et décrit plusieurs (2).

Symptômes. La métrite aiguë s'annonce par des frissons et une élévation de la température. Les malades accusent de violentes douleurs dans le ventre et la région sacrée et présentent des symptômes pénibles du côté de la vessie et de l'intestin. Lorsque la maladie a été causée par un refroidissement au moment des règles, la menstruation se supprime subitement, absolument comme dans l'endométrite aiguë qui complique, du reste, presque toujours la métrite parenchymateuse. L'écoulement sanguin reparaît queques jours après en plus ou moins grande abondance. Ici également, la suppression du flux cataménial n'est qu'un symptôme saillant et précoce de la maladie.

D'autres fois l'invasion de la métrite aiguë coïncide avec une ménorragie profuse qui, en raison du dégorgement utérin qu'elle produit, ne doit pas être regardée comme une mauvaise chose.

Les autres symptômes sont plutôt en rapport avec les complications de la métrite qu'avec la métrite elle-même. Dans l'infection blennorrhagique les trompes et le péritoine s'enflamment en même temps que la matrice; quant à la métrite septicémique les symptômes utérins y sont dominés par les phénomènes infectieux généraux et attirent à peine l'attention.

Les éléments du *diagnostic* sont l'augmentation de volume de l'utérus qui atteint en général également le corps et le col, et sa sensibilité extrême : le moindre attouchement avec le doigt, la tentative d'exploration combinée la plus discrète occasionnent des souffrances extraordinaires.

Si, à l'aide de l'anesthésie par exemple, on réussit à pratiquer le toucher, on trouve l'épaisseur de l'utérus notablement accrue;

(1) Schroeder, *Handbuch*, 6ᵉ éd. p. 85.
(2) *Berliner Beitr. z. Geb. u. Gyn.* III, 1873, p. 33.

les régions avoisinantes sont très sensibles, alors même qu'il n'existe pas encore d'exsudat. En même temps la matrice est remarquablement ramollie, telle qu'elle est par exemple pendant la grossesse.

Au stade de début les sécrétions sont d'abord diminuées; mais, dès que l'hyperémie aiguë commence à se modérer, l'écoulement leucorrhéique devient abondant. Il est parfois mélangé à du sang, en dehors de toute ménorragie qui ne survient du reste que lorsque la métrite s'est développée au cours de la période menstruelle.

Le *pronostic* est toujours sérieux. Certes la période d'acuité peut être rapidement suivie de résolution et de guérison. Mais la possibilité de l'extension du processus phlegmasique, apparu d'abord sous la forme d'une métrite aiguë, imposera toujours une grande réserve, jusqu'au moment où la cause et la marche de l'affection seront formellement reconnues. Il en sera de même en raison encore de la disposition aux récidives et de la terminaison, possible quoique rare, par suppuration.

Le *traitement* sera naturellement, pendant le stade aigu, exclusivement antiphlogistique; le repos au lit et les applications de glace, les émissions sanguines abondantes (bas-ventre), les injections fraîches désinfectantes, au besoin l'emploi de la morphine et d'autres narcotiques, tels que le chloral, la cocaïne, l'extrait de belladone, résument les indications thérapeutiques.

Lorsque la période aiguë s'écoule sans qu'il y ait propagation de l'inflammation au voisinage, on pourra répéter les émissions sanguines à l'aide de scarifications sur le col lui-même. Puis on ordonnera les bains de siège, des injections calmantes, et avant tout un dérivatif énergique sur le canal intestinal. L'huile de ricin et d'autres purgatifs doux analogues ne sont pas toujours suffisants; aussi se verra-t-on obligé d'avoir recours aux drastiques.

Dans la métrite aiguë d'origine menstruelle, il n'est pas rare de voir les applications de glace mal supportées. On s'adressera de préférence, dans ce cas, aux compresses chaudes abdominales et aux injections vaginales avec de l'eau à 40° R. — On fera également usage au début de médicaments narcotiques.

Lorsque la terminaison tend à se faire par suppuration, la vio-

lence des premiers symptômes n'est que de courte durée. Lorsque
la température s'élève et présente des exacerbations vespérales et
des rémissions matinales, lorsque les douleurs sont vives et tensives, il faudra rechercher le siège de l'abcès et évacuer son contenu. Je n'ai pas eu sous les yeux de cas de ce genre ; mais je me
rends parfaitement compte qu'il peut être extrêmement difficile
de trouver l'endroit où s'est amassé le pus.

Les phénomènes aigus des premiers jours une fois passés et la
fièvre, qui manque rarement au début de la métrite aiguë, disparue, on s'adressera aux moyens thérapeutiques que j'étudierai
plus en détail lorsque je parlerai de la métrite chronique.

Il nous est impossible de nous opposer au développement de la
périmétrite aiguë. Lorsqu'elle se sera produite on instituera le
traitement décrit à propos de cette affection.

2. — Métrite chronique

Nous désignons sous le nom de métrite chronique *une hyperplasie du tissu connectif utérin accompagnée d'une augmentation de la sensibilité de l'organe* (1). Assurément il y a dans la
métrite autre chose encore qu'un processus inflammatoire chronique; mais je prétends cependant que nous avons le droit de considérer comme une phlegmasie chronique l'hyperplasie du tissu
connectif, parce que dans le cours de ce travail pathologique les
états de phlogose intercurrente manquent très rarement, et que
l'hyperplasie elle-même marche le plus souvent de pair avec l'inflammation du revêtement muqueux et de la tunique séreuse de
la matrice. Enfin un dernier fait qui vient à l'appui de cette thèse,
c'est que les facteurs essentiels du traitement dirigé contre la métrite chronique sont les moyens antiphlogistiques.

*La métrite chronique est liée très fréquemment à la gros-
sesse, à l'accouchement et aux suites de couches.* Les troubles
de l'involution puerpérale entraînent une stéatose et une résorption
consécutive incomplète de la musculature utérine et s'opposent à
la régression normale, non seulement des faisceaux conjonctifs nés

(1) Définition de Schröder, *Handbuch*, 6ᵉ éd., p. 8.

pendant la grossesse, mais encore de l'appareil vasculaire. Ces troubles qui se produisent très souvent après un accouchement naturel en raison du manque de soins, d'inflammation intercurrente de la muqueuse, d'irritations sexuelles précoces et immodérées, et dont l'apparition est encore favorisée par les désordres de la nutrition et de la digestion, sont particulièrement fréquents lorsque l'accouchement s'est fait d'une façon prématurée. Et cela non seulement parce que les femmes s'imaginent que l'accouchement prématuré n'exige pas les mêmes précautions que les couches normales, et qu'elles négligent les soins indispensables ; mais la métrite chronique accompagne encore les avortements, parce que l'interruption avant terme de la grossesse est suivie très souvent d'évacuation incomplète de la cavité utérine et de troubles fonctionnels durables de la muqueuse.

Enfin la métrite chronique se développe très fréquemment pendant l'époque des couches à la suite d'affections puerpérales, que celles-ci soient dues à une infection septique ou à un traumatisme obstétrical.

Schrœder (loc. cit.) fait ressortir que dans l'avortement l'absence de l'excitation due à la lactation favorise la subinvolution utérine.

En dehors de la puerpéralité, la métrite chronique est la conséquence surtout de ***troubles de la menstruation,*** tels qu'ils se produisent dans les cas de déviations de la matrice, d'un manque permanent de soins créé par une éducation inintelligente et des conditions sociales spéciales, et à la suite de refroidissements. Le processus morbide passe alors dans les parois de la matrice par l'intermédiaire des ***affections de la muqueuse.***

La métrite chronique est fréquemment la conséquence ***d'excitations sexuelles perverties ou exagérées,*** de pratiques d'onanisme ou de rapports avec des hommes impuissants. Nous devons enfin considérer comme ***causes occasionnelles*** de cette maladie ***tous les désordres de nutrition et de pléthore abdominale*** qui provoquent, par la permanence de leur action, la congestion anormale de la matrice et la production d'extravasats et d'exsudats peut-être innocents par eux-mêmes.

La ***fréquence*** de la métrite chronique a été fort discutée. Les uns prétendent que c'est une affection des plus répandues ; les autres disent qu'elle est rare. Sur un chiffre de 650 nécropsies, *Winckel*(1) a constaté 4 °/₀ de cas de métrite chronique isolée. Mes propres documents viennent à l'appui de cette proportion, lorsqu'il s'agit de métrite chronique existant seule. Mais si l'on voulait compter les cas où elle est compliquée d'autres états pathologiques, les chiffres seraient certainement plus élevés.

Au point de vue *anatomo-pathologique*, la métrite chronique est caractérisée par l'hyperplasie en masse du tissu conjonctif, qui entoure des fibres musculaires (2) ayant subi en partie la dégénérescence adipeuse ou en partie étranglées sous forme de fais-ceaux irréguliers. Quand aux vaisseaux, tantôt ils sont variqueux, tantôt ils sont gênés dans leurs fonctions et rétrécis par la compression qu'exerce sur eux le manchon de tissu conjonctif. A la coupe la surface de section est pâle; on y voit des masses de tissu rougeâtre, entremêlées de fibres connectives d'un blanc brillant et d'une grande dureté; de petites ecchymoses interstitielles n'y sont pas rares.

Ces sortes d'altérations peuvent s'étendre uniformément à tout l'utérus. D'autres fois la sclérose n'est que partielle; elle peut être limitée au corps ou au segment cervical. Si l'un est malade, l'autre peut conserver une apparence normale, tout en présentant cependant ordinairement une vascularisation plus prononcée et une infiltration très marquée.

La métrite chronique est accompagnée d'une façon constante d'*endométrite chronique* et souvent de *périmétrite*. Dans le premier cas surtout, nous voyons dominer les altérations des élé-ments glandulaires qui s'insinuent dans les couches du paren-chyme sous-jacentes à la muqueuse, et créent de petites tumeurs qui ne sont autre chose que des glandes étranglées, des follicules et des kystes par rétention. Lorsque la phlegmasie de la muqueuse a amené le développement de ce qu'on appelle des érosions, on

---

(1) *Lehrbuch*, 1886, p. 224.

(2) Finn considère (*Centralbl. f. d. med. Wiss.* Sept. 1868, p. 564) la sclérose du tissu musculaire comme la cause de l'hypertrophie de l'utérus; de Sinéty au contraire (*Ann. de Gyn.* 1878, I, X, p. 129) la regarde comme essentiellement consti-tuée par la dilatation des espaces lymphatiques normaux, l'hyperplasie du tissu connectif périvasculaire et l'affection de la muqueuse.

voit le substratum de celles-ci parsemé de diverticules glandulaires en quantité considérable. Ce travail d'invasion peut intéresser
le parenchyme utérin sur une grande profondeur et lui donner un
aspect pour ainsi dire alvéolaire, dont la distinction avec la dégénérescence maligne devient parfois fort difficile.

Marche. L'hyperplasie conjonctive peut durer plus ou moins
longtemps avec ou sans modifications; ou bien des poussées inflammatoires nouvelles viennent donner un coup de fouet à la phlegmasie dont les manifestations s'exagèrent tantôt dans toute l'étendue, tantôt dans des portions isolées de l'organe. Il y a des cas où
il se produit une espèce d'involution; les vaisseaux s'atrophient,
le muscle disparaît, et il ne reste plus que les faisceaux conjonctifs
épais et durs qui crient sous le couteau et donnent une coupe blanche et dépourvue de vaisseaux.

Que l'affection soit *localisée* au corps ou au col, il est rare qu'à
la longue le segment sain ne participe pas au processus pathologique. Le corps considérablement hypertrophié peut faire suite à
un col presque virginal. Ce dernier présente cependant des altérations analogues, quoique bien moins prononcées. Lorsque c'est le
col qui est malade, le corps de l'utérus peut avoir une part tellement minime dans le travail morbide, qu'il semble être un appendice très petit du col énormément augmenté de volume. La
forme d'hypertrophie cervicale, que j'ai désignée sous le nom d'é-
longation sus-vaginale du col, est caractérisée précisément par
ce fait que le corps de l'utérus, de dimensions moindres que celles
du segment cervical (dans la proportion de 1 à 2), pend au-devant
du col considérablement allongé.

La *métrite chronique du col*, lorsqu'elle est combinée à une
solution de continuité de l'orifice externe, donne lieu à une difformité spéciale. La déchirure cervicale uni-latérale produit le re-
troussement des lèvres du museau de tanche; la déchirure
bilatérale les écarte et leur donne l'apect d'un chapeau de champi-
gnon. Le peu qui reste du col a l'apparence d'une tige surmontée
d'un corps utérin presque insignifiant (v. chapitre des déchirures
cervicales).

Les *symptômes* de la métrite chronique au début échappent
fréquemment à l'attention. Comme la métrite chronique ne suc-

cède que rarement à la forme aiguë, les altérations ne se développent que d'une façon graduelle et ne deviennent réellement
caractéristiques que lorsqu'elles ont atteint un degré plus élevé.

*Lorsque cette affection est le résultat de la subinvolution
puerpérale*, le premier symptôme est le manque de retour des
forces après l'époque des couches. Au lieu de gagner en vigueur,
les femmes éprouvent au contraire une sensation de profond épuisement; l'involution puerpérale ne s'accomplit pas en même temps
que s'arrête l'émaciation générale si fréquente pendant les suites
de couches, dans un espace de temps variant entre deux et trois
mois; sa durée est au contraire plus longue, et il survient souvent
une atrophie aiguë du pannicule adipeux et de la musculature.
Le moindre effort est accompagné de douleurs dans les lombes
et les parties génitales; il y a persistance et augmentation des
sécrétions; la sensation d'occlusion de l'appareil sexuel disparaît
et fait place à une sensation de béance des organes. La dysurie
et une constipation opiniâtre sont la règle. La menstruation est
abondante et apparaît à des intervalles assez courts; dans la période intercalaire elle-même les flueurs blanches peuvent être co-
lorées par du sang. Ces phénomènes peuvent persister avec une
intensité variable. Des causes en apparence insignifiantes viennent
exaspérer les souffrances qui, après, redeviennent moins vives,
demeurent alors telles pendant des semaines et quelquefois des
mois, et font sentir à la femme que la guérison est encore loin.

Dans la métrite chronique d'origine puerpérale, les femmes se
refusent longtemps à se croire malades et rapportent leur affection
aux suites de couches. Ce n'est souvent qu'après une nouvelle
grossesse, et en présence de la persistance des accidents, qu'elles
se voient obligées de s'avouer à elles-mêmes ce dont leur entourage se doutait depuis longtemps. Eh bien ! les symptômes se
développent d'une *façon plus insidieuse encore dans la forme
non puerpérale de l'affection*. Combien n'y a-t-il pas de jeunes
filles qui, atteintes de métrite chronique à la suite d'affections de la
muqueuse et de troubles menstruels, supportent leurs maux souvent durant des années, avant qu'on n'en reconnaisse la source
et qu'on n'institue un traitement? Les signes de la chlorose ne
tardent guère alors à se manifester. Le goût du travail et la joie de

vivre s'évanouissent. Le sujet est en proie à une lassitude insurmontable et maigrit considérablement. En un temps plus ou moins
long, la jeune fille, florissante de santé au moment de la puberté,
est devenue une personne morose, maladive, amaigrie, ne trouvant plus de plaisir ni au travail ni aux distractions de la jeunesse.
Ces malheureuses filles sont obligées de s'aliter pendant l'époque
des règles ou bien elles traversent cette période en souffrant cruellement, incapables pour ainsi dire de faire la moindre des choses.
Dans la majorité des cas les douleurs que les malades accusent
ne se localisent pas au bas-ventre. Elles se plaignent tantôt de migraine, tantôt de troubles digestifs; et ce n'est que rarement
qu'elles avouent qu'elles souffrent surtout et avant tout de douleurs dans le bas-ventre, de pesanteur dans le bassin, de douleurs
lombaires, d'accidents spasmodiques avant et pendant le flux
menstruel et d'écoulements leucorrhéiques, c'est-à-dire de symptômes qui ont une plus grande part d'influence sur leur état
général que le manque d'appétit et la migraine.

A l'*exploration* on trouve le volume de l'utérus considérablement augmenté, surtout dans le sens de l'épaisseur. Un organe
ainsi épaissi peut être tantôt presque insensible, tantôt d'une sensibilité extrême, du moins pendant l'introduction de la sonde. La
sensibilité est toujours exagérée pendant les poussées aiguës intercurrentes. Pendant ces poussées, la matrice se tuméfie, sa dureté
diminue et fait place quelquefois à une consistance pâteuse rap-
pelant celle de la grossesse. Ce n'est qu'à la fin du processus
aigu que les parties reprennent leur dureté uniforme. Parfois la
cicatrisation s'accompagne de la diminution de volume de l'utérus
qui devient petit et d'une dureté cartilagineuse. A ce moment la
sensibilité peut disparaître complètement ou s'amoindrir en raison
directe de la fréquence des poussées aiguës.

Lorsque *le corps est seul malade* et le col intact ou à peine
atteint, et que l'affection est à son acmé, on constate en même
temps de l'endométrite. A la sensibilité des parois s'ajoute, au
toucher, une sensibilité extrême de la muqueuse. En cas de complication de *périmétrite,* la sensibilité de la tunique séreuse est
bien plus prononcée, lorsque la phlegmasie atteint l'espace de
Douglas dont le plancher, ainsi que la région des ligaments utéro-

sacrés sont extrêmement douloureux. Dans les moments d'atténuation de la maladie, la sensibilité s'amende un peu, de sorte
qu'on n'est plus averti de la présence de la complication périmétrique que par la douleur provoquée par le contact direct, les essais
de déplacement de l'utérus et les mouvements imprimés à cet
organe par des amas de matières fécales durcies ou par l'acte du
coït.

Lorsque la phlegmasie chronique affecte le *col*, elle produit une
augmentation de volume considérable de ce segment utérin, augmentation facile à vérifier par l'examen combiné. L'état de la
muqueuse du canal cervical et des lèvres du museau de tanche
est caractéristique. Lorsqu'on touche le col, il s'en échappe un
bouchon de mucus visqueux ; les follicules sont hypertrophiés et
transformés en kystes par rétention dont on constate la présence
immédiatement au-dessous de la surface de la muqueuse.

Si l'endométrite manque, est peu développée ou se trouve en voie
de guérison, tantôt le col, et surtout sa portion vaginale, prend la
forme d'une massue, tantôt il s'allonge en cône, la configuration
du museau de tanche étant conservée. Sa consistance elle-même
varie entre la dureté ligneuse et la mollesse pâteuse spéciale à la
grossesse. Ce dernier caractère appartient principalement aux
stades du début.

D'autres manifestations, et des plus importantes, consistent en
troubles de la menstruation et de la *conception*. Dans la forme
puerpérale de la métrite chronique, les règles sont toujours extrêmement copieuses ; dans les premiers temps surtout, la femme
perd, à des intervalles très rapprochés, d'abondantes quantités de
sang noir entremêlé de caillots. Le flux dure plus longtemps que
d'habitude et quelquefois même ne se supprime pas complètement.
Ce n'est que peu à peu que l'amélioration se produit : la quantité
et la couleur du sang redeviennent à peu près ce qu'elles étaient
auparavant, et l'abondance seule de la leucorrhée intermenstruelle
est un indice de la persistance du mal.

Dans les formes non puerpérales, les désordres menstruels sont
variables. Pendant un certain temps, les règles apparaissent
régulièrement toutes les 3-4 semaines, mais s'accompagnent de
violentes douleurs spasmodiques qui cessent au moment de la

sortie du sang ou bien persistent pendant l'époque tout entière. Le flux cataménial devient de plus en plus abondant, de sorte qu'à l'apogée de la maladie il se produit des évacuations de sang liquide ou de caillots en quantité extrêmement considérable.

Dans d'autres cas les règles deviennent de plus en plus faibles et les époques elles-mêmes plus rares. Le peu de sang menstruel, dont la couleur est très claire, s'écoule en quelques heures et délivre les .femmes, malheureusement pas pour longtemps, de la sensation si pénible de plénitude pelvienne et des poussées congestives du côté de la tête et du cœur.

Dans n'importe quelle forme de la métrite chronique, on voit parfois, dans le cours de l'affection, la menstruation se supprimer presque totalement et faire place à de l'aménorrhée précoce qui inquiète extrêmement les malades.

La ménopause peut venir amender tous ces accidents, et amener à la suite d'années de souffrances une accalmie définitive, une guérison spontanée.

L'influence de la métrite chronique sur la *conception* est différente selon les cas ; il semble que la stérilité dépende bien moins des altérations parenchymateuses que des complications du côté de la muqueuse et des annexes. Cette dernière hypothèse peut seule, du reste, expliquer comment il se fait que les femmes atteintes de métrite chronique, du moins d'origine puerpérale, conçoivent presque à chaque cohabitation, alors que les jeunes filles affectées du même mal demeurent stériles, quoique mariées à des hommes de pleine puissance sexuelle.

L'infécondité de ces dernières est essentiellement le résultat des affections qui compliquent la métrite chronique, telles que l'endométrite, le catarrhe des trompes, la périmétrite, la périovarite.

On a prétendu que la *grossesse* exerçait une *influence* des plus favorables sur la métrite chronique. Cela est vrai souvent, mais pas toujours. Les femmes n'avortent que trop fréquemment, soit que la muqueuse se trouve impropre au développement normal de la caduque, soit que le parenchyme utérin demeure incapable de servir d'organe gestateur. D'après mes observations personnelles, la grossesse suit naturellement son cours dans les cas surtout où l'on a réussi à supprimer les complications du côté de la muqueuse. Et alors, si la femme reçoit les soins nécessaires pendant la période des couches, l'hypertrophie chronique du tissu conjonctif peut guérir, ce qui permet jusqu'à un certain point de considérer la grossesse comme un remède contre l'affection qui nous occupe.

L'édification du *diagnostic différentiel* de la métrite chronique par la palpation seule est presque impossible. *La confusion avec la grossesse* est la plus fréquente et la plus fatale. Dans la grossesse, comme dans la métrite chronique, l'utérus est augmenté de volume, mou et d'une certaine sensibilité; cependant en cas de gravidité, même à son début, on trouve généralement des éléments de diagnostic différentiel dans les bruits vasculaires, le relâchement du plancher pelvien et du vagin et surtout dans les renseignements anamnestiques. Dans ces dernières années, Hegar (1) a, à différentes reprises, attiré l'attention sur le ramollissement très perceptible qui survient dans les commencements de la grossesse au niveau de la limite du corps et du col, et qui est un signe caractéristique de cette période. Il a cité à ce sujet des observations que j'ai publiées moi-même (2) et où j'avais trouvé la grossesse compliquée d'élongation sus-vaginale du col. J'avais fait ressortir la possibilité de la confusion avec ce genre de tumeurs qu'on trouve reliées au corps utérin par l'intermédiaire de pédicules assez courts. Ces cas sont à différencier de ceux de *Hegar;* dans ces derniers, on sent le corps utérin dans son segment inférieur et atteint de ramollissement spécial. Dans les miens, le point essentiel est l'allongement sus-vaginal du col. Ce dernier peut être également le résultat d'une altération du tissu cervical correspondant à une métrite du col. Il faut un examen très minutieux pour trouver le point de transition entre le col et le corps et pour ne pas prendre pour ce dernier le prolongement même du col. Malgré tout, il faut tenir compte de la possibilité d'une confusion de la métrite chronique avec la grossesse, et se méfier d'autant plus qu'il s'agit d'éviter à tout prix une interruption prématurée de cette dernière.

(1) REINL, *Berl, Klin. Woch.* 1885, n° 13.
(2) *Zeitschr. f. Geb. u. Gyn.* VI, 1re part., 1880.

Le **développement des fibroïdes** suit rarement une marche telle qu'elle puisse en imposer pour un épaississement de l'utérus tout entier ou même du corps seulement. Le diagnostic est ordinairement éclairé par la dissémination en foyers du processus néoplasique, quoique dans certains cas l'erreur soit possible.

Le pronostic de la métrite chronique n'est pas aussi mauvais que l'a dit *Scanzoni* (1). La forme puerpérale est plus curable que l'autre. Mais même dans cette dernière on peut, si le diagnostic a été établi au moment opportun, obtenir une involution de la matrice et une guérison, sinon définitive, du moins satisfaisante; il suffit d'avoir de la patience et de se trouver dans des conditions de milieu favorables. Le pronostic n'est incertain que dans les cas où des complications anciennes du côté de la muqueuse simulent le tableau clinique d'une affection maligne. Je n'ose pas me prononcer sur la question de savoir jusqu'à quel point il existe dans ces cas une prédisposition à la dégénérescence maligne. Cependant la plus grande prudence nous est commandée par des faits où le microscope nous révèle cette dégénérescence, chez des malades qui s'adressent à nous après avoir été traitées durant des années pour de la métrite parenchymateuse chronique. Là où la métrite chronique est compliquée de maladies du péritoine et de ses annexes, le pronostic, tout en étant moins sérieux *quoad vitam*, est cependant très sévère *quoad valetudinem completam*. Il y a dans ces complications une source intarissable de poussées aiguës et de souffrances. Certes la ménopause peut, même dans ces cas, amener une guérison spontanée; mais à ce moment la santé et la vitalité des femmes sont déjà tellement compromises que la guérison elle-même ne réveille plus chez elles que bien incomplètement la joie de se sentir vivre.

Traitement. — Des soins assidus pendant l'époque des couches sont le meilleur traitement prophylactique de la métrite chronique. Outre la surveillance et la stimulation de l'involution utérine et génitale, l'hygiène aussi de l'accouchée a une impor-

(1) *La métrite chronique,* 1863.

tance extrême. Le régime puerpéral ne doit pas consister en cette quasi-diète que les médecins routiniers prescrivent encore aujourd'hui ; il faut au contraire donner à la femme une nourriture aussi fortifiante que possible et appropriée aux circonstances. Cette alimentation est très bien supportée, si l'on a soin en même temps d'exciter convenablement l'activité fonctionnelle de l'intestin. Jamais cette manière de faire ne m'a donné des résultats fâcheux; au contraire, la période de dépression des forces est raccourcie; en quelques semaines, les accouchées traversent ce stade semé d'écueils.

Parmi les soins locaux, je range les injections hygiéniques et désinfectantes faites dès les premiers jours, lorsque les lochies cessent d'être sanguinolentes, avec addition de vinaigre de bois ou de tannin, et les irrigations avec de l'eau à 40° R. Lorsque les femmes se lèvent, alors qu'elles ne perdent plus de sang, j'ordonne des bains de siège avec une décoction d'écorce de chêne; ces bains sont un stimulus puissant du travail d'involution, et amènent tout d'abord et en peu de temps les organes génitaux externes en un état de régression qui exclut tous les symptômes accusés ordinairement par les nouvelles accouchées, tels que sensation de procidence et de béance des organes et de pénétration de l'air, rot vaginal et autres phénomènes analogues.

La prophylaxie des autres formes de métrite parenchymateuse consiste en une excitation appropriée du développement physique au moment de la puberté, à l'aide d'exercices en plein air, par l'hydrothérapie, la gymnastique, l'équitation et la suppression du joug scolaire. Il faudra empêcher la paresse intestinale et ne pas supporter que les jeunes filles retiennent leurs urines sous le stupide prétexte des convenances. A l'époque de la menstruation la manière de vivre ne devra nullement être modifiée; mais filles et femmes éviteront tout ce qui peut ébranler violemment le ventre et tout ce qui peut occasionner des refroidissements et des troubles menstruels.

Aux jeunes mariées on recommandera de ne pas abuser des plaisirs sexuels ; à la jeune femme en particulier de se ménager quant aux travaux domestiques et de suivre une hygiène intelligente.

La métrite chronique une fois développée, le *traitement* différera
suivant qu'elle sera à son début ou de date déjà ancienne. Dans
les *cas récents,* on conseillera le repos non seulement des organes
génitaux, mais de l'organisme tout entier. Le repos au lit, prolongé pendant plusieurs jours et combiné aux épithèmes froids
ou à l'application sur l'abdomen d'une vessie de glace, est un
moyen des plus efficaces lorsqu'il se produit des poussées aiguës
intercurrentes. Il y a même des circonstances où un traitement
rationnel par la glace amène, à lui seul, de l'amélioration. En même
temps, on agira d'une façon énergique sur le canal intestinal, et
on cherchera à soulager les souffrances et à tarir la leucorrhée à
l'aide d'injections vaginales désinfectantes et astringentes. Il
faudra tenir prête toute une série de dérivatifs intestinaux, car il
faut s'attendre à une intervention de durée parfois très longue.
Dans les cas où il existe des troubles gastriques, j'emploie de
préférence les purgatifs salins; lorsque ceux-ci ne sont pas sup-
portés, et chez les femmes surtout qui présentent de l'anorexie,
je donne la préférence à du thé composé de séné et d'écorce de
bourdaine, que je corrige par l'addition de millefeuille et de
chiendent (f. infuser une cuillerée à thé de chaque dans une tasse
d'eau bouillante et prendre le matin à jeun). Si le séné est bien
supporté, j'alterne avec une infusion de follicules de séné $\frac{25}{160}$, additionnée de 25 grammes de tartrate de soude et de 15 grammes de
sirop de sucre : agiter et prendre une cuillerée à bouche tous les
matins. Autant que possible je ne permets pas l'usage prolongé
de l'huile de ricin. Là où les autres moyens échouent, je donne
30 grammes d'huile de ricin avec une goutte d'huile de croton
(administrer par cuillerées à thé d'heure en heure jusqu'à effet).
J'ordonne volontiers aussi les préparations de rhubarbe sous forme
de pilules ou d'œnolé.

A propos de ce traitement dérivatif, je tiens à formuler des
avertissements au sujet de l'aloès. Les femmes prennent volontiers de temps à autre ce médicament qui agit très bien dans
la constipation opiniâtre, mais qui a le très grand inconvénient
d'occasionner des hémorragies utérines et de les rendre plus
abondantes là où il existe déjà une forte tendance ménorragique.
Je citerai encore le cidre, le sirop de nerprun, le tamarin, la méde-

cine de Vienne, l'électuaire de séné composé, avec lesquels il sera nécessaire d'alterner souvent. On retirera également de bons effets du massage abdominal. Il y a des femmes atteintes de métrite parenchymateuse qui sont soulagées considérablement par les lavements. Je n'aime pas les voir employer trop longtemps, et j'ai soin de changer de temps en temps non seulement la quantité de véhicule et de principe actif, mais encore sa température. En revanche j'ai volontiers recours aux irrigations rectales dans les cas où la métrite chronique se complique de périmétrite, car elles ont une influence sédative très favorable sur le périmétrium.

L'activité intestinale une fois mise en train, on essayera de temps en temps de la conserver par la simple diététique, par l'administration d'eau fraîche à jeun, ou de café, de lait, de fruits, etc.

Ce n'est que dans les cas de sensibilité excessive et de complications périmétriques que je m'adresse aux narcotiques, principalement à la morphine, sous forme de suppositoires (un centigramme d'alcaloïde pour 2 grammes de beurre de cacao). Si la morphine n'est pas tolérée, je la remplace par de l'extrait de belladone à dose égale ou par 15 centigrammes de cocaïne. Je suis devenu très prudent dans l'emploi de l'alcaloïde de l'opium, depuis que j'ai dû empêcher un certain nombre de malades d'user secrètement de ce médicament, après un temps d'administration relativement court.

Les injections vaginales font partie, à mon avis, de la toilette féminine. Rien d'étonnant dès lors que je les recommande chez les femmes atteintes de métrite chronique. Elles en prennent à l'aide d'un irrigateur à hauteur de chute modérée ; l'eau est tiède et additionnée d'une substance astringente ou désinfectante, telle que l'acide phénique, le sublimé, l'eau blanche (1 cuillerée à soupe), le vinaigre de bois ou l'eau de goudron (2-5 cuillerées à soupe), etc. S'il existe en même temps de l'endométrite, on aura recours aux agents médicamenteux indiqués à propos du traitement de cette affection.

Les poussées sub-aiguës intercurrentes une fois vaincues, *les émissions sanguines* locales deviennent très utiles, lorsqu'il

s'agit de formes non compliquées de la maladie. Pour les pratiquer, je me sers des scarificateurs de *Mayer* (fig. 34) avec lesquels
j'attaque non pas l'utérus, mais la muqueuse du col, sur laquelle
je fais, sur une profondeur variable, un nombre plus ou moins
considérable de mouchetures. Ces scarifications produisent un
grand soulagement. Je les préfère à l'application de sangsues sur
la portion vaginale, parce qu'avec elles nous sommes mieux maîtres de l'hémorragie et qu'elles excluent l'assistance des aides
profanes. Elles se pratiqueront, au début, à des intervalles plus
ou moins courts selon l'état de la nutrition générale du sujet
et l'hyperhémie utérine ; dans les premiers temps, il sera
nécessaire de contrôler la quantité de sang perdu. Lorsque
la plaie opératoire saigne trop abondamment, on arrête facilement l'hémorragie en touchant la plaie avec de l'acide pyroligneux, en appliquant de petits plumasseaux trempés dans du
perchlorure ou encore en tamponnant. Ce n'est qu'en cas d'hémorragie profuse qu'on aura recours, s'il est nécessaire, à la
suture de la solution de continuité. Pratiquées quelques jours avant
les règles, sur un utérus richement vascularisé, ces scarifications
donnent des résultats surprenants, en ce sens qu'elles diminuent
notablement la quantité du sang menstruel. Chaque fois que cette
opération sera suivie d'une perte de sang abondante, il faudra
laisser les femmes au lit pendant une à deux heures. Au contraire,
l'hémorragie est-elle insignifiante, comme cela a lieu dans la
période d'involution scléreuse de la maladie, je fais marcher les
malades aussitôt après l'intervention. Il est très rare que l'écoulement sanguin ne s'arrête pas immédiatement ; on ne voit plus
qu'une évacuation minime.

Les *bains de siège* exercent une action très favorable sur les
accidents de la métrite parenchymateuse. Je les ordonne tantôt
simples, tantôt additionnés d'eaux-mères salines, de son ou d'une
décoction d'écorce de chêne, en commençant par une température de 26° R. Les femmes placent la baignoire à côté de leur lit,
qu'on bassine pendant la durée du bain. Au bout de dix minutes
la malade se remet au lit, et, après s'être essuyée, se glisse sous
les couvertures. Un grand nombre de femmes supportent mal les
bains de siège un peu froids ; d'autres s'en trouvent d'autant

mieux que la température de l'eau est plus basse ; chez ces dernières on peut refroidir les bains pendant que la femme y est
assise, aller jusqu'à 15° et même moins, et y laisser la malade
quelques minutes encore.

Nous avons, en outre, un bon moyen pour combattre le symptôme *douleur*, dans l'application de révulsifs cutanés au voisinage du bas-ventre, vésicatoires, sinapismes, .compresses de
Priessnitz, et dans les frictions avec des onguents narcotiques ou
irritants. — Si à ce traitement local on associe des soins généraux appropriés, si l'on réussit à amener les femmes à garder le
repos même de jour, et surtout à s'abstenir des excitations sexuelles,
on arrivera, du moins dans les cas récents et d'origine puerpérale,
à obtenir l'involution utérine. Et le succès sera d'autant plus
prompt qu'il se sera écoulé moins de temps depuis l'accouchement,
et qu'on pourra encore exciter les contractions de la matrice à
l'aide de l'administration interne du seigle ergoté (doses répétées :
1 gr., 3 fois par jour), ou d'injections hypodermiques d'ergotine et
d'injections vaginales chaudes avec de l'eau à 40° R.

Dans les formes *non puerpérales*, il faut tenir compte, en
dehors des traitements local et général ci-dessus indiqués, des indications fournies par l'état de l'utérus et des annexes, par les
catarrhes chroniques de la muqueuse, par la gêne circulatoire due,
le cas échéant, à la flexion du corps sur le col et par d'autres
troubles analogues. Il arrive souvent que l'affection n'est reconnue
que tardivement, les jeunes filles et les femmes ayant une peur
atroce de l'examen gynécologique. Et cependant le mal est trop
sérieux pour qu'on puisse étayer un diagnostic sur deux ou trois
symptômes, sans avoir pratiqué aucune exploration, et pour renoncer à toute intervention directe et locale. Quelque pénible et douloureux que puisse être l'examen, je considère celui-ci comme devant
nécessairement précéder le traitement dans tous les cas où l'état
général et les accidents locaux ne s'améliorent pas d'une façon
manifeste après l'institution d'un régime approprié et la régula-
risation de la manière de vivre de la malade.

Le traitement, dans ces formes comme dans la précédente, consistera en émissions sanguines, irrigations et bains de siège,
applications de compresses de *Priessnitz*, injections vaginales

chaudes, tous moyens qui amènent l'involution de l'hyperplasie conjonctive et la guérison.

Depuis 1876, je me sers très fréquemment de *l'iode* (1). Je badigeonne la portion vaginale avec de la teinture pure ou étendue de partie égale de glycérine. Je n'introduis d'iodoforme dans le vagin qu'avec la plus grande prudence, car j'ai observé souvent, dans ces circonstances, des cas d'intoxication. Même avec de très petites doses répandues sur de l'ouate et appliquées contre le col, il arrive si fréquemment que les malades éprouvent du malaise, de la céphalalgie, de la dépression des forces, de la xanthopsie etc., que je ne puis conseiller trop de précautions dans l'application de l'iodoforme sur la muqueuse. — J'évite de pratiquer des cautérisations avec le **nitrate d'argent** ou le fer rouge, à cause des cicatrices consécutives.

Le ramollissement de l'utérus disparaît souvent sous l'influence de l'emploi des tampons de glycérolé des tannin dont j'ai parlé déjà à propos de l'endométrite. L'ergot de seigle et l'extrait d'hydrastis canadensis seront également d'une grande utilité.

Plus récemment on a tenté de guérir la métrite chronique à l'aide du *massage.* Aux faits relatés par divers masseurs suédois profanes, il faut ajouter les rapports favorables de *Bunge* (2) et de *Prochownik* (3). Depuis plusieurs années j'ai employé, dans des cas qui ne se compliquaient pas d'irritabilité périmétrique et de poussées aiguës subséquentes, le massage et le pétrissage de l'utérus entre les doigts introduits dans le vagin et la main abdominale, et je n'ai eu qu'à me louer du résultat final obtenu dans les quatre cas de métrite que j'ai eus à soigner. Cependant cette méthode, fatigante pour les deux parties, exige une grande patience et beaucoup de circonspection; aussi le succès est-il chèrement acheté si l'on songe qu'il ne faut pas compter sur un résultat quelconque avant cinq ou six semaines de traitement.

Le traitement de la métrite parenchymateuse trouve un complé-

---

(1) Breisky également, *Centralbl. f. Gyn.* 1878, p. 304. — Johannowsky, *Prager Vierteljahrschrift*, 1879, p. 88.

(2) *Berl. Kl. Wochenschr.* 1882, n° 25.

(3) *Naturforscherversammlung in Magdeburg*, 1884. — *Centralbl. f. Gyn.* 1864, 42. — V. Hegar et Kaltenbach, 2ᵉ éd., p. 176.

ment très utile dans la ***thérapeutique thermale, boissons et bains***, et dans le séjour au bord de la mer, dans les pays boisés et dans les montagnes. Lorsque les moyens locaux ci-dessus mentionnés ont mis en train la rétrocession de la métrite chronique, je suspends le traitement local, le jour où les femmes partent pour les eaux ; le traitement est en général de 6 à 8 semaines. Je choisis de préférence, pour l'administration interne, les eaux qui ont une action incontestable sur l'activité intestinale. Aux femmes très affaiblies j'ordonne les bains de mer ou les sources ferrugineuses : les bains de mer à celles qui manquent d'appétit et qui présentent presque de l'aménorrhée, les sources ferrugineuses pourvu cependant que l'estomac les tolère, à celles qui souffrent de ménorrhagies profuses. Si la dépression des forces est très considérable, j'envoie de préférence les malades respirer l'air des forêts et des montagnes ; ce n'est que sur des indications individuelles spéciales que je permets l'usage de boissons ou de bains minéraux. Dans les cas où le développement de la maladie est en relation avec l'apparition de la puberté, j'ai vu obtenir de très beaux succès avec les bains d'eaux-mères salines.

Malgré les soins les plus assidus et l'emploi rationnel des moyens thérapeutiques que nous venons d'énumérer, il arrive que le mal ne rétrocède ni ne s'arrête. Cela est d'autant plus fréquent qu'il s'agit de cas où les conditions de milieu s'opposent à un traitement approprié, où les influences nocives continuent leur œuvre et où le traitement n'a été institué qu'après des années de souffrances. ***Dans ces cas, je considère comme un moyen curatif l'amputation du col, l'excision de segments de cet organe.***

Les recherches de *Rokitansky* et de *C. v. Braun* (1), ainsi que des observations cliniques en grand nombre, ont prouvé qu'une intervention de ce genre peut être et est, en réalité, très fréquemment suivie d'une involution de l'utérus tout entier, analogue à celle qui se produit après les couches. D'autre part cette opération n'est pas une affaire aussi considérable qu'on a bien voulu le dire. Je n'hésite donc en aucune façon à ***recommander chaudement***

(1) *Zeitschrift d. Ges. d. Wiener Aerzte*, 1864, p. 43. — C. Furst, *Wien. med. Presse*, 1866.

*l'amputation du col utérin comme traitement des cas opi-
niâtres de métrite chronique.* Et j'insiste d'autant plus là-dessus
qu'avec cette opération nous sommes à même d'agir également
d'une manière énergique sur les affections de la muqueuse.
Comme pièces justificatives je possède une série de quelques
centaines d'observations de ce genre (1).

La communication de *C. v. Braun*, peu remarquée, avait
trait à des cas d'hypertrophie cervicale opérés avec le galvano-cau-
tère ou l'écraseur. Je crois qu'on abandonne de plus en plus ces
instruments pour revenir à l'emploi du bistouri et de la suture
qui ont bien plus d'avantages.

Quant à la méthode de traitement prônée par moi, je veux
parler de l'amputation du col, elle eut peu de partisans au début;
mais elle me semble avoir conquis depuis son droit de cité (2).

Dans la plupart des cas, il s'agit d'obtenir une configuration des
lèvres du museau de tanche se rapprochant le plus possible de la
normale; l'utérus alors involue, la métrite guérit, et très souvent
l'on arrive non seulement à remédier aux accidents locaux, mais
encore à améliorer considérablement l'état général. La femme
renaît et s'épanouit grâce à la certitude de la santé et de l'aptitude
vitale reconquises.

Ce genre de traitement a également une influence favorable sur
la conception ; cette affirmation se base sur une foule d'observations relatives à des femmes, demeurées stériles pendant des
années, qui conçurent et accouchèrent à terme après avoir subi
l'amputation du col de l'utérus.

(1) *Naturforscherversammlung in Cassel*, 1878. — *Arch. f. Gyn.* — *Centralbl f.
Gyn.* — *Berl. klin. Wochenschr*, 1878.
(2) Schröder, *loc. cit.*, p. 105.

D — Néoplasmes de la vulve et du vagin

1 — Néoplasmes de la vulve

On n'observe que rarement dans nos pays ces *hyperplasies éléphantiasiques,* si fréquentes dans les régions tropicales et surtout en Orient (1), qui peuvent intéresser soit la vulve tout entière, soit des segments seulement de cette région, principalement le clitoris, et former des tumeurs volumineuses qui pendent au-devant des cuisses et oblitèrent l'orifice du vagin. Cette affection est ordinairement en relation avec des maladies des vaisseaux lymphatiques (2); dans d'autres cas elle est une complication des accidents syphilitiques ; enfin la masturbation n'est peut-être pas étrangère au développement surtout de l'hypertrophie des petites lèvres (tablier des Hottentotes). Parmi les néoplasmes de la vulve les plus fréquents sont les *papillomes* tels que je les ai déjà décrits en parlant de la vulvite. *Klob* (3) en a observé qui n'avaient aucun rapport avec les follicules sébacés ; *Winckel* (4) les a rencontrés principalement sur le mont de Vénus avec un pédicule tellement court qu'ils semblaient être presque sessiles et présentaient une grande analogie avec des champignons ; il en a vu également qui siégeaient sur les grandes lèvres et les nymphes. Ils diffèrent des condylomes uniquement parce que ces derniers se produisent partout, tandis que le papillome demande pour son développement une région munie de papilles.

Un phénomène qu'on rencontre fréquemment est le gonflement des *glandes de Bartholin,* dont j'ai déjà parlé plus haut.

J'ai trouvé plusieurs fois des *lipomes* de la vulve, dont un dépassant le volume du poing ; d'autres fois c'étaient des *glandes fer-*

---

(1) Aubenas, *Des tumeurs de la vulve.* Thèse de Strasbourg, 1860. — L. Mayer, *Berl. Beitr. z. Geb. u. Gyn.* 1872, I. p. 363. — Winckel, *Lehrbuch,* 1886.
(2) Virchow, *Tumeurs,* I, p. 320.
(3) *Pathol. Anat. d. weibl. Sexualorgane,* p. 401.
(4) *Loc. cit.* p. 25.

tement infiltrées. On a décrit à plusieurs reprises des *fibromes vulvaires* qui, partis des grandes lèvres, atteignirent une grosseur considérable. Ils étaient généralement faciles à énucléer; cependant il y en eut dont l'extirpation s'accompagna de quelque difficulté. Les observations de *lupus* de la vulve sont très rares; plus fréquents sont les cas de *carcinome* primitif.

Il y a dix ans, j'enlevai à une vieille demoiselle une petite tumeur de la grosseur d'une cerise, siégeant sur la grande lèvre gauche, et qui fut reconnue pour un *mélanome*, genre de tumeur excessivement rare. La personne est encore aujourd'hui en bonne santé.

Ces divers néoplasmes se tuméfient pendant la menstruation, gênent considérablement les mouvements et le travail, sont une source de sécrétions fort désagréables et s'opposent enfin souvent aux rapprochements sexuels. Aussi leur *ablation* devient-elle quelquefois de bonne heure nécessaire, et en tout cas indispensable dès que le caractère malin de la tumeur a été établi.

L'opération est compliquée par la présence de gros vaisseaux qui se rendent d'ordinaire dans ces masses hypertrophiques. On pourra ou bien aller pas à pas et surtout lier au fur et à mesure de la section, ou bien faire la ligature provisoire du voisinage à l'aide de sutures profondes et ne procéder qu'après à l'extirpation. Dans le cas de néoplasmes volumineux je donne la préférence à cette dernière manière de faire, parce qu'elle permet de mieux régler la configuration de la cicatrice. Quant à la surface de section je la saupoudre (depuis quelques années) avec de la poudre d'iodoforme et j'en réunis les lèvres à l'aide de fils de soie profonds alternant avec des fils superficiels. Il est prudent de faire la section le plus loin possible du vagin et de ne pas trop serrer les fils, afin de ne pas étrangler le segment cutané si délicat qui avoisine l'orifice vaginal. La plaie linéaire ainsi obtenue sera préservée de toute souillure à l'aide d'un bandage compressif; cela sera d'autant plus aisé qu'on sondera la femme pendant les six premiers jours et qu'on provoquera de la constipation. Dans ces derniers temps, j'ai également essayé la ligature isolée; après avoir frotté la surface saignante avec de la poudre d'iodoforme, j'y plaçais un petit drain et je suturais la peau très superficiellement; mais j'avais soin de bien fixer le lambeau au moyen d'un pansement compressif. La guérison se fit très bien.

Dans un cas de ce genre j'enlevai chez une femme très âgée déjà, en même temps qu'une tumeur carcinomateuse de la vulve, un ganglion inguinal dégénéré de la grosseur d'un œuf de poule. La famille me donna des nouvelles de mon opérée pendant cinq ans, durant lesquels celle-ci ne présenta aucun signe de récidive. Chez une autre femme, je fus obligé d'exciser toute la vulve et plus du tiers inférieur du vagin avec le tubercule urétral : nous avions vu ces parties envahies par le néoplasme dans l'espace de cinq semaines. L'extirpation réussit parfaitement et la cicatrisation se fit par première intention. Deux ans après cette femme devint enceinte et eut un accouchement spontané. Je suis resté sans nouvelles depuis. Dans deux autres cas, les malades ne se soumirent à l'opération qu'après que la vulve tout entière et le bulbe de l'urètre furent envahis. L'intervention fut radicale dans les deux cas, mais couronnée d'un succès durable dans l'un seulement. La femme, objet de la seconde observation, mourut au bout d'un an, de généralisation cancéreuse. Chez celle qui guérit on dut recourir à plusieurs reprises à des opérations plastiques pour remédier à l'influence fâcheuse de la cicatrice sur la tonicité de la vessie.

2 — Néoplasmes du Vagin

I. — TUMEURS BÉNIGNES.

La muqueuse vaginale, en raison de sa pauvreté en éléments glandulaires, a peu de tendance à devenir le siège de néoplasmes (1).

On y rencontre des *fibromes* sous forme de nodosités dures, comme j'ai eu occasion d'en enlever dans le cul-de-sac postérieur chez une vieille fille, ou encore sous forme de polypes. J'ai vu chez un enfant nouveau-né un de ces polypes fibreux arriver jusqu'au niveau de l'orifice vaginal; je pus facilement en lier le pédicule et l'extirper.

(1) V. Statistique de fréquence in WINCKEL, *Lehrbuch*, p. 151.

Ces fibromes peuvent atteindre un développement considérable, occasionner des symptômes de compression dans les organes voisins, perforer les parois du vagin. Généralement ils augmentent de volume lentement et, une fois découverts, s'enlèvent facilement soit par l'énucléation, soit par la ligature.

Les *kystes* et le **carcinome** primitif du vagin sont relativement plus fréquents quoiqu'encore assez rares.

Kystes du vagin. — Les kystes du vagin peuvent : *a)* être le résultat de phénomènes de rétention dans les glandes de la muqueuse vaginale. *De Preuschen (Arch. de Virchow, LXX)*, en a décrit sous forme de larges cryptes ou d'infundibulations tubulaires. —***b)*** *Kaltenbach (Arch. f. Gyn, V, P. 138), Gotthardt (Wiener med. Wochenschrift,* 1869) et d'autres ont observé des poches kystiques consécutives à des **traumatismes** et à des **épanchements sanguins.** — *c) Vinckel* a parlé le premier *(Arch. f. Gyn.* II, 1871, P. 383) de kystes provenant d'espaces lymphatiques et tapissés d'endothélium. — ***d)*** Une dernière variété de kystes tire, d'après *G. Veit (Mal. des femmes,* 2e Ed. 1877, P. 544), son origine des canaux de *Gärtner* (canaux des reins primitifs) ou des rudiments des corps de *Wolf.* Il est impossible de décider dans quelle mesure il faut y ranger les petits infundibulums de la région du bourrelet urétral dont *Skene (Améric. journ. of. Obstetr.,* 1880, P. 265), *Kleinwächter (Prag. med. Woch.,* 1886, N° 9), *Kocks (Arch. f. Gyn. XX,* P. 487) et *Dohrn (eodem. loc.,* Pag. 328) ont rapporté des observations.

Anatomie pathologique. — La cavité de ces kystes a en général un revêtement d'épithélium cylindrique aplati, une enveloppe conjonctive fortement développée et un contenu transparent, presque visqueux ; parfois elle est tapissée de cellules épithéliales vibratiles. Dans d'autres cas, en raison de l'absence de revêtement épithélial de leur surface interne, les kystes ressemblent à de simples hiatus remplis d'un liquide séreux transparent. On les rencontre dans tous les segments du vagin, tantôt isolément, tantôt par groupes ; ils peuvent provoquer par leur développement des accidents analogues à ceux de la descente, du prolapsus vaginal. J'ai extirpé quinze fois des kystes vaginaux un peu volumineux: la plupart d'entre eux avaient amené une **procidence complète.**

Ces tumeurs transparentes viennent, au moment d'un effort, oblitérer *l'orifice du vagin* et même faire hernie au dehors. C'est là la seule sensation pénible dont les malades se plaignent dans la majorité des cas; chez d'autres cependant les rapports sexuels sont absolument entravés. J'ai constaté, chez une jeune femme stérile, la présence, dans le cul-de-sac vaginal gauche, d'un kyste de la grosseur d'une noix, qui proéminait fortement dans le conduit, et venait s'appliquer sur le museau de tanche ainsi qu'une soupape, non seulement à l'exploration digitale, mais encore au moment de l'introduction du spéculum cylindrique.

On voit quelquefois, mais rarement, le contenu de ces kystes se décomposer et suppurer. Je n'ai pas observé d'autres terminaisons de ces néoplasmes.

Opération. L'incision simple du tissu résistant qui sépare les kystes de la surface est absolument insuffisante ; car ces derniers sont loin de s'atrophier facilement; au contraire la plaie se referme et le kyste se remplit à nouveau.

Ce fait et les accidents de prolapsus occasionnés par le néoplasme commandent de procéder à l'extirpation. La femme étant endormie dans le décubitus dorso-sacré et l'irrigation continue mise en train, j'incise la paroi vaginale au-dessus du kyste et je fais l'ablation de la poche kystique autant que possible dans la continuité. Lorsque les kystes sont un peu volumineux on pénètre facilement dans le tissu péri-vaginal, très près quelquefois du rectum et de la vessie.

Après énucléation complète, on ferme la plaie au moyen de sutures profondes embrassant toute la surface saignante ou mieux encore à l'aide d'une suture étagée avec du catgut au genièvre. J'ai opéré quinze femmes chez lesquelles j'eus à enlever des kystes, soit isolés, soit groupés, depuis le volume d'une noisette jusqu'à celui d'un œuf. L'un des plus gros siégeait sur la paroi antérieure du vagin prolabée, et fut extirpé en même temps que celle-ci par la colporrhaphie antérieure. Toujours la guérison se fit sans accidents. Chez cinq de mes malades surtout, des kystes situés sur les parois antérieure et postérieure du vagin purent être regardés à bon droit comme la cause de phénomènes de providence : en venant faire saillie à l'orifice du vagin, ils provoquaient des sensations extrèmement pénibles dont les femmes cherchaient à se débarrasser par de violentes poussées. *Schröder* (1) a proposé un autre procédé pour l'ablation des kystes vaginaux. Il circonscrit avec le couteau la paroi du kyste regardant le vagin et suture la base de la tumeur, mise à découvert, tout autour avec la paroi vaginale, de façon à empêcher une nouvelle oblitération et la reproduction de la cavité kystique.

Il y a des kystes — complication fâcheuse — qui, sans être nés dans les environs immédiats du vagin, viennent cependant dans leur développement ultérieur faire saillie sous la muqueuse vaginale, comme les kystes du vagin eux-mêmes. Ces tumeurs qu'on est obligé de considérer comme des kystes d'origine congénitale, peuvent acquérir un volume considérable et, par leur situation dans le plancher pelvien, refouler le péritoine fortement en haut, représentant ainsi de grosses tumeurs extra-péritonéales (2).

Jusqu'à présent on a presque toujours attaqué ces tumeurs par le vagin, en pratiquant l'incision simple et la réunion à la paroi vaginale par la suture. Puis on a laissé à l'atrophie le soin d'en amener la guérison. Si ce procédé rencontrait des obstacles, je n'hésiterais pas à recourir, pour l'extirpation de ces kystes, à la laparotomie. Dans ce cas on incise le revêtement péritonéal, on énuclée la tumeur et on suture la perte de substance. Après résection des segments supérieurs de la paroi kystique, on pourra draîner par en bas la partie impossible à enlever et séparer sa portion supérieure de la cavité abdominale à l'aide de la suture.

Après ces sortes d'opérations, comme après les ulcérations consécutives aux inflammations diphtéritiques, puerpérales ou syphilitiques de la muqueuse, il se développe des *sténoses vaginales.* Ces sténoses peuvent être dues encore à des tumeurs malignes développées dans le vagin ou être un syndrôme enfin de la vaginite sénile. Bien entendu je ne parle pas ici des coarctations congénitales.

(1) *Zeitschr: f. Geb. u. Gyn.* III, p. 424.
(2) J. VEIT. Kystes vaginaux très volumineux, *Zeitsch. f. Geb. u. Gyn.* 1882, VIII, p. 471. — G. WEGNER, d'après STERN, thèse, Berlin, 1880.

Les *atrésies vaginales* (1), quel que soit leur siège, s'opposent au fur et à mesure de leur développement à l'écoulement des sécrétions utérines et à l'évacuation des contenus vésical et rectal. D'un autre côté elles mettent obstacle aux fonctions génitales. Certes les troubles de la fonction sexuelle ne sont pas aussi sérieux qu'on pourrait le croire en présence de ces sténoses, car les parois du vagin sont tellement dilatables que, dans le cas de rétrécissement permanent et même d'atrésie, ce conduit sera toujours représenté par un réceptacle copulateur qui empêche même la découverte de l'oblitération du vagin. On pourra donc laisser les choses en état tant qu'il ne se produira pas d'accidents de rétention et de troubles sympathiques du côté de la vessie et de l'intestin.

Dans tous les cas que j'ai observés jusqu'ici, on put toujours mettre en évidence l'existence du trajet vaginal, quoique bien souvent l'ouverture fût extrêmement petite. Cette ouverture permit d'entreprendre la *section de la région coarctée*. Comme il y a toujours à craindre de léser la vessie ou le rectum, on fait généralement une *discision* bilatérale; le bistouri entame par conséquent le tissu conjonctif lâche situé sur les côtés du vagin. L'hémorragie peut être très abondante; pour l'arrêter, on aura recours à la suture. On suturera également les surfaces saignantes créées par l'opération; car les plaies vaginales de ce genre ont toutes une tendance remarquable à une prompte guérison et à des rétractions cicatricielles considérables. On ne peut s'opposer à ces dernières avec quelque certitude qu'en faisant la réunion de telle sorte que la cicatrice consécutive ne puisse pas reproduire le rétrécissement. Il vaut bien mieux encore exciser complètement toute la masse sténosée, l'anneau cicatriciel inextensible tout entier avec le voisinage, pour réunir ensuite entre elles, d'une façon appropriée, les lèvres saines de la perte de substance.

Dans l'atrésie à peu près complète, analogue à l'atrésie congénitale, les difficultés qu'offre la discision sont extraordinaires. Le voisinage de la vessie et du rectum exige la plus grande prudence. L'intervention elle-même rencontre des obstacles d'autant plus

----

(1) V. Breisky, *Mal. du vagin*, 1886, p. 58.

considérables que le rétrécissement est situé plus profondément dans un vagin peu large et que l'hémorragie survient facilement. Dans ces cas, la section portera transversalement sur la paroi vaginale oblitérante et sera dès le début le plus considérable possible ; puis, à l'aide de sutures profondes appliquées dans le voisinage, on empêchera non seulement la perte de sang et le déplacement des bords de la plaie au cours de l'opération, mais on pourra continuer à se frayer un chemin vers la profondeur à travers la fente béante obtenue par l'application de ces sutures. Je ne regarde pas comme très heureux le conseil d'achever la discision avec des instruments mousses, avec le manche du bistouri, par exemple, car à cette profondeur le maniement du scalpel n'est pas facile. Il est préférable de tendre les surfaces à l'aide de pinces à mors et d'inciser dans la région située entre ces instruments. En cas de nécessité, lorsque derrière l'atrésie, par exemple, il existe une collection sanguine, j'ouvre la poche de rétention, après avoir incisé la cicatrice, soit avec un trocart, soit avec un instrument mousse tel que la sonde, et ce, en perforant la partie inaccessible à la main opérante et en élargissant l'ouverture à ses deux extrémités à l'aide d'un bistouri boutonné.

Dans ces cas également il faut redouter la rétraction cicatricielle. On l'évitera en excisant le tissu inodulaire aussi complètement que possible, et en réunissant entre elles les lèvres supérieure et inférieure de la paroi vaginale.

D'après *Heppner* (*St-Petersb. med. Woch.* 1872, N° 6, P. 552) on peut, comme l'a fait du reste *B. Credé*, incorporer par la suture à la plaie vaginale un lambeau de tégument externe (*Arch. f. Gyn.*, 1884, XXII, P. 229).

Après toutes ces opérations sur le vagin, on dirigera la cicatrisation de la même façon que pour les affections analogues du rectum, c'est-à-dire à l'aide de l'introduction de bougies. Ces canules sont faites de substances très diverses et ont des calibres variables ; elles sont introduites par les femmes elles-mêmes, pendant le bain de siège, et sont laissées en place quelque temps afin d'entraver la tendance sténosique de l'anneau cicatriciel. Enfin les rapports sexuels ont une grande influence dans ces cas.

II — Tumeurs malignes

On insistait longuement jadis sur la rareté des tumeurs malignes du vagin ; les observations de carcinomes vaginaux primitifs relatées depuis montrent que cette rareté n'est qué relative. Ces carcinomes se présentent sous les formes les plus diverses : tantôt ce sont de petites nodosités disséminées sur la surface du vagin, tantôt des ulcérations plus ou moins étendues, à base fortement indurée, tantôt enfin des tumeurs développées dans la paroi et oblitérant le conduit. A une période plus avancée la dégénérescence peut envahir circulairement tout un segment du canal, et le néoplasme siéger ainsi sur une plus ou moins grande longueur du vagin. Ou bien le processus pathologique se localise sur l'une ou l'autre des parois et s'étend en profondeur vers le plancher du bassin.

C'est de ces *carcinomes primitifs* (1) seuls que je traiterai ici, et non de ces cas où les culs-de-sac du vagin sont atteints en même temps que l'utérus, et qui doivent être rangés dans la série des affections utérines de nature maligne.

L'étiologie des carcinomes du vagin est encore obscure ; elle peut cependant être différente de celle des carcinomes utérins, parce que dans le vagin il n'existe ni cet épithélium cylindrique qui prédispose au développement de néoplasmes, ni cette richesse en appareils glandulaires qui joue un rôle si considérable dans les affections malignes de la matrice. Le carcinome primitif est relativement fréquent chez les femmes jeunes, (1/12 des cas connus a trait à des personnes au-dessous de vingt ans). Mes propres chiffres (2) — j'ai continué depuis à collationner des observations — me donnent une proportion d'environ 1 sur 1.000.

Les *symptômes* sont si peu prononcés que les malheureuses atteintes de tumeurs de ce genre ne découvrent leur mal que par hasard ; d'autres fois le cancer se manifeste par de violentes douleurs s'irradiant au loin et par des sécrétions profuses, fétides,

(1) Küstner, *Arch. f. Gyn.* IX, p. 279.
(2) Bruckner, *Zeitschr. f. Geb. u. Gyn.* 1881, VI.

sanguinolentes, quelquefois enfin par un écoulement de sang pur.
Lorsque le développement du néoplasme est considérable, on constate de bonne heure des accidents du côté du rectum et de la
vessie. Dans quelques cas très remarquables, j'ai vu l'infiltration
maligne envahir la voûte vaginale et progresser le long de l'utérus.
Dans un autre, je dus évacuer une grande poche située dans le
ligament large, à côté d'un utérus intact.

Le *diagnostic* doit être établi à l'aide de l'examen microscopique, à moins que la destruction des tissus, leur infiltration et les
écoulements ne laissent plus subsister aucun doute sur la nature
de l'affection.

Quant au *traitement*, il n'aura quelques chances de succès que
si le cancer a été reconnu et l'intervention pratiquée à une période
très proche du début (1). Dans ces cas, il faudra toujours exciser
les tissus malades avec une portion aussi étendue que possible
des tissus sains environnants, et rechercher avant tout une
destruction complète de la base d'implantation de la tumeur.
Je circonscris avec un couteau une étendue aussi grande que possible des tissus à extirper, je sépare la région malade du tissu vaginal avoisinant, et je mine la base de la tumeur en partie avec le
bistouri et les ciseaux, en partie avec le bout du doigt, jusqu'à ce
que tout soit détaché et enlevé. La suture de la perte de substance
peut rencontrer de grandes difficultés, en raison de la proximité des
organes voisins ; la réunion devient plus difficile encore lorsqu'il
s'agit de l'ablation d'un cancer de la voûte. Quels que fussent les
obstacles, j'ai toujours passé mon fil sous toute la surface saignante et obtenu ainsi un affrontement exact des lèvres corres-
pondantes de la plaie. Dans ces dernières années, après avoir posé
mes sutures profondes, je saupoudrais ma plaie, avant de la fermer, avec de la poudre d'iodoforme. Les résultats ont toujours été
étonnamment favorables quant à la réunion par première intention ; la guérison avait lieu sans aucun accident, et la rapidité de la
cicatrisation était telle qu'au bout de huit à dix jours, au moment
de l'enlèvement des fils de suture, on pouvait considérer la perte
de substance si profonde comme complètement réparée. Je n'ai

____

(1) Voir HEGAR ET KALTENBACH, 3ᵉ éd , p. 782.

jamais observé de phénomènes d'intoxication par l'iodoforme ;
aussi puis-je recommander l'emploi de cette substance dans le traitement d'une plaie dont la guérison est exposée à plus d'un danger, de par le tiraillement des tissus, le contact permanent avec
l'urine, et la tendance si accentuée des sécrétions vaginales à la
décomposition.

Le *pronostic* des carcinomes du vagin, quelque favorable
que soit la marche de la cicatrisation après l'intervention chirurgicale, est très sombre, du moins d'après mes documents personnels. Toutes mes malades ont été atteintes de récidives, et
cependant je suis persuadé d'avoir opéré, tout au moins dans la
majorité des cas, dans des tissus sains.

E. — Néoplasmes de l'utérus

I. — Myômes. Fibromes

Une étude d'ensemble des myômes et des fibromes utérins me semble désirable, en raison non seulement de l'analogie de leurs symptômes cliniques, mais encore du peu de différence qui les sépare au point de vue anatomo-pathologique. On n'a observé qu'exceptionnellement des tumeurs intéressant exclusivement le tissu musculaire lisse ; celles-ci sont en tout cas extrêmement rares ; de même les fibromes présentent le plus souvent dans leur masse des éléments musculaires, ceux-ci fussent-ils clair-semés. Leur marche est identique ; les symptômes se ressemblent et les deux variétés de tumeurs à une certaine période de leur développement, exigent un traitement à peu près pareil.

Tout récemment on a essayé d'expliquer *l'étiologie* de ces néoplasmes (1) à l'aide de matériaux accumulés en grand nombre, sans cependant arriver à des conclusions utilisables au point de vue pratique. Il paraît que les myômes peuvent se développer de très bonne heure dans l'utérus ; il y a même des auteurs qui en considèrent les germes comme congénitaux. Quoiqu'il en soit, la plupart de ces tumeurs n'occasionnent d'accidents sérieux que dans l'âge mûr, par conséquent après la trentième année.

Les myômes sont fréquents, dit-on, surtout chez certaines races, par exemple chez les nègres. En Allemagne, il semble qu'ils atteignent plutôt les femmes des classes élevées que celles d'un niveau social inférieur qui ont à combattre pour la vie et chez lesquelles on rencontre plus souvent le cancer (2).

Le mariage n'a pas d'influence manifeste sur le développement

(1) WINCKEL, *Volkmann's Sammlung kl. Vorträge*, 98. — ENGELMANN, *Zeitschrift f. Geb. u. Gyn.* I, p. 130.
(2) SCHRÖDER, *Handbuch.* VI, p. 218.

de ces tumeurs. Parmi mes observations, il y en a relativement beaucoup qui ont trait à des célibataires ou à des personnes qui ne se sont mariées que tard, alors que, selon toute apparence, les myômes étaient déjà très développés. La présence de ces néoplasmes n'exclue pas la possibilité de la grossesse, mais ne semble pas précisément favoriser la conception. Si la fécondation a lieu, l'involution puerpérale agit d'une façon très remarquable sur la tumeur, à moins que celle-ci n'échappe à cette heureuse influence de par sa situation sous-séreuse, ou n'oppose une résistance considérable au processus régressif de par l'importance de son développement.

Anatomie. — Ces tumeurs sont constituées par des fibres musculaires lisses, entremêlées de faisceaux conjonctifs bizarrement ondulés; ces parties constituantes se rencontrent dans des proportions fort variables, de sorte que c'est tantôt le caractère myomateux, tantôt le caractère fibreux qui prédomine. Entre ces éléments circulent de nombreux vaisseaux sanguins, de dimensions variables, ainsi que des lymphatiques plus ou moins développés.

Les rapports anatomiques des myômes avec le voisinage sont très variables. Dans certains cas, il est impossible de déterminer d'une façon précise le point de départ de leur développement. Dans d'autres, nous voyons la paroi utérine parsemée d'innombrables petits noyaux qui ne sont autre chose que des germes de myômes. Dans le cours de leur développement ces tumeurs peuvent demeurer isolées et, au moyen d'un trait d'union très limité entre elles et le tissu voisin, avec ce qu'on appelle le lit, la capsule de la tumeur, se nourrir par l'intermédiaire d'un nombre restreint de vaisseaux. Puis elles peuvent augmenter énormément de volume, et, quoique tout à fait distinctes des tissus voisins et unies à eux par des liens très lâches, modifier et déformer ces tissus d'une façon tout à fait déréglée. Ailleurs le myôme a une origine plus diffuse, et il peut se passer un long temps — le néoplasme peut avoir atteint déjà un volume considérable — avant qu'il ne s'isole des tissus environnants et qu'il ne se trouve dans des conditions pareilles à celles des autres formes de myômes.

C'est là une différence remarquable dans l'origine et le développement de ces tumeurs. Quant à la forme et aux dimensions
de l'utérus, nulle règle ne préside à leur altération, et cela d'autant plus que les *noyaux néoplasiques* sont très rares à *l'état
d'isolement ;* le plus souvent il s'agit de noyaux multiples, surtout chez les vielles femmes dont on trouve souvent la matrice
parsemée d'une foule de ces myômes embryonnaires. (Fig. 123
et 124.)

Une autre variante dans le développement a rapport au *siège*
même *de la tumeur.* La situation de celle-ci dans le corps ou
dans le col influe nécessairement sur les rapports du myôme
avec les organes voisins, principalement avec le péritoine.

De là une *classification* d'ordre anatomique, utile également
au point de vue pratique. Le diagnostic différentiel des myômes

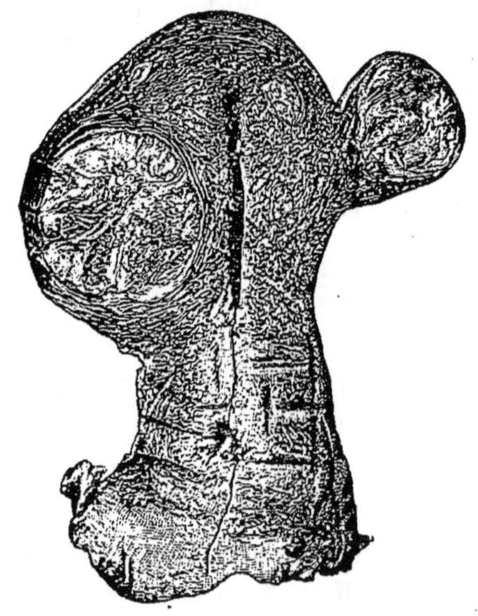

Fig. 123. — Myômes multiples de la matrice. D'après Winckel (1).

encore inclus dans leur lit ne peut être posé pendant la vie qu'à
l'occasion de l'extirpation de la tumeur ; quant à leur siège, on
peut le déterminer dans une période antérieure, surtout si le

(1) Winckel, *Die Pathologie der weib. Sexualorgane in Lichtdruckabbildungen,* 1881.

développement du néoplasme n'est pas très étendu. La plupart
des myômes sont *interstitiels, intrapariétaux;* ils se développent dans la paroi du corps utérin et là, à égale distance
du revêtement séreux et de la muqueuse, parcourent les premières phases de leur croissance. En augmentant de volume,
ces tumeurs demeurent rarement **intrapariétales,** quoiqu'on
rencontre cependant des myômes de ce genre ayant acquis un
volume considérable; on en a observé qui pesaient 63 livres.
La plupart du temps, *au fur et à mesure qu'elles se dévelop-*
pent, elles progressent dans la direction soit de la surface

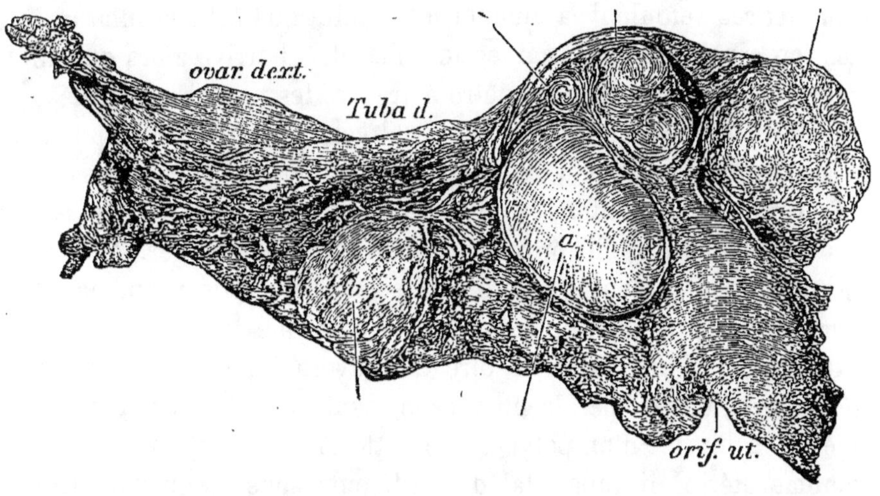

Fig. 124. — Myômes multiples dans et en dehors de l'utérus. D'après WINCKEL.
a : M. intrapariétal. — b : M. intraligamenteux. — c : M. sous-muqueux. — d : M. sous-péritonéal.

externe, soit de la surface interne de l'utérus. Elles s'avancent
vers le péritoine et, en s'accroissant, elles abandonnent leur lit
primitif pour devenir sous-péritonéales, pendant que derrière
elles les parois utérines se rejoignent et qu'il n'y a plus qu'un
pédicule plus ou moins mince qui les relie à leur siège d'antan.
Ces myômes sous-séreux émergent du parenchyme utérin, et leur
développement est tellement illimité que leur volume dépasse
celui de la matrice, qu'ils remplissent la cavité abdominale tout
entière, refoulent l'utérus en bas et sur les côtés et le compri-
ment quelquefois de façon à amener son atrophie. Arrivées à

cette grosseur, ces tumeurs *sous-péritonéales* peuvent traverser toutes les phases de développement dont il sera question tout à l'heure ; ce sont elles qui, par suite d'insuffisance de nutrition ou de torsion du pédicule, se modifient complètement ou bien s'enflamment et se soudent aux organes avec lesquels elles sont en contact.

De même que le néoplasme marche vers le revêtement péritonéal, de même il peut se propager sous la *muqueuse utérine,* oblitérer la cavité du corps, et, en cas de développement considérable, descendre jusqu'à l'orifice interne et occuper alors toute la paroi ou la masse totale de l'organe. Très souvent les *tumeurs sous-muqueuses* refoulent la muqueuse au point que celle-ci subit une tension capable de déterminer le sphacèle. Il arrive alors que le myôme quitte son lit et pénètre à travers les parties gangrénées dans la cavité utérine ou dans le canal cervical. Là, en continuant à augmenter de volume, il abandonne de plus en plus son siège primitif pour voir enfin le jour, c'est-à-dire pour être expulsé par les contractions qu'il provoque comme corps étranger. A cette période donc il peut se faire une sorte de guérison spontanée par l'auto-énucléation de la tumeur. Avant que cette terminaison extrême, et il faut bien le dire très favorable, se produise, le néoplasme, tapissé par la muqueuse, peut empiéter sur la cavité utérine à l'instar d'un polype. De cette façon un myôme ou un fibrome utérin, intrapariétal d'abord, puis sous-muqueux, vient remplir la cavité de la matrice sous la forme d'un polype fibreux ou fibro-myomateux, et provoquer les symptômes caractéristiques de ces tumeurs.

Les myômes du col peuvent présenter les mêmes stades de développement que les fibromyômes *du corps.* Ils sont plus rares que ces derniers ; mais eux aussi peuvent être interstitiels, intrapariétaux et rester tels, ou bien devenir sous-séreux, c'est-à-dire *intraligamenteux,* ou bien s'insinuer entre le col et la vessie, ou enfin venir faire des saillies polypiformes dans le canal cervical et le vagin. A partir de cette période, ils suivent une marche ultérieure identique à celle des myômes sous-muqueux du corps.

Il n'est pas rare de voir les myômes du col se développer

dans l'espace facilement dilatable compris entre les ligaments larges dont ils séparent les feuillets, et occuper tout le bassin, ce qui fait qu'ils sortent en somme du domaine du col. Ils pénètrent également entre les diverses couches du plancher pelvien et arrivent ainsi, par-dessous le ligament large, sous le revêtement péritonéal du pelvis; j'ai même observé des cas où ils se sont insinués entre les viscères pelviens et avancés jusque sous la séreuse du grand bassin. Ils soulèvent alors tout le péritoine pelvien; le cul-de-sac de Douglas et l'excavation vésico-utérine disparaissent, et le vagin, l'urètre et le rectum sont déplacés et gênés dans leurs fonctions.

Un autre tableau clinique est constitué par le développement du myôme dans la portion vaginale du col. La dureté noueuse d'une part, d'autre part l'augmentation de volume et la mortification du revêtement muqueux par suite d'une trop grande tension, enfin la production de surfaces ulcérées profondes rendent possible jusqu'à un certain point la confusion avec le carcinome cervical.

A côté de ces phénomènes particuliers de développement, on constate une autre série de *modifications caractéristiques qui sont dues à l'involution intime du fibromyôme lui-même* (1). La tumeur, dont les éléments histologiques sont identiques à ceux du parenchyme utérin, son enveloppe, peut, de même que cette dernière, involuer à l'époque de la ménopause, s'atrophier et ne plus révéler sa présence que par un reliquat de tissu inodulaire, comme cela a lieu dans l'atrophie sénile de la matrice. On voit parfois ces tumeurs sous-péritonéales et sous-muqueuses en travail régressif subir la calcification. Le dépôt des sels calcaires se fait la plupart du temps par îlots irréguliers qui, après macération des portions non pétrifiées, forment une espèce de squelette solidifié. Quelquefois la crétification est totale et la tumeur n'est plus qu'une masse pierreuse unique. (Voy. *Lehnerdt, Zeitschrift f. Geb. u. Gyn.* III, 359.)

Il est une autre sorte de transformation dont les résultats sont à peu près semblables, c'est la *dégénérescence graisseuse.* Elle

____

(1) Schröder, *loc. cit.*, p. 220.

paraît être fréquente surtout dans les cas où il y a eu conception malgré le myôme, et où le néoplasme subit le retrait puerpéral absolument comme la matrice elle-même. Il est donc presque hors de doute que des tumeurs d'un volume plus considérable peuvent également involuer de la même façon. J'ai vu une femme en couches, ayant un myôme d'un volume double de celui du poing (1) ; à l'autopsie, qui eut lieu six semaines environ après l'accouchement, le contenu de la tumeur n'était plus qu'une bouillie graisseuse. Indubitablement cette métamorphose adipeuse peut amener la résorption et par conséquent la régression des produits néoplasiques (2).

Dans d'autres cas il se développe un *œdème* qui intéresse la totalité de la tumeur et qui, finalement, provoque une espèce de fonte de ses éléments, telle qu'elle se produit également dans la dégénérescence myxomateuse. Dans cette dernière, les faisceaux musculaires se trouvent séparés par des masses de tissu muqueux et donnent lieu, par leur destruction, à des foyers considérables de ramollissement. La dissémination irrégulière de ces foyers dans la tumeur crée le genre spécial de fibromes désignés sous le nom de *fibro-kystes* ou de myômes *kystiques* (fig. 125) (3). Ils présentent des lacunes de configuration variable, sans parois propres en apparence, remplies d'un liquide séreux, séparées par du tissu ramolli et des travées normales de faisceaux musculaires et conjonctifs. Par le nombre et la dilatation des cavités kystiques, ce genre de tumeur peut présenter les caractères d'un kyste ovarique multiloculaire. Bien souvent, surtout après une ponction ayant donné lieu à un écoulement séreux, la confusion a duré jusqu'au moment de l'opération.

Il est encore une autre transformation, pas très fréquente il est vrai, que peuvent subir les myômes et qui est le résultat d'une dilatation vasculaire considérable. Cette transformation est celle qui produit *les myômes caverneux, les myômes télangiectasiques* (4). De gros vaisseaux dilatés courent au milieu des

<hr>

(1) *Berl. Beitr. z. Geb. u. Gyn* III, S. B., p. 33.
(2) Löhlein, *Zeitschr. f. Geb. u. Gyn.* Volume I.
(3) Heer, *Ueber Fibrocysten*, Zurich, 1874. — Grosskopf, thèse. Munich, 1884.
(4) Virchow, *Tumeurs*, t. III, page 107.

éléments musculaires et fibreux infiltrés de sérosité et occasionnent
une hyperhémie énorme de la masse néoplasique. Les capillaires,
changés en espaces volumineux gorgés de sang, ont un calibre
dont le diamètre peut aller jusqu'à celui d'un pois. C'est à peine

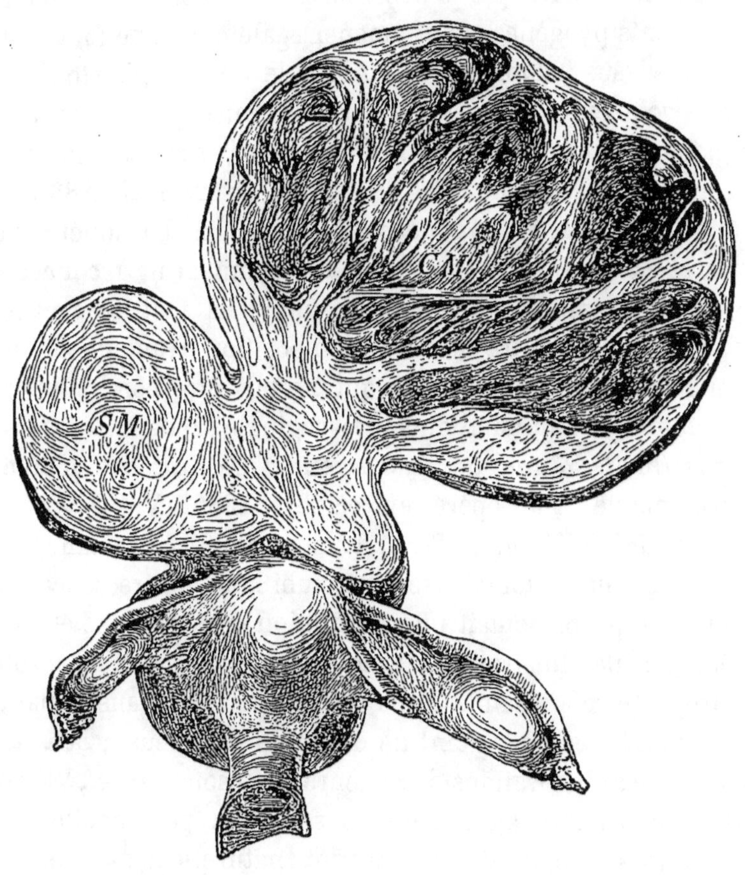

Fig. 125. — D'après Schröder, Manuel des maladies sexuelles chez la femme.

C M : Myôme kystique. — S M : Myôme sous-séreux.

si la musculature et le tissu conjonctif sont encore représentés
par quelques minces faisceaux. La *transformation caverneuse*
n'atteint le plus souvent que des segments isolés de la tumeur,
dont elle explique parfaitement le gonflement et le dégonflement
à l'époque des règles.

Le mode de développement du *myôme lymphangiectasique*(1) est analogue à celui du myôme caverneux. Seulement ici c'est la dilatation des voies lymphatiques qui donne lieu au processus dégénératif.

D'autres myômes deviennent le siège d'une *inflammation suppurative* qui, produite par la décomposition de thrombus ou par d'autres agents pyogènes, peut amener également une fonte complète des tissus néoplasiques. Alors le pus s'enkyste ou se fraye une voie vers l'extérieur, soit vers le canal génital, soit vers les régions voisines de l'utérus. A ce sujet, j'ai relaté une observation très caractéristique dans la séance du 28 mai 1886 de la Société d'obstétrique et de gynécologie de Berlin. La tumeur avait suppuré et perforé la paroi utérine et commençait à *corroder*, au niveau du promontoire, le sacrum auquel la matrice était fortement adhérente. Le travail de décomposition avait amené une péritonite purulente généralisée qui ne put être combattue par la laparotomie et l'amputation supra-vaginale (2) de l'utérus.

La *possibilité d'une dégénérescence maligne* des myômes n'est pas niable. J'ai opéré en octobre 1886 (V. *Orthmann, Geselsch. f. Geb. u. Gyn. z. Berl.*, 12 nov. 1886) une femme chez laquelle la tumeur myomateuse avait subi la dégénérescence *sarcomateuse* et qui présentait une infiltration sarcomateuse étendue des éléments glandulaires. La muqueuse du corps était absolument atrophiée, mais saine. Dans d'autres cas, la transformation carcinomateuse a eu pour point de départ la muqueuse; *Schrœder* a collationné les observations de ce genre dans son *Manuel*, VII éd., p. 228. Je pourrais y ajouter une observation personnelle.

Ces diverses modifications peuvent naturellement atteindre aussi les fibromyômes du col. Les cas où la tumeur siège entre les feuillets du ligament large et se développe sous le péritoine pelvien, ont une gravité spéciale, parce que les accidents provoqués sont très violents et ne sont devenus accessibles à l'intervention qu'à une époque tout à fait récente. *Les terminaisons les plus fréquentes des fibromyômes sont en somme celles*

(1) Leopold, *Arch. f. Gyn.* VII, p. 531.
(2) V. Larcher, *Arch. gén.* 1867, II, p. 545 et 697.

par arrêt de développement et par atrophie. Vient ensuite la terminaison par *accroissement sous-muqueux* et *formation de polypes,* qui a son histoire propre.

Ces sortes de *polypes* se distinguent des polypes muqueux bien plus fréquents, des polypes folliculaires, par leur structure fibreuse ou plutôt fibromyomateuse (1). Leur volume est extrêmement variable, ainsi que leur forme, à laquelle cependant la configuration de la cavité utéro-cervicale imprime plus ou moins son cachet, selon la durée du séjour de la masse néoplasique dans cette cavité. Leur pédicule est ordinairement mince, parce que le lien qui unit la tumeur à son lit primitif se trouve fortement distendu grâce à l'accroissement et à l'émergence de cette dernière hors des parois utérines. Il peut même arriver que la tumeur sorte complètement de sa niche, et que la partie qui la relie à la matrice, c'est-à-dire le pédicule, ne soit plus recouverte presque dans son entier, ou même partout, que par la membrane muqueuse. Nous avons déjà dit que le pédicule peut se rompre et la femme littéralement accoucher d'un polype. Dans d'autres cas, le pédicule demeure muni d'un stratum solide d'éléments musculaires et fibreux. Lui-même se ramifie dans la paroi utérine et, par ses ramifications, relie au polype une vaste portion de parenchyme. Lorsque ces tumeurs pédiculées sont enfin expulsées par les contractions de la matrice, elles provoquent ordinairement l'inversion du segment pariétal d'insertion ; elles peuvent même réaliser en fin de compte une infundibulation complète de l'organe. (Voir fig. 97 et 98.)

La *vascularisation du pédicule* est aussi variable que sa richesse en éléments constitutifs solides. Les vaisseaux sont généralement d'un volume assez considérable ; il est rare que la nutrition du pédicule ne se fasse que par des vaisseaux isolés. A une phase ultérieure du développement, ces organes peuvent être tellement distendus et tiraillés qu'il s'y produit des troubles de circulation et des thrombus interrompant la nutrition du polype, et que celui-ci se mortifie en partie dans la profondeur. Ce processus donne naissance à des foyers de ramollissement et

____

(1) Hildebrandt, *Vokmann's Sammlung*, XLVII, 1872.

amène la destruction complète de la tumeur par la fonte de ses éléments, à moins d'un retentissement antérieur fâcheux sur la santé générale.

Dans les cas de tumeurs de ce genre, la *muqueuse présenet des'particularités remarquables* (1). L'irritation provoquée par le néoplasme, même lorsqu'il est encore intrapariétal, produit probablement une forte hyperplasie de toute la muqueuse avec développement surtout marqué de l'appareil glandulaire. La muqueuse augmente considérablement de volume et présente à la coupe une épaisseur de plus de 2 centimètres. D'un autre côté, les follicules subissent la dégénérescense kystique, ou bien encore il se développe dans le tissu interglandulaire une hyperplasie (2) qui donne naissance aux formes néoplasiques les plus compliquées. En cas de myômes de la paroi utérine, il est étonnant de voir avec quelle fréquence on trouve dans la cavité du corps des polypes muqueux plus ou moins volumineux. La tumeur s'avance-t-elle vers la muqueuse utérine, celle-ci est fortement distendue et tiraillée; elle s'amincit et c'est là ce qui explique la grande facilité avec laquelle se produisent les déchirures vasculaires et les hémorrhagies profuses. Avant même que la tumeur ne refoule la muqueuse, les règles prennent déjà le caractère profus. Car la muqueuse hypertrophiée est sillonnée de vaisseaux extrêmement délicats, dont la rétraction et la diminution de calibre sont entravées par le substratum résistant constitué par la tumeur. Aux observations de dégénérescence maligne de la muqueuse dans les cas de myôme, collationnées par *Schrœder* et citées par *Bötticher* dans sa dissertation inaugurale (Berlin 1884), je puis ajouter une observation personnelle des plus probantes, dont j'espère publier les détails bientôt, en même temps que d'autres sujets d'étude.

Les *symptômes* des fibromyômes du corps utérin varient naturellement avec le siège et le développement du néoplasme. Ces tumeurs peuvent rester pour ainsi dire silencieuses pendant longtemps, surtout lorsqu'elles sont intrapariétales et qu'elles ont

---

(1) Schröder, *Handbuch*, VII, 228.

(2) Wyder. *Arch. f. Gyn.* Vol. XIII, p. 35. — V. Campe. *Ges. f. Geb. u. Gyn.* 1881.

un petit volume. Le peu de retentissement sur la santé de la femme persiste, alors encore que les tumeurs sont devenues *sous-péritonéales* et que la distension de la séreuse est tellement lente qu'elle ne produit pas de phénomènes d'irritation. Les myômes sous-séreux, même de petite dimension, exercent sur la situation de la matrice une influence plus ou moins considérable, en rapport avec le degré de tonicité de l'organe. Les tumeurs de gros volume donnent naissance aux symptômes qui appartiennent en général aux tumeurs du bas-ventre; elles gênent les organes voisins, troublent la digestion et la miction. Lorsqu'elles se développent du côté de la cavité abdominale, elles occasionnent des tiraillements et des accidents de compression. La compression des plexus nerveux provoque des douleurs qui s'irradient au loin; la compression des vaisseaux détermine l'œdème des extrémités et des organes génitaux externes. L'ascite qu'on observe assez fréquemment est due également en partie à ces phénomènes de compression, en partie à l'irritation du péritoine. On constate en outre des adhérences et des soudures avec les organes avoisinants, et des symptômes d'incarcération propres au développement des tumeurs dans le petit bassin.

Les *myômes sous-péritonéaux* peuvent augmenter de volume au moment des règles, et diminuer lorsque la période menstruelle est terminée; ce sont surtout les fibromes kystiques qui présentent ces variations de volume, variations suivies par les phénomènes sympathiques du côté des organes voisins, de la vessie par exemple.

Les *myomes interstitiels,* même petits encore, ont une certaine influence sur la position de la matrice; lorsqu'ils occupent la paroi utérine antérieure, l'organe est en rétroflexion, et *vice versâ*. En augmentant de volume, il faut naturellement qu'ils progressent d'un côté ou de l'autre, vers la séreuse ou vers la muqueuse; à ce moment apparaissent soit des phénomènes d'irritation péritonéale, surtout des douleurs, soit une affection de la muqueuse dont les résultats (gonflement énorme de la membrane) sont analogues à ce qui se passe au commencement de la grossesse. En première ligne viennent les *hémorrhagies* et une *leucorrhée profuse.* Les hémorrhagies sont entretenues en partie par l'irritation due à la tumeur, en partie par l'impossibilité où sont les vaisseaux de la muqueuse distendue de se rétracter à la fin de l'époque menstruelle. Enfin ces vaisseaux, nous le répétons, se déchirent bien plus facilement qu'à l'état normal.

Les *myômes sous-muqueux* s'accompagnent également de pertes sanguines qui suivent le type menstruel, mais qui peuvent tout aussi bien être très irrégulières et amener par leur persistance un état d'*anémie* extrême. L'anémie est d'autant plus fatale à la malade qu'elle suit, pour arriver à son summum, une marche *progressive*. Le sang perd sa couleur particulière, les globules rouges diminuent de nombre, les leucocytes au contraire semblent pulluler, la masse hématique elle-même ressemble à du jus de pruneaux très peu concentré, au milieu duquel sont en suspension quelques petits caillots. A l'aide d'un fort grossissement j'ai constaté souvent dans l'intérieur des globules blancs, dont le nombre était considérablement accru, des dépôts particuliers éveillant presque l'idée de microbes spécifiques. Le jour où les myômes sous-muqueux atteignent des dimensions très notables et deviennent *polypeux,* ils commencent à irriter la paroi utérine opposée à leur siège et à provoquer des *douleurs expultrices.* Ces douleurs peuvent dans certains cas faire défaut ou n'être que légères, et sont confondues alors avec des douleurs sacrées; mais le plus souvent elles acquièrent une intensité extraordinaire. Au début elles surviennent surtout au moment des règles; puis elles deviennent persistantes. Du reste, chez les femmes atteintes de myômes, *la menstruation* est *douloureuse en général,* parce que la masse utérine est incapable de subir une turgescence uniforme au fur et à mesure de l'accroissement de la congestion cataméniale. L'écoulement sanguin a lieu souvent avec accompagnement de gros caillots qui n'arrivent à l'extérieur que dans un état de décomposition avancée. Dans d'autres cas, le sang est presque incolore. Lorsque la tumeur a acquis un développement plus considérable encore, les hémorrhagies deviennent aussi intercalaires; à ce moment, à moins d'être permanentes, elles peuvent naître à l'occasion du moindre effort, d'une défécation pénible, du coït, d'une émotion. Un phénomène qui n'est pas constant, mais très fréquent, con-

siste dans l'excrétion entre les époques d'une *leucorrhée profuse;* en cas de masses morbides volumineuses, ces flueurs blanches se mélangent de sang, dont la quantité augmente au point
de constituer finalement la partie essentielle de l'écoulement.

Il est de règle que les *myômes du col* s'accompagnent de
symptômes très prononcés du côté de la muqueuse. Les règles
sont très abondantes; mais les hémorrhagies intermenstruelles ne
se produisent ordinairement qu'à l'occasion d'irritations accidentelles, telles que le coït, les injections vaginales administrées mal-
adroitement, les efforts nécessités par l'expulsion de matières
fécales durcies. La dysménorrhée est constante. Ces myômes
peuvent enfin, comme ceux du corps, grossir lors de l'apparition
du flux cataménial et diminuer de volume au moment de sa cessation.

Quel que soit le fibromyôme, il est un obstacle très sérieux
à la *conception;* ce sont les tumeurs sous-muqueuses qui entravent le moins ce phénomène physiologique. En tous cas, ces
néoplasmes n'excluent pas toujours et sûrement la possibilité de
la fécondation. On a vu la grossesse survenir très tard et d'une
façon inattendue chez des femmes qui portaient des myômes
depuis des années. Et cette grossesse peut arriver au terme normal. La parturition est généralement difficile. Enfin l'involution
puerpérale peut amener la régression de la tumeur myomateuse.

Lorsque le néoplame est intrapariétal, l'utérus est généralement
inapte à servir d'organe gestateur, et l'avortement se produit à
une époque très précoce. Tout cela dépend, du reste, du siège et
de la grosseur du fibrome.

Les *symptômes* causés par les *polypes fibreux* sont pour
ainsi dire latents, tant que ceux-ci ne dépassent pas le niveau de
la muqueuse environnante. Même alors que ces polypes ont déjà
acquis un certain développement, tout se résume en un écoulement leucorrhéique abondant et des hémorrhagies, accompagnés
d'une sensation pénible de plénitude du bassin et de pression
sur le périnée. Mais dès que leur augmentation de volume provoque les douleurs expulsives, les souffrances deviennent très
vives. Les contractions produisent ordinairement une dilatation
très rapide du canal cervical, phénomène précurseur d'une

expulsion prochaine. Il est clair que des polypes de volume
considérable amènent, comme toutes les tumeurs de ce genre,
des symptômes de compression. Ils peuvent même, à l'instar
d'un utérus gravide, causer un ramollissement considérable du
vagin et de la vulve, créer des varices et donner naissance, par le
fait de la compression, à des accidents du côté de la vessie et
du rectum. Ces diverses manifestations sont très souvent, surtout
en cas de polypes, sous la dépendance des altérations survenues
dans la tumeur elle-même. Le polype meurt, pour ainsi dire,
nourri d'une façon insuffisante ou étranglé par l'orifice interne ;
il se sphacèle. L'écoulement leucorrhéique prend une odeur
fétide, cadavérique ; la fièvre de résorption apparaît, et la malade
peut succomber aux suites d'une pyémie.

La marche des tumeurs fibreuses et des myômes est sujette à
de telles variétés qu'il est difficile d'en donner en quelques mots
un tableau général.

*Si ces néoplasmes, arrivés à un certain degré de dévelop-
pement, subissent la métamorphose régressive,* la marche de
l'affection peut être à peu près silencieuse. Cette métamorphose
peut être le résultat aussi bien de l'involution sénile du myôme,
liée à la ménopause, que de sa dégénérescence graisseuse, au
moment des couches par exemple. La croissance s'arrête, l'atrophie fait son œuvre ; et il ne reste plus en fin de compte qu'un
débris d'une dureté osseuse qui peut disparaître lui-même.

D'autres fois, *le développement de la tumeur* devient lui-
même *la cause efficiente de son expulsion.* Les fibromes *sous-
péritonéaux* peuvent s'atrophier par oblitération vasculaire et se
transformer en des productions assez inoffensives ; quant à l'expulsion à travers le vagin, des tumeurs *sous-muqueuses* et *polypeuses,* elle peut avoir lieu sans aucun accident fâcheux. Les efforts
d'élimination tentés par la nature seront les bienvenus ; après
un véritable travail de parturition plus ou moins long, les
masses néoplasiques descendent et sont expulsées, soit que leur
pédicule ait subi une régression spontanée, soit qu'il ait été mis
à découvert au point d'en permettre facilement la section. Évidemment ces expulsions s'accompagnent de diverses manifestations morbides intercurrentes, telles qu'hémorragies, écoulements

de sécrétions décomposées, lésions des organes génitaux externes et inversion de la paroi utérine, du moins dans les cas d'implantation de la tumeur sur le fond de la matrice. Dans les cas seuls de polypes volumineux et de décomposition putride, l'élimination présente des dangers pour la santé générale.

Il est impossible actuellement de dire *a priori* quelles sont les conditions qui, en cas de troubles de nutrition, produisent la simple régression ou l'inflammation, la suppuration et la gangrène; ce qu'il y a de certain c'est que cette dernière terminaison est des plus graves. Cependant, même dans ces cas, la guérison est encore possible; la muqueuse alors s'élimine et les produits phlegmasiques sont évacués par la voie du canal cervical. Malheureusement les manifestations qui accompagnent l'inflammation de la tumeur sont extrêmement violentes, et les femmes, affaiblies déjà par de fortes pertes de sang et des souffrances antérieures, succombent facilement dès le début du processus pathologique.

Le *diagnostic des fibro-myômes* n'est pas toujours aisé à édifier. Il est facile dans les cas où la tumeur fait saillie hors de la cavité utérine et où le doigt introduit dans le col peut explorer sa surface; il est facile encore lorsque la matrice est parsemée de noyaux fibreux plus ou moins gros et que la main peut sentir ces nodosités à travers la paroi abdominale, pendant l'examen combiné.

Mais *les myômes interstitiels* sont très difficiles à reconnaître, surtout s'ils sont petits. On aura affaire à ce genre de tumeur lorsqu'on sentira l'utérus épaissi par place, et que la sonde montrera que cet épaississement est circonscrit et entouré de tissu utérin normal. Quand ces tumeurs augmentent de volume, elles altèrent très sensiblement la forme de la matrice, quoiqu'elles donnent parfois à celle-ci l'apparence d'un utérus gravide. Le néoplasme est-il peu développé, en existe-t-il plusieurs à la fois, la configuration de l'organe devient irrégulière; de sorte que l'on ne sait pas toujours si l'on a affaire à une tumeur extra-utérine en connexion intime avec la matrice ou à une tumeur siégeant dans sa paroi même. C'est dans ces cas précisément que le cathétérisme du canal utérin donnera des renseignements précieux. Presque toujours l'utérus est allongé et sa cavité refoulée par le myôme, même si celui-ci est peu volumineux; la sonde une fois introduite (quelquefois cela ne se fait qu'avec peine), on pratique l'exploration combinée, par laquelle on réussit à établir le siège et la forme du néoplasme. La déformation du canal utérin est dans ce cas d'une importance diagnostique considérable.

La distinction des fibromes et des myômes d'avec la *grossesse normale* est assurée ordinairement par l'existence des modifications propres à la grossesse. Mais·il se produit quelquefois, dans les cas de myômes précisément, des phénomènes qui mettent le praticien dans l'embarras, surtout si le point d'appui des antécédents vient à lui faire défaut ; toutes les tentatives destinées à établir l'existence de la grossesse exposent alors au danger d'interrompre cette dernière. La forme, la consistance, la coloration du col, les battements vasculaires dans la voûte vaginale, sont des signes de diagnostic tout à fait insuffisants. La tâche devient encore plus difficile en cas d'irrégularités de la menstruation. Il est extrêmement important alors d'observer la masse dans son développement. S'il existe une indication vitale, c'est-à-dire des hémorragies abondantes, il faudra pratiquer l'exploration forcée du contenu de la cavité utérine ; dans ces cas la nature même de celui-ci est chose absolument indifférente ; car si l'anémie menace la vie de la femme, il faut vider la matrice, qu'elle renferme un œuf ou un néoplasme.

Le *diagnostic des myômes sous-péritonéaux* est relativement facile pour les tumeurs peu volumineuses. Quelquefois on rencontrera une certaine difficulté lorsqu'il s'agira de savoir laquelle des deux tumeurs noueuses est le corps utérin et laquelle le fibrome. Pour la résoudre, on aura recours à l'hystéromètre. .

Le diagnostic différentiel avec les tumeurs intra-péritonéales, les tumeurs ovariques, les exsudats, les hématomes, peut offrir, le cas échéant, des difficultés très sérieuses, surtout lorsque des phlegmasies antérieures ont créé des adhérences étendues et ont été suivies de poussées secondaires. La distinction peut devenir presque impossible. La chloroformisation cependant favorise l'examen et le cathétérisme, au point de permettre au moins le diagnostic différentiel général. En songeant que, dans bien des cas, les connexions des organes sont si compliquées que leur séparation est difficile même à l'autopsie, nous devons nous consoler de l'erreur que nous avons pu commettre pendant la vie. La ponction n'est utile que dans les cas de fibromes kystiques ; en tous cas on risquerait, en y ayant recours, de provoquer des phénomènes de décomposition et des hémorragies, sans profit certain et immédiat pour le diagnostic.

Les *myômes sous-muqueux* peuvent être confondus facilement avec la grossesse et surtout avec la rétention de portions d'œuf, enfin avec la métrite et l'endométrite chroniques simples. Si les commémoratifs ne fournissent pas, dans ces cas, de renseignements, il ne nous reste, pour établir le diagnostic, que l'examen direct et, le cas échéant, le curettage explorateur.

Chez les vieilles femmes, la dégénérescence purulente des myômes sous-muqueux volumineux présente des caractères particuliers. J'ai vu dans ces derniers temps et à de cours intervalles, trois femmes de cinquante-deux, cinquante-quatre et soixante et un ans, chez lesquelles les règles reparurent accompagnées de souffrances peu vives après un repos de bien des années pendant lequel ces personnes prétendaient n'avoir eu absolument aucun écoulement. La marche de l'hémorragie et l'odeur fétide du sang excrété semblaient imposer le diagnostic de cancer ; mais l'examen miscrocopique démontra qu'il ne s'agissait là que de noyaux myomateux suppurés. Ces femmes ont guéri toutes les trois sans le moindre phénomène réactionnel ; et la guérison semble être complète.

Les *myômes cervicaux* se présentent très facilement au doigt explorateur à travers le museau de tanche ou dans le vagin ; mais il peut être très difficile de trouver l'utérus et de déterminer les rapports du corps de celui-ci avec la tumeur. Avec un peu de patience et à l'aide du sommeil anesthésique, on atteindra le but cherché.

Quand aux *polypes,* tant qu'ils sont d'un petit volume et qu'ils siègent dans la cavité utérine, ils peuvent être très difficiles à diagnostiquer. On croira souvent avoir affaire à des polypes et l'on ne trouvera cependant que des portions de muqueuse hypertrophiée ; ailleurs, grâce à certains symptômes, on pensera être en présence d'une simple endométrite et l'on constatera des végétations polypeuses. Dans ces cas il faut recourir au *curet-*

tage de l'utérus. On saura également ainsi s'il existe un polype proéminent dans la cavité utérine ou de simples végétations polypeuses. Lorsque l'on sent le polype avec le doigt ou que le cathéter révèle et délimite un pédicule, le doute n'est plus possible, surtout si l'on contrôle les résultats acquis à l'aide du doigt ou de la sonde, en imprimant quelques mouvements de torsion au pédicule au moyen d'une pince à mors. A une période plus avancée de leur développement, les polypes descendent ordinairement dans le vagin, ou bien ils occupent entre les lèvres de l'orifice externe une situation telle qu'ils peuvent difficilement échapper à une exploration consciencieuse et précise. Le polype résulte-t-il d'une végétation de la muqueuse ou renferme-t-il en son sein un noyau fibreux ou myomateux plus ou moins développé ? voilà la seule incertitude qui subsiste.

Lorsque les *polypes* se mortifient à leur sommet et deviennent la proie du sphacèle, grâce à la thrombose des portions étranglées par l'orifice utérin, on pourra les confondre avec des productions de nature maligne. Le microscope seul permettra de les différencier.

On a conseillé, lorsqu'on soupçonne l'existence d'un polype, de pratiquer l'exploration pendant la menstruation, sous prétexte qu'au moment de la congestion cataméniale les polypes descendent souvent et sont refoulés vers l'extérieur. Je n'ai réussi qu'une seule fois avec ce procédé; je ne compte pas, bien entendu, les cas où je fis l'examen pendant des hémorragies permanentes, et où je pus constater la présence des polypes avec la plus grande certitude.

Lorsque les polypes sont volumineux, surtout s'ils tirent leur origine de myômes sous-muqueux, il faudra établir, en usant des plus grandes précautions, jusqu'à quel point ils produisent l'inversion de la paroi et principalement du fond de l'utérus et les attirent avec eux. Les auteurs prônent encore ici l'emploi de la sonde, qui me paraît cependant exposer les mains peu exercées à de faciles erreurs. Il est préférable, à mon avis, d'endormir la femme et de rechercher le corps de l'utérus et l'entonnoir d'inversion au moyen de l'exploration combinée, soit à travers la paroi abdominale, soit à travers le rectum.

Au point de vue du *pronostic*, les myômes n'impliquent pas, dans la majorité des cas, de dangers de mort immédiats. Les auteurs qui prétendent que les myômes sont des tumeurs absolument bénignes, en ce sens qu'elles n'occasionnent jamais la mort, vont cependant trop loin. Car les myômes, quels qu'en soient le siège et le développement, produisent, sinon toujours, du moins souvent, des symptômes très intenses et avant tout des hémorragies excessivement menaçantes. Lorsque ces hémorragies persistent et occasionnent une anémie, comme je n'en ai observé que trop souvent, à la suite de laquelle la femme perd littéralement jusqu'à sa dernière goutte de sang, peut-on traiter les myômes de tumeurs bénignes? Plus fréquemment encore que par les hémorragies incessantes et l'anémie consécutive, les femmes périssent par la perte de leur force de résistance aux influences nocives de la vie de tous les jours ; leur appareil circulatoire devient insuffisant — ainsi que l'a démontré tout récemment E. Rose (1) en s'appuyant sur une longue série d'observations — et les malheureuses — je l'ai plusieurs fois constaté — se trouvent prédisposées aux thromboses et aux embolies. La nutrition chez elles s'arrête complètement; des affections muqueuses légères, des bronchites ou des entérites à peine marquées leur deviennent fatales et amènent la mort. Je n'insisterai pas ici sur l'altération morbide du myôme lui-même, qui est rare, et sur sa dégénérescence maligne.

Il n'est pas superflu de rechercher s'il faut étayer le pronostic d'après la plus ou moins grande mortalité, ou si, en l'établissant, il faut tenir compte de ce que deviendra la *vitalité* de la femme, *son aptitude au travail* et *la possibilité* pour elle d'une *vie supportable*. En se plaçant à ce dernier point de vue, le *pronostic des myômes traités par l'expectation est absolument défavorable.*

Lorsque les accidents sont sérieux, que la gravité soit due à l'anémie, aux troubles de sécrétion ou aux phénomènes de compression, nous sommes autorisés à intervenir. L'intervention sera naturellement en rapport avec l'étendue du mal qu'occasionne la production néoplasique. D'un autre côté, eu égard au dévelop-

____

(1) *Deutsche Zeitschrift f. Chirurgie,* t. XIX, 1ᵣᵉ partie.—Dohm, *Zeitschr. f. Geb. u. Gyn.,* XI, p. 136.

pement de la technique opératoire qui permet d'attaquer les tumeurs avec des armes de plus en plus sûres, le pronostic des myômes subit une certaine amélioration.

Quant au *traitement,* on n'y songera évidemment que si les tumeurs déterminent des accidents ; et l'activité de l'intervention thérapeutique dépendra essentiellement de l'influence qu'exerceront les myômes sur la vie de la femme, son aptitude au travail et ses devoirs conjugaux. La thérapeutique n'aura de résultats certains que si elle a pour but final l'ablation complète des productions néoplasiques. Mais comme aujourd'hui encore le traitement radical rencontre maintes difficultés, on ne peut penser à l'opération immédiate que dans un nombre de cas restreint. En même temps on a le droit et même le devoir, dans une foule d'autres circonstances, de tenter d'arrêter les tumeurs dans leur développement ou d'employer tous les moyens connus pour leur faire prendre une marche régressive. A ce dernier point de vue, l'usage longtemps prolongé des sources minérales iodurées de Kreuznach, Tölz, Hall en Autriche, Salzbrunn, dont les médecins racontent merveilles, laisse loin derrière lui l'administration de l'arsenic, du phosphore, de l'iodure de potassium, les cures par le mercure et les médications spoliatrices. Et cependant je n'ai vu, depuis que j'exerce, qu'un chiffre très minime de succès, même avec les cures d'eaux minérales.

Les injections sous-cutanées d'ergotine, préconisées en 1872 (1), par *Hildebrandt,* méritent une confiance plus grande. *L'ergotine* produirait la contraction des vaisseaux utérins, par conséquent une anémie et des troubles de nutrition suivis de dégénérescence graisseuse ou d'atrophie du myôme.

Ces injections d'ergotine ont donné de vrais succès non pas seulement à *Hildebrandt,* mais encore à un grand nombre d'autres praticiens. Il est donc incontestable qu'il est possible de faire involuer les myômes par ce moyen. — Mais comme en face de ces résultats favorables se dressent également une quantité assez sérieuse d'insuccès, on est obligé d'admettre que l'ergotine ne

(1) *Berl. klin. Woch.* N° 25. — Schröder, *Lehrbuch.,* VII, p. 246. — Delore (*Gaz. hebdom.* 1877, n° 16) et Schücking conseillent d'injecter l'ergotine dans la tumeur même.

réussit que dans une forme déterminée de myôme. Il est probable que ce sont les tumeurs richement vascularisées et de petit volume dont la médication de *Hildebrandt* amène à la longue l'atrophie complète. Il ne m'a pas été donné d'observer ces effets salutaires dans une série de soixante-dix myômes dont j'ai traité une partie moi-même par les injections d'ergotine, et dont les autres s'offrirent à mon observation après avoir été soumis ailleurs à ce traitement (1). Malgré cela, je rejette d'autant moins ce procédé thérapeutique que j'ai eu connaissance de cas où, si la guérison radicale ne fut pas obtenue, on arriva néanmoins à arrêter temporairement les pertes sanguines. Cette hémostase est déjà quelque chose, là où les tumeurs sont petites et où d'abondantes hémorragies n'ont pas encore supprimé la vitalité de l'individu et son aptitude au travail. Donc, moi aussi, je recommande d'employer les injections d'ergotine, dans les cas où le myôme est à sa première période de développement, lorsqu'il a une consistance molle et qu'il ne donne lieu qu'à des symptômes d'intensité moyenne. Quoiqu'il en soit, pour obtenir quelque résultat, on devra continuer les injections pendant très longtemps. Si le chiffre des injections dépasse cent et que la tumeur ne semble pas s'arrêter dans son accroissement, si les accidents augmentent au lieu de diminuer, je considère comme inutile de prolonger l'usage du médicament; il n'y aura plus qu'à instituer le traitement chirurgical, le seul désormais efficace.

Lorsqu'on a recours aux injections hypodermiques d'ergotine, il importe de se servir d'une préparation convenable. D'après ce que j'ai vu, la solution de *Bonjean* provoque de vives douleurs, s'altère facilement et détermine très souvent des abcès.

Parmi les autres préparations, celles que j'ai trouvées les meilleures sont ***l'ergotinum bis depuratum*** (2) et la solution de *Bombelon*.

Cette dernière ne présente que des inconvénients minimes; aussi lui donné-je la préférence, quoique sa composition soit demeurée le secret de l'inventeur. Chaque injection sera d'un

(1) Jæger, thèse Berlin, 1876.
(2) Wernich, *Berl. Klin. Wochenschr.* 1874, n° 13.

gramme. Quant à l'*ergotinum bis depuratum*, on l'emploie à la dose de 0,1 au moyen d'une solution à 10 °/₀. Les injections se font dans la région abdominale, concentriquement à l'ombilic. La malade reste couchée pendant une demi-heure après l'opération ; la place de l'injection est recouverte de compresses trempées dans l'eau froide. On a soin de se rendre compte de la façon dont se produit la résorption du médicament et de la réaction individuelle. Il arrive que l'on voit apparaître des contractions utérines très manifestes ; dans d'autres cas ce sont les douleurs locales qui dominent la scène.

Souvent le diagnostic de myôme est posé avant que la tumeur n'ait donné naissance à des accidents sérieux. Il s'agit alors, si on ne doit ni ne peut essayer l'ergotine, de traiter au moins les symptômes et surtout le plus grave d'entre eux, c'est-à-dire *l'hémorragie*. Cette dernière n'est en cause que pour les tumeurs sous-muqueuses ; très rare dans les tumeurs interstitielles, elle est une manifestation constante des myômes cervicaux. Dans ces cas les hémostatiques les plus éprouvés échouent (1) ; ni le repos absolu, ni les applications froides, ni les injections vaginales styptiques ne donnent de résultats durables. Il ne reste plus qu'à porter les liquides astringents sur la surface saignante elle-même, c'est-à-dire sur la muqueuse qui recouvre le myôme. Parmi eux le sesqui-chlorure de fer et la teinture d'iode occupent le premier rang ; l'acide pyroligneux rectifié rend également d'excellents services. Il dépend de la perméabilité du canal cervical qu'on soit ou non obligé, avant l'opération, de pratiquer la dilatation. En tous cas l'intervention exige un accès facile de la cavité utérine, afin qu'il ne reste point derrière le point rétréci des caillots qui, agissant comme corps étrangers, produiraient, au lieu de la guérison, de nouvelles contractions, par conséquent des souffrances et des hémorragies nouvelles. La dilatation pourra être faite à l'aide d'instruments spéciaux ou bien avec des sondes et des instruments mousses analogues. Le liquide en excès sera évacué à l'aide d'un irrigateur muni d'une canule longue et conique.

(1) Les expériences continuent avec l'extrait fluide d'hydrastis canadensis (15 gouttes 4 fois par jour) dans les cas de myômes. Les résultats semblent être assez favorables.

En cas *d'hémorragies tenaces*, lorsque ce traitement demeure sans succès, on a proposé de cautériser la muqueuse au moyen du cautère actuel, avec le cautère en porcelaine ou avec le thermocautère de *Paquelin*. Je n'ai pas fait de fréquents essais de ce procédé, les résultats en étant trop peu satisfaisants. Mais j'ai employé, le cas échéant, un autre moyen recommandé depuis longtemps, je veux parler de la section de la muqueuse recouvrant le myôme (1). En songeant que cette membrane tendue par-dessus la tumeur et déjà irritée se trouve fortement tiraillée et que ses vaisseaux sont dans l'impossibilité de se rétracter, on verra dans la détente de la muqueuse un remède à l'hémorragie; car à partir du moment où cette détente est réalisée, rien ne s'oppose plus au retrait vasculaire. J'ai réussi souvent à produire l'hémostase par ce procédé. Bien plus, cette section peut être une préparation à la guérison spontanée qui s'annonce quelquefois d'une facon très évidente dans le développement ultérieur de la tumeur à la suite de l'opération. Et en effet, la section provoque ordinairement des contractions utérines qui poussent la tumeur dans la fente de la muqueuse; la persistance des contractions et l'accroissement graduel de la tumeur expulsent finalement celle-ci à travers cette fente. Il serait téméraire toutefois de compter par trop sur ce processus et de se contenter, dans les cas urgents, du simple débridement de la muqueuse. — Un autre procédé d'hémostase consiste dans l'abrasion de la muqueuse à l'aide des cuillers mousse ou tranchante, procédé qui donne parfois des résultats momentanés et qui peut rendre de grands services en cas d'hémorragie immédiatement menaçante.

Des mémoires innombrables ont été écrits récemment sur le traitement des myômes par l'électrolyse (2). Je ne possède pas de documents personnels sur ce point. J'ai cependant fait des tentatives électrolytiques très approfondies, dans des cas de carcinome, avec *v. Rabenau*, pendant qu'il était assistant à ma clinique.

(1) AMUSSAT, *Mém. sur l'anat. des tum. fibreuses*, 1842. — ATLEE, *Americ. Journ. of Med. Sc.*, avril 1845, octobre 1856. — SPIEGELBERG, *Arch. f. Gyn.* V, f. I. — GUSSEROW, *Monatsschr. f. Geb.* XXII, p. 83 et *Die Neubildungen des Uterus*, 78-86.

(2) APOSTOLI, *Ac. des sc. de Paris*, 1884, XCIX, 177. —*Congrès méd. internat. de Copenhague.* — ZWEIFEL, *Centralbl. f. Gyn.* 1884, n° 50. — BAYER, *Zeitschr. f. Geb. u. Gyn.* XI, p. 132.

L'insuccès complet de nos expériences m'a fait renoncer à tout essai ultérieur.

Lorsque les moyens ci-dessus énoncés, employés à chaque hémorragie nouvelle un peu abondante, sont couronnés de succès; que les manifestations morbides se trouvent aussi diminuées ou supprimées, que la tumeur n'occasionne pas de symptômes notables de compression ou que l'état général contre-indique d'une façon formelle toute intervention radicale, tout plaide évidemment en faveur de l'expectation.

Cette dernière sera d'autant plus indiquée que les femmes seront d'un âge avancé et à la veille de la ménopause. Cependant la foule d'observations où survinrent des désordres graves de par les altérations de la tumeur elle-même, de son accroissement de volume et des hémorragies permanentes, où l'influence du néoplasme retentit sur le cœur, l'appareil digestif et le système nerveux, et d'autres encore où le myôme subit la dégénérescence maligne, prouvent qu'il ne faut rester inactif que dans de certaines limites. Quoi qu'on ait dit, les myômes ne sont pas communément des productions bénignes. *Matthews Duncan,* en affirmant (Congrès international de Londres, 1881) que l'on ne meurt pas d'un fibromyôme, est en contradiction avec l'expérience d'autres gynécologues. Car plus nous collationnons d'observations, plus le pronostic s'assombrit. Il est vrai d'un autre côté, qu'au fur et à mesure que nous perfectionnons la technique opératoire, *l'extirpation* devient plus aisée; tous les jours elle perd de sa gravité; ce n'est plus une opération à mortalité effrayante et elle doit par conséquent être mise plus souvent en œuvre.

Les difficultés de l'ablation et les insuccès si fréquents jadis ont fait songer à obtenir d'une façon détournée les résultats que réalise parfois la ménopause, je veux parler de l'involution de la tumeur. Partant de ce principe, *Hegar* a cherché à *avancer l'époque de l'âge critique* en extirpant les ovaires sains : il a proposé de pratiquer la *castration des femmes*, en se basant sur des considérations théoriques et de nombreuses expériences (1). *Battey* défendit

(1) Voyez pour la bibliographie et l'historique HEGAR et KALTENBACH, 3e édition ; article Castration de l'*Encyclopédie d'Eulenburg*. 2e édition, par A. MARTIN.

la même thèse; et depuis lors, un grand nombre de castrations ont été faites avec des résultats remarquables, si l'on en croit les statistiques publiées parfois un peu prématurément.

Moi-même j'ai pratiqué sept fois la castration, après avoir échoué avec les autres modes de traitement. Dans le premier cas, les règles furent supprimées du coup et la tumeur entra en régression. De temps en temps celle-ci augmentait de volume pour revenir à ses dimensions premières sous l'influence de l'administration d'eaux purgatives. La castration date de sept ans. Depuis trois ans la femme se déclare guérie. La seconde malade vit sa menstruation disparaître également; et il survint dans le myôme un travail atrophique manifeste. Il y a sept ans que cette femme est opérée; elle présente à des intervalles très éloignés (5-7 mois) d'abondantes hémorragies soit utérines, soit rectales, des hématuries ou des hématémèses, mais point de règles. Elle est, du reste, en traitement continuel pour d'autres accidents. Dans trois autres cas le flux cataménial revint de une à trois fois, les tumeurs rétrocédèrent et les femmes sont aujourd'hui dans un état très satisfaisant, après avoir éprouvé des manifestations accidentelles de ménaupose tumultueuse : douleurs de tête, palpitations, gonflement œdémateux des extrémités inférieures et de la face, etc. J'ai revu la seconde de ces malades au bout d'un an; sa santé était florissante et la tumeur en pleine régression. Quant aux deux autres, on ne peut encore juger du résultat final.

Mes observations personnelles sont donc favorables à la castration en cas de myômes. Cependant je considère les chiffres comme trop minimes encore pour permettre de poser des conclusions probantes; j'hésite d'autant plus à me prononcer que dans certains cas, où je pratiquai la castration pour d'autres causes, je n'ai pas vu se produire une involution analogue de la matrice, et que je fus obligé de recourir à l'hystérectomie afin de remédier à des hémorragies profuses qui menaçaient la vie des malades. Je voudrais recommander la castration comme une opération en général pas très difficile, dans le cas où l'on ne vient pas à bout de l'extirpation de la tumeur elle-même. Naturellement ce dernier procédé sera toujours le mode de traitement le plus sûr et le plus radical. On enlèvera non seulement le fibrome, mais encore les

ovaires, qui ne sont plus d'aucune utilité et exposent, au contraire,
aux dangers de l'hémorragie et de la dégénérescence.

TRAITEMENT OPÉRATOIRE DES MYOMES

On peut attaquer ces tumeurs de différentes façons selon leur
siège et leur degré de développement.

1. — Lorsqu'il s'agit de *myômes cervicaux* (pas trop volumineux ou ne s'étant pas, sous le péritoine, propagés dans l'épaisseur du plancher pelvien) et de *myômes du corps* qui sont
devenus polypiformes ou ont pénétré immédiatement au-dessous
de la muqueuse et ont provoqué la béance de l'orifice utérin, il
faudra, *si leur volume est modéré, pratiquer l'extirpation
par le vagin.*

2.—*La tumeur est-elle sous-péritonéale ou intrapariétale et
sa grosseur ne permet-elle son extirpation par le vagin que
sous peine d'une distension considérable du conduit et même
de risques de déchirure, l'opération expose-t-elle par conséquent à des lésions graves de cette région,* ce qui est le cas
pour la *majorité des myômes du corps, le moyen que je considère comme le meilleur et le plus sûr consiste dans l'opération après laparotomie préalable.*

I. — *L'intervention par le vagin* dépend naturellement du
segment du canal génital qu'occupe la tumeur. Celle-ci est-elle
déjà descendue dans le vagin, il suffit parfois d'une traction un
peu énergique pour tordre ou déchirer le pédicule souvent très
minime et enlever la tumeur. Il arrive cependant que la division du pédicule ne soit pas aussi facile et que l'ablation du myôme
devienne ainsi plus pénible. On peut rencontrer des obstacles
considérables lors des tentatives entreprises pour parvenir jusqu'au pédicule et pour le sectionner.

Dans ces cas l'écraseur sera toujours un instrument des plus
commodes; d'autres préfèrent l'anse galvanocaustique. En tous
cas, il sera urgent de se renseigner avant l'opération sur les rapports de la tumeur avec la paroi utérine. Cette exploration est

quelquefois très difficile ; pour savoir à quoi s'en tenir, on est obligé d'avoir recours à l'anesthésie, à l'attraction du néoplasme avec des érignes, à l'introduction enfin de plusieurs doigts dans le vagin ou dans le rectum, etc. Faute d'avoir pris ces précautions, on s'expose à diviser, en même temps que le pédicule, le corps utérin inversé ou d'autres organes, et à provoquer ainsi une hémorragie dont on ne devient maître qu'après avoir pratiqué l'extraction parfois si longue et si difficile de la production néoplasique. Plus celle-ci sera volumineuse, plus l'extraction en sera pénible. On emploie très fréquemment le forceps ou le céphalotribe. Peut-être vaut-il mieux diminuer la grosseur de la tumeur en en excisant dans le vagin des segments aussi grands que possible ; on ne risque pas de cette façon, autant que j'ai pu m'en assurer, d'avoir de fortes hémorragies, et on ne court pas le danger de blesser notablement le vagin et son entrée. — J'ajouterai, du reste, qu'après ces extractions si difficiles de polypes et de tumeurs, les résultats offrent moins de certitude qu'on ne pourrait le penser. Je me suis aperçu, tant chez moi que chez des confrères, que ces femmes ordinairement très anémiques tombent volontiers dans le collapsus et périssent par septicémie, consécutivement à des lésions étendues du vagin et de l'utérus.

Lorsque le pédicule est accessible, j'ai l'habitude depuis quelques années de le lier tout à fait dans la profondeur au-dessus de la tumeur, sans ou après transfixion. Le plus sûr évidemment est de le transpercer ; car après ablation du fibrome, le pédicule se rétracte facilement, et il faut bien se garder de vouloir le retenir, lorsque la ligature a été simple. Finalement j'ai eu recours à la fixation du pédicule avec une pince à mors ; celui-ci une fois maintenu, j'enlève la tumeur et je fais la transfixion du pédicule, transfixion qui aplanit les difficultés.

Dans le cas où la tumeur, accessible par le vagin, est tapissée encore par une couche plus ou moins épaisse de muqueuse ou un revêtement d'enveloppe plus considérable encore, il faut diviser d'abord ces derniers. L'opération sera aisée si la tumeur siège dans la portion cervicale ; elle le sera bien moins si la tumeur est située plus haut. Ordinairement la solution de continuité devient largement béante, et l'on peut faire pénétrer le doigt entre la

tumeur et la poche d'enveloppe, détruire les adhérences généralement lâches et, si la fente est suffisante, extraire le fibrome au
moyen de fortes pinces. La poche résultant de l'énucléation se
rétracte promptement d'habitude. Quant à *l'énucléation* (1) elle-
même des myômes intrapariétaux de la matrice, elle ne présente
pas de trop grosses difficultés tant qu'il s'agit de tumeurs situées
peu profondément. Les difficultés ne surgissent réellement que
lorsque ces tumeurs siègent encore dans la profondeur du
corps utérin. *Pour ces derniers cas, j'ai recommandé express-
sément de ne tenter l'énucléation vaginale que quand le développement ultérieur du néoplasme a déjà excité la contrac-
tilité utérine, que les contractions ont préparé cette
énucléation et que la tumeur se trouve elle-même refoulée
vers l'orifice interne.* J'irai même plus loin et je dirai qu'il ne
faut s'adresser à ce procédé que si les contractions de la matrice
repoussent le fibrome vers l'extérieur et ont déjà amené la dilatation du canal cervical, qu'il ne faut donc plus que terminer, par
la section de la muqueuse et l'énucléation, le travail d'expulsion
réalisé déjà spontanément jusqu'à un certain point. J'ai eu par
hasard, au début de ma pratique gynécologique, à opérer une
quantité assez considérable de tumeurs de ce genre et je suis arrivé
aux conclusions suivantes. L'opération par la voie vaginale n'est
préférable à la laparotomie et aux autres procédés que dans les cas
où la tumeur a déjà été refoulée en bas par les contractions utérines
et est facilement accessible par le vagin. L'énucléation d'un
néoplasme situé dans la profondeur offre des difficultés énormes et
exige de la part du chirurgien une vigueur et une patience à toute
épreuve. Enfin il faut tenir compte, dans ces cas, de la peine
qu'on a à juger du degré de résistance de la tunique péritonéale
de la matrice; en d'autres termes, on s'expose à une rupture
utérine. Je possède deux observations personnelles où les femmes
succombèrent à la suite d'une pareille lésion; elles étaient, il est

---

(1) Amussat, *Revue méd.*, août 1840, et *Mémoire*, 1842. — Hegar, *Arch. de
Virchow*, 1869. — Maennel, *Prag. Vierteljahrschrift*, 1874, II, 24. — Franken-
häuser, *Correspondenzbl. f. schweiz. Aertzte*, 1874.—A. Martin, *Breslauer Naturforscherversamml. 1874. Zeitschr. f. Geb. u. Gyn. 1876.* — Jakubasch, *Charité-
Annalen*, 1881. — Lomer, *Zeitschr. f. Geb. u. Gyn.* IX, p. 277.

vrai, au moment de l'opération, dans un état d'anémie extrême. J'ai énucléé en tout vingt-sept myômes d'un volume assez notable, après section préalable de l'enveloppe muqueuse. J'ai relaté l'histoire des cinq premiers en 1874, à la Société des naturalistes de Breslau. Sur les 27 cas, il y eut 5 décès, deux par blessure péritonéale, deux par septicémie (avant l'emploi des procédés antiseptiques); la dernière par collapsus. Dans un des cas, j'énucléai les noyaux néoplasiques du corps utérin immédiatement après l'accouchement.

Je renonce à l'énucléation vaginale chaque fois qu'il s'agit de tumeurs du corps utérin très volumineuses, alors même qu'elles sont déjà à moitié expulsées. Pour celles-ci, j'ai recours au procédé dont j'ai fait publier un exemple par le Dr *Nagel* dans le *Centralbl. für. Gyn.*, juillet 1886, n° 31. Après laparotomie et discision de la matrice, là tumeur fut extraite par en haut, la poche nettoyée et la plaie utérine fermée avec des points de suture. La cicatrisation et l'involution de l'utérus s'accomplirent d'une manière extrêmement satisfaisante (1).

Dans toutes mes opérations d'énucléation, je n'ai jamais vu se produire des hémorragies sérieuses. Le lit de la tumeur s'affaisse, son revêtement muqueux va adhérer aux tissus sous-jacents ou se gangrène. Dans certains cas de fibromes cervicaux, j'ai excisé des portions de poche suffisantes pour empêcher par la suture du reste toute formation de vides dans la profondeur. On pratiquera d'ailleurs toujours ces opérations sous l'égide de l'irrigation continue; on désinfectera encore au besoin la cavité avec une solution antiseptique concentrée, et on la drainera de façon à assurer le succès.

II. — *La myomotomie.*

Après une longue série de tentatives, suivies de résultats variables, entreprises dans le but d'extirper les myômes par la voie abdominale (*Kœberlé, Gaz. med. de Strasbourg*, 1864), *Péan* (2) fut le premier qui étaya l'opération sur des principes solides en

(1) V. Hegar, *Centralbl. f. Gyn.* 1886, n° 40.
(2) Péan et Urdy, *Hystérotomie*, Paris, 1873.

pratiquant l'ablation par segments, le morcellement des portions
ligaturées de la tumeur. Ce procédé, dont l'exécution ne brille
pas précisément par la facilité, donna relativement peu de sang et
fut couronné d'un succès satisfaisant. Il est vrai qu'il exige l'isolement du moignon d'avec la séreuse péritonéale. Le procédé fut
perfectionné par *Schrœder* (1) qui, à l'aide d'une antisepsie sévère
et de la ligature élastique, que j'ai employée et recommandée le
premier (2) dans la myomotomie, pratiqua l'extirpation des
myômes avec grand succès et, grâce à la méthode intrapéritonéale,
fit de la myomotomie une opération presque équivalente à l'ovariotomie, bien que les résultats ne soient pas encore également
favorables dans les deux cas. Il faut en accuser en partie les
troubles généraux graves consécutifs aux hémorragies, en partie
l'atteinte même portée à un organe aussi riche en vaisseaux, et
enfin la difficulté d'opposer un obstacle suffisant à la pénétration
des germes à cause de la proximité du vagin. Quoi qu'il en
soit, la suture du pédicule et son traitement intrapéritonéal
devront rester les bases du développement ultérieur de l'opération.
Hegar et *Kaltenbach* se déclarent encore partisans, dans la nouvelle édition de leur ouvrage, de la méthode extra-péritonéale ;
il reconnaissent cependant que la méthode intrapéritonéale est
préférable en elle-même, et que l'opération *d'Olshausen* (3) (déplacement des ligatures élastiques) reste loin derrière le procédé
de *Schrœder* et le mien.

La myomotomie après laparotomie préalable s'exécute,
jusqu'à la mise à jour de la tumeur, de la même manière que
l'ovariotomie, sous l'égide de toutes les mesures antiseptiques
connues. Lorsque la tumeur est tellement volumineuse qu'elle a
refoulé en haut les anses intestinales, je l'attire au-dehors sans
sortir celles-ci ; s'il y a des anses qui pénètrent dans le champ
opératoire, on les sort de la cavité abdominale pour les coucher

---

(1) *Zeitschr. f. Geb. u. Gyn.* VIII, page 141, et X, p. 156.

(2) *Naturforscherversammlung in Cassel,* 1878. La première opération de ce
genre (femme Martin, balayeuse, 27 juillet 1878, opérée dans son domicile) ne
s'accompagna d'aucune perte de sang. La patiente mourut de septicémie.

(3) *Deutsche Zeitschr. f. Chirurgie,* 1881, p. 171.

sur l'épigastre en les recouvrant d'une compresse de toile humide et chaude. L'intervention varie suivant que la tumeur :

a) est absolument sous-péritonéale et pédiculée ;

b) qu'elle occupe la paroi utérine elle-même et que sa grosseur exige l'extirpation du corps de l'utérus; ou bien

c) que tout en étant intrapariétale, elle peut être énucléée de sa capsule et enlevée complètement en conservant le corps de la matrice ; enfin, suivant

d) que dans le cours de son développement elle a pénétré sous la séreuse du plancher pelvien et s'est accrue encore en soulevant le feuillet pariétal du péritoine.

a) dans les cas de *tumeur sous-péritonéale pédiculée*, l'ôpération est simple et sûre. Dès que le pédicule devient accessible, on le transperce et on enlève la tumeur après ligature superficielle de son pédicule, auquel on donnera ainsi plus facilement les soins définitifs ; ou bien on divise le pédicule par une section cunéiforme après avoir lié provisoirement les portions environnantes du corps utérin ; on enlève la tumeur et on suture la plaie soigneusement jusque dans la profondeur. Dans ce dernier procédé, on applique d'abord des fils profonds embrassant toute la surface saignante, et on rapproche intimement les lèvres de la plaie; puis, entre les sutures profondes, on en pose d'autres superficielles qui assurent la réunion exacte des bords de la section péritonéale. L'opération est ainsi terminée; quant à la toilette de la séreuse, à la reposition des intestins et à la fermeture de la plaie abdominale, elles s'exécuteront d'après les règles qui président à l'ovariotomie. Le cas échéant on pourra, jusqu'après la suture de la capsule du pédicule, entourer provisoirement le corps de l'uté· rus avec un tube en caoutchouc.

J'ai opéré jusqu'à ce jour vingt femmes atteintes de myômes sous-péritonéaux du corps de la matrice. Sur ces vingt femmes, quinze guérirent, dont une série non interrompue de treize. Des cinq qui succombèrent, deux étaient enceintes et moururent dans le collapsus, l'une le cinquième, l'autre le septième jour après l'opération, au moment de l'expulsion de l'œuf; l'une d'entre elles avait une pyélonéphrite purulente bilatérale de nature tuberculeuse. Deux autres moururent de septicémie (à une époque où l'usage de l'antisepsie à ma clinique était encore fort restreint, mars 1881); une autre enfin succomba dans le collapsus, en raison de son profond état anémique antérieur. Parmi les vingt femmes, il y avait en tout quatre femmes grosses; deux d'entre elles moururent au moment de l'expulsion de l'œuf; la troisième avorta et guérit; la dernière accoucha à terme. (Consultez *Langner, Berl. klin Wochenschrift,* juillet 1886, n° 29.)

b) Lorsque la tumeur est mamelonnée et siège dans le parenchyme utérin dont il est impossible de la séparer, il faut avoir recours à *l'amputation supra-vaginale de l'utérus. Péan* saisit la portion accessible du néoplasme entre quatre anses métalliques et l'excise ; puis il attaque une nouvelle portion après l'avoir soulevée avec les anses primitives; et ainsi de suite jusqu'au niveau du moignon cervical qu'on suture, avec sa ligature, à la plaie abdominale.

L'emploi du tube élastique d'*Esmarch* — je l'ai employé pour la première fois en 1878 — est plus simple que le procédé de *Péan* pour l'opération de ce genre de myômes. Ici le pédicule de la tumeur est représenté par le col; quant à la masse des ligaments larges, ils n'opposent aucun obstacle à la ligature élastique. (Fig. 126.) Je me sers encore aujourd'hui, pour pratiquer cette ligature, d'un tube en caoutchouc de la grosseur du petit doigt, que je serre en tirant fortement sur les extrémités et sans le secours de ces serre-nœuds avec lesquels on risque, il me semble, d'écraser le tube. Lorsque les ligaments larges paraissent trop tendus pour permettre une ligature de ce genre, on pourra préalablement y placer une ligature double bilatérale et les sectionner entre les deux fils jusqu'au niveau du col, avant d'entreprendre la constriction élastique. La figure 127 représente, à droite, cette opération préliminaire; à gauche on voit le lien embrassant le ligament large. Le col une fois fixé de cette façon, — il importe peu qu'une portion de la vessie soit comprise dans la ligature — je fends la tumeur de haut en bas sur la ligne médiane jusqu'immédiatement au-dessus du tube élastique. L'hémorragie est peu abondante; le sang seul de la tumeur s'écoule.

Suivant le siège de la tumeur, on tombe sur la cavité utérine, qui sera désinfectée avec une solution concentrée de sublimé. Si

je constate que le parenchyme utérin est parsemé d'un nombre
tel de myômes et de noyaux fibreux qu'une extirpation isolée (c)
n'offre aucune chance de conserver le corps de la matrice, je
n'hésite pas un instant à pratiquer *l'amputation supra-vaginale*.

Dans cette opération, j'enlève d'abord l'un des côtés, le [plus

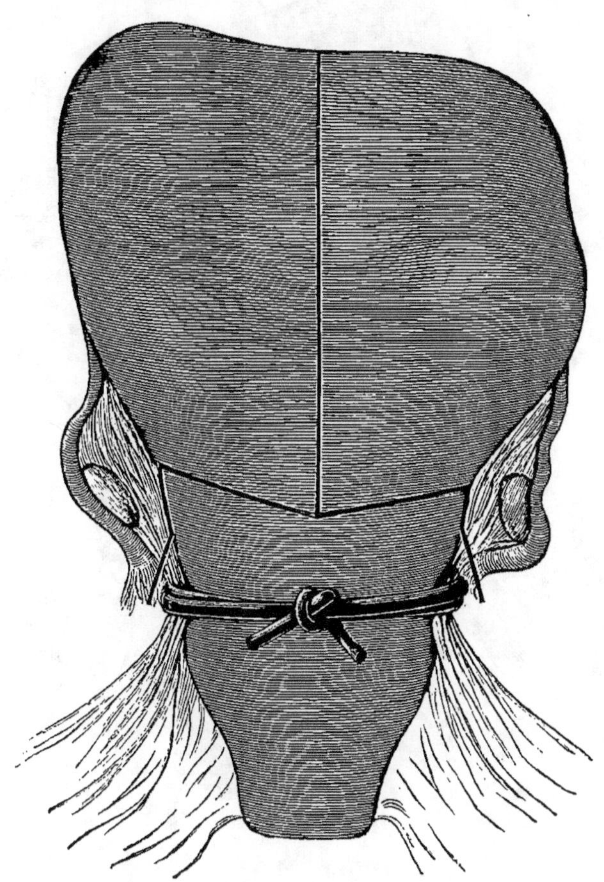

Fig. 126. — Amputation supra-vaginale de l'utérus.
La constriction embrasse les ligaments infundibulo-pelviens.

souvent le côté gauche, après avoir lié soigneusement la trompe
et le ligament large correspondants, afin d'éviter que ce dernier ne
glisse hors de la ligature. Ce n'est que quand cette dernière est
solidement posée que je pratique la section du pédicule. Je divise
le péritoine à peu près à un travers de doigt au-dessus de la constriction et j'incise en coin la masse utérine, de façon à ce que le
sommet du coin soit situé à un centimètre environ au-dessus de

la ligature. Si on ouvre ainsi le canal cervical, par conséquent la
cavité utérine, on lave celle-ci tout d'abord très énergiquement
avec une solution concentrée de sublimé au centième; on en fait
l'excision sur une étendue aussi grande que possible et, après

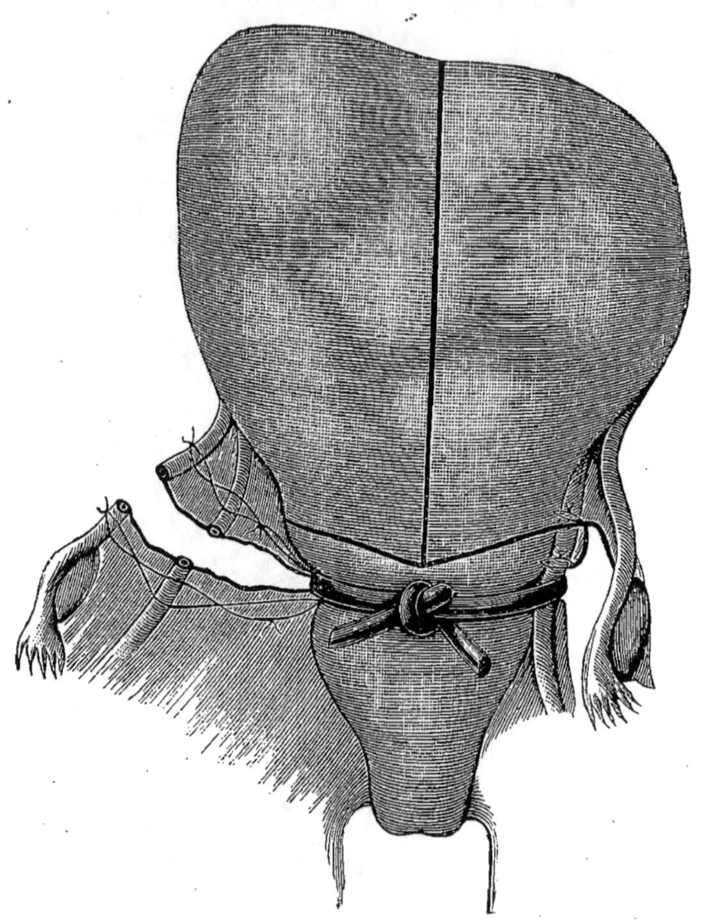

FIG. 127. — Amputation supra-vaginale de l'utérus.

A gauche, la ligature embrasse les ligaments infundibulo-pelviens. L'ovaire et l'oviducte ont été
liés et détachés.

A droite, le ligament large porte deux ligatures entre lesquelles il a été sectionné avant l'application de la constriction.

l'avoir isolée dans la profondeur, on la suture avec des points de
cordonnier. Les extrémités des fils coupés à ras sont invaginées
dans l'infundibulum opératoire. — A ce moment seulement je
procède à la réunion des lèvres de ce dernier par trois à cinq

sutures profondes. J'introduis l'aiguille dans le péritoine, immédiatement au-dessus de la ligature élastique, et, en la conduisant
d'avant en arrière, je lui fais embrasser toute l'étendue de la surface cruentée. Je noue ensuite ces fils profonds et doubles, de
façon à ce que le revêtement séreux vienne recouvrir complète-
tement le moignon. — Je procède de même du côté opposé. Après
avoir veillé à ce que la réunion de la surface du moignon soit
bien exacte et que ce dernier soit tapissé par le péritoine, on
rapproche quelquefois les lèvres de la séreuse à l'aide de nombreuses sutures superficielles. (Fig. 128.) Pour habiller le moignon, je me suis servi dans ces derniers temps de fils doubles de
soie phéniquée forte pour les sutures profondes seulement. Pour
les interstices, je n'ai fait usage le plus souvent que de fils de soie
simples ou de catgut au genièvre pour la suture du péritoine :
l'aiguille, pénétrant de dehors en dedans, ressort au devant de la

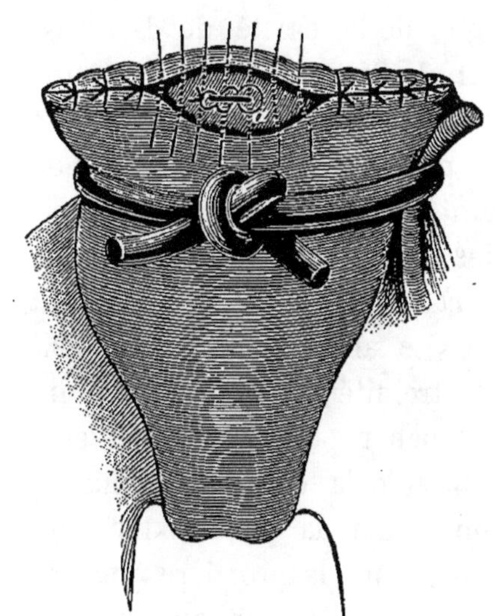

Fig. 128. — Suture du moignon après l'amputation supra-vaginale.

a. — Sutures du canal cervical.

lèvre de la plaie, rentre du côté
opposé à une certaine distance
également de la lèvre correspondante et embrasse une portion du péritoine. Il arrive
naturellement de temps en
temps que la séreuse se déchire, si la ligature est pratiquée avec trop de violence; il
ne reste alors qu'à recourir,
pour l'oblitération de ces interstices, aux sutures profondes. Aux angles, je réunis le
revêtement séreux du moignon
et la partie du péritoine située
au-dessus de la ligature des
ligaments larges, au moyen
d'une suture non interrom-

pue (1). Cela fait, j'enlève le tube de caoutchouc et je regarde à

(1) Du traitement du pédicule dans la myomotomie. *Deutsche med. Wochenschrift,*
1885, n° 3.

nouveau si l'hémostase est parfaite. Quelquefois, il faudra poser encore quelques fils profonds, si de nouvelles sutures superficielles sont insuffisantes ; mais le plus souvent cela sera inutile. Au besoin, on pourra pratiquer la ligature en masse du moignon utérin et des ligaments larges.

Contrairement à ce qui se passe dans l'ovariotomie, j'ai soin de ne pas abandonner à eux-mêmes le moignon et la cavité abdominale débarrassée de son contenu pathologique, car j'ai constaté qu'en règle générale le moignon devenait la source d'une forte transsudation. Cela s'explique par la suppression d'un territoire vasculaire aussi considérable. Dans l'ovariotomie, les transsudats possibles sont en apparence facilement résorbés; tandis que mes observations personnelles m'ont donné la conviction que, dans l'amputation supra-vaginale de la matrice, une résorption de ce genre fait défaut le plus souvent ou ne se réalise que difficilement. Depuis plus de quatre ans, je supprime la nécessité de cette résorption par le drainage prophylactique de la cavité de Douglas. *Dans toute amputation supra-vaginale j'introduis dans le cul-de-sac de Douglas un drain qui se rend dans le vagin.* A l'aide d'une pince que j'enfonce au point le plus déclive du cul-de-sac de Douglas dans la voûte vaginale, maintenue tendue par deux doigts introduits dans le vagin, et qui descend jusque près de l'orifice vaginal, je saisis un simple tube de caoutchouc muni d'un arrêt transversal et je l'attire dans la cavité abdominale. (Fig. 129.) Puis des tractions exercées sur l'extrémité inférieure du drain amènent l'arrêt transversal sur le plancher pelvien; on renverse le moignon utérin par dessus, on nettoie la cavité abdominale, on remet en place les intestins et on ferme la plaie extérieure. Généralement le tube de drainage que pour la première journée on a préservé de la pénétration de l'air en le repliant sur lui-même, et, si le vagin est béant, en appliquant un tampon au niveau de l'orifice de ce conduit, laisse écouler des quantités tout à fait extraordinaires d'un liquide teinté de sang et souvent fétide dès le début, lorsqu'à la fin du premier jour ou dans le courant du deuxième on le redresse et qu'on enlève le tampon. On a soin de garnir l'extrémité vaginale de drain avec des plumasseaux d'ouate salicylée fréquemment renouvelés. A ce moment, l'arrivée de l'air dans la cavité abdominale se trouve empêchée par l'écoulement permanent à travers le tube du liquide lui-même. — Vers le troisième ou le quatrième jour, les femmes accusent ordinairement une sensation pénible dans la région ombilicale; à ce moment on enlève le drain, ce qui se fait habituellement sans difficulté. Depuis que j'emploie ce procédé, les résultats de l'amputation supra-vaginale sont de beaucoup meilleurs et plus certains; je n'ai même

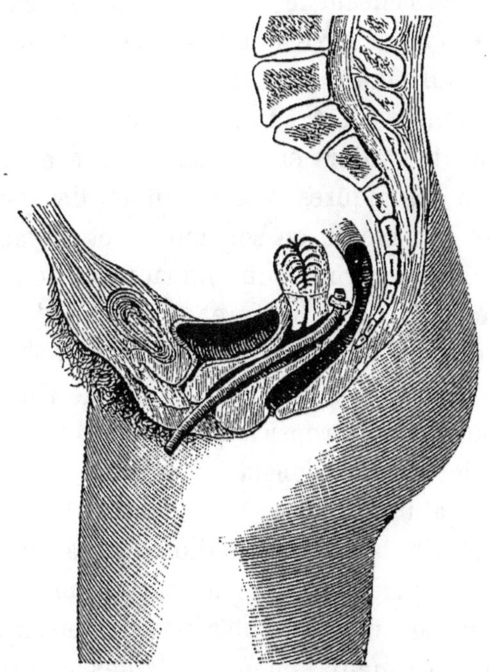

Fig. 129. — Traitement du pédicule et drainage prophylactique.

perdu, depuis cette époque, que des malades chez lesquelles le succès semblait compromis dès le premier jour, en raison de phénomènes de dyscrasie sanguine consécutifs à une anémie extrême, en raison de l'âge avancé de la femme ou en raison encore d'autres complications graves.

Les difficultés de l'amputation supra-vaginale peuvent être très considérables, surtout si la masse de la tumeur empêche l'accès du reste de l'utérus, c'est-à-dire du col, ou bien si le myôme, intéressant jusqu'à ce dernier, entrave l'application de la ligature élastique. Cependant, parmi la grande quantité d'observations que je possède, je n'ai pas encore trouvé jusqu'ici de cas où j'aie dû renoncer à l'opération pour des motifs de ce genre. Si la *grosseur* et la *configuration* du fibrome sont telles qu'on ne puisse le pédiculiser du premier coup avec la ligature, on s'adressera à l'extirpation décrite plus haut et, en posant plus profondément le tube élastique, on enlèvera le tout. Ou bien on pourra, après avoir lié isolément (1) les ligaments larges, les artères utérines et utéro-ovariennes, et le cas échéant le col même de l'utérus, défaire la ligature élastique, énucléer ce qui reste de la tumeur et traiter le moignon comme il a été dit ci-dessus.

Lorsque le moignon a été suturé et qu'il paraît notablement réduit, je pratique volontiers encore sa ligature en masse, dans le cas où les trous des piqûres laissent suinter des gouttelettes de sang. Pour ce, je le traverse en son milieu et d'avant en arrière avec une forte aiguille garnie d'un fil quadruple dont je noue fortement les extrémités. Cette ligature en masse n'est rien moins que superflue, eu égard au relâchement considérable des fils qui se produit, dans la suture continue, par suite de l'atrophie rapide du moignon. Dans les nécropsies que j'ai eu occasion de faire jusqu'à présent, je n'ai pas constaté une seule fois la mortification du segment ligaturé.

J'ai fait quatre-vingt-cinq amputations supra-vaginales. Je ne compterai pas dans ma statistique les six premières, qui furent suivies de mort en raison de l'insuffisance des mesures antiseptiques. Des soixante-dix-neuf femmes restantes, quatre succombèrent, et parmi les premières, deux par septicémie, deux à la suite d'anémie chronique. Dès lors je pratiquai le drainage prophylactique du cul-de-sac de Douglas et pris les précautions antiseptiques les plus rigoureuses. Depuis cette époque je compte quatre-vingt-six opérées et quinze décès, c'est-à-dire une mortalité de 22 %. Sur ces quinze décès, il y en eut six par des accidents septicémiques (les agents septiques auront pénétré probablement pendant l'opération), un par péritonite septique, suppuration du myôme et perforation ; deux des femmes qui moururent avaient été opérées alors que la tumeur était en suppuration; les six der-

____
(1) Schröder, *Zeitschr. f. Geb. u. Gyn.* VIII, p. 141.

nières furent enlevées par l'anémie préexistante, c'est-à-dire par embolie et cachexie.

Dans ma statistique, il y a des séries de seize guérisons consécutives à l'amputation supra-vaginale. Dans son opuscule sur les myomotomies de *Schrœder* (1884), *Hofmeier* a fait ressortir l'importance de l'ouverture de la cavité utérine au point de vue du pronostic. Sur cent-trente-neuf myomotomies pratiquées par moi et strictement aseptiques, ayant donné trente décès, il y eut trente-trois cas où la cavité utérine ne fut pas ouverte, et sur ces trente-trois il y en eut sept de mortels. Mais l'ablation des tumeurs qui siègent sous le revêtement séreux du corps de l'utérus, au-dessus et en dehors des annexes, n'a pas plus d'importance qu'une simple ovariotomie ; elle aurait cependant trop d'influence sur les résultats de la statistique pour qu'on puisse la faire entrer en ligne de compte.

Même la comparaison des opérations faites sans drainage prophylactique et de celles où il fut appliqué, ne donne que des résultats peu utilisables. Les chiffres n'acquerront de valeur qu'en spécialisant pour ainsi dire les cas, comme j'essaie de le faire.

c) Dans un petit nombre de cas, les tumeurs sont demeurées complètement intra-pariétales. Quoique refoulant la séreuse et la muqueuse proportionnellement à sa grosseur, *le fibrome se trouve cependant encore séparé du péritoine ou de la muqueuse utérine par une couche de tissu plus ou moins épaisse.* (Fig. 130.) C'est dans les cas surtout où des néoplasmes de ce genre sont tout à fait isolés et où l'exploration du reste de l'utérus ne révèle point d'autres noyaux fibreux, qu'un procédé opératoire spécial trouve son indication, procédé qui est peut-être l'idéal au point de vue de la chirurgie conservatrice. Voici en quoi il consiste : on attire l'utérus par la plaie abdominale et on applique sur son segment cervical une ligature élastique ; de cette façon le champ opératoire est fixé, et toute hémorragie un peu forte est évitée. Puis on divise la séreuse qui tapisse la tumeur, on met à nu la capsule de cette dernière sur une étendue assez notable, on énuclée le myôme et on suture les bords de la perte de substance ainsi obtenue, avec les lèvres de la fente péritonéale (Fig. 131) (1). J'ai employé jusqu'à présent seize fois ce procédé,

et toujours les résultats en ont été très satisfaisants. Dans un seul
cas il se développa un nouveau noyau fibreux qui nécessita cette
fois l'amputation supra-vaginale.

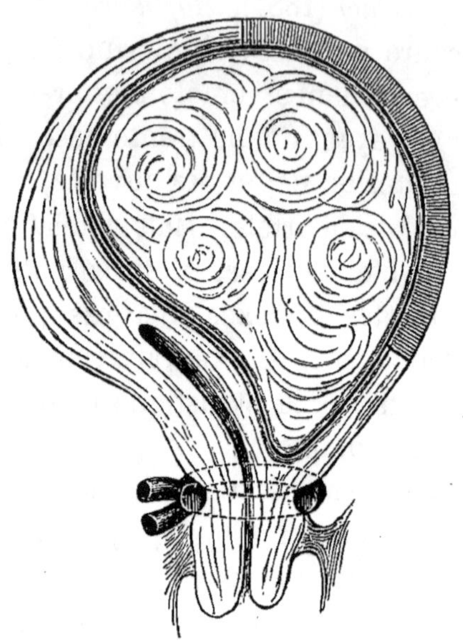

Fig. 130. — Enucléation d'un myôme intra-pariétal, d'après Martin.

*Dans l'emploi de ce procédé, le traitement plus spécial de
la cavité de la tumeur dépend de l'existence ou de l'absence de
lésion de la muqueuse du corps de l'utérus.*

Comme la cavité utérine peut devenir très facilement une source
d'agents septiques, les cas où cette cavité n'est pas ouverte paraissent les plus favorables ; cependant la guérison ne fut aucunement entravée même dans des circonstances où cette cavité fut
ouverte. Dans ces cas, je fermai la plaie de la muqueuse avec des
points de cordonnier et je réunis les bords de la capsule du fibrome
comme s'il n'y avait pas eu de lésion de la muqueuse. Chez une
de mes opérées, je trouvai l'ouverture de communication avec la
cavité de la matrice trop large pour l'obturer de cette façon. Je

(1) Consulter la communication de mes assistants, Burkhardt, *Deutsche med.
Wochensohr.* 1880, n° 27, et Czempin, *Ges. f. Geb. u. Gyn. zu Berlin,* octobre 1880.

posai un drain pénétrant dans le canal utéro-cervical et se rendant dans le vagin, à travers l'orifice externe. Pour le rapprochement des parois de la cavité de la tumeur, je passe de fortes aiguilles sous toute la surface saignante et je serre fortement les fils afin d'avoir une adaption exacte. En même temps, des sutures superficielles, alternant avec les sutures profondes, réalisent la réunion des lèvres de la plaie péritonéale.

Ce procédé d'énucléation peut servir même pour de grosses tumeurs qui laissent derrière elles des poches largement béantes. Seulement l'on réséque toute la portion de paroi qui ne peut être utilisée facilement dans la suture. — J'ai par devers moi cinq observations où il s'agissait de vastes cavités et de lésions très étendues, et où je pratiquai le drainage prophylactique du cul-de-sac de Douglas. Dans d'autres cas, là surtout où la tumeur s'était développée entre l'utérus et la vessie, j'assurai simplement la réunion des bords de la poche à l'aide de points de suture profonds.

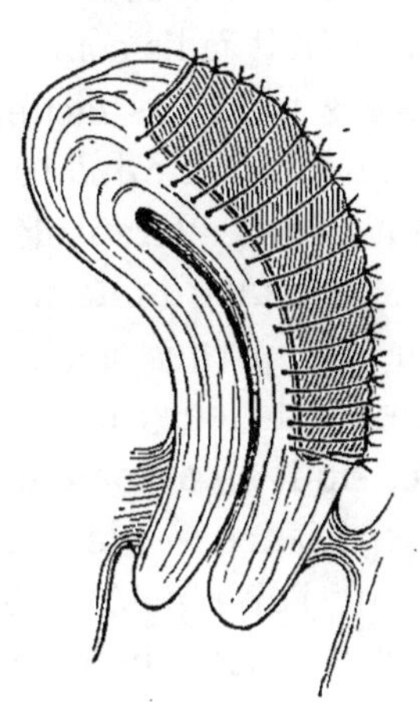

Fig 131. — Suture après l'énucléation selon Martin.

Au début, j'opérais toujours, en même temps que l'énucléation du myôme, l'extirpation des ovaires, qui dans un cas avaient subi la dégénérescence kystique ; dans un autre cas, j'enlevai celle-là seule des deux glandes qui était malade. Cette castration est peut-être superflue ; plus tard je ne l'ai pas toujours pratiquée. Je recommande cependant de faire l'ablation des ovaires dans tous les cas où l'on ne peut avoir la certitude d'avoir débarrassé l'utérus de tout noyau myomateux. Mes premières opérées qui furent ovariotomisées, jouissent aujourd'hui d'une excellente santé ; parmi les autres, il y en eut qui présentèrent les unes de la menstruation profuse, les autres de violents accidents dysménorrhéiques.

J'ai fait jusqu'à aujourd'hui seize énucléations de ce genre (V. *Czempin*). Les dix dernières malades ont guéri toutes, suivant une série non interrompue ; parmi celles qui succombèrent, l'une avait été opérée, la tumeur étant déjà en pleine décomposition et la fièvre étant intense; deux autres périrent par septicémie aiguë, l'opération ayant été exécutée pendant la journée la plus chaude de l'année 1883.

d) L'opération du dernier groupe de myômes, *de ceux qui ont pénétré dans le ligament large et sous le péritoine pelvien, de ceux qui se sont développés vers la profondeur du plancher pelvien*, peut offrir des difficultés extraordinaires. C'est dans cette catégorie qu'il faut ranger les cas que l'on considérait jadis comme *inopérables.* En effet, l'intervention dans ces cas n'est pas facile, non seulement parce qu'on ne peut contrôler l'hémorragie qu'avec peine, mais parce que la tumeur peut très bien ne pas s'être isolée suffisamment dans la profondeur, et qu'on risque ainsi de ne pas pouvoir l'énucléer complètement sans blesser les parties avoisinantes. Enfin, en détachant ces sortes de tumeurs de leur capsule, on laisse derrière elles d'immenses cavités, ce dont on a toujours eu une peur atroce. Cependant ma propre expérience — le premier cas que j'ai opéré date du 20 juin 1880 et j'ai répété cette opération quinze fois depuis — m'a permis de me mettre au-dessus de ces craintes-là. *Schrœder* également regarde l'énucléation de ces sortes de tumeurs comme possible et la considère comme le seul remède à opposer à ces productions néoplasiques qui occasionnent de si graves accidents.

Pour l'extirpation de ces tumeurs sous-péritonéales et intraligamenteuses, je divise le péritoine sur le sommet de la tumeur sur une étendue assez considérable (fig. 132); l'hémorragie est généralement peu abondante, alors même qu'on ne suit pas le conseil de *Schrœder* qui veut qu'on fasse la ligature des artères utéro-ovariennes et utérines. Je pénètre alors avec le doigt entre le péritoine et le myôme et j'énuclée ce dernier, en exerçant des tractions sur le noyau néoplasique à l'aide d'une pince de Museux. J'ai toujours réussi par ce procédé à enlever ces sortes de tumeurs. Elles sortent généralement sans aucun pédicule à travers la plaie abdominale; dans d'autres cas, la trompe soudée à la tumeur lui forme une espèce de pédicule dont on pourra pratiquer la ligature. A la place du myôme, il reste une vaste cavité béante, sur le plancher de laquelle on voit souvent de gros vaisseaux qui saignent, mais qui ne donnent jamais lieu à des hémorragies graves. J'avais cherché jadis à rendre inoffensives ces cavités consécutives à l'énucléation des myômes, en enlevant sur les bords tout ce qui gênait la réunion, et en suturant ce qui res-

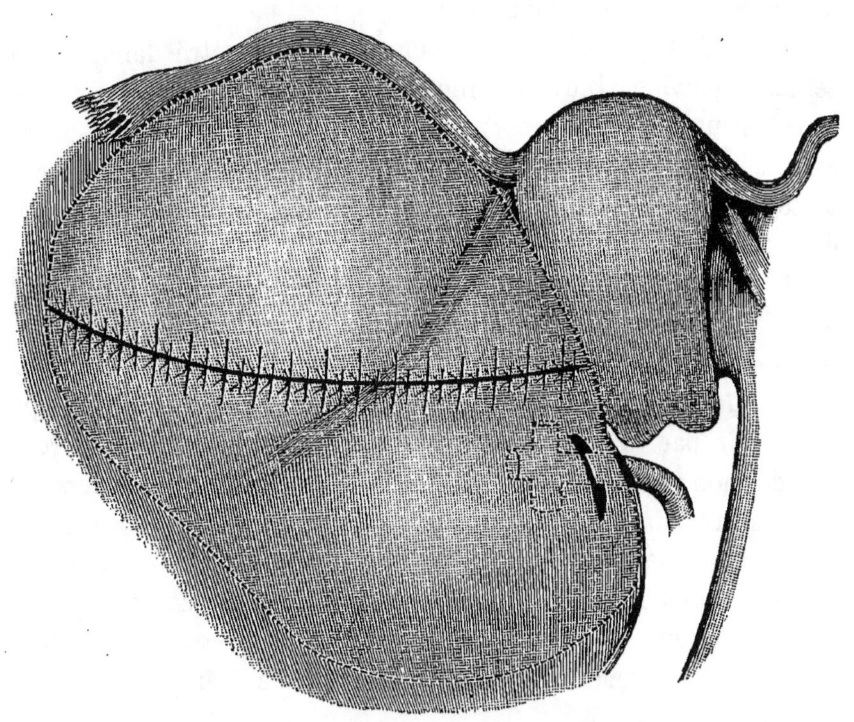

Fig. 132. — Myôme intraligamenteux : Énucléation. Suture de la poche. Drainage prophylactique.

tait avec le fond de la capsule, à l'aide de points de matelassier et de cordonnier. Aujourd'hui je n'emploie plus ce moyen long et pénible ; je me contente de drainer la poche à travers le cul-de-sac postérieur du vagin, d'après le procédé décrit ci-dessus, et je rapproche les lèvres de la perte de substance à la partie supérieure. (Fig. 132.) Celle-ci communique donc avec le vagin par l'intermédiaire du tube de drainage, mais demeure close du côté du péritoine. Le tube livre passage aux sécrétions qui peuvent être, de cette façon, contrôlées et désinfectées. Quant à la cavité abdominale, elle est fermée de toutes parts et n'est par conséquent soumise à aucune influence provenant du processus curatif qui se fait dans l'intérieur de la poche néoplasique, poche rapidement obturée d'ailleurs par la compression exercée sur elle par les intestins. Il me semble superflu de donner ici des détails en plus grand nombre sur cette opération. Seul le chirurgien habile osera s'attaquer à ces sortes de tumeurs, et il ne m'appartient pas, je pense, de lui indiquer la règle à suivre.

J'ai énucléé quinze fois des myômes ayant pénétré dans le tissu cellulaire pelvien. L'une de mes opérées mourut d'hémorragie après fermeture de la poche intra-ligamenteuse par la suture continue au catgut, suture que j'ai abandonnée depuis ; trois autres succombèrent à la suite de septicémie et deux aux conséquences de l'anémie antérieure.

III. — *Le traitement des polypes* dépend de leur grosseur, de la conformation du pédicule et du point d'implantation des tumeurs. *Les polypes fibreux de petit volume, ceux qui ressemblent aux polypes folliculaires*, se laissent enlever très facilement par la torsion. Dans ce but j'emploie la pince à ressort de mon père (fig. 133) qui peut être remplacée par n'importe quelle autre pince fermant à crémaillère. On saisit le pédicule aussi haut que possible, on le maintient ferme et on lui imprime des mouvements de torsion. Ce n'est que dans des cas exceptionnels que j'ai vu survenir l'hémorragie, qui peut être arrêtée très promptement à l'aide de plumasseaux d'ouate trempés dans du perchlorure.

Quant *aux polypes plus volumineux*, il faudra toujours tenter de les attirer en bas au point de pouvoir poser une ligature sur le pédicule. On traverse celui-ci en son milieu avec des fils qui servent à lier chacune des moitiés ; puis l'on sectionne le polype un peu au-dessous de la ligature. Celle-ci a-t-elle été suffisante, on n'a à craindre aucune hémorragie ; le pédicule lui-même s'atrophie rapidement, ce qui permet de l'abandonner à lui-même.

Ce procédé servira pour tous les polypes accessibles. Là où la grosseur de la tumeur empêchera d'arriver au pédicule, on pourra employer la méthode d'écrasement déjà décrite. Dans ces cas difficiles, les femmes demeureront au lit pendant quelques jours et prendront des injections vaginales astringentes, avec de l'eau à 40° R surtout, afin de stimuler l'involution utérine. On peut faire aussi un large usage de l'ergot de seigle, dans le but de diminuer les dimensions de la cavité utérine.

Les polypes muqueux volumineux ont une tendance incontestable à la récidive. J'ai vu plusieurs fois l'ablation de polypes folliculaires simples être suivie de l'apparition de néo-productions

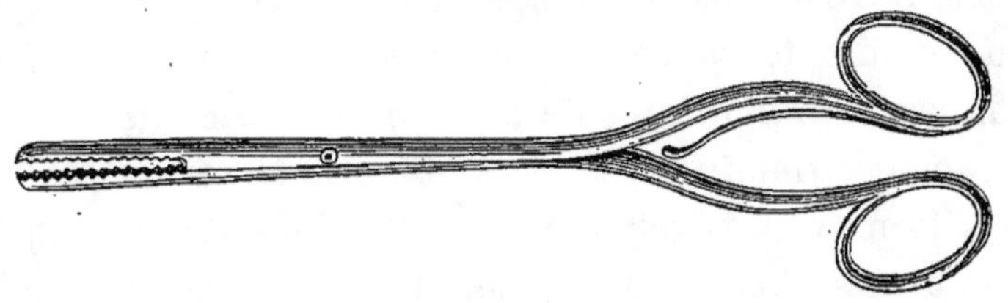

Fig. 133. — Pince-érigne à ressort de E. MARTIN.

malignes : aussi, là où la base d'implantation du polype était accessible, j'ai toujours excisé profondément toute la région avoisinant l'insertion du pédicule. Jusqu'à présent, cependant, je n'ai jamais constaté dans la portion excisée un indice quelconque pouvant faire soupçonner la possibilité d'une dégénérescence maligne ultérieure.

On a parfois des difficultés énormes à opérer les polypes fibreux de gros volume. Ils sont difficiles à saisir, surtout quand leur partie inférieure est en décomposition, et ils ne peuvent être énucléés souvent qu'aux dépens de la continuité du plancher pelvien. Malgré cela leur ablation s'impose, parce qu'ils exposent à la rétention des sécrétions, ordinairement très altérées, et parce que la compression qu'ils exercent sur le voisinage peut devenir fatale. Les femmes atteintes de ces sortes de tumeurs sont pour la plupart fortement anémiques et supportent mal une opération aussi grave. Dans un cas de ce genre, cité déjà plus haut, j'ai donné la préférence à la laparotomie; je fendis l'utérus, j'énucléai la tumeur par en haut et je suturai la solution de continuité de la matrice. La malade guérit. (V. *Centr. f. Gyn.* n° 31, juillet 1886. *Dr Nagel.*) C'est ce procédé que je voudrais recommander pour les polypes volumineux en question.

II. — Tumeurs malignes de l'Utérus

a) *Adénome*

Ce n'est que depuis les travaux de *Schrœder* (*Zeitschr. f. Geb. u. Gyn.* tome I, 1876) qu'on a rangé parmi les tumeurs malignes et reconnu comme telles les néoplasmes qui prennent naissance dans *l'appareil glandulaire de la muqueuse utérine.*

Les *tumeurs glandulaires* ou *adénomes* se rencontrent d'une part sous forme de végétations très étendues de la muqueuse, **adénome diffus.** Les glandes qui, dans ce cas, ont acquis un développement considérable, ne se distinguent des glandes utérines normales que par ce développement et cette prolifération. Au début il se produit en général une infiltration embryonnaire du tissu conjonctif inter-glandulaire; mais, dans d'autres cas, la néoformation folliculaire peut, dès les premiers temps, être telle que les glandes prennent l'aspect d'un agrégat d'utricules où l'on distingue à peine une trame connective.

D'autre part l'adénome peut revêtir la *forme polypeuse.* La surface de la muqueuse utérine est parsemée de saillies polypeuses plus ou moins volumineuses qui consistent essentiellement en glandes de nouvelle formation. Ces sortes d'agglomérations folliculaires sont ordinairement reliées à la paroi utérine par un pédicule mince et très allongé.

Au point de vue de *l'étiologie* de ce genre de tumeurs, dont j'ai vu et opéré un cas typique en mars 1876, sans avoir eu connaissance encore à cette époque des travaux de *Schrœder,* on constate presque toujours une certaine connexion avec des catarrhes utérins anciens. C'est ce qui semble expliquer pourquoi l'adénome ne survient habituellement qu'entre la trentième et la quarantième année, ou même peu de temps avant la ménopause, et se développe graduellement à la suite d'un catarrhe de la muqueuse utérine. Les opinions varient quant à la *fréquence des adénomes.* J'ai eu sous les yeux jusqu'à présent cinquante cas de tumeurs adénomateuses; cependant ce n'est que dans six d'entre eux que l'affection était arrivée à son apogée, et donnait au microscope une préparation analogue à celle représentée dans la figure 134. Dans les autres, le diagnostic de néo-production maligne ne pouvait être douteux; mais il s'agissait là plutôt d'îlots malades plantés au milieu d'une muqueuse fortement irritée.

L'anatomie pathologique de l'adénome utérin se trouve suffisamment caractérisée par les considérations qui précèdent : la préparation cribriforme que représente la fig. 134 nous montre le développement en masse des appareils glandulaires.

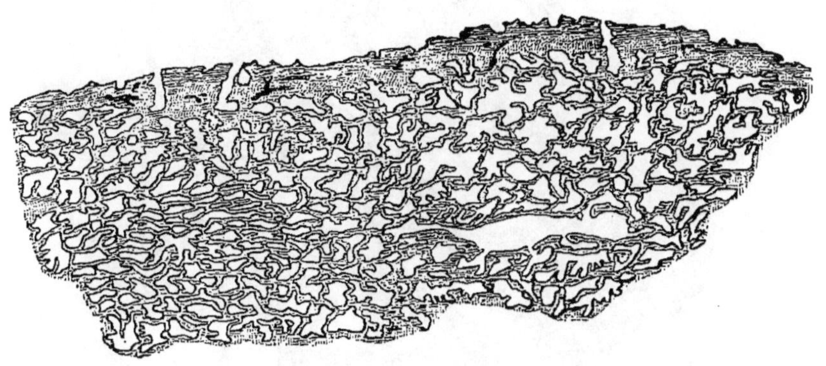

Fig. 134. — Adénome utérin. Dessin de C. Ruge, d'après une de mes préparations.

L'image est grossie dans la fig. 135. C'est à peine s'il reste entre les tubes glandulaires quelques vestiges de tissu conjonctif interstitiel.

L'adénome n'est certainement pas une tumeur de nature bénigne et qu'il faille traiter par l'indifférence; il peut très bien — j'en ai la preuve dans deux observations personnelles — dégénérer en carcinome. Il est vrai que jusqu'à présent on n'est pas fixé sur la question de savoir si l'altération maligne part de l'endothélium glandulaire lui-même ou d'un point situé en dehors des glandes.

Les *symptômes* dominants des adénomes sont les *hémorragies* qui surviennent soit sous forme de menstrues interminables, soit sous forme d'écoulements irréguliers qui durent longtemps, sans cependant occasionner, dans le début du moins, des pertes de sang très abondantes. J'ai vu ce genre de tumeurs dans leurs phases de développement les plus diverses; le plus souvent les femmes qui en étaient affectées étaient en proie à une anémie profonde, consécutive aux pertes sanguines qui persistaient depuis des mois. Dans la plupart des cas il existe des flueurs muco-purulentes abondantes; cependant elles manquent quelquefois.

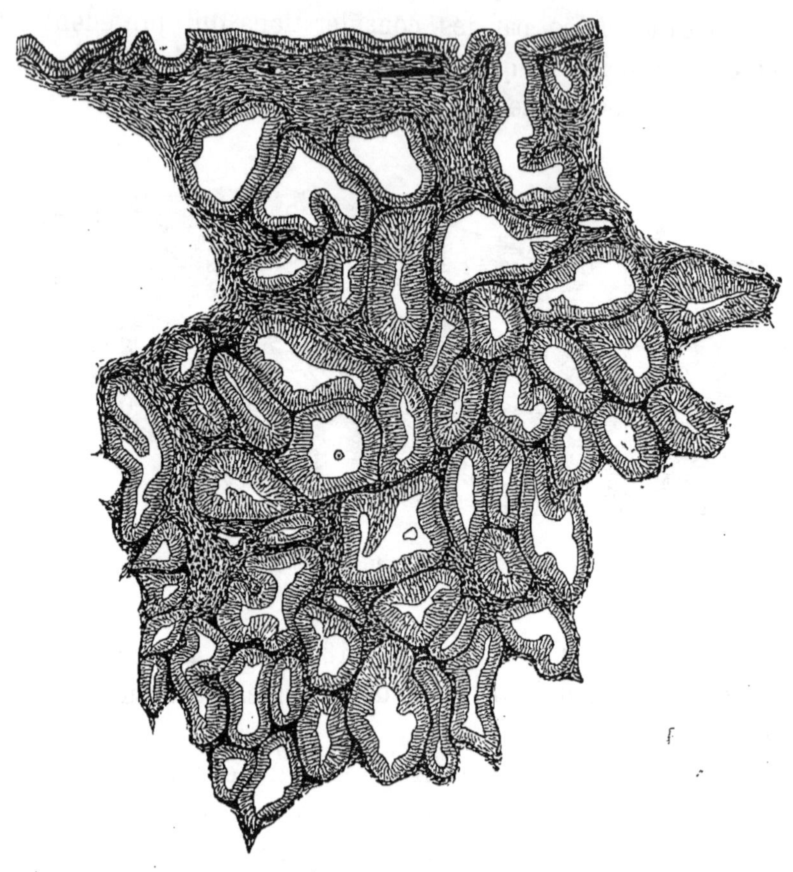

Fig. 135. — Figure 134 (grossie 400 fois).

Les femmes n'accusent point de *souffrances;* le symptôme douleur ne se rencontre que dans les cas où il est lié à l'anémie. Au reste, parmi les malades les unes étaient dans un état de surexcitation inquiète, créé par ces hémorragies sans fin; les autres, débilitées par la longue durée des accidents, avaient maigri rapidement et étaient tombées dans le marasme.

L'exploration seule de la muqueuse utérine permettra d'établir le *diagnostic*. Malgré un certain degré d'accroissement, de mollesse et parfois de sensibilité que présente souvent la matrice, il n'existe qu'une seule base certaine de diagnostic, c'est l'examen microscopique de portions de muqueuse enlevées par le grattage.

Le *pronostic* n'est pas absolument défavorable dans la période initiale du mal. Il est au contraire très sombre dans les cas où la tumeur a acquis son parfait développement. Cette apparition finale du caractère malin de l'adénome nous impose l'obligation d'une intervention appropriée à la gravité du pronostic.

Traitement. Au début *le curettage énergique de la muqueuse* et *la cautérisation de la surface abrasée avec du perchlorure de fer* suffisent. Je n'ai pas précisément observé de guérison définitive à la suite de ce traitement. Mais l'état général de la femme s'améliore ; chez quelques malades les résultats furent tels qu'on put reculer pendant des années le traitement radical. Il n'est pas rare de voir le curettage être suivi assez rapinement de récidive. Dans mes observations je compte quatre malades chez lesquelles la récidive se produisit au bout de l'espace relativement court de trois à sept mois.

Dans les formes nettes et très développées de l'adénome diffus, le traitement radical consiste, à mon avis, dans *l'extirpation vaginale*, qui rend possible la guérison complète. La mutilation produite par l'opération doit à peine entrer en ligne de compte, parce que la muqueuse est devenue impropre à la conception, par le fait même de l'affection adénomateuse, et que, d'autre part, les femmes sont généralement à la veille de la ménopause. Je possède deux observations qui m'obligent à recommander chaleureusement l'opération radicale, même pour les cas où la tumeur n'est pas très étendue, lorsque curettage et cautérisation n'ont pas été couronnés de succès. Chez ces deux femmes, atteintes toutes deux d'adénome et dont l'une était une multipare âgée et l'autre une demoiselle de quarante-neuf ans, six mois à peine après l'extirpation vaginale la cicatrice opératoire fut envahie par un carcinome, auquel les malades succombèrent après une cachexie à marche très rapide. Le manuel opératoire de l'extirpation se trouve décrit dans le chapitre qui traite de l'hystérectomie.

Dans les formes polypeuses de l'adénome, la simple abrasion de la muqueuse et la cautérisation consécutive suffisent au début. *Schrœder* (1) prétend avoir obtenu ainsi des succès curatifs durables. Quoi qu'il en soit, il sera permis d'attendre l'apparition d'une récidive, avant de procéder, dans ces cas, à l'hystérectomie vaginale.

J'ai fait jusqu'à présent l'extirpation de la matrice six fois pour un adénome en plein développement, et treize fois dans des cas où la multiplication des appareils glandulaires du corps de l'utérus était telle qu'il ne restait plus pour ainsi dire de tissu connectif inter-glandulaire normal. La plus jeune de mes opérées avait trente-sept ans. Toutes avaient présenté des hémorragies (il y en avait parmi elles cinq qui avaient accouché, trois qui étaient stériles ; toutes étaient malades depuis de longues années) et, malgré un traitement énergique fréquemment répété, l'anémie chez elles n'avait fait qu'augmenter et était devenue menaçante. Chez quatre d'entre elles l'opération rencontra des difficultés extrêmes, et la convalescence fut compromise en raison de l'existence d'adhérences périmétriques très étendues. — Sur les dix-neuf, trois succombèrent à l'opération elle-même ; une autre mourut de septicémie, deux autres périrent de stéatose cardiaque consécutive à l'anémie. Chez deux autres la cicatrice devint réellement le siège d'un carcinome. Quant à celles qui restent, elles guérirent, et cette guérison s'est maintenue depuis.

b) *Carcinome utérin*

Le **carcinome** chez la femme se localise très souvent sur la matrice ; les différentes statistiques montrent qu'un tiers des femmes atteintes de carcinome succombent à des accidents cancéreux du côté de l'utérus (2).

Il n'y a pas encore longtemps qu'on reconnaissait au carcinome utérin un point de départ exclusif, le col ; on prétendait que le carcinome du corps était extrêmement rare. Cette opinion a été

(1) *Handbuch*, Ed. 7, p. 280.
(2) Schröder, *loc. cit.*, p. 281.

modifiée en ce sens que l'élément essentiel du diagnostic, c'est-à-dire le curettage suivi de l'examen microscopique de la muqueuse (1), a permis de constater que le carcinome du corps est plus fréquent qu'on ne l'admettait jusqu'ici, quoique cette fréquence soit de beaucoup moindre que celle du carcinome cervical. Les deux formes de l'affection diffèrent essentiellement, non seulement au point de vue histologique, mais encore dans leur évolution ; ce qui nécessite une étude spéciale pour chacune d'elles.

I — *Carcinome cervical*

Il faudra encore de nombreuses recherches pour dissiper l'obscurité qui entoure *l'étiologie* du carcinome cervical. Ce qu'il y a de certain jusqu'à présent, c'est que ce dernier est une affection de l'âge mûr (trente à quarante ans) (2), se rencontrant plus fréquemment dans les classes pauvres, contrairement aux myômes qui affectent plus souvent les femmes qui sont dans une situation aisée (3), et que les accouchements antérieurs prédisposent à la dégénérescence maligne, quoique celle-ci n'épargne pas les vierges. On ne sait pas bien encore jusqu'à quel point les états irritatifs chroniques sont une prédisposition au cancer ; cliniquement parlant, il n'est pour ainsi dire pas douteux que la métrite et l'endométrite chroniques puissent devenir, dans certaines conditions anatomiques non encore définies, le point de départ de l'évolution néoplasique. Je connais bon nombre de cas de ce genre, sans pouvoir, bien entendu, fournir les preuves anatomiques de cette connexion pathologique. On a considéré aussi comme cause pré-

(1) C. RUGE et J. VEIT, *Zeitschr. f. Geb. u. Gyn.* II et VII, p. 138.

(2) La malade la plus jeune, atteinte de destruction carcinomateuse prononcée du col, que j'aie eue à traiter jusqu'ici, avait vingt-trois ans. Elle était bipare ; son dernier accouchement datait d'un an et demi ; elle avait de fortes hémorragies depuis l'âge de vingt-deux ans.

(3) SCHRÖDER, *loc. cit.*, p. 281. D'après la statistique de la clinique gynécologique de l'Université, on y a observé 1,9 % de myômes et 3,6 % de carcimones ; Schrœder est arrivé dans sa clientèle aux chiffres suivants : myômes 5,7 % ; carcimones 2,1 %. La statistique de ma policlinique donne un peu plus de 3 % pour le carcimone et un chiffre un peu plus élevé pour le fibrome. J'arrive au même pourcentage dans ma clientèle.

disposante la diathèse syphilitique. Les observations anatomo-pathologiques probantes manquent à ce sujet; toutefois j'ai pu prouver assez souvent l'existence de ce lien étiologique particulier sur lequel mon père avait coutume d'insister dans ses leçons cliniques. Mon père, dans bien des cas, a pu établir qu'il y a des femmes atteintes de carcinome qui, ayant perdu prématurément un mari syphilitique, ont convolé en secondes noces, après un veuvage plus ou moins long, avec des hommes la plupart du temps plus jeunes qu'elles et très ardents (1).

Anatomie pathologique. — Tout le monde sait qu'on a beaucoup discuté sur la question de savoir si le carcinome utérin tire son origine des cellules du tissu conjonctif ou des cellules épithéliales. Les histologistes, *Carl Ruge* et *J. Veit* (2), qui disposaient de matériaux très nombreux, sont arrivés à cette conclusion que c'est le tissu connectif irrité qui donne généralement naissance aux cellules carcinomateuses; mais que, d'un autre côté, la lésion peut débuter incontestablement par l'épithélium glandulaire, surtout par les parties malades et de nouvelle formation : c'est là du reste le point de départ certain du carcinome du corps. La réponse à la fameuse question ne peut être plus explicite en raison du petit nombre de cas qu'on peut observer à la période initiale. J'ai eu la chance d'en avoir sous les yeux qui étaient à leur début et de pouvoir poser le diagnostic microscopique. En ne tenant pas compte cependant de ces derniers faits, je suis obligé de me rallier à la division, adoptée par *Schrœder* dans son Manuel en :

1° *Cancroïde superficiel de la portion vaginale ;*

2° *Carcinome de la muqueuse cervicale ;*

3° *Carcinome du col.*

1° *Le cancroïde superficiel de la portion vaginale* (fig. 136, *a*) peut se développer aux dépens de végétations papillaires d'apparence bénigne, aux dépens de ce qu'on appelle les érosions papillaires, qui sont constituées par des cellules épithéliales cylindriques empiétant sur la surface externe du col. D'après *Schrœder*, jamais

(1) Comparer WINCKEL, p. 398.
(2) *Zeitschr. f. Geb. u. Gyn.* II, p. 415.

la muqueuse cervicale ne participe du même coup au processus
morbide ; toujours le terrain sur lequel évolue le cancroïde lui est
fourni par des végétations pathologiques. — L'affection peut demeurer limitée longtemps à la surface externe de la portion vaginale, y créer des excroissances polypeuses ou des ulcérations en
surface, en passant d'une lèvre à l'autre. (La fig. 137 n'est que la
fig. 136, *b*, vue au microscope.) Le néoplasme se propage très
souvent au vagin ; il envahit toute la portion vaginale et va détruire
la paroi du conduit sur une plus ou moins grande étendue. J'ai
observé très fréquemment, dans les formes fort avancées, un phénomène des plus graves ; je veux parler de la propagation du car-

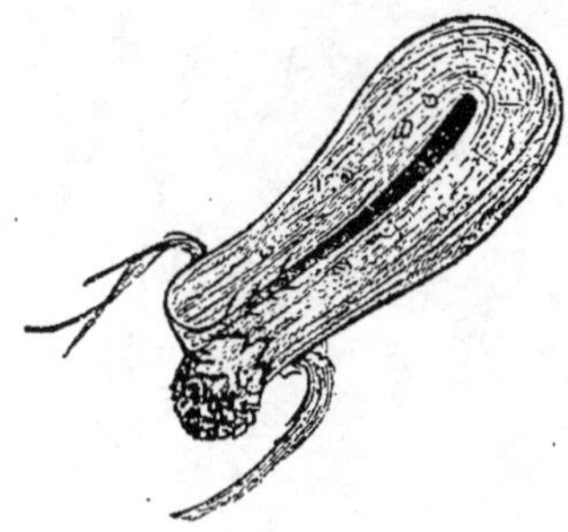

Fig. 136 *a*. — Cancroïde de la portion
vaginale.
Extirpation vaginale (Mme KELLER,
15 février 1886.)

Récidive au bout de 5 mois.

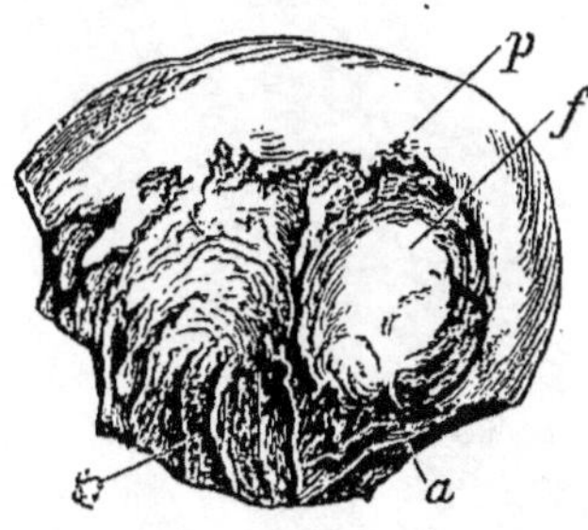

Fig. 136 *b*. — Cancroïde de la portion
vaginale.
D'après RUGE et VEIT, *Zeitschrift*, tome VII et
« Le cancer de la matrice ».

p : épithélium pavimenteux intact ;
f : noyaux carcinomateux ;
a : orifice externe ;
c . col.

cinome au tissu paravaginal et surtout à la partie paracervicale
du plancher pelvien et aux régions sous-péritonéales. Quant à
l'utérus, on le trouve, au niveau des culs-de-sac du vagin, embrassé complètement par les végétations néoplasiques, sans qu'il
souffre lui-même le moins du monde, du moins dans les commencements.

2° Le **carcinome de la muqueuse cervicale** de *Schrœder* se
développe principalement dans les cas de catarrhes anciens du col.
Il est superficiel et part de la région sous-jacente à l'épithélium
cylindrique pour pénétrer dans le tissu sous-muqueux. Ici aussi
l'affection s'étend graduellement au corps de l'utérus et au vagin

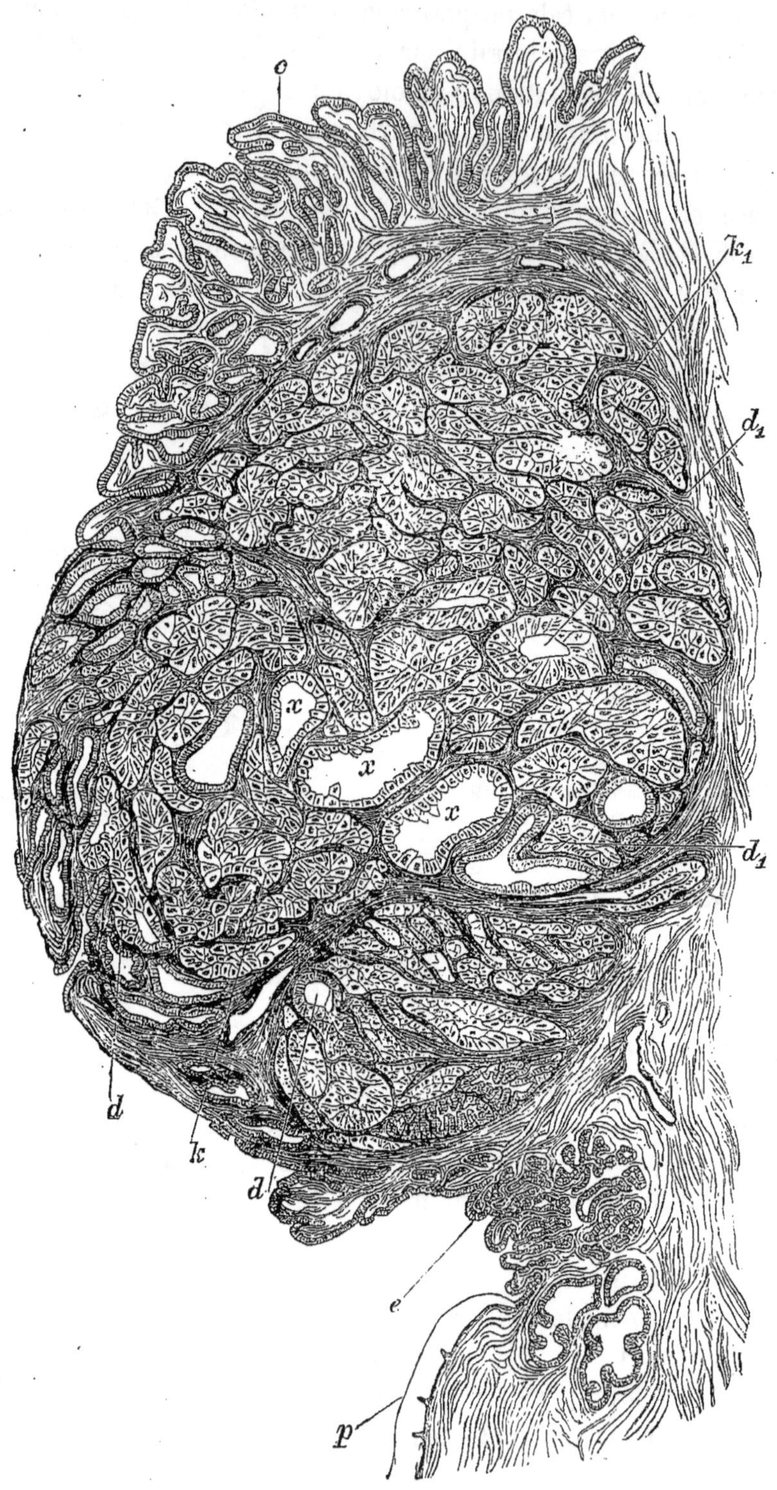

Fig. 137. — Image microscopique de la fig. 136 *b*. D'après Ruge et Veit.

p : épithélium pavimenteux ;	*d* : niveau de la dégénérescence
c : érosions ;	(transition) ;
k : noyaux carcinomateux ;	*dd* : fentes centrales ;

(fig. 138 et 139). D'après mes documents personnels, je regarde la

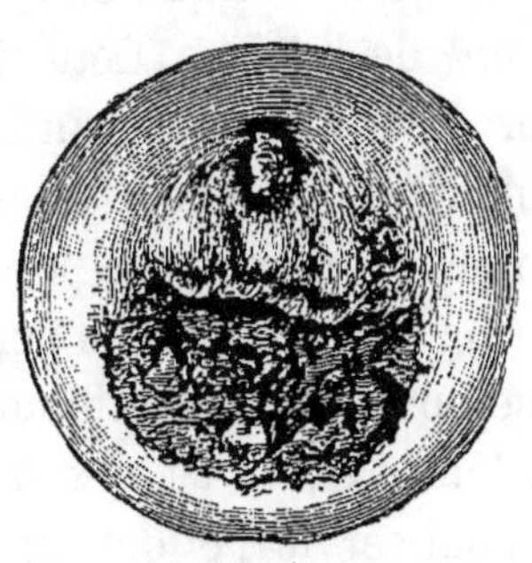

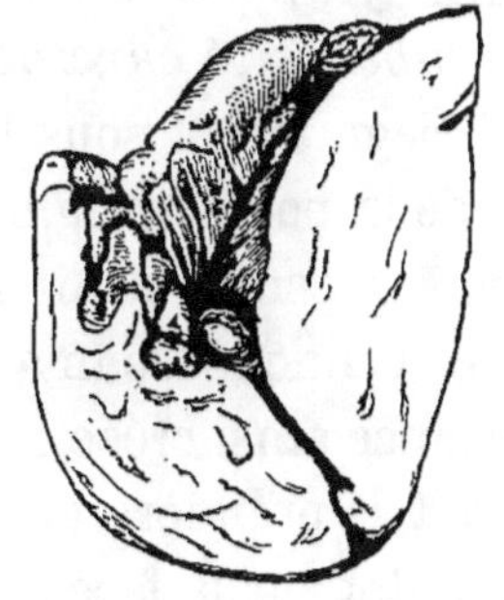

FIG. 138   FIG. 139

Carcinome de la muqueuse cervicale. D'après C. RUGE et J. VEIT (*loc. cit.*).

troisième forme comme plus fréquente que celle-ci. Malgré cela, je maintiens la division adoptée pas *Schrœder* comme la meilleure de celles qui ont été proposées jusqu'à présent.

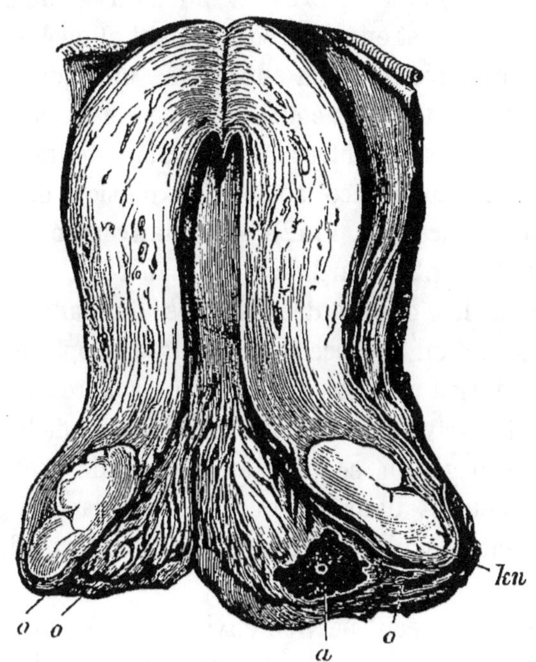

FIG. 140. — Noyau carcinomateux du col. D'après C. RUGE et J. VEIT.
(Je possède une pièce pathologique exactement pareille, enlevée par moi.)
kn : noyau carcinomateux du col; — *o* : orifice externe; — *a* : perte de substance consécutive
au curéttage.

3° La troisième forme consiste, pour *Schrœder*, dans le dévelop-

pement, sous la muqueuse normale ou en état d'irritation en apparence bénigne, d'une tumeur circonscrite qu'il désigne sous le
nom de **tubérosité carcinomateuse du col** de l'utérus. Cette tubérosité siège tantôt sous la surface externe, tantôt sous la surface
interne de la portion vaginale ; elle augmente de volume, se désa-
grège en son centre et provoque à ce moment seulement la perforation de la muqueuse intacte jusque-là. (Fig. 140 et 141.) La perte
de substance ainsi créée n'est autre chose que l'ulcère carcinomateux, dont la première apparition se fait tantôt sur la face externe
du col, tantôt sur la face qui regarde le canal cervical et qui, grâce
à l'infiltration du voisinage, envahit soit le col tout entier soit le
vagin.

L'évolution ultérieure de ces trois formes de carcinome cervical, tout identique que soit le résultat final, offre cependant des
divergences assez caractéristiques, surtout au point de vue de la
propagation au vagin, à l'utérus et au tissu cellulaire pelvien.
Dans toutes le vagin est envahi fréquemment et de bonne heure ;
tantôt le carcinome s'étend à la superficie, aux segments d'inflexion de la voûte ; tantôt il court le long de la paroi vaginale
sous la surface, pour se montrer à un moment donné sous forme
d'une tubérosité en apparence isolée. L'extension du processus
morbide de la matrice (fig. 142) est relativement rare ou se
produit, en tous cas, plus tard dans le cancroïde de la portion
vaginale que dans les deux autres formes de l'affection ; dans
ces cas, la destruction précoce de la masse néoplasique donne
naissance dans le tissu cervical à des cavités à bords taillés à pic,
ou bien — et cela arrive surtout dans le carcinome de la muqueuse
du col — la propagation se fait au moyen de prolongements
conoïdes qui pénètrent dans la muqueuse de la cavité utérine.
C'est à ce moment-là seulement que les tissus intermédiaires sont
envahis à leur tour.

Quant au tissu connectif pelvien environnant et aux ligaments
larges, ils sont atteints par la dégénérescence ou par l'intermédiaire des voies lymphatiques ou par les progrès non interrompus de l'infiltration du voisinage.

Dans le cancroïde superficiel au début, on rencontre de petits noyaux de la grosseur d'une lentille qui, situés sous

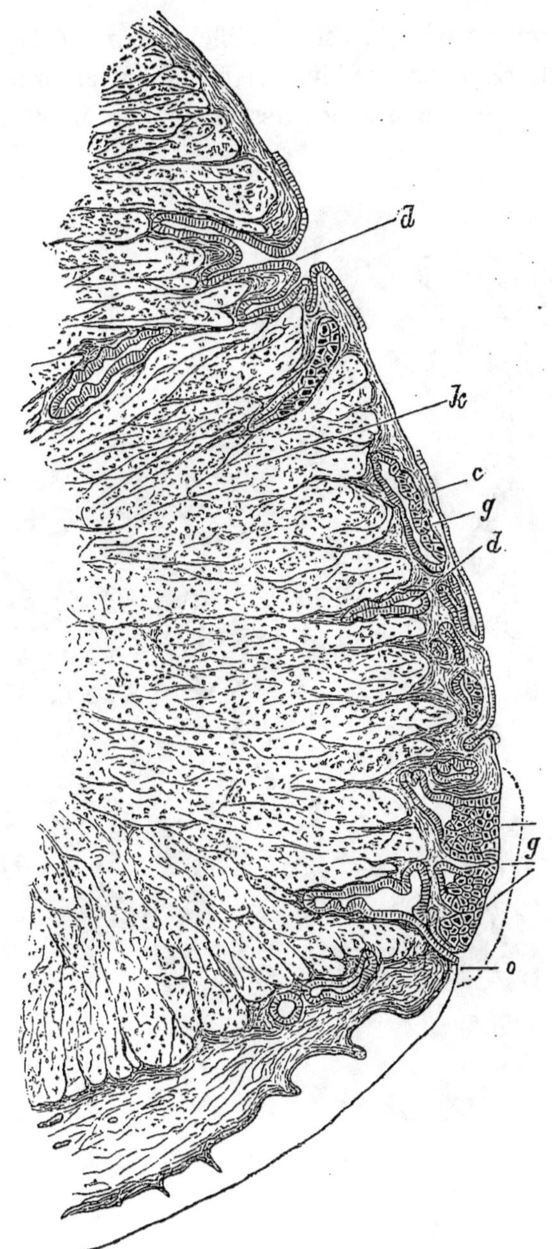

Fig. 141. — D'après C. Ruge et J. Veit.

o . orifice externe;	g : dégénérescence glandulaire commençante;
c : col;	
d : glandes cervicales;	k : noyau carcinomateux.

le péritoine, se propagent ordinairement d'avant en arrière et

qui, à l'exploration (si elle est possible), donnent la sensation d'un chapelet. En raison de l'importance qu'on accordait jadis à l'intégrité ou à l'envahissement des ganglions inguinaux, nous

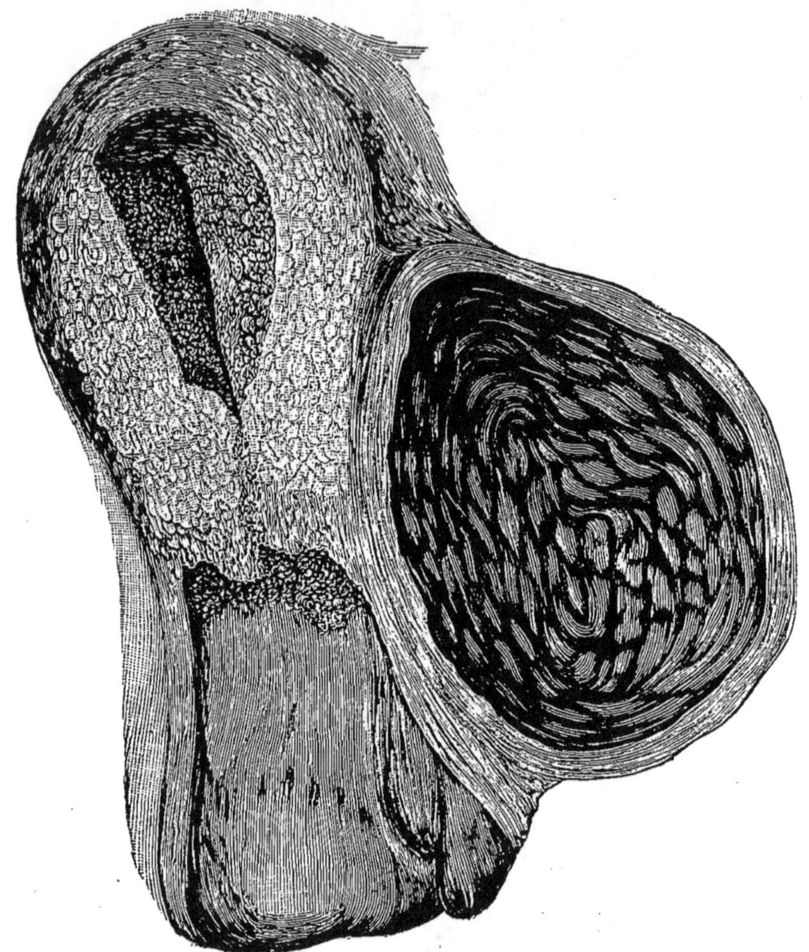

Fig. 142. — Carcinome du col, du corps et de la vessie. Atlas de E. Martin.
2e Édit. par A. Martin.
Les parois vésicales sont épaissies également par l'infiltration carcinomateuse.

ferons ressortir que ces organes ne sont d'habitude pris que très tard par la voie de reflux, alors que dans la profondeur, les vaisseaux lympathiques sont déjà très largement infiltrés (1). —

(1) Blau, *Dissert. inaug. Berlin*, 1870.

Lorsque le travail d'infiltration est continu, le voisinage immédiat du cancroïde augmente de volume et le col paraît fortement épaissi. Ce travail est rarement uniforme sur tout le pourtour du col; le plus souvent il se localise sur un des côtés et produit finalement des adhérences solides entre l'utérus et la paroi du bassin.

Parmi les organes qui, dans le cours de l'évolution néoplasique, participent à l'altération cancéreuse, nous trouvons d'un côté *la vessie* et les *uretères*, de l'autre le *péritoine*.

L'infiltration cervico-vaginale, arrivée dans le domaine de la vessie, entrave la régularité fonctionnelle de ce réservoir et produit les accidents si pénibles de la cystite, avant même que la muqueuse vésicale ne soit devenue malade. De même que la vessie la région péri-urétérale, une fois atteinte, devient le point de départ de complications graves. L'oblitération des uretères amène de la stagnation des urines qui engendre non seulement une rapide dépression des forces, mais donne naissance encore à ce phénomène si particulier d'euphorie qui nous a frappé à l'occasion chez les carcinomateuses et qui est une manifestation urémique.

Les symptômes de l'extension du néoplasme au péritoine sont ceux de l'irritation péritonéale et existent dans tous les cas où la séreuse est devenue le siège de petits noyaux lymphathiques dégénérés ou d'une infiltration *in continuo*.

Le travail d'infiltration cervico-vaginale s'effectue moins souvent vers les régions postérieures qu'en avant. Lorsque l'extension se produit, la dégénérescence atteint le rectum.

Quand le néoplasme se nécrose, il se développe d'énormes foyers ichoreux, tantôt sur la face externe vaginale du col, et tantôt, si la configuration de ce dernier est conservée, dans l'intérieur du canal cervical. Les surfaces ulcérées ont généralement un aspect lardacé, décoloré, et répandent une odeur fétide. Si l'ulcération continue à progresser, elle détruit les cloisons vésico et recto-vaginales et crée des fistules qui donnent passage au contenu de la vessie et de l'intestin. Le vagin n'est plus alors qu'un cloaque ulcéro-gangréneux où viennent se mélanger l'urine, les matières stercorales et les sécrétions utérines. Le processus destructeur, même à une période très avancée, ne produit pas facilement l'ouverture de la cavité abdominale. Lorsqu'il la produit, la péritonite généralisée est rare, parce que, dès le début du mal, il s'est développé, par-dessus les végétations néoplasiques, des adhérences entre la séreuse et les organes circonvoisins.

Les manifestations secondaires dans les organes éloignés sont relativement rares dans cette forme de carcinome. Ce qu'on rencontre le plus fréquemment, ce sont des excroissances verruqueuses qui se développent à distance dans le péritoine et qui, en fin de compte, se transforment en foyers morbides plus considérables.

Les symptômes du carcinome cervical n'ont rien de caractéristique dans la période initiale. A côté de femmes qui, dès le début et avant qu'on n'ait encore pu constater une dégénérescence maligne, se plaignent de *violentes douleurs, d'hémorragies et de sécrétions profuses,* nous en voyons d'autres qui n'accusent pas le moindre accident, même en cas d'infiltration très avancée, et chez lesquelles la découverte du mal est toute fortuite, presque rien, ni souffrances, ni hémorragies, ni écoulements d'aucune sorte ne pouvant attirer l'attention des intéressées.

Les hémorragies suivent, dans les premiers temps, le type menstruel ; puis elles se montrent également dans les périodes intercalaires et sont augmentées par toute irritation génitale, par le coït, les difficultés de la défécation, un effort, etc. Les femmes peuvent perdre beaucoup de sang dès le début ; le plus souvent cependant, elles ne présentent qu'un écoulement abondant de mucus mélangé à du sang. C'est cet écoulement qui appelle l'attention des malheureuses. — Ce qui surtout caractérise le liquide sécrété, c'est sa *fétidité cadavéreuse,* fétidité qui peut cependant faire défaut, même à des périodes avancées de l'affection, et se développer également à l'occasion de processus morbides de nature bénigne. Lorsque le néoplasme se détruit à la surface, les sécrétions ont leur maximum d'abondance et sont simplement purulentes. En cas de nécrose, ces sécrétions s'altèrent par leur mélange avec du sang et des lambeaux de tissu ; leur coloration devient d'un brun sale et elles acquièrent alors cette odeur particulière qui se perçoit à distance.

La *douleur* est sujette à de très grandes variations. Tantôt elle manque depuis le premier jour jusqu'à la catastrophe finale, tantôt elle apparaît et domine la scène dès la période de début. Quelques malades croient ressentir des coliques utérines; d'autres rapportent le siège des souffrances à la région sacrée; chez d'autres encore la douleur prend le caractère péritonitique; enfin les sensations sont quelquefois sourdes, constantes, rongeantes. — Cette triade symptomatique, hémorragie, écoulement fétide et douleur, est complétée par un ensemble de phénomènes accessoires qui dépendent de l'extension du carcinome au voisinage, de l'état cachectique, de l'émaciation et de la dépression des forces. — *Schrœder* a mis en relief la dureté extraordinaire des parois abdominales. A côté de cette altération spéciale, propre en effet à la dernière période de l'affection, j'ai toujours été frappé, chez les femmes atteintes de carcinome, par la sécheresse et la dureté particulière de tout le tronc et des extrémités. — J'ai déjà parlé des accidents consécutifs à la perforation de la vessie. Quant aux symptômes qui se produisent du côté du rectum, ils sont identiques à ceux qui surviennent à l'occasion de toute gêne fonctionnelle de l'intestin. Il est à remarquer encore que ces sortes de malades sont en proie souvent à une agitation inquiète et à une insomnie indescriptible, bien longtemps avant qu'on ne puisse constater des lésions de quelque étendue. Il en est même qui ne parlent d'amélioration que lorsque, après une insomnie de longue durée, l'intoxication urémique les plonge dans la somnolence et le coma.

Dans l'immense majorité des cas il existe de l'inappétence; la nutrition est encore notablement entravée par la tendance au vomissement et les troubles digestifs. Les désirs sexuels sont plutôt exaspérés que diminués; c'est ce qui explique la fréquence de la conception dans des cas de destruction très prononcée du col.

Il est extrêmement difficile d'assigner une durée précise à l'affection carcinomateuse du col; à côté de cas à marche très rapide, où j'ai vu le néoplasme parcourir toutes les phases de son développement dans l'espace de neuf semaines à partir de l'époque où je constatai son existence, j'en ai observé d'autres où l'évolution a duré près de cinq ans, avec des arrêts fréquents, il est vrai, dans sa marche, arrêts produits par l'intervention opératoire.

Le *diagnostic*, en cas de nécrose étendue et de manifestations palpables, n'offre aucune difficulté; l'âge de la malade, la marche de l'affection et les résultats de l'exploration excluent la possibilité d'une erreur. Cela est vrai pour tous les cas où le cancer s'est étendu déjà du col au voisinage et y a produit des lésions profondes.

La chose est loin d'être aussi simple lorsqu'il s'agit de *reconnaître le mal à son début*. Tous les symptômes cliniques qu'on attribue aux dégénérescences malignes peuvent manquer et le toucher ne donne aucune indication certaine (1). Le diagnostic alors ne pourra être édifié *qu'à l'aide des résultats fournis par l'examen microscopique*. Le moindre segment enlevé à la nodosité morbide ou obtenu par l'abrasion de la muqueuse servira, après préparation préalable, de base solide au diagnostic. C'est précisément parce que l'analogie clinique est complète entre le carcinome et les formes avancées de la métrite chronique, lorsque celle-ci a créé une infiltration étendue et des altérations profondes de la muqueuse utérine et du vagin, qu'il faut se garder de fonder son diagnostic sur les résultats du toucher et la marche clinique de l'affection. Cet avertissement a sa valeur aussi bien au point de vue de la guérison possible du processus de nature maligne, s'il est reconnu de bonne heure, qu'au point de vue du traitement à instituer dans les cas d'affections simples et de bonne nature.

Lorsque nous serons à même de poser le diagnostic du carcinome dès le début, les obscurités étiologiques n'existeront plus.

Le *pronostic* lui-même sera moins défavorable dans ce cas car nous pourrons mettre en œuvre, dès le premier jour, une thérapeutique appropriée.

Schrœder revendique pour le cancroïde de la portion vaginale une malignité moindre que celle des autres formes de dégénérescence

---

(1) Voir STRATZ, *Zeitschr. f. Geb. u. Gyn.* XIII, fasc. I.

carcinomateuse, c'est-à-dire du carcinome de la muqueuse du col et de celui du parenchyme cervical. Les différences histologiques qui le séparent de ces deux derniers et qui ont été indiquées par *Ruge* et *Veit*, sont évidemment incontestables; on ne peut pas nier davantage qu'il n'offre de la tendance à la propagation et qu'il ne soit curable localement; les recherches d'*Hofmeier* l'ont prouvé. Malgré tout cependant, *Schrœder* concède que même dans le cancroïde la récidive est possible (*Gesellsch. f. Geb. u. Gyn.*, séance du 24 nov. 1885). D'après lui également, la grossesse crée une complication des plus graves. Ma dernière opération, je veux parler de l'excision, chez une femme enceinte de cinq mois, d'un cancroïde de l'une des lèvres du museau de tanche, avec récidive au bout de deux mois, le démontre jusqu'à l'évidence.

Je ne puis donc porter pour le cancroïde un pronostic aussi optimiste que celui de *Schrœder*. Je veux bien qu'il soit moins grave que celui des deux autres formes de carcinome cervical; mais cela ne m'empêche pas de regarder comme indispensable l'ablation de l'organe entier, alors même qu'il ne serait atteint que partiellement.

Hofmeier (1) a établi que 41, 3 % des femmes auxquelles *Schrœder* fit *l'excision partielle* demeurèrent quatre ans sans trace de récidive. *Schrœder* (2), se basant sur son expérience, prétend « que le cancer du col est curable, tant qu'il reste limité à la matrice et au vagin. Dans le cancroïde de la portion vaginale, l'excision supra-vaginale du col suffit, quoiqu'il faille enlever quelquefois de grosses portions de cet organe. On pourra regarder la guérison comme complète lorsque les malades seront encore en bonne santé un an après l'opération.

« Dans le carcinome de la muqueuse du canal cervical, le processus morbide s'est souvent, dès le début déjà, étendu à la profondeur, au point que l'extirpation totale est toujours nécessaire. Le noyau carcinomateux se propage si facilement au corps de la matrice que ce n'est qu'exceptionnellement que l'on pourra se contenter de l'excision du col seul. »

(1) *Centralbl. f. Gyn.* 1886, nº 6 et *Berl. Klin. Woch.* 1886, nᵒˢ 6 et 7. — *Zeitschr. f. Geb. u. Gyn.*, XIII, fasc. II.

(2) SCHRŒDER, *loc. cit.* Page 309.

Le *Dr Nagel* a commencé à collationner mes documents personnels relatifs aux différents modes de traitement du carcinome. Les difficultés inhérentes aux recherches qui ont trait aux extirpations ne me permettent pas d'en donner dès aujourd'hui le résultat final.

En raison de la difficulté même du diagnostic, il faut exiger de toute observation de guérison que ce diagnostic s'appuie sur l'examen microscopique. Et je crains que ce desideratum ne réduise à néant une notable partie des faits de ce genre. La littérature actuelle renferme des observations fréquentes de guérison définitive (1). Moi-même, dans la première édition de ce livre, je donne un chiffre de seize extirpations vaginales (jusque vers le milieu de 1884) dans des cas de carcinome, pour huit desquelles, c'est-à-dire 50 %, la guérison se maintenait depuis plus de deux ans et demi.

Le nombre des hystérectomies vaginales a énormément augmenté depuis : sur cent trente-quatre extirpations totales pratiquées dans ma clinique jusqu'en janvier 1887, dont neuf faites par *Duvelius* et le reste par moi, l'opération eut lieu quatre-vingt-quatorze fois pour des carcinomes. Soixante-six fois l'ablation de la matrice permit de supprimer toute trace de néoplasme ; dans vingt-huit autres cas, l'utérus fut extirpé, il est vrai, mais il resta des vestiges de dégénérescence dans le voisinage. Chez les dernières enfin on trouva, pendant l'opération, des ganglions dégénérés situés dans le voisinage ou encore des infiltrations éloignées, qu'il ne pouvait être question d'enlever. Dans le groupe des soixante-six opérations radicales, onze des malades moururent des suites de l'intervention. Sur les cinquante-cinq survivantes, quarante-quatre me donnèrent de leurs nouvelles. Quant aux onze dernières qui n'ont été opérées que depuis la fin de l'année 1885, je ne puis les faire entrer encore en ligne de compte. Parmi ces quarante-quatre donc, trente et une sont demeurées en bonne santé ; les treize autres ont eu des récidives. *Ce qui donne, pour l'hystérectomie chez les carcinomateuses, un chiffre de 70 % de guérisons.* Les résultats (2)

(1) Pawlick, *Wiener Klinik*, 12 Déc. 1882.
(2) *Ges. f. Geb. u. Gyn. zu Berlin*, 1887, 14 Janvier.

sont du reste indiqués, année par année, dans le tableau ci-dessous :

Hystérectomies vaginales dans les cas de lésion limitée, abstraction faite des cas suivis de mort.

ANNÉE DE L'OPÉRATION	CANCROÏDE DE LA PORTION VAGINALE			CARCINOME DU COL			CARCINOME DU CORPS		
	NOMBRE	jusque fin 1886		NOMBRE	jusque fin 1886		NOMBRE	jusque fin 1886	
		FEMMES restées saines	RÉCIDIVES		FEMMES restées saines	RÉCIDIVES		FEMMES restées saines	RÉCIDIVES
1880..........	—	—	—	2	1 (1)	1	1	1	—
1881..........	—	—	—	6	2	4	1	1	—
1882...	—	—	—	6	2 (2)	4	5	4	1 (3)
1883..........	—	—	—	2	2	—	3	3	—
1884..........	2	2	—	4	4	—	2	2	—
1885..........	1	—	1	8	6	2	1	1	—
Totaux....	3	2	1	28	17	11	13	12	1
1886..........	1	—	—	7	—	—	—	—	—
1887..........	1	—	—	2	—	—	1	—	—

(1) Mort 1 an 1/2 après l'opération par phtisie pulmonaire.
(2)   —   3 ans 1/2   —   —   —
(3)   —   4 ans   —   par cancer de l'ovaire.

Des treize qui présentèrent des récidives, il y en a deux qui avaient été opérées pour un cancroïde de la portion vaginale. Il faut donc admettre qu'en cas de cancroïde, même l'extirpation totale ne préserve pas de la récidive. On n'a pas encore déterminé avec certitude la durée de la période latente, intermédiaire entre l'opération et la récidive; la plupart cependant des carcinomes du col récidivent avant la fin de la première année.

Dans l'état actuel des connaissances étiologiques, *la prophylaxie* du carcinome ne peut être que des plus obscure. Cependant, eu égard à la possibilité d'une dégénérescence maligne, il me semble prudent de faire disparaître tous les états d'irritation chronique de la muqueuse et du stroma cervicaux qui deviennent si souvent le point de départ de l'affection carcinomateuse. Il faudra traiter énergiquement les catarrhes chroniques, les infarctus, les néoplasies cervicales dont la bénignité initiale est incontestable, et cela d'autant plus que la femme se trouvera à l'âge qui prédispose si facilement aux néoproductions de mauvaise nature. — En tenant compte du mode d'évolution déjà indiqué de la dégénérescence maligne, mode d'évolution que mon père a décrit en se basant sur une longue série d'observations, et que j'ai eu occasion bien souvent de constater dans ma pratique, j'ai toujours conseillé aux veuves de maris syphilitiques de ne pas se remarier. Je considère le conseil donné comme une mesure prophylactique au premier chef.

Le *traitement* du carcinome cervical ne doit pas seulement avoir pour but la destruction du néoplasme, mais encore celle du sol même où il est né. Je ne jugerai pas ici les divers moyens préconisés à cet effet dans la plupart des ouvrages classiques. Mon expérience personnelle m'a fait renoncer à l'emploi du fer rouge et aux cautérisations quelles qu'elles soient, alors même que l'affection est encore tout à fait localisée. Je suis persuadé qu'une cautérisation, si profonde qu'elle soit, ne peut donner de résultats durables, même au début. Dans les cas de carcinome circonscrit où jadis j'insistais sur ces moyens, l'espoir initial du succès fut bien vite déçu par l'apparition de la récidive. L'amputation complète du col elle-même telle que la recommande *Schrœder* (1) m'a donné de mauvais résultats dans un certain nombre de circonstances. Sur vingt-huit femmes opérées par ce procédé, deux seulement sont restées indemnes pendant plus d'une année ; et toutes deux suc-

(1) *Zeitschr. f. Geb. u. Gyn.*, tome III, p. 419, et tome VI, p. 213. Hofmeier a communiqué les résultats de la statistique de Schrœder au Congrès des naturalistes à Berlin en 1886 dans un plaidoyer brillant en faveur de l'opération partielle du cancer du col. — Ma dernière tentative d'opération partielle pour un cancroïde du col remonte à l'été de 1885. La patiente était grosse de cinq mois et tenait à conserver son enfant. Au bout de deux mois la lésion récidiva et se développa avec une rapidité telle qu'en quelques semaines toute opération radicale se trouva empêchée.

combèrent très rapidement à la récidive, malgré l'excision et la destruction maintes fois répétées des nouveaux foyers néoplasiques.

Tout le monde est d'accord sur la nécessité de pratiquer l'hystérectomie totale dans les cas de carcinome de la muqueuse cervicale et de carcinome tubéreux du col. Même pour le cancroïde de la portion vaginale, bien des auteurs regardent ce mode de traitement comme le seul qui confère quelque garantie. Quelque pénible qu'il soit d'abandonner, en cas de cancroïde, l'espoir de conserver l'organe dans ses parties essentielles et de laisser intacte l'aptitude procréatrice de la femme, je crains fort que les circonstances ne nous contraignent de plus en plus à préférer la conservation du sujet et à recourir dès le début à l'extirpation totale. Ce n'est pas que je ne comprenne la gravité d'une telle résolution en présence d'une lésion limitée du col ; mais je trouve la justification de l'intervention radicale dans les angoisses et les souffrances qui accompagnent toujours les opérations partielles nécessitées par les récidives. Je recommande donc, *dans les phases initiales de toutes les formes de carcinome, de peser de suite les chances de l'opération radicale et, si le caractère carcinomateux de l'affection a été établi d'une façon incontestable par l'examen microscopique, d'avoir recours immédiatement à l'extirpation totale de la matrice.* Je ne pratique l'amputation infra ou supra-vaginale que dans les cas douteux, et afin de me procurer les matériaux indispensables à l'édification du diagnostic. Dès que celui-ci est posé, je procède, immédiatement s'il est possible, et en tous cas aussitôt qu'il survient la moindre trace de récidive, à l'hystérectomie vaginale.

L'immense majorité des carcinomes du col ne viennent en traitement que quand l'opération radicale ne présente plus aucune chance de succès durable. Il ne peut plus être question d'une opération de ce genre soit en raison de l'infection du vagin et des régions périvaginales et de l'extension de la dégénérescence aux ligaments larges, soit à cause du développement sous-séreux de chapelets ganglionnaires. L'opération, dans ces cas, n'offre non seulement pas la moindre chance de guérison radicale, mais elle présente des difficultés d'exécution extraordinaires ; le danger de l'intervention est d'ailleurs bien plus considérable que lorsque l'utérus est encore mobile et libre de toute adhérence. J'ai tenté l'extirpation totale dans vingt-huit cas où le carcinome s'était étendu bien au delà de l'utérus. Dix-huit d'entre les femmes sont mortes dans les premiers quinze jours, et cependant il n'était resté que peu de chose en fait de tissus dégénérés; elles succombèrent en partie à l'étendue des lésions opératoires, en partie à la septicémie, en partie aux conséquences de l'anémie et de la cachexie. C'est précisément dans les cas de ce genre que les hémorragies sont faciles et abondantes et que l'hémostase rencontre des obstacles considérables dans la fragilité des tissus à lier. En somme mes résultats n'atteignent de valeur réelle qu'en établissant ce fait final, que sur soixante-six extirpations totales pour des carcinomes, je n'ai eu que onze décès.

Eu égard à cette circonstance peu encourageante que, chez la plupart des femmes, la présence du carcinome n'est constatée que *beaucoup trop tard*, il reste à se demander si après tout il faut instituer, dans le cancer du col, une thérapeutique autre que le traitement symptomatique par les narcotiques, les styptiques et les désinfectants. Ma réponse à cette question est affirmative. Car bien que par l'opération nous ne puissions venir en aide qu'à une minime proportion de ces malheureuses, c'est avec elle cependant que nous lutterons avec le plus d'avantages contre les cas soi-disant inopérables. Avec elle en tous cas nous relèverons le courage défaillant des malades bien mieux qu'avec n'importe quelles prescriptions médicamenteuses.

Lorsque le traitement radical n'offre réellement plus aucun espoir, il faudra se résigner a combattre la triade symptomatique déjà nommée : *l'hémorragie, les sécrétions ichoreuses* et les *douleurs.*

Les *hémorragies* provenant des organes malades et infiltrés sont plus ou moins abondantes. Tantôt il n'existe qu'un suintement continu d'un liquide richement coloré par du sang; tantôt il se produit des évacuations formidables de sang entremêlé de caillots et de lambeaux de tissus dégénérés. A mon avis, l'on ne peut devenir maître de ces hémorragies qu'en détruisant la surface du carcinome et en mettant à nu la base infiltrée de la tumeur. *L'écoulement de sanie* sera lui aussi combattu en vain, tant que la base néoplasique ne sera pas mise à découvert. Mais ce qu'il y a de plus frappant c'est la disparition, aussitôt après la destruction des masses végétantes, des *douleurs* qui déjà résistaient à la morphine.

La *destruction de la tumeur* qui doit précéder la mise à jour de la zone d'infiltration, se réalise facilement à l'aide de la cuiller tranchante, des extrémités digitales ou du couteau et des ciseaux. La *perte de sang* qui accompagne cette opération est rarement abondante ; quelquefois même l'ablation des masses hyperplasiques se fait sans aucune hémorragie. Cependant, pour limiter l'écoulement sanguin possible, il est bon d'employer comme moyen prophylactique la ligature en masse des environs du col en partant de la voûte vaginale. L'opération se pratique, la malade étant dans le décubitus dorso-sacré, selon les règles indiquées à la page 31 et avant de commencer le grattage des végétations néoplasiques. Ces sortes de ligatures en masse doivent toujours être appliquées avec une certaine force, car bien souvent elles portent sur des masses considérables de tissus. Les artères utérines une fois liées, on peut procéder en toute tranquillité au curettage à fond du carcinome cervical. Dans d'autres cas, il suffit de poser une certaine quantité de sutures aussi profondes que possible, tout autour de la portion vaginale, au fond du cul-de-sac. L'hémorragie s'arrête aussitôt et l'on n'a plus qu'à faire le grattage selon les circonstances.

Autant que possible, je suture entre elles les parois de la cavité consécutive à l'abrasion, dans le but de la rendre inoffensive. La suture du moignon utérin peut se pratiquer de deux façons. *On attire vers le bas le moignon de la matrice ; on enfonce les aiguilles dans les lèvres de la perte de substance vaginale et on leur fait embrasser toute la plaie jusqu'au moignon.* La surface cruentée ainsi embrassée est obturée finalement d'une façon complète par le serrement énergique des fils. On termine par la réunion des lèvres de l'orifice interne avec celles de la perte de substance du vagin. (Fig. 143 *aa'*.) De même, on peut réunir les bords de la plaie en posant, tout autour du col, des fils qui entourent toute la surface saignante, et serrer l'une contre l'autre les parties qui ne peuvent être suturées au moignon. Ce mode de suture suppose toujours une certaine mobilité de la matrice. Celle-ci n'est-elle plus suffisante, on a recours à la suture horizontale des lèvres de la plaie avec le moignon. Ce dernier procédé exige, pour son exécution, une certaine habileté dans l'application des sutures. Et cette habileté est d'autant plus nécessaire qu'on a quelquefois à combattre de très fortes hémorragies. Je me

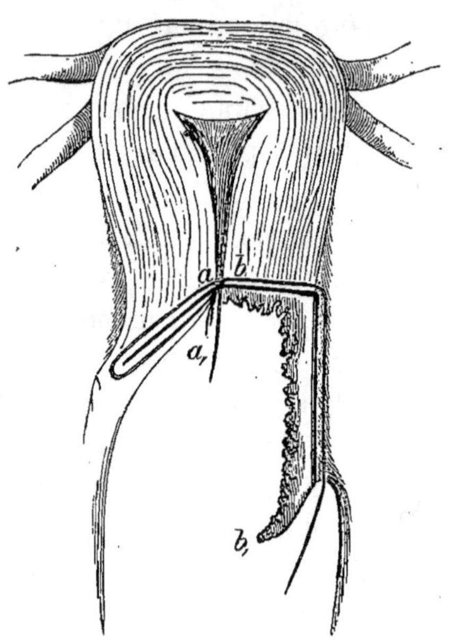

Fig. 143. — Excision d'un carcinome du col soi-disant inopérable. Suture.

a–b, bords du canal utérin au niveau du moignon
a₂–b₂,   —   —   au niveau du vagin.

sers tantôt d'aiguilles à fistule ordinaires, tantôt d'aiguilles plus grandes et fortement incurvées, que j'enfonce, comme on le fait toujours, avec de simples porte-aiguilles de *Langenbeck*. Je pose presque toujours, avant de les serrer, la totalité des fils qui embrassent la perte de substance et ressortent dans le segment encore solide du tronçon utérin, et je badigeonne la plaie elle-même avant la réunion avec de l'iodoforme. Dans les cas relativement favorables on obtient ainsi un moignon qui est fortement enclavé dans les tissus voisins et qui guérit ordinairement sans le moindre accident. Il arrive souvent, il est vrai, qu'une partie de la cavité demeure découverte ; on devra s'estimer heureux, dans ces cas, si la ligature de voisinage produit l'hémostase complète en cette région restée à nu. Depuis ces derniers temps, j'ai l'habitude de cautériser ces cavités avec de l'iodoforme ou du perchlorure de fer, et de les remplir avec de l'ouate salicylique.

Le second mode de suture embrasse tout le plancher pelvien qu'on garnit sur une grande étendue de points de matelassier. Lorsque la mobilité de la matrice est limitée au point de ne pas permettre même une suture partielle de la cavité avec le moignon et que cette cavité rigide est immobilisée, comme cela arrive presque toujours, dans la profondeur du vagin, cela ne m'empêche pas de préférer le traitement par la suture à tous les autres procédés d'hémostase. Je suture dans ces cas, et en partant du vagin, le *cratère* sur tout son pourtour, de façon à ce que l'ouverture se trouve entourée sur les parois antérieure, postérieure et latérales du vagin par une ligne non interrompue de points solides de suture. (Fig. 144.) S'il est possible de poser ces derniers en dehors de la zone infiltrée, il faudra se hâter de le faire ; si au contraire la chose est impossible, on traversera avec les fils même les tissus infiltrés, quelque difficile que doive être dans ce cas la formation des nœuds. Quant à la cavité béante, on la touche avec de l'iodoforme ou du perchlorure de fer et on la bourre de coton.

Je m'abstiens volontiers, dans ces sortes d'opérations, de couper les fils, parce que ceux-ci peuvent m'être utiles en cas d'hémorragie consécutive. Je les enferme dans la cavité obturée et je remplis finalement le vagin avec du coton. Je me sers à cet effet de coton préparé qui offre bien moins d'inconvénients que n'importe quelle autre substance. Les résultats de l'emploi de jute, de gaze et en dernier

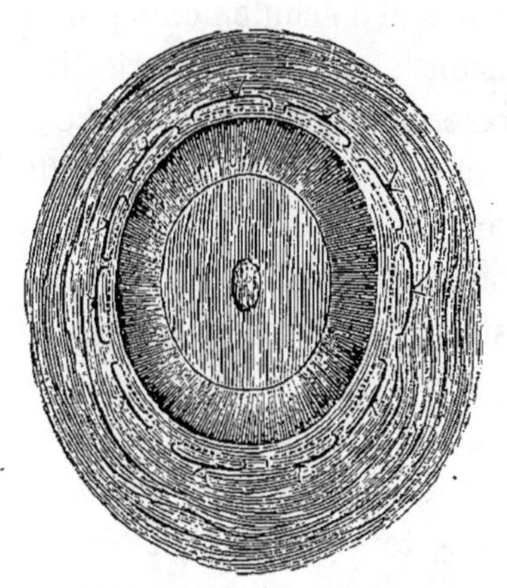

Fig. 144. — Réunion des bords de la perte de substance de la voûte vaginale.

lieu de ouate de bois n'ont été que peu satisfaisants; c'est ce qui m'a fait revenir à l'usage du coton.

*Le **traitement consécutif*** est très simple. Lorsque la suture a été complète, j'ordonne le repos au lit pendant huit à dix jours; les tampons sont enlevés le second, au plus tard le troisième jour; on enlève ensuite les fils. A ce moment on fera faire des injections vaginales hygiéniques et désinfectantes; on veillera au bon fonctionnement de la digestion, et on administrera à l'opérée une nourriture des plus fortifiantes. S'il survient des douleurs, on les combattra à l'aide de la vessie de glace ou d'injections de morphine. Là où on aura bourré la cavité opératoire avec du coton, on laissera celui-ci en place pendant quarante-huit heures. On le retire au bout de ce temps, et ce n'est qu'en cas de tendance hémorragique prononcée qu'on appliquera de nouveaux tampons. Sinon on fait coucher les malades sans poser le moindre pansement. Celles-ci demeurent au lit pendant cinq ou six jours encore en continuant les injections désinfectantes. A partir de cette époque, on stimule le travail cicatriciel de la plaie en touchant celle-ci avec de la teinture d'iode, du chlorure ferrique, ou en la recouvrant avec de l'ouate de bois au sublimé ou des plumasseaux d'iodoforme.

Très souvent, lorsqu'il s'agit de carcinomes très avancés, la récidive survient avant même que la cicatrisation soit complète. Ce n'est qu'en cas d'hémorragies abondantes et d'écoulements profus nouveaux, que je procède à une abrasion et à une cautérisation nouvelles et immédiates. Il n'est pas rare de voir la récidive prendre la forme tubéreuse, ou se borner à une infiltration générale laissant la surface intacte, de sorte que les malades succombent finalement sans présenter de plaies vaginales visibles : ce fait me paraît constituer un résultat qui n'est pas à dédaigner dans les carcinomes dits inopérables. Il m'est arrivé bien souvent d'avoir pu préserver ainsi des malheureuses d'hémorragies, jusqu'à leur mort, d'écoulements ichoreux et même de douleurs. *L'horrible puanteur* des liquides sécrétés n'est pas toujours justiciable de l'iodoforme et du sublimé; on réussit mieux avec l'eau oxygénée (3 %) et le thymol (1 °/₀₀).

Si j'opine en faveur de l'intervention chirurgicale dans les cas de carcinome où l'opération radicale n'est plus possible, je le fais

d'une part pour le moral des malades, d'autre part parce que j'ai
observé fréquemment que l'opération maintient les souffrances des
pauvres femmes dans de certaines limites. Je ne renonce à l'opération que quand l'infiltration s'est propagée jusqu'immédiatement
sous la vessie et le rectum, et qu'il devient impossible de ne pas
blesser ces organes au cours de l'opération. Je juge les blessures
du péritoine moins graves ; il m'est arrivé bien des fois d'être obligé
d'en suturer des solutions de continuité et d'établir le drainage
par le vagin, pour rendre ces accidents inoffensifs. — Dans les cas
d'infiltration très étendue, la thérapeutique se réduit à l'emploi des
injections avec l'acide pyroligneux rectifié, le perchlorure de fer,
le sublimé, l'acide phénique, etc., à l'usage de l'iodoforme, de la
morphine et d'autres substances analogues. Les femmes trouvent
parfois aussi du soulagement dans l'emploi de bains de siège tièdes
et d'irrigations rectales.

En parlant ainsi du mode de traitement le plus répandu,
je crois, des carcinomes inopérables, ce n'est pas que je veuille rejeter en principe tous les autres procédés proposés dans ce sens. J'ai
par devers moi une très longue expérience de l'emploi des cautères
potentiel et actuel. Et tout d'abord je dois dire que les résultats
qu'on en obtient sont souvent satisfaisants et que leur emploi est
dans un certain nombre de cas plus facile que le procédé que je
viens d'indiquer. Cependant diverses circonstances m'ont amené à
renoncer aux agents de cautérisation. D'une part il est souvent très
difficile avec eux de combattre l'hémorragie ; quelquefois la perte
de sang pendant l'opération et l'hémorragie consécutive, qui ne
tardait guère, provoquaient des symptômes extrêmement menaçants : deux fois les femmes moururent exsangues. Or, depuis que
je fais la suture, je n'ai eu à déplorer ni hémorragies copieuses
pendant l'opération, ni hémorragies consécutives graves. Un
second inconvénient des caustiques consiste dans l'impuissance
où nous sommes de contrôler leurs effets. J'ai vu plusieurs fois
dans le cours de la première convalescence, et surtout après
cautérisation par le chlorure de zinc, des lésions de la vessie et
du rectum qui ne firent que rendre le mal plus insupportable qu'il
ne l'aurait été sans cela. Enfin la guérison, si j'en juge par mes documents personnels, est bien plus rapide après l'emploi de la suture.

Il y a quelques années il nous est arrivé d'Amérique des relations si extraordinaires au sujet du traitement des carcinomes par l'électrolyse (1), que je me suis fait un devoir de contrôler ces assertions. J'ai traité par ce moyen un nombre de cas très respectable, et toujours le résultat final a été négatif : aussi me suis-je abstenu de toute tentative ultérieure.

Lorsque le *carcinome* est compliqué de *grossesse*, l'extirpation totale n'est justifiée, à mon avis, qu'au cas où l'ablation complète de la tumeur est encore possible (2). En pareille circonstance, l'ablation de l'utérus gravide est parfaitement indiquée. Quant à l'intervention palliative dans les cas dits inopérables, elle me paraît devoir être réservée aux cas où l'hémorragie, l'écoulement ichoreux et les souffrances rendent la vie intolérable à la femme en état de grossesse. De ce fait la continuation de la gestation est évidemment compromise ; car à côté de la petite quantité de cas où l'indifférence de la matrice demeure complète vis-à-vis des tentatives thérapeutiques, il y en a une foule où l'utérus répond à l'opération par l'expulsion de l'œuf (3). A la fin de la grossesse, le traitement dépendra de l'étendue du mal. Celle-ci est-elle restreinte, l'accouchement pourra toujours se faire par les voies naturelles ; même en cas de dégénérescence étendue, il se produit parfois d'une façon inattendue un relâchement nécessaire à l'évacuation normale de l'enfant. Mais quand la totalité des viscères pelviens est atteinte, quand il faut s'attendre à une destruction complète de toutes les parties molles du bassin au moment du passage du fœtus, je donne la préférence à l'opération césariennne qui, pratiquée au moment opportun, présente bien plus d'avantages et pour la mère et pour l'enfant.

(1) Americ. Journ. of Obstetric., 1881.

(2) Je n'ai rencontré qu'une seule fois une complication de ce genre, et la femme se refusa à l'opération. Voir Landau-Gottschalk, *Bericht d. geburtsh. Gessellsch.* 14 mai 1886.

(3) Benicke, *Zeitschr. f. Geb. u. Gyn.* Tome I, 1887.— Frommel, *Zeitschr. f. Geb. u. Gyn.* V, 158. — Stratz, *Zeitschr.*, fasc. II, et *Sitzungsbericht d. Ges. f. Geb. u. Gyn.* 1886.

II — Carcinome du corps de la matrice

Il est remarquable de voir combien la fréquence du carcinome cervical dépasse celle du carcinome du corps de l'utérus. Cependant la rareté de ce dernier a certainement été exagérée jadis ; car aujourd'hui que nous possédons, dans le curettage de la cavité utérine et l'examen microscopique, une excellente méthode de diagnostic, le nombre des carcinomes du corps augmente d'une façon frappante.

Le carcinome du corps se développe surtout chez les femmes d'un certain âge, chez celles qui approchent de l'âge critique ; il est rare avant l'âge de trente ans. On le rencontre évoluant, sur un sol cliniquement sain en apparence, chez des femmes qui ont traversé la période d'involution sénile sans présenter le moindre accident et qui, sans cause connue, recommencent à avoir « leurs sangs ». Cette particularité explique quelque peu pourquoi le carcinome du corps survient relativement plus souvent chez les nullipares que chez les femmes qui ont enfanté.

Au point de vue *anatomo-pathologique,* nous savons que dans l'immense majorité des cas la dégénérescence maligne part des appareils glandulaires (1), que ceux-ci soient altérés ou non. Il est certain que le carcinome est créé fréquemment par l'endométrite folliculaire, ce qui fait que cette affection acquiert une importance extrême. (Fig. 145 et 146.) C'est dans ces cas précisément qu'on a constaté à diverses reprises, à l'aide du microscope, la transformation de l'adénome en carcinome. Ordinairement le carcinome du corps consiste en une *infiltration diffuse* des tissus; il se révèle rarement par des *végétations circonscrites faisant saillie au-dessus des parties voisines,* c'est-à-dire par des *végétations polypiformes.* Son évolution ultérieure se caractérise par une décomposition rapide, décomposition qui donne naissance à des ulcérations profondes, déchiquetées, entourées du tissu utérin infiltré et en voie de destruction. De cette

---

(1) C. Ruge et J. Veit, *Zeilschr. f. Geb. u. Gyn.,* VI, 261 et Veit, *Deutsche med. Wochenschrift,* 1883, nº 1.

façon la tumeur a déjà atteint dans bien des cas le péritoine,
avant d'envahir le col et de devenir ainsi accessible à l'exploration digitale. (Fig. 146.) Un fait qui en est une preuve incontestable est celui que j'ai présenté en juin 1886 à la société d'Obstétrique et de Gynécologie de Berlin.

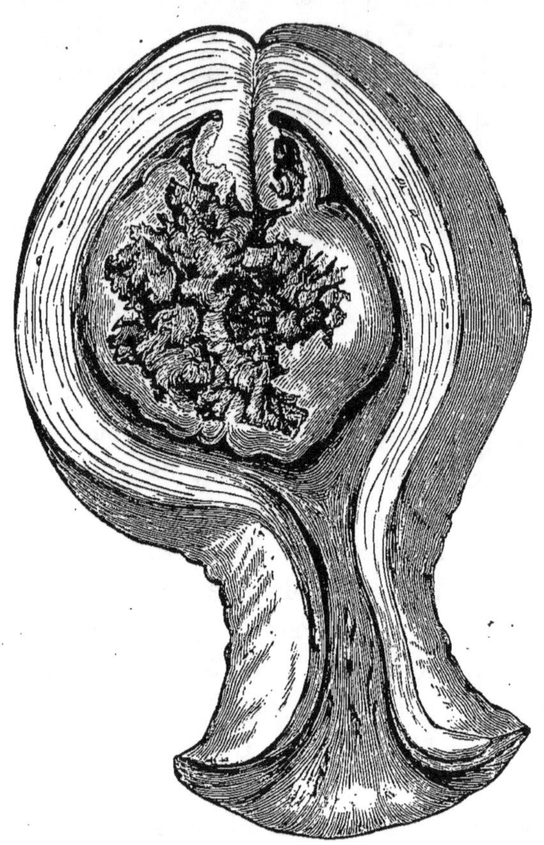

Fig. 145. — Carcinome du corps.
Extirpé le 28 février 1882. N'a pas encore récidivé depuis.

*Les symptômes du carcinome du corps sont l'hémorragie
et l'augmentation des sécrétions.* Chez les femmes jeunes,
l'hémorragie peut revêtir le type menstruel; chez celles d'un
certain âge, elle se produit sous forme d'un suintement qui se
mélange aux autres sécrétions pour devenir plus tard une perte
de sang véritable et abondante. Les sécrétions ne présentent

au début que peu de différence avec la leucorrhée de l'endométrite ; plus tard elles acquièrent une odeur cadavéreuse spéciale
et renferment très souvent de plus ou moins grandes portions
des surfaces ulcérées. Elles peuvent être retenues à l'occasion
dans la cavité utérine ou le canal cervical, sans pour cela com-
muniquer le processus malin à ces régions.

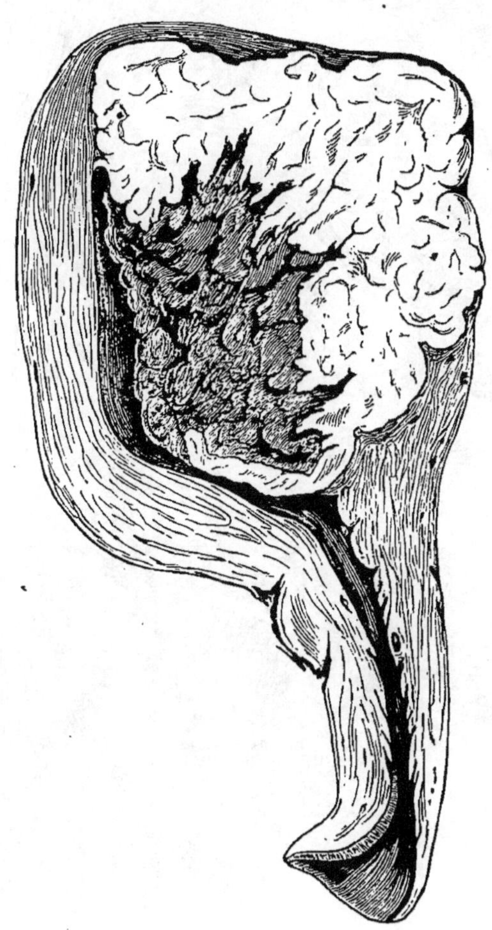

Fig. 146. — Coupe transversale de la préparation de la fig. 145.

Quant à la *douleur*, elle dépend moins des progrès du mal que
de l'obstacle que rencontre l'utérus infiltré dans les tentatives
qu'il fait pour évacuer son contenu, et de la propagation de la
dégénérescence au péritoine. L'irritation de ce dernier donne lieu

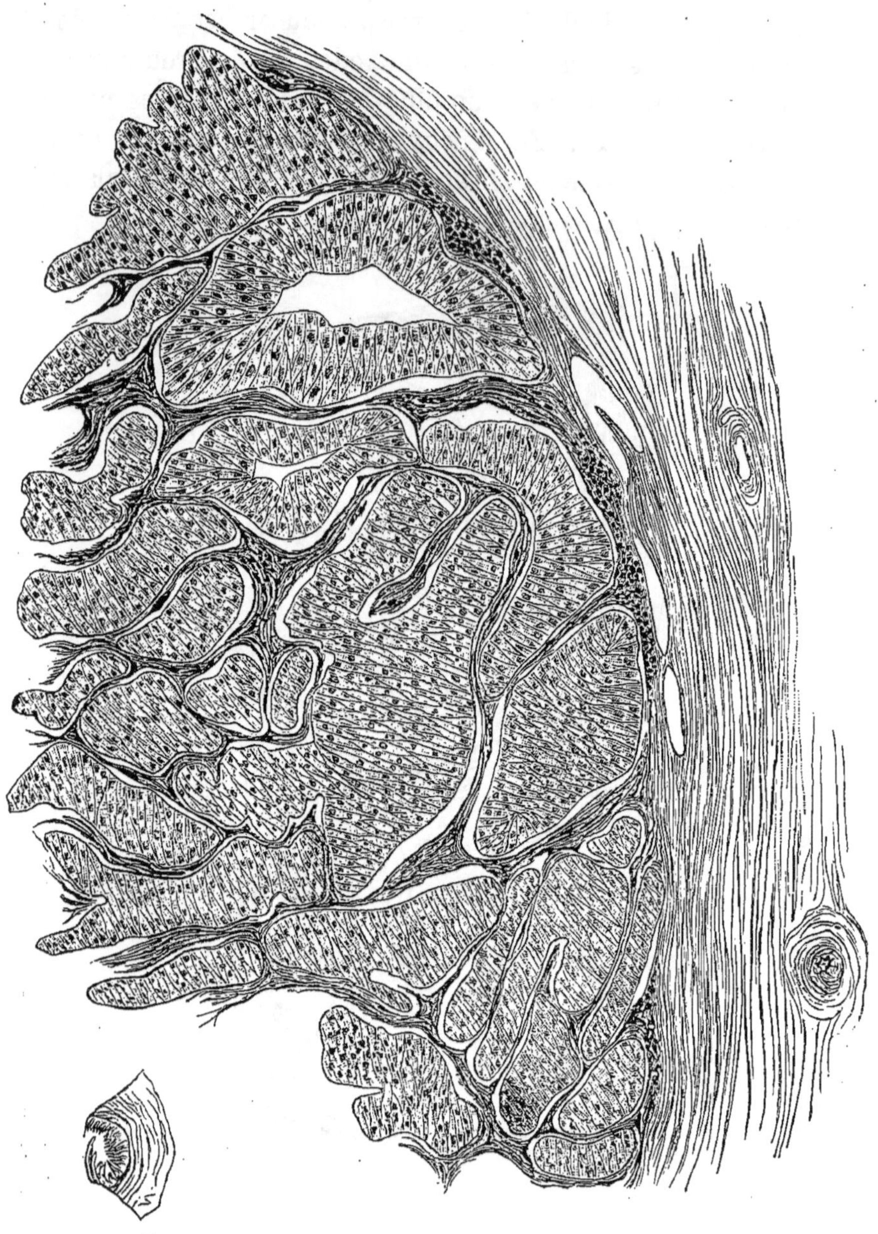

a Grandeur naturelle de la
préparation

Fig. 147. — Carcinome du corps.
Préparation microscopique d'après C. Ruge et Veit.

aux symptômes ordinaires et provoque la formation d'adhérences
avec les organes voisins.

Aucune des manifestations cliniques ne suffit pour établir le *diagnostic*. Certes l'apparition de pertes irrégulières chez une femme ayant atteint ou dépassé la ménopause éveillera l'attention. L'intégrité du col, l'hypertrophie légère du corps, sa mollesse et sa sensibilité spéciales, l'évacuation de plus en plus abondante de sécrétions fétides, mélangées de sang, la constatation à la surface de la matrice d'épaisissements tubéreux ou d'infiltrations superficielles, tout cela ne fera que confirmer le soupçon de carcinome. Mais nous n'acquerrons la certitude que par le *curettage* de la cavité utérine et *l'examen microscopique des portions abrasées*. (Fig. 147.)

Ce curettage exige les plus grandes précautions, car la base infiltrée et ulcérée du carcinome se laisse facilement perforer. On produirait ainsi une communication entre l'utérus et la cavité abdominale qui ne ferait que hâter la catastrophe, à moins que l'irritation péritonéale n'ait déjà créé des adhérences protectrices contre ce genre d'accidents.

La suppression du foyer pathologique constitue l'unique *traitement du carcinome du corps de l'utérus. Tant que la dégénérescence n'a pas envahi le voisinage, on pourra choisir entre l'hystérectomie vaginale et l'amputation supra-vaginale de la matrice. L'hystérectomie vaginale* rencontre fréquemment des difficultés dans le volume de l'organe malade et la friabilité des tissus, joints à une étroitesse fâcheuse du vagin.

Aussi dans les cas où le corps de l'utérus sera très volumineux, on aura recours à la *laparotomie* et à *l'amputation supra-vaginale*. Si le col est déjà malade, on enlèvera également son segment supérieur ou, si l'hystérectomie vaginale n'est pas possible, on extirpera l'utérus tout entier par la voie abdominale (opération de *Freund*). On pourra opérer en deux temps : enlever le corps par en haut et extirper le col par le vagin. Dans certains des cas que j'ai eus à traiter, l'hystérectomie vaginale réussit ; dans les autres l'amputation supra-vaginale fut suffisante.

Trois fois seulement j'ai employé la méthode de *Freund* modifiée, et trois fois les malades succombèrent. La première mourut de récidive avant la fin de la première année ; les deux autres moururent dans le collapsus sans présenter la moindre réaction.

Ces deux dernières étaient d'ailleurs tellement affaiblies par les souffrances et les hémorragies antérieures, que l'opération n'avait été tentée que comme une dernière chance de salut.

Les résultats favorables de l'extirpation utérine en cas de carcinome du corps s'expliquent par la situation anatomique de ce dernier. L'unique récidive que j'ai observée ne donna lieu aux symptômes initiaux de dégénérescence maligne dans un ovaire demeuré en place, que quatre ans après l'opération.

Lorsque les lésions carcinomateuses ne sont plus justiciables d'une intervention radicale, il faut avoir recours à un traitement symptomatique. Ce traitement devra consister, dans la plupart des cas, dans le grattage de la cavité utérine et dans la cautérisation de la zone d'infiltration à l'aide d'agents tels que le perchlorure de fer. Ces moyens arrêteront, quoique d'une façon temporaire seulement, les hémorragies et les écoulements ichoreux.

c) *Sarcome de l'utérus*

Le sarcome de l'utérus atteint tantôt la muqueuse, tantôt le parenchyme de l'organe (1). Sa rareté est telle que nous ne possédons jusqu'à présent qu'un nombre d'observations relativement restreint. A côté de documents anciens déjà, je dispose de deux observations de date récente. La première a trait à une malade que j'opérai au mois de février 1886; la seconde, au mois d'octobre de la même année. La préparation microscopique du sarcome de la première ressemble à celle représentée par la fig. 148; seulement la tumeur était plus volumineuse. Dans le second cas, il s'agissait de dégénérescence sarcomateuse d'un myôme d'existence déjà ancienne.(Voir *Orthmann. Ges. f. Geb. u. Gyn. zu Berlin*. 13 nov. 1886; *Centralb. f. Gyn.* n° 50.)

A. **Le sarcome de la muqueuse,** contrairement au carcinome, se développe de bonne heure et surtout chez les nullipares. Il prend naissance, semble-t-il, dans les cellules connectives interglandulaires. La plupart du temps la forme micro-cellulaire du sarcome — plus rarement la variété fusiforme — donne lieu à des végétations proéminant dans la cavité utérine qui peuvent créer

(1) Schröder, *Lehrbuch*, VII, page 320.

les manifestations spéciales aux polypes muqueux. Dans d'autres cas les végétations se développent largement en surface, et leur ulcération peut amener la destruction de la paroi utérine; le processus pathologique arrive alors sous le péritoine et se propage de tous côtés.

Les symptômes de cette forme de sarcome sont l'hémorragie et l'écoulement sanieux. Le troisième signe de la dégénéres-

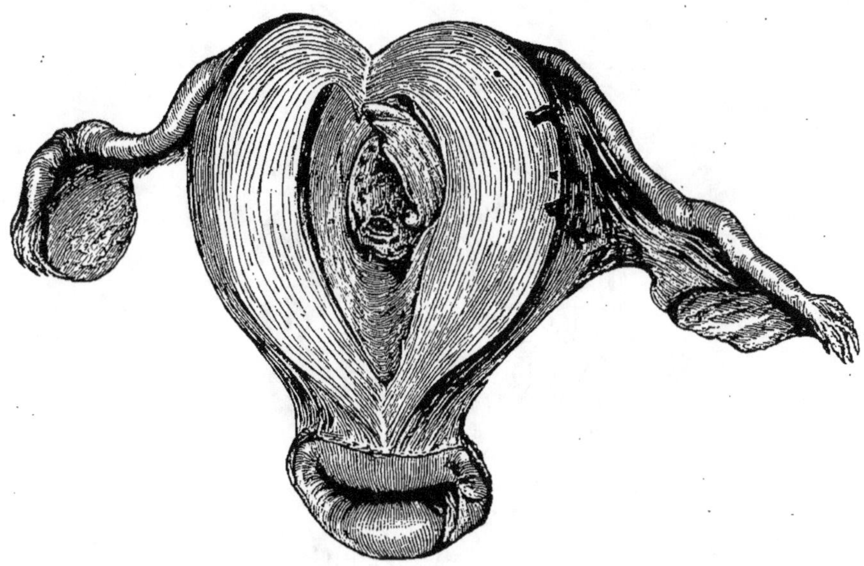

Fig. 148. — Fibro-sarcome du corps, extirpé le 3 février 1884.

cence maligne, la douleur, peut faire défaut ou dominer les deux autres, ainsi que je l'ai constaté chez une de mes malades. Cette femme se plaignait de souffrances insupportables dans le bas-ventre, souffrances qui prirent un caractère périodique et qui seules amenèrent la malheureuse à demander l'opération. Quant aux écoulements sanguins et ichoreux, ils sont toujours restés chez elle des plus modérés.

Les **signes physiques** du sarcome ne diffèrent que peu de ceux des autres néoplasmes. L'utérus est épaissi, sensible; le col est béant. Le doigt rencontre, au niveau de l'orifice utérin et au-dessus, des végétations à caractère spongieux et qui n'ont rien de spécial. Seul l'examen microscopique permet d'établir le diagnostic. (Fig. 150.)

L'édification de ce diagnostic, en cas surtout d'avortements antérieurs, exige la plus grande circonspection; d'autant plus que *le pronostic* est des plus douteux.

Le ***traitement*** devra viser, comme pour le carcinome, l'extirpation des parties malades. Le cas échéant, on se contentera de traiter les symptômes afin de supprimer, ne fût-ce que d'une façon passagère, les hémorragies, les écoulements sanieux et la douleur.

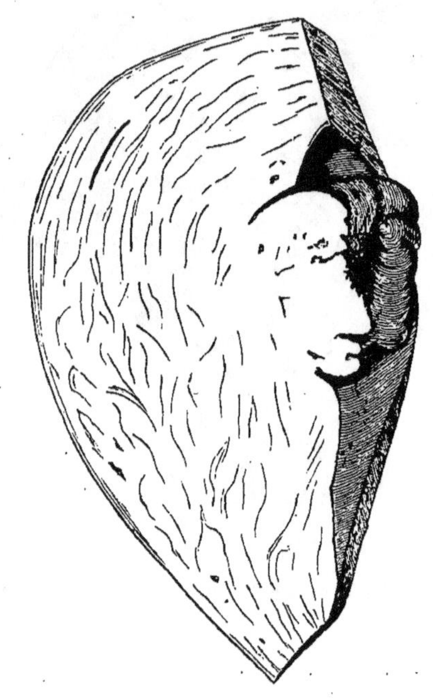

Fɪɢ. 149. — La préparation précédente vue de profil.

b) ***Le sarcome du parenchyme***, désigné par *Schrœder* sous le nom de « ***sarcome fibroïde*** », consiste essentiellement dans la dégénérescence sarcomateuse de fibro-myômes circonscrits. Deux de mes observations (fig. 148 et 149) viennent corroborer l'assertion de *Schrœder* d'une manière frappante. Le sarcome fibroïde se développe, de même que le fibro-myôme, dans le corps de la matrice, et ne présente au début que les caractères microscopiques propres au fibrome.

Les noyaux sarcomateux siègent immédiatement sous la mu-

queuse et, en refoulant celle-ci, se transforment en saillies polypiformes à large pédicule. A la coupe on obtient une surface homogène, pâle, humide et brillante.

La dégénérescence maligne peut atteindre également les polypes

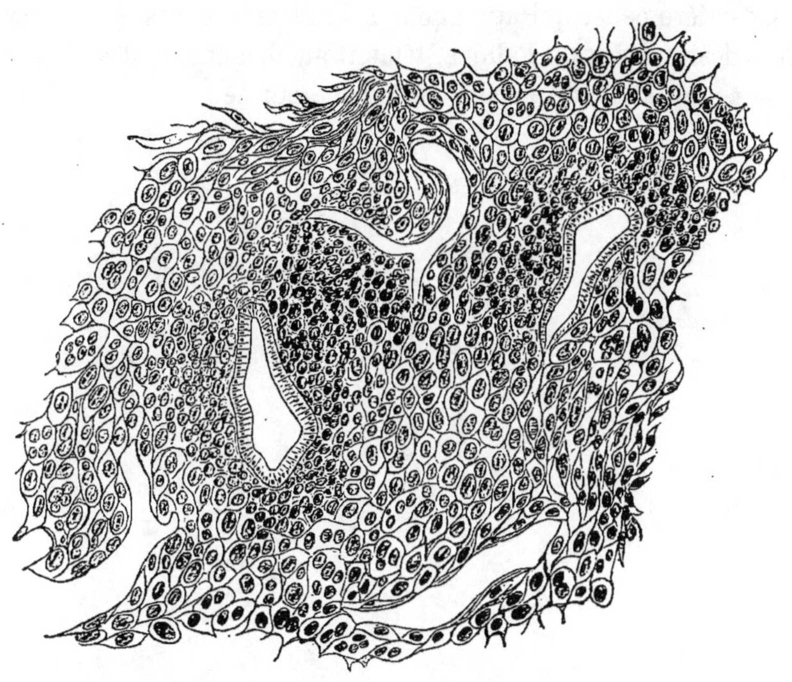

Fig. 150. — Préparation précédente vue au microscope. Grossissement de 450 D.

fibreux à pédicule mince. Au microscope, on constate la présence,
entre les éléments fibro-myomateux et les appareils glandulaires,
de cellules rondes et fusiformes en voie de prolifération. (Fig. 150.)
Ces cellules forment quelquefois de très grands amas.

Cette seconde forme de sarcome se caractérise également par
l'hémorragie et l'écoulement ichoreux, et par le développement
rapide des tumeurs. Quant à la douleur, elle peut exister et être
analogue à celle produite par les polypes, de sorte que le sarcome
fibroïde ressemble quelquefois au fibrome, même dans ses manifestations subjectives.

Le *traitement* est identique à celui des autres affections de nature maligne.

d) *Tuberculose de l'Utérus*

La tuberculose n'offre guère de manifestations notables et caractéristiques. Cette forme de la localisation granuleuse reste de beaucoup derrière celles qui atteignent les autres organes. (V. tuberculose des trompes de Fallope.) Quant au diagnostic, il se basera sur la constatation du bacille de la tuberculose.

IV — Opérations qui se pratiquent sur le vagin

I — Fistules vésico-vaginales

Les communications entre la vessie et le canal génital sont presque exclusivement le résultat de traumatismes pendant l'accouchement. Il est très rare de rencontrer des perforations ayant suivi immédiatement l'emploi des instruments. Le plus souvent il s'agit d'une nécrose par compression due au travail de la parturition qui précède de quelques jours l'élimination des tissus mortifiés et la production d'une fistule.

Contrairement à l'opinion ancienne, la plupart des auteurs sont aujourd'hui d'accord pour considérer la fistule comme le résultat de l'accouchement spontané, et pour admettre que c'est la longue durée de la compression exercée par le fœtus sur la paroi antérieure du bassin qui produit la mortification des tissus distendus, refoulés contre la symphyse pubienne et au-dessus. Il y a en faveur de cette manière de voir, ce fait qu'on rencontre le plus fréquemment les fistules dans les contrées où la rareté des praticiens expose les parturientes, lorsque l'accouchement est difficile, à un travail d'une durée fort longue. Il est incontestable que les compressions de peu de durée ne créent que rarement des nécroses assez profondes pour donner lieu à une communication anormale avec la vessie.

Parmi les autres causes de la production des fistules, je citerai le port de pessaires, surtout de celui de *Zwang* (j'ai vu déjà cinq fois des fistules dues à ce dernier), les affections calculeuses de la vessie, l'ulcération de la muqueuse vésicale. Les processus ulcératifs du conduit génital favorisent également le développement des fistules. Nous trouvons enfin un dernier facteur étiologique de ces dernières dans la destruction de la paroi vaginale par des tumeurs carcinomateuses.

Pendant le travail de l'accouchement, la vessie est refoulée hors du petit bassin au point que son bord inférieur se trouve seul derrière la symphyse, c'est-à-dire dans l'endroit même où la tête fœtale produira le traumatisme. Dans des cas très rares, un segment assez considérable de la paroi vésicale, ou une portion de l'urètre située au delà de l'orifice interne, demeurent dans le domaine où s'exerce la compression. Quant au corps de la matrice, il n'a pour ainsi dire rien à voir dans la production de ces fistules; bien plus, en raison même des connexions vésico-cervicales, des circonstances pathologiques rendent seules possible la création d'une communication entre la vessie et le corps de l'utérus. Le col lui-même, en dehors des lèvres du museau de tanche, ne court aucun danger de compression ; celle-ci intéresse le plus souvent la voûte et la paroi antérieure du vagin, cette dernière dans toute son étendue. L'uretère se trouve rarement exposé au traumatisme.

Les fistules siègent, grâce aux tiraillements irréguliers inhérents au mécanisme de l'accouchement, tantôt sur la ligne médiane, tantôt sur les parties latérales. Leur trajet est ordinairement très court ; leurs bords offrent des déformations cicatricielles ; le calibre de l'orifice peut varier depuis la grosseur d'un cheveu jusqu'à un diamètre égalant la longueur de la paroi du vagin. La rétraction inodulaire produit les irrégularités et les déformations les plus diverses dans la forme des fistules. En général la vessie vient proéminer dans la fistule, dès que celle-ci s'est un peu dilatée, et apparaît dans le canal vaginal sous forme d'une masse veloutée d'un rouge vif. Dans certains cas les urines conservent leur composition normale, et ne produisent qu'une réaction minime sur la muqueuse du vagin et la vulve, avec lesquelles elles sont en contact permanent. D'autres fois, et cela a lieu surtout lorsque l'urine se décompose, les parties mouillées présentent une vive irritation, irritation qui peut amener finalement des ulcérations et de grandes pertes de substance où se déposent les urates, et qui sont comblées ainsi par des dépôts d'incrustation parfois considérables.

L'importance des fistules varie selon leur siège. La variété la plus fréquente est la *fistule vésico-vaginale.* (Fig. 151.) Ces fistules sont arrondies, ovales ou allongées en fente; le trajet lui-même est court et les bords représentés par des lèvres linéaires. Ce trajet parcourt obliquement la cloison vésico-vaginale. Dans d'autres cas la fistule est située dans la voûte vaginale, immédiate-

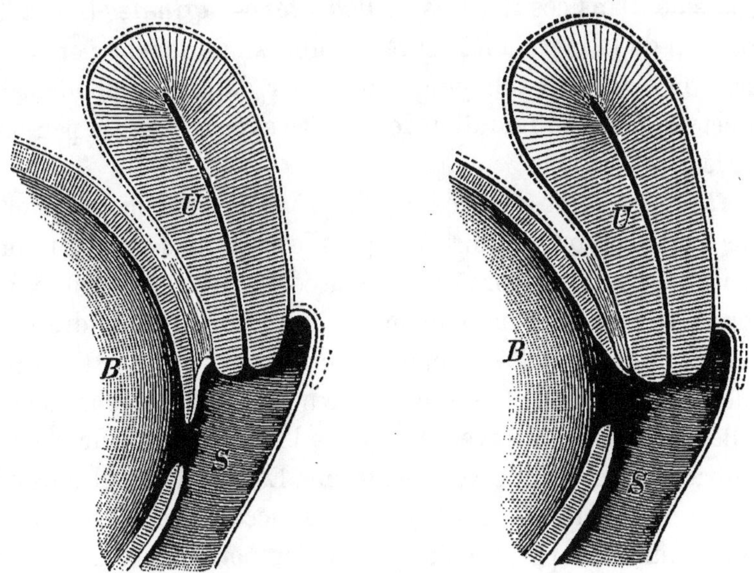

Fig. 151.   Fig. 152.

D'après Schrœder, Maladies des organes génitaux de la femme.

B : Vessie; S : Vagin; U : Utérus.

ment au-devant du col de l'utérus *(fistule vésico-vaginale pro-*

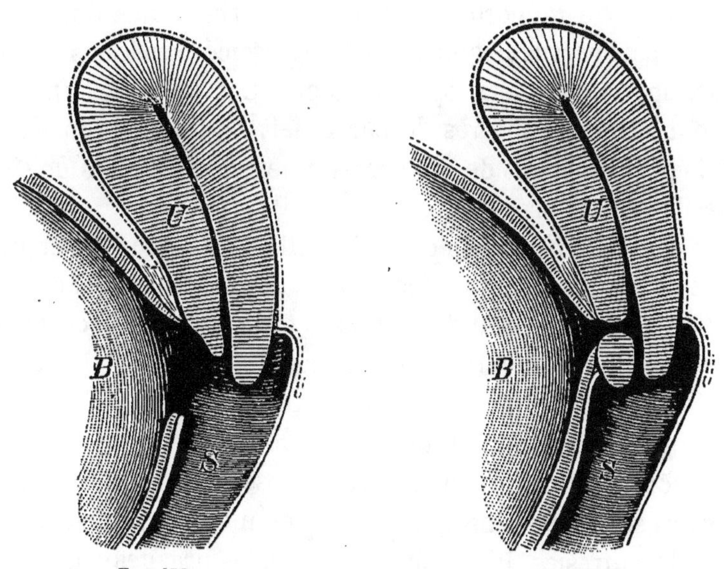

Fig. 153.   Fig. 154.

D'après Schrœder, *loc. cit.*

fonde). (Fig. 152.) Le trajet et la configuration des bords de la fistule sont bien plus irréguliers lorsque *l'utérus* participe au traumatisme. Dans ces *fistules vésico-utéro-vaginales* (fig. 153), une portion de la lèvre antérieure du museau de tanche peut avoir disparu, ou bien la fistule peut s'aboucher dans la profondeur du canal cervical, la configuration de l'orifice externe étant à peu près conservée.

Les *fistules vésico-cervicales* (fig. 154) ne sont probablement pas aussi rares qu'on le croirait d'après les relations des journaux.

Dans un certain nombre de cas d'accouchements laborieux par étroitesse du bassin, nous entendons la femme se plaindre d'incontinence vésicale et d'écoulement d'urine par le vagin. Il est très difficile dans ces cas d'établir si l'urine qui se mélange aux lochies est celle qui s'écoule à travers l'urètre à l'insu de la femme, ou si elle provient d'une fistule vésico-utérine. Et cela d'autant plus que la lenteur de la convalescence après les accouchements difficiles rend absolument inopportun l'examen extemporané de l'accouchée. Du reste au bout de quatre à six jours cet accident disparaît, alors que les malades ont toujours rendu une certaine quantité d'urine par le canal de l'urètre. Lorsque les femmes se lèvent, elles ne parlent plus de rien. Le suintement urinaire qui se produit dans ces cas doit être rapporté probablement à ces sortes de traumatismes. Je suis persuadé que ces fistules vésico-cervicales ont une tendance spéciale à guérir spontanément. Les trajets fistuleux, en effet, sont étirés et obturés de par le fait de l'involution du col utérin, l'épaississement de ses parois et les changements de situation de l'utérus puerpéral.

La lésion de *l'urètre* n'est habituellement qu'un phénomène connexe du traumatisme vésico-vaginal. Cependant le canal peut être détruit sur une grande étendue et les parois de ce qui est demeuré intact se souder entre elles, de sorte qu'il ne reste plus de l'urètre qu'un conduit se terminant en cæcum. (Fig. 155.) Des soudures et des déformations analogues se produisent d'ailleurs aussi du côté du vagin et même de la vessie : la configuration de ces organes se trouve ainsi soumise à des modifications très irrégulières. Les atrésies, les adhérences avec les organes voisins, les sténoses cicatricielles étendues accompagnent très fréquemment les accouchements difficiles créateurs des fistules.

Dans ces derniers temps j'ai observé deux cas de fistules urétrales à la suite de la colporrhaphie. Sans que rien, pendant la
convalescence, ait pu faire admettre la possibilité d'une lésion de
l'urètre au moment de l'opération, pas même d'une piqûre d'aiguille, il se produisit chez ces deux femmes, qui étaient fort décré-

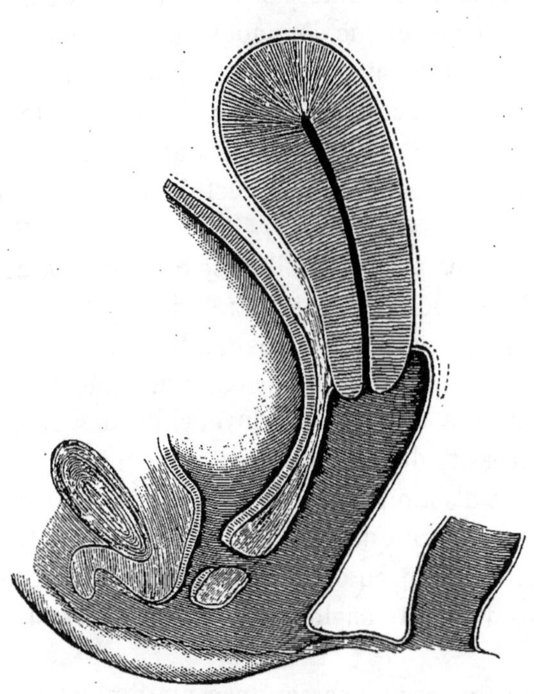

Fig. 155. — Fistule urétro-vaginale.

pites et présentaient un amaigrissement remarquable des organes
génitaux, une ulcération dans la région du bourrelet urétral, qui
se transforma finalement en fistule.

Les fistules urétérales siègent profondément dans le vagin,
sur les côtés du col. Ce sont généralement des ouvertures très
petites qui perforent obliquement la paroi vaginale. Elles sont très
difficiles à découvrir au milieu du tissu cicatriciel qui les entoure ;
on les reconnaît à l'urine qui s'en écoule par saccades. La rétraction inodulaire les déforme quelquefois au point que l'évacuation
de l'urine dans le vagin ne se fait que dans certaines positions,

tandis que dans d'autres cas la plus grande partie de l'urine s'écoule par cette voie anormale.

Le *symptôme* essentiel des fistules vésico-vaginales est l'émission involontaire des urines. Cet accident ne se produit que rarement immédiatement après l'accouchement ; il survient bien plus fréquemment du troisième au cinquième jour. Et alors il peut arriver que l'urine ne s'écoule par le vagin que dans une position déterminée du corps, et que dans toute autre circonstance elle soit évacuée par les voies naturelles. Cette émission involontaire peut aussi se produire à de certains jours seulement, et toute l'urine, à part une très faible quantité, sortir aux autres moments à travers le canal de l'urètre. Lorsque la fistule est considérable, toute l'urine passe par le vagin.

Quant aux fistules urétrales, elles ne donnent passage à l'urine que lorsque la vessie a besoin d'être vidée : il n'y a écoulement pathologique qu'en ces seuls moments. En cas de fistule urétérale, une certaine quantité de liquide urinaire est évacuée par le vagin ; tandis que l'uretère du côté sain déverse l'urine dans la vessie et entraîne la nécessité de la miction.

Les variations d'action de l'urine sur les parties avec lesquelles elle entre en contact ont déjà été indiquées plus haut. Le plus souvent l'urine se décompose dans le vagin et entoure les malheureuses femmes d'une atmosphère spéciale qui permet le diagnostic à distance.

Les fistules urinaires n'exercent pas une influence nuisible absolue sur les fonctions procréatrices ; quoique l'état répugnant où se trouvent les organes sexuels, et l'existence de douleurs n'invitent probablement pas au coït, rien n'empêche les femmes de devenir enceintes et d'accoucher dans des conditions qui dépendront de l'état du bassin et des déformations des parties molles.

Le *diagnostic* des *fistules vésico-vaginales* est ordinairement établi de très bonne heure. Lorsque les communications anormales sont de petites dimensions, il peut cependant rencontrer des difficultés : dans ces cas, même la mise à jour du cul-de-sac vaginal à l'aide de spéculums univalves et de dépresseurs du vagin ne suffit pas pour découvrir la perte de substance, et il faut une exploration minutieuse avec la sonde, ou des injections vésicales de liquides colorés pour arriver au but désiré. D'autres fois la rétraction cicatricielle a rendu la fistule presque inaccessible ; de sorte qu'on est obligé de fendre et de dilater le tissu inodulaire avant de pouvoir pénétrer dans la voûte du vagin. Mais celles qui opposent quelquefois le plus d'obstacles sont les *fistules vésico-cervicales* et les *fistules urétérales.* Pour les premières on réussit quelquefois grâce à l'emploi du cathéter ; quant aux dernières, leur recherche nécessite souvent une exploration des plus patiente qui permet à la fin de constater l'écoulement goutte à goutte de l'urine à travers la fistule. Le cathétérisme, dans ces cas, est un bon moyen pour déterminer la nature de la fistule.

Le *pronostic* n'est pas aussi mauvais qu'on pourrait le croire. Nous n'avons à traiter, nous autres praticiens, que les fistules qui ne guérissent pas spontanément. Et cependant cette guérison spontanée peut survenir, dans une proportion de cas difficile à indiquer il est vrai, par la formation d'une cicatrice, la déformation et l'obturation des bords de la communication.

Le *traitement opératoire* a donné des résultats bien plus sûrs depuis l'introduction en gynécologie du spéculum de Sims (1) et sous les auspices de Simon (2). Le pronostic s'est donc amélioré considérablement, même pour les fistules qui ne guérissent pas spontanément (3).

Traitement. — Dans les cas récents, on pourra tenter de favoriser la guérison spontanée de la fistule par l'introduction et le séjour prolongé dans la vessie de la sonde de *Nélaton.* Si ce procédé échoue, on essaiera de provoquer, à l'aide de cautérisations des lèvres de la fistule, la rétraction cicatricielle et consécutivement l'occlusion de la perte de substance. On emploiera soit le nitrate d'argent, la teinture d'iode, soit la pâte de Vienne ou le fer rouge, avec lesquels on cautérisera en partie le trajet fistuleux lui-même, en partie une zone d'environ un centimètre de large des lèvres vaginales de la plaie, en laissant un intervalle de plusieurs jours entre chaque séance.

(1) *Americ. Journ. of med. sciences,* Janvier 1852.

(2) *Ueber die Heilung der Blasenscheidenfistel,* Giessen 1845 et Rostock 1862. — *Passim.*

(3) Hegar et Kaltenbach, *Gynécologie opératoire.* 3° éd. 648.

Grâce à ces cautérisations, les fistules de date récente se cicatrisent fréquemment en trois ou quatre semaines. Aussi n'est-ce qu'après avoir usé de ce moyen que je m'adresse au bistouri.

La condition *sine quâ non* de *l'opération de la fistule vésico-vaginale* est une mise à découvert complète et absolue de l'orifice vaginal de la fistule. On ne pourra donc procéder à l'opération immédiate que dans les cas où le plancher pelvien n'a pas subi une déformation cicatricielle trop considérable. Si cette déformation est prononcée, si le vagin est obturé, si le plancher du bassin est déplacé latéralement par les cicatrices provenant de la fistule, et si sa mobilité est minime, si enfin il n'est pas possible de mettre au jour les lèvres de la solution de continuité, l'opération devra être précédée d'un traitement préliminaire. En tous cas il faudra qu'avant toute intervention, l'irritation périfistuleuse et celle des organes génitaux externes soient guéries. Pour ce, on aura recours aux bains de siège, au repos au lit, à l'application sur les lésions vaginales de poudre d'iodoforme, et avant tout à l'amélioration de la composition des urines. Comme méthode préliminaire destinée à la mise à découvert des fistules, *Bozeman* (1) a indiqué des moyens qui ont donné des résultats tout à fait extraordinaires. Ces moyens consistent dans la dilatation progressive du tissu cicatriciel, dans la section des adhérences pathologiques, par conséquent dans la mise à jour méthodique du trajet fistuleux. *Bozeman* a rendu accessible ainsi au traitement radical un grand nombre de fistules vésico-vaginales dont l'opération directe paraissait jadis impossible.

On fera toujours bien *d'opérer* pendant le sommeil anesthésique, la femme étant dans le décubitus dorso-sacré. On s'aidera de pinces à mors et de dépresseurs vaginaux pour avoir accès dans la région opératoire. Puis on excisera circulairement le rebord de la fistule en enlevant tout le tissu inodulaire. Cela fait que la surface avivée sera toujours plus large dans le vagin que dans la vessie. En tous cas on n'enlèvera la muqueuse vésicale que si elle aussi a été le siège de productions cicatricielles. La section sera plus ou moins conique, et la masse de tissus à exciser variera également selon les circonstances. Quant à la suture, on la fera dans le sens

(1) *Remarks on vesico-vag. fist.* 1856; et *Ann. de Gyn.* Paris, 1876, VI. P. 108-116.

qui permettra le rapprochement des lèvres de la fistule avec le moins de tension. L'aiguille sera enfoncée à une distance convenable du bord et embrassera toute la plaie jusqu'à la muqueuse vésicale ; on la fera ressortir à égale distance de la lèvre opposée. Naturellement on posera la totalité des fils nécessaires à la réunion avant de les nouer. D'après mon expérience personnelle qui, il est vrai, ne s'appuie que sur dix-neuf opérations de ce genre, il me semble plus important, pour l'adaptation exacte des lèvres de la plaie, d'avoir un petit nombre de sutures bien faites que d'exagérer la quantité des fils. On pourra finalement assurer la réunion du côté du vagin par l'application de quelques sutures superficielles.

Le *traitement consécutif* a été diversement entendu. Les uns placent une sonde à demeure ; les autres préconisent le cathétérisme longtemps continué ; d'autres enfin favorisent dès le début l'expulsion spontanée de l'urine. J'ai essayé les trois manières de faire et j'ai renoncé, dans les cas d'irritabilité vésicale, à la mise à demeure de la sonde et au cathétérisme ; j'obligeai les malades à uriner spontanément le plus tôt possible. Dans d'autres cas, je n'ai sondé les opérées que tant que réduites au décubitus dorsal elles ne pouvaient sans effort évacuer leurs urines. Mais aujourd'hui encore j'emploierai très volontiers la sonde à demeure pour l'expulsion des urines là où une tentative antérieure m'aura démontré l'indifférence de la vessie à l'égard de l'instrument.

Pendant les premiers huit jours, je ne touche pas au vagin ; puis, lorsque les malades se lèvent, j'ordonne les injections vaginales faites avec prudence et j'enlève petit à petit les fils. Grâce à ces précautions, les fistules dont j'avais pratiqué la suture sous l'égide de l'irrigation permanente, ont toutes guéri par première intention. Mes échecs datent de l'époque où j'employais pour la suture les fils métalliques, quoique même à ce moment j'obtinsse quelques résultats très satisfaisants (guérison après une seule séance).

Les *complications de l'opération* peuvent provenir tout d'abord de l'étendue et de la forme très irrégulière des fistules. On évitera de créer une trop grande perte de substance et on suivra pour l'avivement la configuration de la solution de continuité

plutôt que d'exciser un lambeau de forme déterminée dans la
fistule elle-même. Dans les cas où le canal de l'urètre est oblitéré
ou déformé, il faudra, avant toute opération, lui rendre sa perméabilité et s'assurer de son bon fonctionnement.

Parmi les accidents de la convalescence, il faut éviter en première ligne les *hémorragies vésicales.* Celles-ci ne sont pas
toujours le signe d'un insuccès, et peuvent en tous cas être combattues à l'aide d'injections dans la vessie, d'applications de glace
et au besoin d'irrigations vésicales avec du chlorure ferrique en
solution étendue. Certes lorsque la perte de sang est intense,
le résultat final est compromis, parce qu'un écoulement hématique abondant et la formation de caillots provoquent la contraction permanente des parois de la vessie et troublent la cicatrisation de la plaie opératoire. L'existence de petites fistules
créées par le trajet des aiguilles ne retarde que de bien peu la
guérison complète ; leur occlusion devient facile par l'emploi de
la cautérisation et au besoin de l'excision.

L'opération rencontre de grandes difficultés dans les cas de fistules *vésico-cervicales* et *urétérales.* Dans les communications
vésico-cervicales (1) on a découvert et suturé les fistules, ou bien on
a fermé l'orifice externe et assigné ainsi aux trajets fistuleux le rôle
d'émonctoire pour les sécrétions utérines qui sont évacuées par
l'urètre. J'ai opéré deux fistules vésico-cervicales par la suture
immédiate. On pourra placer la femme soit dans le décubitus
dorsal, soit, comme je le fis au début sous l'influence des communications de *Bozeman,* dans le décubitus génu-pectoral ; puis,
après avoir fait la ligature des ligaments larges, on fendra le col
et on procédera à l'excision et à la suture de la fistule mise à
jour. Pour terminer on rapprochera également les lèvres de la
discision cervicale. Dans le second cas j'ai pratiqué l'opération
la malade étant dans le décubitus dorso-sacré.

Le pronostic de cette opération est favorable. Quoique la guérison ne soit pas toujours immédiate, la cicatrisation ultérieure
produit cependant l'obturation de la fistule.

---

(1) Lossen, *Deutsche Zeitschrift f. Chirurg.* IX. — A. Martin, *Zeitschr. f. Geb.
u. Gyn.,* IV. — Muller, *Berl. kl. Wochenschr.* 1879, 49.

Il est extrêmement difficile de remédier aux *fistules uré-térales* (1). On pourra les suturer par-dessus une sonde introduite dans l'uretère, ou bien exciser une portion de la vessie et obtenir la guérison par la suture de la fistule urétéro-vésico-vaginale ainsi créée. En cas de déformations cicatricielles étendues, on risque de léser pendant l'opération l'uretère demeuré perméable jusque-là, ou le péritoine. Cette dernière complication est la moins sérieuse; car, à moins que la suture n'embrasse des anses intestinales ou qu'on n'emploie pas l'antisepsie, la séreuse n'oppose qu'une réaction peu vive à une irritation de ce genre. La ligature de l'uretère intact est plus grave; elle amène des stagnations d'urine menaçantes, dont le diagnostic est d'autant plus difficile que l'uretère sain du côté opposé peut déverser dans la vessie une quantité d'urine suffisante pour rendre la miction régulière et normale. Les symptômes produits par cette stagnation feront reconnaître la complication que l'on se hâtera de supprimer par l'ablation des sutures.

Les premiers auteurs qui ont rapporté des observations de *fistules urétéro-utérines* sont *Bérard* (*Prager Vierteljahrschrift*. 1846, Tome IV) et *A. W. Freund* (*Klin. Beitr. zur Gyn.* Fasc. I et II, enfin *Berl. kl. Woch.* 1869, P. 504).

Dans ces cas, il est impossible de découvrir la fistule et il faut avoir recours à l'oblitération de l'utérus. Cette méthode même n'a donné jusqu'à présent que des résultats peu satisfaisants. *Zweifel*, le premier (1878) (*Arch. f. Gyn.* XVI), s'est décidé à extirper le rein correspondant à l'uretère lésé. *B. Credé* (*Arch. f. Gyn.* XVII), *Fritsch* (*Centralbl. f. Gyn*, 1886, n° 1), enfin *Bardenheuer* (*Berl. kl. Woch.* 1886) l'ont imité.

Dans les cas où tous les moyens ont échoué, on a essayé de remédier à l'écoulement incessant de l'urine par *l'occlusion directe du vagin. L'oblitération transversale du vagin* en cas d'incurabilité de la fistule doit toujours être tentée comme *ultima ratio* ; malheureusement, sans parler des difficultés de l'opération et de la déformation consécutive des organes géni-

---

(1) SIMON, *Wiener med. Woch.* 1876, n° 28, p. 692. — LANDAU, *Arch. f. Gyn.* IX, p. 426. — BANDL, *Wiener med. Woch.* 1877, n°s 30, 32. — HAHN, *Berl. klin. Woch.* 1879, n° 27.

taux, la guérison absolue ne s'obtient pas constamment. Le vagin ne tolère pas toujours le contact incessant de l'urine et la stagnation du sang et des sécrétions utérines dans le réceptacle opératoire. J'ai dû, comme beaucoup d'autres ont probablement été obligés de le faire, rouvrir la cicatrice, les malades regardant l'état antérieur à l'intervention comme plus supportable que celui que leur créait l'opération.

On pratique l'oblitération transversale le plus haut possible dans le conduit. On avive celui-ci sur toute sa circonférence et on suture entre elles les parois antérieure et postérieure. Dans les cas tout à fait désespérés, *Rose* (1) crée une *fistule recto-vaginale* devant servir de voie d'écoulement après l'oblitération du vagin. Les résultats de ce procédé ne sont pas très satisfaisants non plus (2), et il ne faudra y avoir recours qu'après avoir épuisé tous les autres moyens de traitement. Enfin on a essayé de soulager les malades à l'aide de pessaires appropriés aux circonstances individuelles, ou de récipients qu'on adapte aux organes génitaux externes.

2 — Fistules recto-vaginales

La communication anormale entre le vagin et le rectum, la *fistule recto-vaginale,* est à quelques exceptions près le résultat de l'accouchement, qu'elle soit due à des lésions directes au moment du travail, ou à des affections qui sont en connexion avec la parturition. Il est rare de voir ces communications s'établir à la suite de maladies de la paroi intestinale, de tumeurs ou d'ulcérations de productions morbides siégeant dans le rectum. On observe des cas isolés où la cloison recto-vaginale a été perforée par des pessaires, des canules de clyso, ou par des corps pointus sur lesquels sont tombées les malades.

Le plus souvent c'est le *rectum,* rarement l'*intestin grêle, qui communique avec le vagin.* Le trajet fistuleux est de longueur et de calibre variables, depuis le diamètre d'un cheveu jusqu'à des

(1) *Deutsche Zeitschrift. f. Chirurgie,* IX.
(2) Brœse, *Zeitschr. f. Geb. u. Gyn.* X, p. 126.

dimensions très considérables. Les parois elles-mêmes offrent de grandes différences dans les fistules urinaires. Tantôt elles sont déformées par des brides cicatricielles et présentent des culs-de-sac, tantôt elles sont unies et peu modifiées dans leur forme

Le *symptôme* des fistules recto-vaginales est le passage dans le vagin du contenu intestinal. Lorsque c'est l'intestin grêle qui est intéressé, ce contenu est représenté, suivant le siège de la lésion, par le bol alimentaire, et arrive alors dans le vagin à des intervalles réguliers après les repas. Lorsque la communication existe avec le rectum, les fèces qui s'écoulent dans le vagin ont la consistance d'une bouillie ; elles sont rarement dures. Ce qui est le plus pénible pour les malades, c'est l'évacuation incessante des gaz. Les masses stercorales ne sont expulsées ordinairement, du moins au dehors, qu'à des intervalles plus ou moins éloignés, par débâcle. Est-il besoin de dire que la muqueuse vaginale se trouve dans un état d'irritation considérable par suite de son contact avec le contenu intestinal ?

Le *diagnostic* résulte facilement de la simple inspection. Les fistules sont rarement assez étroites pour que leur constatation exige une attention bien soutenue. Les malades sont du reste très sensibles au passage à travers le vagin des flatuosités intestinales.

La *guérison* des fistules recto-vaginales peut rencontrer des difficultés extrêmes; les fistules de l'intestin grêle (1) surtout résistent à toutes les tentatives d'occlusion. On essayera d'obtenir cette dernière soit au moyen de cautérisations, soit à l'aide de l'avivement et de la suture. Lorsque les fistules recto-vaginales sont situées très bas, immédiatement derrière le périnée, il faudra généralement fendre celui-ci. Cela permettra de pratiquer avec facilité l'excision du trajet fistuleux et de terminer la suture conformément aux préceptes de la plastique périnéale.

3 — Résection de l'orifice urétral externe

Pour remédier à l'incontinence de l'urètre qui persiste parfois après la dilatation, et pour supprimer la béance de l'orifice consé-

---

(1) Bidder, *Verh. d. deutsch. Gesellsch. f. Chirurg.* 1885, XIV, p. 52.

cutive à des destructions ulcéreuses, *Franke* (1) et *Winckel* (2) ont proposé une opération destinée à rétrécir le calibre du canal de l'urètre. Ils excisent un segment cunéiforme de la paroi postérieure du canal, dont la base est au niveau de l'orifice et dont le sommet se prolongera à volonté jusqu'au tubercule urétral. Ce coin renferme le tubercule urétral et la muqueuse de l'urètre. Ils suturent ensuite la fente ainsi obtenue à l'aide de fils placés et noués comme l'indique la fig. 156.

Des expériences récentes ont montré que la cicatrisation n'est

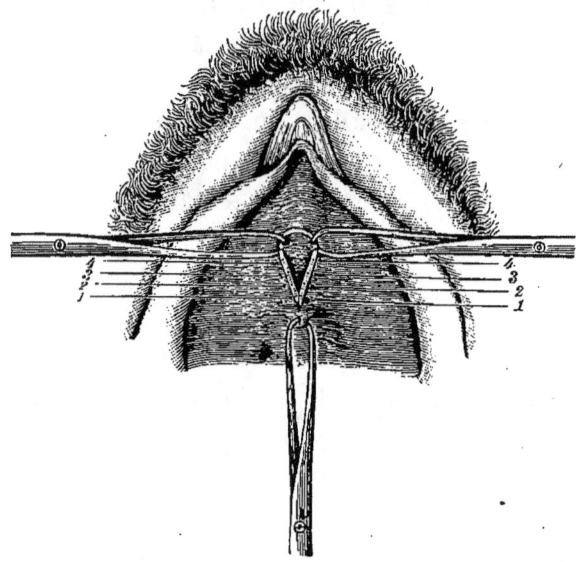

Fig. 156. — Résection de l'urètre, d'après Winckel.

pas aussi régulière au niveau de l'orifice urétral que dans les plaies du vagin, probablement à cause du contact de l'urine. Mais même lorsque la guérison a lieu, la rétraction cicatricielle arrive avec son cortège d'inconvénients; de sorte que la continence, très satisfaisante au début, disparait peu à peu sous l'influence rétractile du tissu inodulaire.

J'ai reconnu dans ces derniers temps à l'hydrastis des propriétés

(1) *Centralbl. f. Gyn.* 1884.
(2) *Arch. f. Gyn.* XXIII, fasc. II.

très efficaces pour le rétablissement de la tonicité urétrale. Je suis arrivé à m'en servir parce que j'entendais des malades qui en prenaient pour combattre les hémorragies, se plaindre de difficultés de la miction, d'une sensation de resserrement des parties génitales qui ne cédaient qu'avec peine au moment de l'émission des urines. Depuis ce moment, je l'ai employé chez quatre femmes qui souffraient d'incontinence dans les premiers jours qui suivirent la dilatation de l'urètre, et toutes les quatre affirmèrent qu'il ne tarda pas à se produire une amélioration très marquée dans leur état.

V — Opérations qui se pratiquent sur l'utérus

1 — Discision de l'orifice utérin externe

Parmi les opérations qui se pratiquent sur l'utérus, la discision du col a été considérée pendant longtemps comme l'opération « gynécologique » par excellence. Tentée d'abord à Edimbourg en 1843, par *Sir James Y. Simpson* (1), et pratiquée indépendamment de ce dernier pour la première fois en Allemagne par mon père (1849) (2), cette opération entra dans le domaine gynécologique sous les auspices de *M. Sims* (3). Employée au début seulement pour les sténoses de l'orifice utérin externe, on y eut recours plus tard dans toutes les formes d'oblitération du canal cervical et, en dernier lieu, après y avoir introduit quelques modifications, même dans les cas de coarctation de l'orifice utérin interne.

On s'adressa également nombre de fois à la discision non seulement dans les cas où l'orifice externe était très rétréci, mais même dans ceux où le calibre du conduit cervical n'était pas absolument normal.

Sims recommanda la discision avec tant de chaleur et de persuasion comme une opération presque constamment inoffensive et très féconde en résultats, qu'employée sur une très vaste échelle elle dut nécessairement tromper bien des fois l'attente et les espérances qu'elle faisait concevoir ; il y a même eu des cas où les résultats en ont été mauvais. Ces derniers tenaient en partie à l'opération elle-même, et ont été obtenus au temps où l'antisepsie n'avait pas encore été introduite dans la pratique : aujourd'hui ils ne sont plus à craindre. Les hémorragies pendant la discision ont également donné lieu à des conséquences fâcheuses,

---

(1) *Med. Times and Gaz.* Févr. et Mars 1859.

(2) La relation n'en a été faite qu'en 1875 dans la *Zeitschr. f. Geb. u. Frauenkrankheiten.*

(3) *Lancet,* 1865 et *Chirurgie utérine,* 1866.

soit qu'on n'y ait pas accordé d'attention, soit que, vu l'état de
la technique de l'hémostase, on les ait combattues à l'aide de
moyens impropres. Mais cette dernière complication n'est plus
qu'un accident d'importance secondaire et facile à éviter, aujour-
d'hui que les gynécologues sont familiarisés avec l'application
des sutures dans la profondeur du vagin. Quant aux échecs dus
à des périmétrites, à des paramétrites, à des péritonites même
consécutives à l'opération, il faut en rapporter le plus grand nombre à l'existence latente, antérieure à la discision, d'affections
des annexes qui auront passé inaperçues.

Il est un reproche plus sérieux que l'on tend à faire de plus
en plus à la discision, c'est celui de n'avoir pas, comme opération,
de résultat plastique. Il faut donc, dit-on, remplacer la discision par un procédé plus correct au point de vue chirurgical (1).
Je m'élève contre cette manière de voir, car je prétends que la
discision, lorsqu'elle est opérée avec méthode et complétée par
un traitement consécutif convenable, donne une configuration du
museau de tanche tellement parfaite qu'il est impossible de distinguer ce dernier d'un museau de tanche normal.

Pour ce qui a trait à la question de la guérison de la stérilité
par la discision, il est très difficile de collationner des documents
certains. J'ai fait l'opération plus de cent-soixante fois et j'ai vu
la conception se produire chez vingt-deux opérées que j'ai pu
suivre jusqu'aujourd'hui. Ce n'est pas là une statistique sur laquelle on puisse se baser. Les cas mis à part où il s'agissait
de célibataires et de femmes dont le mari était incontestablement
impuissant, de femmes enfin auxquelles leur âge ne permettait
plus la conception, la proportion des fécondations après discision
reste néanmoins assez considérable. Je ne possède pas de renseignements précis sur la puissance des maris, et je crois en fin
de compte qu'il est impossible de résoudre par des données statistiques générales le problème de la guérison de la stérilité par
la discision.

D'après mes observations personnelles, la discision en elle-

____

(1) Simon-Marckwald, *Arch. f. Gyn.* VIII, p. 48. — E. Küster, *Zeitschr. f. Geb.
u. Gyn.* IV, p. 298.

même est une opération inoffensive, qui permet d'obtenir d'une manière à peu près certaine une configuration très satisfaisante du museau de tanche. Comme cependant, dans le courant de ces dernières années, j'ai acquis la conviction que la sténose de l'orifice externe n'est habituellement qu'un symptôme du catarrhe utérin et que, chez le plus grand nombre des femmes stériles, j'ai vu la sténose coïncider avec l'allongement sus-vaginal du col que je regarde également comme une conséquence du catarrhe utérin, je considère pour la plupart de ces cas la seule discision de l'orifice externe comme insuffisante. Il me paraît nécessaire de combattre le catarrhe de la muqueuse par l'abrasion, aux lieu et place des moyens jadis employés dans ce but, et de remédier à l'élongation sus-vaginale du col et à la sténose de l'orifice par l'excision de segments appropriés du parenchyme cervical. De cette manière, le nombre des cas où la discision de l'orifice externe est indiquée, se trouve notablement limité : il ne comprend que des cas relativement récents où le catarrhe chronique s'est compliqué, il est vrai, de sténose, mais non encore d'élongation sus-vaginale du col. Lorsque cette dernière existe, je pratique l'excision des lèvres du museau de tanche, au moyen

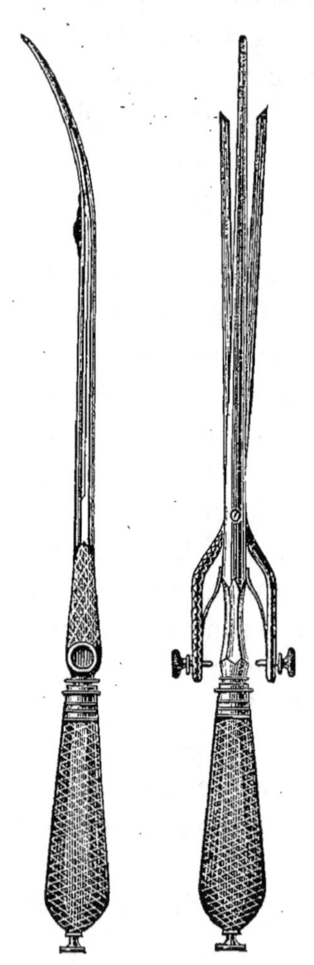

FIG. 157. — Hystérotome de E. MARTIN.

de laquelle j'obtiens aussi bien la suppression du rétrécissement que la guérison de l'allongement cervical. L'abrasion qui précède toujours l'excision, provoque l'involution de la muqueuse, involution qui de concert avec la guérison de l'élongation paraît avoir, dans bien des cas, favorisé notablement la conception.

La discision a été pratiquée jadis avec des instruments spécialement construits *ad hoc.* Ces instruments consistaient soit en lames cachées qui étaient mises à découvert au moment opportun, soit en appareils ayant la forme de ciseaux. Celui de mon père (fig. 157) m'a semblé être l'un des plus convenables ; j'ai cependant renoncé à l'employer parce que, comme tous les autres appareils à mécanisme compliqué, il est extrêmement difficile à nettoyer. Je ne me sers plus aujourd'hui pour l'opération de la discision que du bistouri ordinaire et des ciseaux.

Toujours je fais précéder la discision du curettage de la muqueuse utérine, parce que jusqu'ici j'ai toujours trouvé cette dernière malade dans les cas de sténose de l'orifice externe.

Les malades, avant de subir *l'abrasion et la discision,* devront être soumises à un traitement préparatoire qui consiste en purgatifs, bains de siège et irrigations vaginales. L'opération sera pratiquée pendant le sommeil anesthésique, la femme étant dans le décubitus dorso-sacré. On saisit le col par sa lèvre antérieure à l'aide d'une pince à mors et on l'attire à soi le plus bas possible, mais sans employer de violence. Puis on fait un nouveau lavage des culs-de-sac vaginaux avec une solution désinfectante concentrée, pendant qu'un aide déprime le périnée à l'aide d'un large spéculum univalve de *Simon.* Après avoir fixé la lèvre postérieure à l'aide d'une pince à mors, je procède au curettage des muqueuses utérine et cervicale. Le champ opératoire est arrosé d'une façon permanente avec des liquides désinfectants. Après avoir terminé l'abrasion, je sectionne latéralement avec le bistouri ou avec les ciseaux les deux lèvres du museau de tanche jusqu'au niveau des insertions du vagin. (Fig. 158, *a-a.*) Cette section est suivie de la section *b-c* pour rendre les bords de la plaie largement béants. Enfin on fait un lavage de la cavité utérine avec la solution qui a servi à l'irrigation continue, suivi d'une injection avec deux à trois grammes de perchlorure de fer. Le liquide en excès vient couler sur la plaie cervicale où il produit également l'hémostase. Dans tous les cas, on insinuera entre les lèvres béantes de la plaie de la portion vaginale de très minces (minces comme du papier) plumasseaux d'ouate trempés dans une solution non étendue de chlorure ferrique ; on enlèvera les pinces, on nettoiera le vagin et enfin, lorsque toute hémorragie aura cessé, on appliquera un fort tampon d'ouate contre le col avant de retirer le spéculum.

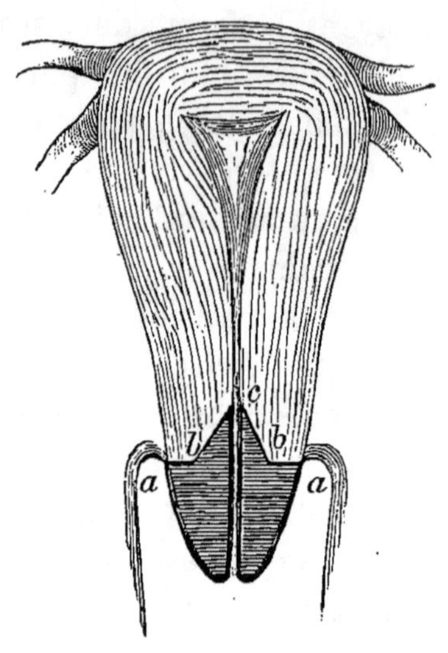

FIG. 158. — Discision.

Il faut que l'hémostase soit absolue, avant de recoucher l'opérée ; pour ce, on renouvellera au besoin les petits plumasseaux au perchlorure. J'ai toujours réussi jusqu'ici à arrêter le sang de cette façon ; si l'on rencontrait quelque difficulté, on recourrait à l'application d'une suture à travers le col, moyen qui réussira toujours.

Traitement consécutif. — Les femmes garderont le repos au lit pendant deux jours ; on les sondera dans le cas où elles ne pourraient uriner étant couchées. Le troisième jour, on les transporte sur la table à opérations où on leur fait prendre le décubitus dorsal. On enlève alors le tampon et le pansement hémostatique et on fait l'irrigation du vagin. Si celle-ci n'est suivie d'aucune hémorragie, on n'applique pas de nouveau pansement, et on remet l'opérée au lit qu'elle gardera encore vingt-quatre heures ; si au contraire il y a hémorragie, on renouvelle le pansement au perchlorure pour ne l'enlever qu'au bout de quarante-huit heures. J'ai toujours vu l'hémorragie céder à un second pansement de ce genre. Le traitement consécutif vrai ne commence que le jour qui suit l'ablation du pansement hémostatique. Après un lavage du vagin, on y introduit un spéculum plein à travers lequel on porte entre les lèvres de la plaie des suppositoires de beurre de cacao qu'on maintient à l'aide de tampons. Ces suppositoires ont pour but d'empêcher une soudure fâcheuse des surfaces saignantes, qui guérissent ainsi en formant un museau de tanche largement béant et ne présentant point de déformation cicatricielle. Il faut environ dix à quatorze de ces applications de suppositoires pour amener la guérison. Les femmes enlèvent ordinairement elles-mêmes les tampons, six heures après l'introduction, et prennent matin et soir des injections vaginales désinfectantes. Lorsque la cicatrisation semble vouloir tarder, je cautérise les surfaces de la plaie, avant de poser le suppositoire, avec de la teinture d'iode. Pendant toute la durée du traitement les opérées devront garder la chambre.

La discision ainsi pratiquée ne m'a donné jusqu'ici aucune complication et m'a permis d'obtenir un orifice externe bien conformé. Il est vrai, et j'insiste sur ce point, que je ne la fais jamais tant qu'il existe un état inflammatoire aigu de la muqueuse, ou des restes de phlegmasies chroniques dans les annexes. Tant que je constate des traces surtout de ces dernières, je diffère toute intervention ; c'est à cette manière de faire que je rapporte les résultats favorables que j'ai obtenus jusqu'à ce jour. Les conséquences fâcheuses de la discision, telles que les décrivent d'autres auteurs, ne sont dues à mon avis et en partie qu'à des accidents septicémiques fortuits. Mais dans le plus grand nombre des cas, il ne faut rendre responsable que l'existence d'une inflammation aiguë ou chronique des tissus périmétriques ou paramétriques. Aussi recommandé-je d'une façon pressante de ne pas tenter la discision autant que possible tant qu'il existe un état morbide des annexes de l'utérus. L'opération de la discision est très rarement de celles qui ne souffrent aucun retard ; rien n'empêche donc de la différer en raison de l'inflammation périmétrique.

2 — Excision conoïde du col

Parmi les procédés proposés dans le but de remplacer la discision pour la création d'un museau de tanche largement béant, *l'excision conoïde* de *Simon* (1) occupe sans conteste le premier rang comme opération chirurgicale. Non seulement elle supprime absolument la sténose de l'orifice externe, mais, ainsi que l'ont montré les disciples du maître, surtout *E. Küster* (*loc. cit.*), elle constitue un traitement simple et inoffensif de l'hypertrophie du col. L'objection faite à la discision de ne pas garantir suffisamment la béance du museau de tanche, n'est pas justifiée à mon avis ; en revanche, l'excision conoïde est recommandable, en ce sens qu'elle exerce une influence plus durable sur l'état du col de l'utérus. J'ai recours à cette dernière opération dans les cas de sténose modérée, où l'élongation du col est déjà en voie de développement, alors que le catarrhe cervical a cédé de bonne heure. C'est la question du catarrhe qui, je crois, s'oppose à une extension plus considérable de la pratique de cette opération. L'excision conoïde, en effet, laisse la muqueuse intacte et suppose la non-nécessité d'une intervention du côté de cette dernière. Ces cas-là sont malheureusement les moins nombreux ; car la plupart du temps, dans la sténose de l'orifice externe, l'affection de la muqueuse est très avancée et exige, plus encore que le rétrécissement et l'allongement hypertrophique du col, l'involution profonde que doit produire l'opération. En conséquence, je ne considère l'excision conoïde comme indiquée que dans un nombre de cas relativement restreint.

Manuel opératoire. — La malade est chloroformée dans le décubitus dorso-sacré ; la région opératoire est désinfectée. Un aide déprime le périnée à l'aide d'un dépresseur vaginal. Avec une pince à mors on saisit le col et on l'attire à soi ; une autre pince est appliquée alors sur la partie la plus saillante de la lèvre postérieure du col. Dès ce moment l'irrigation permanente fonctionne. A l'aide d'un bistouri assez étroit, le chirurgien divise

(1) Marckwald, *Arch. f. Gyn.* VIII. — Schrœder, *Charité-Annalen*, 1880, p. 343.

latéralement les lèvres du museau de tanche jusqu'au niveau des insertions du vagin ; puis il attaque la lèvre postérieure à une distance convenable de la muqueuse cervicale. La section aura une profondeur de un à deux centimètres ou plus, selon le degré de développement du col, et s'étendra d'une commissure à l'autre autour du museau de tanche. Cela fait, une seconde incision est pratiquée à peu près à la limite des surfaces postérieure et inférieure de la portion vaginale, qui va également d'une commissure à l'autre et qui rejoint obliquement la précédente, dans la profondeur de laquelle elle vient aboutir. Le segment ainsi délimité a véritablement la forme conoïde. (Fig. 159.) Les sutures seront appliquées à l'aide d'aiguilles de grosseur moyenne et embrasseront toute la surface de la plaie ; il peut se faire qu'elles viennent à être situées dans la muqueuse cervicale ; mais, en général, les fils devront se trouver immédiatement au-devant de la limite qui sépare l'épithélium pavimenteux de l'épithélium cylindrique. On

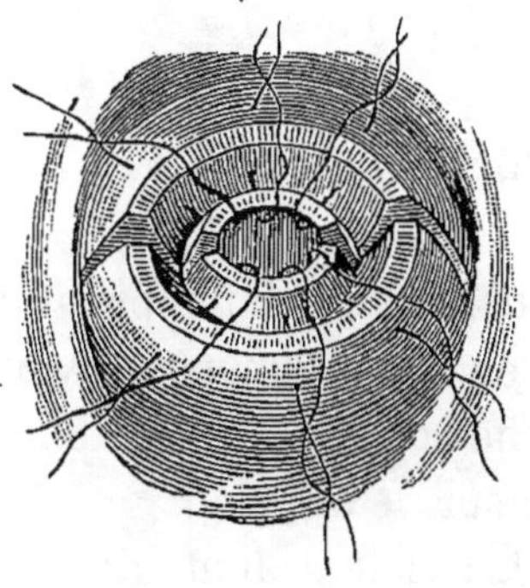

Fig. 159. — Excision cunéiforme
d'après Simon.

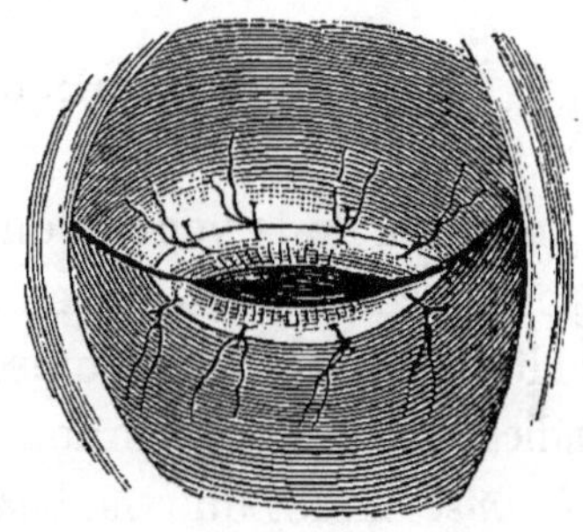

Fig. 160. — Suture dans l'excision conoïde.

suturera de même la perte de substance créée par le segment excisé. L'excision de la lèvre antérieure s'opérera d'une façon identique ; la section ira d'une commissure à l'autre parallèlement à la muqueuse cervicale, et sera rejointe par une incision partant de la limite des surfaces inférieure et antérieure de la portion vaginale. Après suture au moyen de fils embrassant toute la surface sanglante, et réunion exacte des fentes latérales, on obtient comme résultat final de l'opération la figure représentée ci-dessus. (Fig. 160.)

L'opération se fait facilement et rapidement; l'hémostase est sûre et la guérison ne rencontre ordinairement pas d'obstacles, si les fils situés dans la muqueuse du canal cervical ne coupent pas, et par conséquent ne provoquent pas la formation d'une cicatrice irrégulière.

Je laisse mes opérées au lit pendant sept à huit jours, durant lesquels on les sonde, s'il le faut. Le quatrième jour on leur administre de l'huile de ricin. Le traitement consécutif consiste en irrigations vaginales quotidiennes avec des solutions légèrement désinfectantes. L'enlèvement des sutures commence le neuvième jour, à partir duquel la femme prend des injections avec de l'acide pyroligneux rectifié (3 cuillerées à soupe pour 1 litre d'eau) pour consolider la cicatrice, ou encore avec le mélange suivant : Teinture d'iode 25 grammes ; iodure de potassium 5 grammes ; eau 170 grammes (une cuillerée à soupe pour un litre d'eau). Au bout de deux à trois semaines, la cicatrisation est terminée; et l'on voit la muqueuse cervicale faire saillie hors d'un museau de tanche largement béant.

3. — Opération de la déchirure du col

En raison de la vogue dont jouit pendant quelque temps la discision du col, on fut fort étonné lorsqu'en 1874, *Emmet* (1) vint à établir que la béance du museau de tanche constituait précisément l'indication d'une opération à pratiquer sur le col.

Emmet admet que la béance du col, accident dont *Roser* (2) a donné une excellente description, est la source d'un grand nombre d'affections de la sphère génitale. Il considère la déchirure latérale du col comme la cause de l'endométrite et de la métrite chroniques, de la dysménorrhée, de la stérilité, de la sensibilité exagérée; il veut supprimer la lésion même la plus légère du col, que celle-ci ait déjà créé la maladie ou qu'elle puisse être l'occasion de son développement. L'opération de la déchirure cervicale accueillie par Sims avec grand enthousiasme

(1) *Americ. Journ. of Obstetr.*, nov. 1874. — *Americ. Practitioner*, Janv. 1877.
(2) *Arch. f. Heilkunde*, II, 7, 1861.

a trouvé moins d'admiration en Allemagne et même de l'opposition (1). J'ai acquis la conviction que les déchirures du col ne sont pas toujours, il est vrai, sans importance ; cependant j'en ai vu pas mal qui étaient demeurées inoffensives ; les deux moitiés béantes du col se faisaient face sans présenter la moindre trace d'affection de la muqueuse, et sans que la lésion eût retenti le moins du monde sur la santé et les fonctions des femmes. D'un autre côté, on trouve réellement, dans les cas de catarrhe intense ou de métrite chronique très prononcée, des déchirures dont l'importance n'est plus à nier au point de vue des métrorragies, des douleurs et des autres accidents. En somme j'en arrive à conclure que les déchirures du col ne provoquent pas nécessairement ces troubles graves; nées dans le plus profond silence elles peuvent même demeurer sans aucune influence ultérieure. Cependant lorsque, pour d'autres raisons, il se développe des catarrhes, de la métrite chronique, des phénomènes d'irritation du côté de la muqueuse et du plancher pelvien, *ces déchirures favorisent considérablement l'extension rapide de ces affections et deviennent, par la rétraction cicatricielle exercée sur le voisinage, une source intarissable d'irritation,* produisant ainsi la permanence du mal. Donc lorsque l'appareil génital est sain, les déchirures sont inoffensives et n'exigent aucune intervention ; lorsqu'au contraire il survient des états pathologiques dans le voisinage, le traitement de ces lésions s'impose afin de supprimer la cause qui entretient le mal (2).

Les déchirures cervicales siègent, à quelques exceptions près, sur les parties latérales du col. La portion vaginale s'ouvre dans la déchirure, tantôt d'un seul côté (fig. 161), tantôt des deux, et l'on trouve au niveau de l'insertion du vagin une cicatrice épaisse, dure et sensible. Lorsque la lésion dépasse les limites de l'insertion

(1) Breisky, *Prag. med. Woch.* 1876, n° 18. — *Allg. Wien. med. Zeitschr.* 1882, n° 52. — Olshausen, *Centralbl. f. Gyn.* 1877, n° 13. — Spiegelberg, *Bresl. ärtztl. Zeitschr.* 1879, 1. — Howitz, *Gyn. og. obstetr. Meddelelser*, t. i, fasc. 3. — Kaarsberg, Copenhague, 1884. — Schroeder, *Americ. Journ. of Obstetr.* Juillet 1882.

(2) Arning, *Wiener. med. Wochenschr.*, 1881, n° 32 et 33 et Czempin, *Zeitschr. f. Geb. u. Gynäk.* 1886, t. XII, ont publié mes observations. J'ai moi-même fait connaître plus explicitement mes idées sur ce sujet, dans une communication au Congrès gynécologique de Boston, 1885.

du vagin elle s'étend, son sommet dirigé vers le canal cervical, bien au delà de la cicatrice qui correspondà la déchirure simultanée de la voûte vaginale. (Fig. 162 et 163.) La déchirure va très rarement au delà du niveau de l'insertion du vagin ; le plus souvent il se produit, sur les côtés du col (fig. 162), une cicatrice très rigide et étoilée, que l'on peut suivre au loin dans les culs-de-sac du vagin et le plancher pelvien, qui atteint parfois la paroi du bassin et attire plus tard à elle l'utérus qu'elle immobilise, soit d'un côté soit de

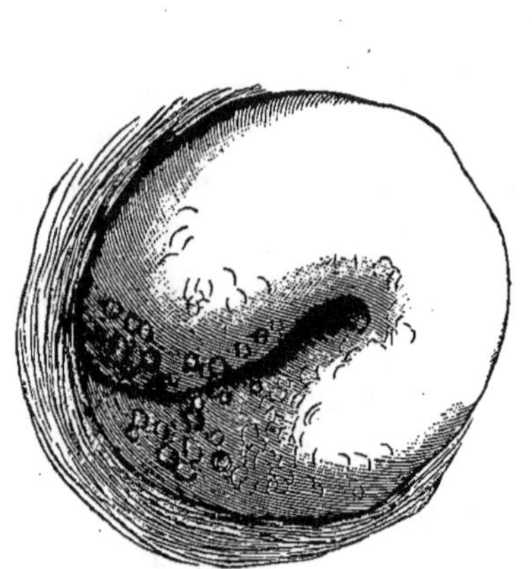

Fig. 161.—Déchirure cervicale droite. (Emmet.)

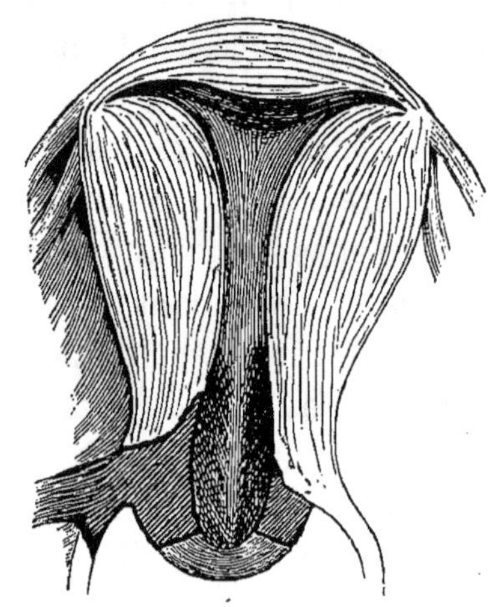

Fig. 162. — Déchirure intéressant à la fois le col et la voûte du vagin.

l'autre. Lorsque les déchirures et les cicatrices consécutives sont unilatérales, le col est largement ouvert de ce côté et enroulé sur lui-même, au point qu'on ne peut plus distinguer sa portion vaginale.

Lorsque les déchirures sont bilatérales, le col, en cas d'affection concomitante, s'enroule sur lui-même de telle façon que, en partie grâce aux altérations de la muqueuse, en partie grâce aux modifications du parenchyme utérin lui-même, il prend une forme absolument bizarre. Dans ces cas l'on trouve souvent au-dessus du col déchiré, dont la portion vaginale proémine dans le vagin sous la forme d'un chou-fleur, un corps utérin petit, en antéflexion ou en rétroflexion, présentant à sa base la limite supérieure de la rupture cervicale. (Fig. 164.)

Dans ces circonstances, ce n'est pas la déchirure qui est la cause immédiate de la difformité ; car on voit de ces lésions, même très profondes, ne pas avoir la moindre conséquence fâcheuse. Il faut plutôt en rendre responsables les affections de la muqueuse et du parenchyme utérins.

Les *symptômes* ne sont que trop souvent l'expression des affections qui compliquent les déchirures cervico-vaginales du col. Dans les *déchirures cervico-vaginales,* la solution de continuité

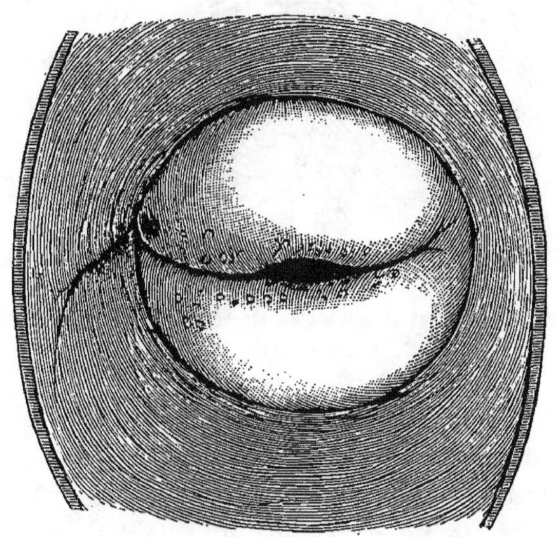

Fig. 163. — Déchirure cervico-vaginale droite.

cervicale se continue plus haut que celle du cul-de-sac vaginal, dont la cicatrice fixe la matrice à la paroi du bassin, la déplace et retentit ainsi profondément sur les conditions de nutrition des viscères pelviens. Nous parlerons plus loin de la paramétrite atrophiante créée et entretenue de cette façon.

Lorsque la rétraction cicatricielle du col est considérable, les accidents et les douleurs incessantes qui surviennent au moindre mouvement, à chaque défécation et à chaque tentative de miction, peuvent user les malheureuses femmes à un point tel qu'elle tombent dans une cachexie profonde. Lorsque la muqueuse est malade en même temps, elle fait une saille considérable hors du cratère cervical largement béant ; elle peut dépasser les limites de la déchirure et rappeler alors l'aspect d'une affection maligne, grâce à l'augmentation énorme de ses sécrétions, à sa grande tendance aux hémorragies et à sa consistance variable. Le microscope seul sera en état de nous montrer qu'il ne s'agit dans ces cas que d'une endométrite intense.

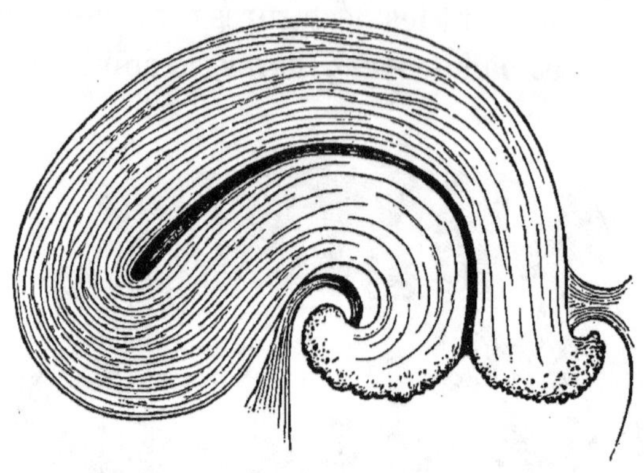

Fig. 161. — Éversion des lèvres du museau de tanche dans la déchirure cervicale bilatérale.

Dans les cas de déchirure intéressant à la fois le col et la voûte vaginale, la scène est dominée par les obstacles apportés à la mobilité des viscères pelviens et par les troubles vasculaires. Les pauvres femmes ne peuvent plus ni marcher ni travailler; la miction et la défécation sont gênées et douloureuses; la menstruation peut se supprimer d'une façon plus ou moins complète.

Le diagnostic des déchirures du col ne présente guère de difficultés; il suffit d'un peu d'attention pour éviter les erreurs. A l'aide du doigt et de la sonde, on déterminera facilement les dimensions de la solution de continuité, et son étendue au delà de la cicatrice du cul-de-sac vaginal.

Le traitement des déchirures du col varie, lorsque les parties génitales sont saines, suivant qu'on se trouve en présence de la lésion immédiatement après sa production *post partum*, ou que la solution de continuité est déjà cicatrisée. Les déchirures récentes et dépassant les insertions du vagin occasionnent, aussitôt après leur production, par conséquent au moment de l'accouchement, des hémorragies considérables et exigent, dans le cas où les contractions utérines ne provoquent pas l'arrêt du sang, la réunion immédiate des lèvres de la plaie, qu'on pratiquera comme nous allons le dire.

Lorsque la déchirure est déjà cicatrisée, l'absence de complications telles qu'endométrite, métrite et paramétrite, rend l'intervention inutile, surtout lorsque les femmes conçoivent facilement et accouchent à terme, que la lésion par conséquent n'entrave en rien le développement de l'utérus gravide et la parturition. Au contraire, *si les environs de la déchirure présentent des altérations inflammatoires, si la déchirure elle-même est une source intarissable d'affections telles que la paramétrite, la métrite et l'endométrite, affections que je considère comme accidentelles et non produites par la rupture cervicale elle-même, je regarde comme indispensables la trachélorrhaphie et le traitement des états phlegmasiques concomitants.*

La guérison de la muqueuse n'est obtenue que lorsque le col a repris sa configuration normale, et que les parties malades se trouvent ainsi protégées contre les irritations sans cesse renouvelées qui leur viennent du vagin. Certes la trachélorrhaphie ne supprime pas la métrite chronique ; mais, en traitant cette dernière par l'excision du col, on peut très bien s'arranger de façon à substituer à la difformité cervicale une configuration de la portion vaginale se rapprochant de la normale. Il en est de même de l'influence de la trachélorrhaphie sur la guérison de la paramétrite. En excisant la masse cicatricielle du col de l'utérus, et en mettant ainsi un terme à l'irritation incessante de la matrice et de sa muqueuse, ou bien en excisant, dans d'autres cas, le tissu inodulaire du plancher pelvien et en réunissant la voûte vaginale et la matrice d'une façon convenable, non seulement la paramétrite guérira en même temps que la lésion utérine, mais on verra les femmes redevenir promptement florissantes de santé.

En conséquence, je recommande de faire l'opération d'*Emmet* chaque fois que la *déchirure du col sera accompagnée de phénomènes douloureux dus à la rétraction cicatricielle,* de catarrhe chronique ou de *ruptures intéressant la voûte du vagin.*

Le *traitement* ne se bornera pas à remédier à la solution de continuité par l'avivement des surfaces de l'ancienne plaie et la restauration du col. Car s'il s'est développé un état pathologique du côté de la muqueuse et du parenchyme utérins ou du paramétrium, il faudra renoncer à cette manière de faire et chercher à faire disparaître la lésion par l'ablation des tissus altérés. L'opération variera donc suivant le cas ; elle consistera :

1° *Dans la réunion simple de la déchirure* ou

2° *Dans l'excision de la déchirure et de portions du col,* ou enfin

3° *Dans l'intervention simultanée du côté du col et de la voûte du vagin.*

1 — Pour la *trachélorrhaphie,* la femme est endormie dans le décubitus dorso-sacré, après lavage et désinfection préalables. Je saisis avec une pince la lèvre antérieure du col mis à découvert, à l'endroit où il s'agit de pratiquer la restauration ; je fais de même pour la lèvre postérieure et je circonscris le pourtour de la plaie à l'aide d'un bistouri en forme de lance, de façon à enlever *in continuo* toute la surface d'avivement et à aviver en même temps les bords correspondant à l'orifice externe. (Fig. 165.) L'ablation de cette portion de tissu est parfois très difficile dans l'angle supérieur de la déchirure, à cause de la rétraction cicatricielle ; mais c'est précisément par l'excision *in continuo* du lambeau qu'on est en état de contrôler les résultats de l'avivement. L'hémorragie· n'est ordinairement pas considérable. On égalise soigneusement la surface saignante et on en réunit les bords de la manière suivante. Les sutures supérieures partent de la voûte vaginale, traversent le bord d'avivement du canal cervical futur et ressortent dans le bord du côté opposé en pénétrant jusqu'au niveau de la voûte du vagin. Je lie immédiatement chaque fil, afin de me rendre compte de l'adaptation exacte des lèvres avivées de la muqueuse. En général quatre à cinq sutures profondes suffisent pour opérer la réunion jusqu'à l'extrémité inférieure de la portion vaginale créée. Entre ces sutures, j'applique des fils de catgut superficiels, destinés au rapprochement linéaire du revêtement externe du col.

Il arrive parfois, lorsque les altérations catarrhales chroniques ont atteint les culs-de-sac du vagin, qu'on soit obligé de prolonger l'avivement assez loin sur la voûte vaginale. (Fig. 165.) Cette opération sera précédée également de l'abrasion et de la cautérisation avec le chlorure ferrique de la muqueuse du col et du corps. Quand la suture est terminée, j'introduis encore une fois la canule de l'irrigateur dans le canal cervical pour contrôler le calibre de ce dernier. Je n'employais jadis pour mes sutures que des fils de soie ; depuis ces derniers temps je ne fais plus avec cette substance que les sutures profondes, et je me sers de catgut pour les sutures superficielles.

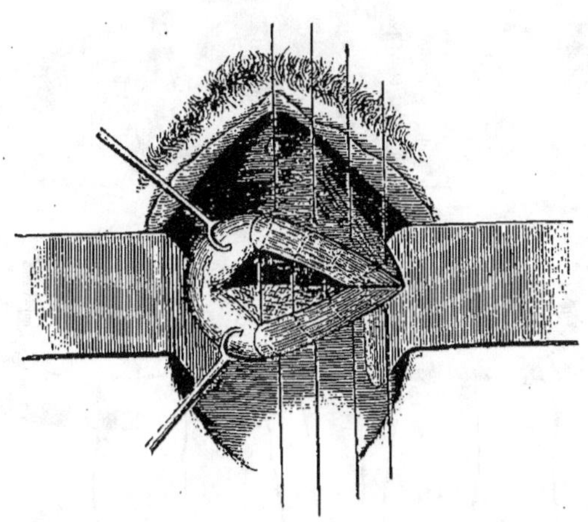

Fig. 165. — Opération d'Emmet. Trachélorrhaphie. (D'après Hegar et Kaltenbach.)

Lorsqu'il s'agit d'une *déchirure bilatérale,* on applique, après avivement d'un côté, une première suture dans l'angle supérieur de la plaie afin de supprimer l'hémorragie quelquefois assez abondante. Puis on avive le côté opposé et on applique ses fils alternativement d'un côté et de l'autre jusqu'à création de la commissure des lèvres de l'orifice externe. (Fig. 166.) Dans la trachélorrhaphie bilatérale, très souvent le canal cervical devient trop étroit et la portion vaginale trop conique ; aussi ne faut-il pas hésiter dans l'avivement et chercher à produire un orifice externe le plus large possible.

Le traitement consécutif est à peu près nul, comme dans toutes les opérations plastiques de ce genre : il se réduit à quelques injections vaginales pratiquées de temps à autre. Les fils restent en place jusqu'au huitième ou neuvième jour et sont enlevés progressivement à partir de ce moment.

2 — *Lorsque la déchirure cervicale est compliquée d'endométrite ou de métrite chroniques*, et que l'involution du parenchyme utérin malade exige l'exérèse de portions du col lui-même, je modifie mon procédé d'avivement de façon à exciser ce qu'il faut des lèvres de la portion vaginale. Lorsque l'abduction de la lèvre postérieure n'est pas possible dans le cas de déchirure uni-

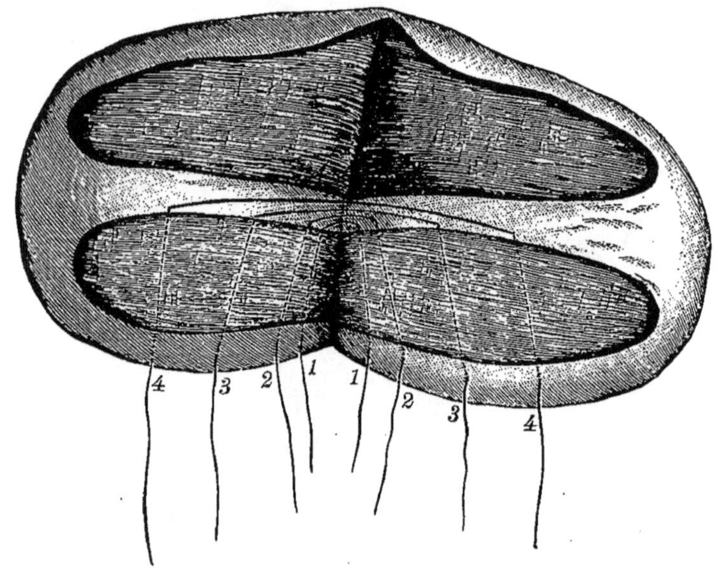

Fig. 166. — Avivement et suture dans les déchirures bi-latérales. (D'après EMMET.)

latérale, je la facilite par l'incision de la commissure opposée; puis je circonscris en partant de l'extrémité supérieure de la déchirure, et des deux côtés, le lambeau de muqueuse nécessaire à la formation du canal cervical. Je fais une incision transversale dans la paroi postérieure de ce dernier, là où j'ai le dessein de créer un museau de tanche. J'excise alors, à la façon de l'amputation de *Hegar*, un segment convenable, et j'applique mes sutures immédiatement, de façon à produire une hémostase complète. Je procède de la même manière pour la lèvre antérieure :

je circonscris de la muqueuse cervicale autant qu'il m'en faut pour
la restauration du canal et, avant de faire l'excision de la lèvre,
j'enlève la cicatrice créée par la déchirure, jusqu'à l'angle supérieur
de la rupture. A ce moment rien ne m'empêche plus d'exciser la
lèvre antérieure, de poser mes sutures et finalement de fermer
la fente béante des deux côtés, comme je l'ai déjà fait plus haut.

En agissant ainsi, la portion vaginale acquiert une configuration normale.

3 — Dans le cas de *cicatrices paramétriques*, il ne faut pas
seulement enlever tout le tissu inodulaire (Fig. 167 *a*); il faut
avant tout faire disparaître l'immobilité de la matrice. Dans
ce but, je saisis l'utérus mis à découvert et j'exerce sur lui des
tractions, aussi considérables que le permet la continuité des
parties, dans le sens opposé aux adhérences. Puis j'excise la

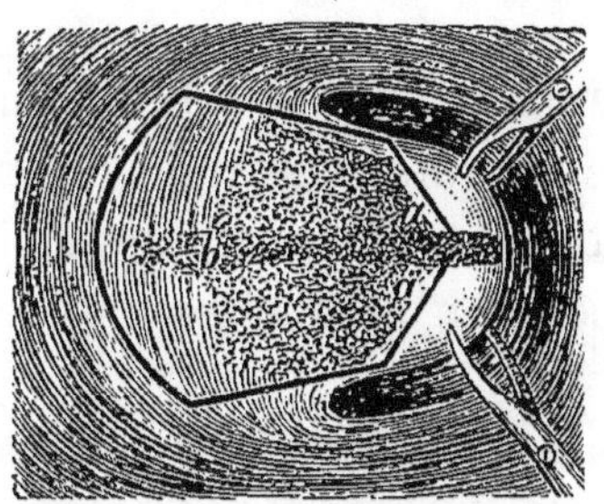
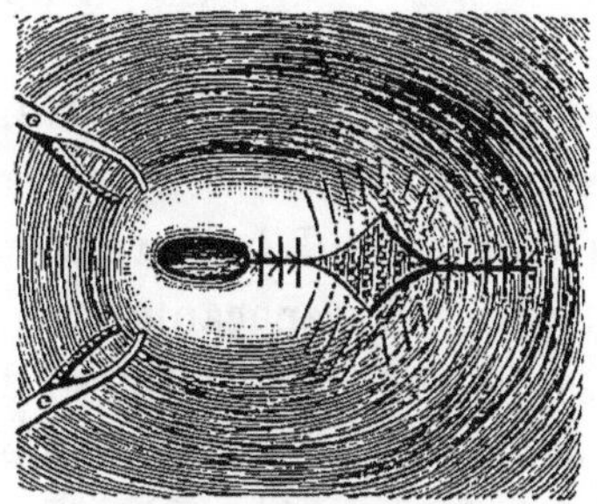

Fig. 167 *a*   Fig. 167 *b*

Avivement et suture dans la déchirure unilatérale.

cicatrice de la surface externe du col à l'aide d'une section en
croissant, embrassant la partie latérale. D'habitude j'enfonce
de dehors en dedans et le long du col un couteau pointu à
deux tranchants que je promène assez loin et assez profondément
autour de l'utérus pour le débarrasser de toutes les brides cicatricielles résistantes. La plaie s'ouvre largement et la matrice
tombe alors dans le milieu du bassin. A ce moment l'enlèvement de
la cicatrice n'offre plus aucune difficulté et je puis procéder à la
réunion de la perte de substance. L'incision péricervicale se dirige
d'avant en arrière.

En cas d'abduction prononcée de l'utérus, les bords de la fente se rapprochent facilement pour former une cicatrice transversale dans le cul-de-sac du vagin, de façon à exclure en apparence le raccourcissement de ce cul-de-sac. (Fig. 167 *b*.) Quant à l'opération de la déchirure, elle se pratique suivant l'un des procédés décrits ci-dessus.

Le traitement consécutif consiste autant que possible dans l'expectation. En cas de cicatrices paramétriques, je fais immédiatement appliquer de la glace, ce qui fait que sur une série de seize opérations je n'ai jamais vu se produire d'accidents du côté du paramétrium (1). Les cicatrices sont toujours très lisses et égales et laissent toute mobilité à la matrice ; les douleurs se suppriment presque aussitôt et avec elles le martyre incessant des femmes. Enfin l'utérus, resté mobile, involue d'une façon absolument normale.

4 — Amputation du col

Jadis on pratiquait couramment l'amputation du col, surtout dans les cas de carcinome, au niveau de la voûte vaginale, avec un simple bistouri. L'hémorragie, inévitable dans ces cas, devenait quelquefois si menaçante, que cette opération a été classée parmi celles qui sont extrêmement dangereuses.

L'emploi de l'écraseur de *Chassaignac* fut considéré comme un progrès considérable. Cependant cet instrument présentait maints inconvénients. Tout d'abord on observa très fréquemment des lésions de la vessie et du cul-de-sac de Douglas, alors même que l'anse de l'écraseur n'était pas appliquée très profondément. Ces lésions, ainsi que l'ont montré un grand nombre d'accidents de ce genre, ne sont pas aussi dangereuses qu'on pourrait le croire ; mais elles sont toutefois assez sérieuses pour plaider contre l'usage de l'écraseur dans l'amputation du col de l'utérus. Ces lésions sont dues à l'étranglement des tissus voisins et s'expliquent par la résistance éminemment variable de ces tissus. La portion vaginale, riche en fibres connectives, est cassante et se rompt par conséquent facilement sous l'action de la chaîne, tandis que la muqueuse, parsemée de

(1) Czempin, *loc. cit.*

très nombreuses fibres élastiques, le conduit vaginal et les parties environnantes opposent une résistance bien plus considérable. Mais le plus grand reproche que je fasse à l'instrument de *Chassaignac*, et pour ce je me base sur le nombre considérable de faits que j'ai observés chez mon père, chez d'autres gynécologues et dans ma pratique personnelle, est le suivant : **L'hémostase** n'est pas le moins du monde certaine avec l'écraseur, et la **cicatrisation** consécutive à l'écrasement donne lieu à des rétractions, à des sténoses et même à des atrésies.

Aucun des succédanés de l'écraseur, ni la guillotine, ni l'anse galvano-caustique ne suppriment complètement ces inconvénients; ils ont même leurs inconvénients spéciaux. Aussi ai-je renoncé complètement à leur emploi. D'ailleurs il me semble que le rejet de ces appareils est commandé rien que parce que nous nous privons, en en faisant usage, de la faculté de modifier selon les circonstances le procédé d'amputation, et de la possibilité de soumettre la muqueuse au traitement qu'exige l'importance des affections de cette membrane.

La plupart des gynécologues allemands ont renoncé à l'amputation circulaire avec le bistouri, telle que l'a conseillée *Sims* (1) et comme *Emmet* (2) la recommande encore aujourd'hui. (Fig. 168, 169.) Et cela parce que le revêtement du moignon par la muqueuse du vagin, suivant le procédé de *Sims*, offre trop de difficultés; de plus cette manière de faire expose aux hémorragies consécutives et à une cicatrisation irrégulière.

C'est à *Hegar* (3) que nous devons le véritable procédé de l'amputation cervicale, procédé qui rend l'opérateur maître de l'évolution cicatricielle et le met à même d'assurer l'hémostase. Ce procédé consiste à attaquer le col après avoir attiré l'utérus aussi bas que possible dans le champ de spéculums vaginaux et avoir ainsi rendu facilement accessible son segment cervical. On fend les commissures latérales du museau de tanche jusqu'au niveau des insertions vaginales, et on excise d'abord de la lèvre postérieure, en

<hr>

(1) *Chirurgie utérine*, 1866.

(2) *Gynécologie*, 3° éd. 1885.

(3) *Naturforscher-Vers.* Innsbruck, 1871, n° 7, p. 173. — Odebrecht, *Berl. Beitr. zur Geb. u. Gyn.* III, p. 220.

partant de la limite de la muqueuse cervicale, une portion conique plus ou moins considérable suivant le cas. On suture en faisant

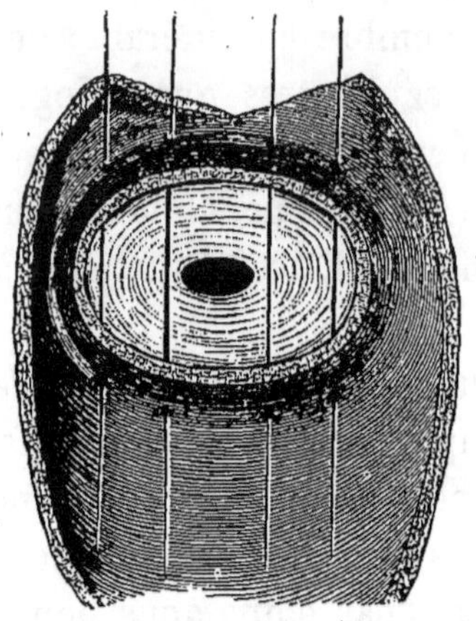 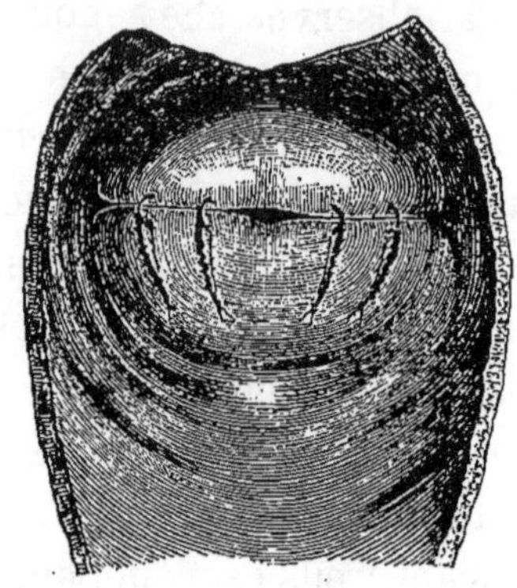

Suture après l'amputation cervicale, d'après Sims.

embrasser aux fils toute la surface de la plaie, de façon à ce que la cicatrice soit située à peu près au niveau du moignon de la lèvre postérieure. On fait de même pour la lèvre antérieure, et finale-

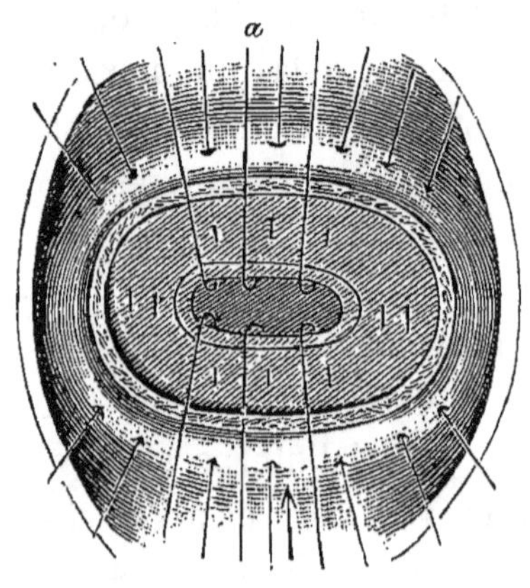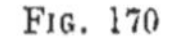 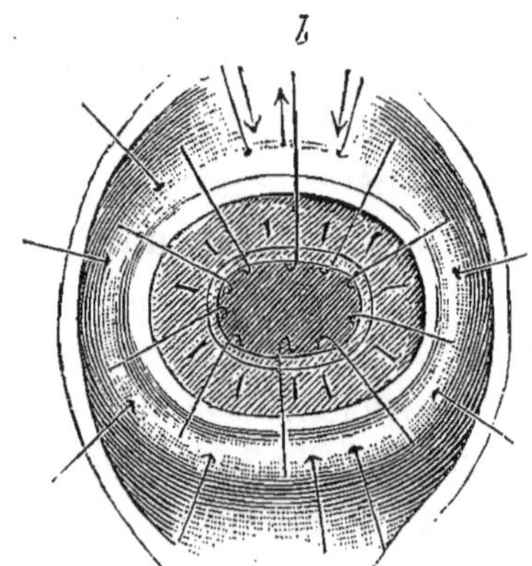

Suture du moignon après l'amputation du col par le procédé de Hegar.

ment on ferme les commissures latérales également avec des sutures profondes. Cette occlusion peut se faire soit d'après le procédé qu'indique la fig. 170, c'est-à-dire par réunion directe, ou bien par l'intermédiaire d'un revêtement de muqueuse, comme le montre la fig. 171.

Le procédé de *Hegar* aurait été parfait si ce chirurgien avait étendu aussi l'excision à la muqueuse du canal cervical. Cette dernière modification des plus importante, a été indiquée par *Schrœder* (1) qui recommande, **après discision bilatérale**, d'écarter les deux parois *du col* et d'inciser ces parois perpendiculairement au niveau de la limite microscopique entre les muqueuses saine et malade. (Fig. 173, *a*.) Puis une section extérieure partant de *c* vient rejoindre l'extrémité de la dernière là où les altérations pathologiques, propres à chaque cas, l'exigent. On suture en faisant em-

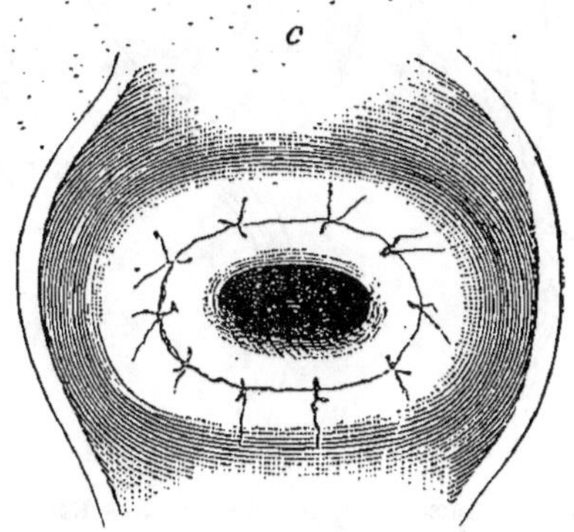

FIG. 172. — Suture après excision. (HEGAR.)

brasser aux fils la surface de la plaie et en renversant ce qui reste de la lèvre correspondante. (Fig. 174.) Après qu'on a enlevé également la muqueuse malade sur la lèvre antérieure et fermé les commissures latérales, la configuration de la cicatrice est telle que le moignon cervical se trouve tapissé par la muqueuse du cul-de-sac vaginal attirée en haut, et que la limite inférieure de la muqueuse cervicale, logée assez profondément dans l'entonnoir de nouvelle formation, se dérobe autant que possible aux influences venant du vagin.

J'ai coutume de combiner entre elles les opérations de *Hegar* et de *Schrœder*, et je modifie toujours mon procédé suivant les exi-

(1) *Charité-Annalen*, 1878. — *Zeitschr. f. Geb. u. Gyn.* III, p. 419. — MÒRICKE *eodem loco*, III, p. 328.

gences de chaque cas particulier. Lorsque la muqueuse du canal cervical est intacte, ce qui est très rarement le cas, j'ampute d'après le procédé de *Hegar;* lorsque la muqueuse est malade, j'enlève des portions altérées tout ce que je puis enlever, et j'excise de la lèvre, ou plutôt de la paroi du col, autant de tissu qu'il faut pour obtenir la guérison. (Fig. 175, 176.) L'opération devient ainsi très simple et très sûre ; avec un peu d'habileté dans l'application

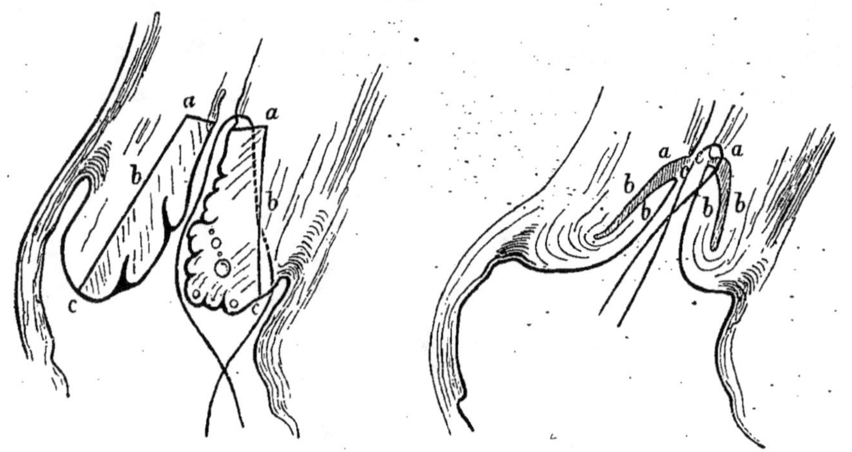

Fig. 173. — Excision d'après Schrœder
(manière d'inciser).

Fig. 174. — Excision d'après Schrœder
(suture).

des sutures, elle ne demande que peu de temps pour son exécution.

Ordinairement je fais précéder l'amputation d'un curettage de la muqueuse, en raison des complications si fréquentes consistant en affections chroniques de la muqueuse et du parenchyme utérins.

Pour l'opération elle-même, j'attire l'utérus à moi aussi bas que possible et je le place dans le champ d'un spéculum vaginal. Je désinfecte à nouveau le champ opératoire et j'incise, sous l'égide de l'irrigation continue avec des solutions faiblement antiseptiques, les lèvres du col jusqu'au niveau de l'insertion du vagin. A l'intersection des muqueuses saine et malade, je fais une incision perpendiculaire à l'axe du col et j'excise, à l'aide d'une incision de dehors en dedans, une portion de *la lèvre postérieure* ayant l'éten-

due exigée par le cas actuel. Je suture immédiatement et je pose
des fils aussi loin que doit s'étendre la lumière de l'orifice externe.
J'opère de même pour la *lèvre antérieure*, en ayant soin de reculer les pinces qui fixent l'utérus dans sa position déclive, dans
le pli de transition cervico-vaginal.

Ceci fait, je procède à la réunion des commissures latérales.
J'enlève du cul-de-sac antérieur du vagin les pinces devenues inutiles, puisque les fils appliqués jusque-là peuvent servir à fixer
convenablement le col. Grâce à ces fils, j'attire tout d'abord une
des commissures du col en bas et sur la ligne médiane afin de la
suturer. Les fils devront embrasser toute la plaie et être très

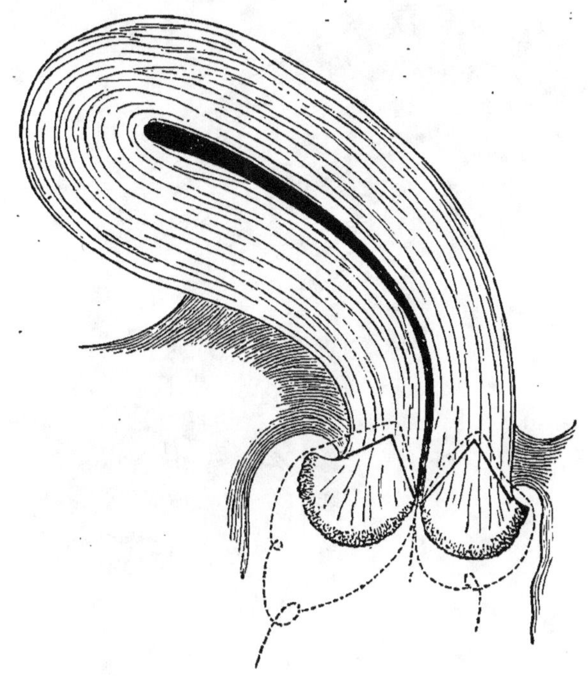

Fig. 175. — Amputation dans un cas de métrite cervicale. Eversion des lèvres du museau
de tanche. Érosions endométriques.

rapprochés l'un de l'autre, car c'est à ce niveau que les hémorragies sont les plus fréquentes et les plus abondantes. Je fais enfin
de même pour la commissure du côté opposé.

En général il faut de huit à dix fils pour chaque lèvre, et de trois
à quatre pour chaque commissure. Lorsque l'hémostase est complète

et les lèvres des plaies des muqueuses vaginale et cervicale intimement réunies, on coupe les fils. Un nouveau lavage précède la remise en place de la matrice, puis la malade est portée dans son lit. Ce n'est qu'exceptionnellement, dans les cas où les sécrétions utérines ont été fétides, que j'introduis dans le vagin un tampon d'ouate saupoudré d'iodoforme ; en dehors de ces cas, je ne le fais qu'en présence d'un relâchement considérable des tissus et d'une tendance prononcée des piqûres à laisser échapper du sang. Habituellement ce pansement est complètement inutile.

Les opérées garderont le lit une huitaine de jours ; on fera deux fois par jour des irrigations vaginales avec une solution faible

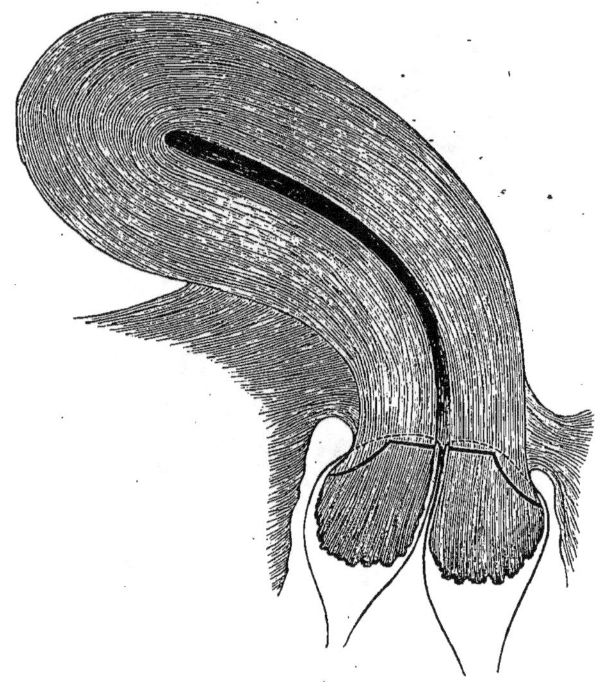

Fig. 176. — Amputation du col.

d'acide phénique ou de sublimé. Tant que les femmes ne pourront pas uriner spontanément dans le décubitus, on les sondera ; à partir du troisième jour, on veillera à ce qu'elles aillent à la garde-robe.

Les premiers jours, les opérées se plaignent quelquefois de ma-

laises siégeant surtout dans les jambes : ces malaises sont dus à
la position dorso-sacrée. S'ils s'accentuent et inquiètent les malades,
on administrera de la morphine. Ordinairement cette médication
n'est pas nécessaire.

Dès que les vomissements consécutifs aux inhalations de chloroforme auront cessé, on donnera aux femmes une nourriture fortifiante. Deux ou trois jours après l'abandon du lit, on examinera la
plaie à l'aide d'un spéculum plein ; on la nettoiera et on enlèvera
au besoin quelques fils. Si les sécrétions sont abondantes on
appliquera, pour les tarir, un tampon d'ouate saupoudré d'iodoforme qu'on laissera en place pendant vingt-quatre heures. Les

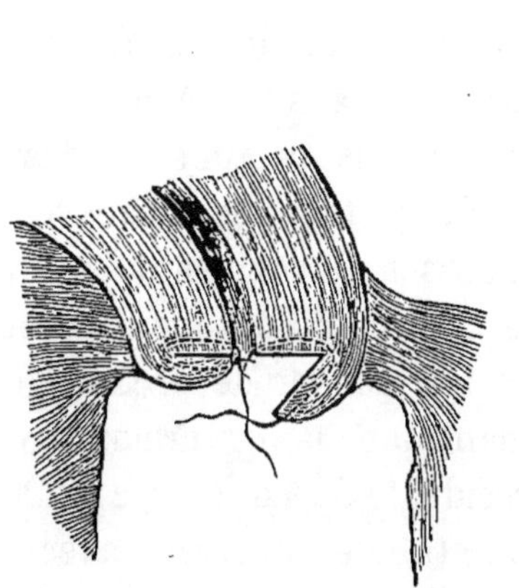

Fig. 177. —Suture après l'amputation
du col.

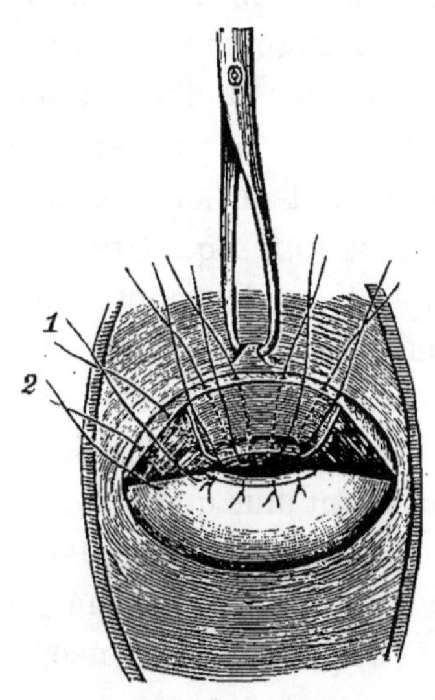

Fig. 178. Suture de la lèvre supérieure après
l'amputation du col.
1 et 2 : Sutures de la commissure latérale.

jours suivants on retirera les fils dont le séjour plus prolongé
dans la plaie n'a d'ailleurs aucun inconvénient. Je les ai quelquefois laissés en place des semaines et même des mois, pour ne les
ôter que petit à petit, chez des femmes très influencées par l'opération. Jusqu'après l'enlèvement des fils, j'ordonne des injections
vaginales additionnées de vinaigre de bois ; à partir de ce moment
celles-ci sont remplacées par des irrigations avec addition de la
mixture iodo-iodurée dont j'ai donné la formule plus haut.

La cicatrisation consécutive à cette opération est régulière. Il est rare que, les fils coupant, ce fait compromette la configuration des lèvres de l'orifice externe. Ce procédé employé dans plus d'un millier de cas ne m'a donné jusqu'ici que des cas isolés de sténose. De même les rétractions cicatricielles irrégulières et autres déformations du museau de tanche sont tout à fait exceptionnelles.

Pour beaucoup de débutants, la difficulté de l'opération semble siéger dans l'*hémorragie qui accompagne la discision du col et l'excision des lambeaux cervicaux*. Moi-même, en commençant, j'étais sans cesse poursuivi par la crainte de ces pertes de sang et je cherchais un moyen de les limiter, sinon de les arrêter. On a proposé comme prophylaxie la ligature et la compression, à l'aide de l'écraseur ou d'instruments analogues, du segment du col situé au-dessus de la portion à exciser. *Emmet* (1) se servait à cet effet d'un ressort de montre enfermé dans un tube de caoutchouc et fixé à un *tourniquet utérin*. J'ai employé, dans le même but, un simple tube de caoutchouc (2); j'appliquais ce tube au-dessus d'une aiguille de Karlsbad avec laquelle je traversais transversalement la voûte vaginale et le col, au-dessus du segment à enlever. Les avantages de l'application, à ce niveau, d'un tube de caoutchouc sont plus qu'évidents : il n'y a nul danger de produire des lésions sérieuses, même en comprenant dans la ligature un diverticule de la vessie ou une portion procidente du cul-de-sac de Douglas. L'opération terminée, on retire le tube et on arrête, avec des sutures posées après coup, l'hémorragie qui a pu se produire à travers les trous d'aiguille. Une compression de ce genre suppose qu'on puisse attirer fortement en bas le col de la matrice : son emploi se trouve ainsi quelque peu restreint. Au fur et à mesure que je devenais plus habile dans l'application des sutures, j'abandonnais de plus en plus l'usage du tube constricteur ; et je n'y ai plus recours aujourd'hui que pour la démonstration. L'hémorragie, en cas d'amputation du col, est facile à limiter ; l'opération tout entière, dans des circonstances un peu favorables, ne demande

(1) *Gynécologie*, 3° éd., p. 466.
(2) *Berl. Klin. Woch.* 1876, n° 4. — Récemment L. Fürst a décrit des aiguilles spéciales destinées à la fixation du tube. *Arch. f. Gyn.* XXVIII.

avec un peu d'habileté que six à dix minutes pour son exécution.
On est absolument libre de poser les premières sutures aux endroits
qui saignent abondamment, ou d'arrêter le sang par des ligatures
provisoires. Quant aux ligatures isolées, à la surface de la plaie,
je n'en pratique jamais.

On a reproché à l'amputation *de ne pas préserver des hémor-*
ragies consécutives, même avec la suture du moignon. Ce reproche
semble fondé, si l'on se reporte aux premières statistiques publiées
à ce sujet. Je n'ai eu que des cas isolés d'hémorragie consécutive
dans ma première centaine d'excisions du col (1), et je rapporte ce
résultat à ce fait que mes sutures embrassent toujours toute la
surface saignante et que mes fils sont noués solidement. C'est là
une affaire d'adresse ; en effet, j'ai vu l'hémorragie survenir à la
suite d'amputations du col pratiquées par mes assistants, alors
qu'ils n'avaient pas encore la notion de la force à employer pour
lier les fils. Aussi ai-je veillé dans ces dernières années, dans les
opérations exécutées par mes élèves, à ce que les fils fussent serrés
convenablement, ce qui nous assurait l'hémostase, même dans
ces interventions de débutants.

Les hémorragies consécutives peuvent survenir aussi bien peu
de temps après l'opération qu'au bout de la première semaine,
alors que quelques fils commencent à couper, et qu'au moment où
on enlève les premières sutures à la femme qui vient de se lever.
Jadis j'essayais, en cas d'hémorragie survenue dans la première
huitaine, de combattre l'écoulement par des injections astringentes,
des morceaux de glace, au besoin par le tamponnement. Mais plus
tard j'en suis arrivé, lorsque la perte était abondante, à faire porter la femme sur la table à opération, à l'endormir et, après lavage,
à mettre à jour la région saignante et à produire l'hémostase à l'aide
d'une application de sutures. Les hémorragies qui accompagnent
parfois l'enlèvement des fils ont toujours cédé jusqu'ici aux applications de perchlorure ou au tamponnement. Si l'écoulement était
abondant et de longue durée, je recourrais également sans hésiter
à la suture. Mais depuis très longtemps je n'ai plus eu besoin de
m'adresser à ces moyens.

____

(1) *Berl. klin. Woch.* 1878, n° 42.

En dehors de ce procédé d'amputation, on en a proposé plusieurs autres ayant le même but. Je m'abstiens d'en donner ici la description, parce que la plupart d'entre eux ne sont pas entrés dans la pratique. J'ai moi-même indiqué en 1878, au temps où je recommandais l'amputation du col comme un remède contre la métrite chronique, un procédé personnel qui avait surtout pour but d'enlever la plus grande partie possible de la muqueuse cervicale. Ma recommandation s'appuyait sur un assez grand nombre de cas où j'avais employé ce procédé, qui consistait dans l'excision presque complète du col et dans un mode de suture particulier de l'infundibulum d'excision. Je n'avais pas essuyé un seul échec. Ce n'est que plus tard que j'eus à déplorer également des sténoses et même des atrésies consécutives à l'opération. J'essayai alors de modifier le procédé, mais j'acquis bientôt la conviction qu'il était extrêmement difficile d'éviter ces inconvénients. Aussi n'y ai-je plus recours que dans des cas absolument exceptionnels, et me dispenserai-je de le décrire ici.

5 — Excision totale (haute) du col

Les différents procédés opératoires décrits jusqu'à présent ne sont destinés qu'à l'excision du col dans les cas d'affections de sa portion inférieure. Dans certains cas, il peut devenir nécessaire d'amputer le segment cervical de l'utérus tout entier, et de l'exciser à ras du corps. Ce mode d'intervention trouve son indication dans les cas de dégénérescence maligne du col, ou plutôt des lèvres du museau de tanche, au début; il a aujourd'hui encore des partisans et des défenseurs, ainsi que cela ressort des documents collationnés à ce sujet par *Hofmeier*, à la clinique de *Schrœder* (1). Jusqu'à il y a six ans, je pratiquai souvent cette opération; et depuis lors encore j'y ai recours quelquefois, me contentant ainsi de l'excision du col utérin d'après la méthode indiquée ci-dessus. Au point de vue de la guérison radicale du carcinome, je n'ai pas eu à me louer de mes tentatives. Toujours j'ai vu la tumeur récidiver, et la récidive se produire, dans les cas les plus favorables, environ un an après l'amputation, presque tou-

(1) *Naturforscher-Versammlung*, Berlin, 1886.

jours plus tôt. Et cette récidive acquérait un développement tellement rapide qu'elle excluait toute opération radicale nouvelle. Les malheureuses succombaient sans qu'il fût possible de remédier au mal. Aussi ai-je renoncé dans le carcinome à l'excision totale du col. Voir plus haut la relation de ma dernière tentative.

L'opération en elle-même semble présenter relativement peu de danger, surtout si l'on prend les précautions indiquées par *Schrœder* (1), et qui consistent en une *ligature temporaire des ligaments larges au niveau des grosses artères, c'est-à-dire des artères utérines et autant que possible des utéro-ovariennes*. Cette ligature, dont il a été question à propos de l'ouverture de la cavité utérine dans la discision du col, est possible et très efficace également dans l'amputation du col. Dans les vingt-sept cas d'excision totale du col dégénéré (2), où j'obtins grâce à elle une hémostase complète, je ne rencontrai aucune difficulté ni dans la pose des fils ni dans les manœuvres ultérieures exigées par la suture. Seulement l'intensité des douleurs produites par la ligature me forçait à l'enlever dès que l'opérée s'éveillait; je le fais du reste aujourd'hui dès que l'opération est terminée.

Le manuel opératoire de l'excision totale du col précédée de la *ligature des ligaments larges* est le même que celui de l'amputation partielle. La femme est endormie dans le décubitus dorsosacré et l'irrigation continue mise en train. On saisit la portion vaginale qu'on met bien à découvert et qu'on désinfecte à nouveau ; puis on la déplace vers un des côtés. A ce moment, on traverse la voûte vaginale avec une aiguille courbe de dimensions moyennes et munie d'un double fil de soie forte, le plus près possible de l'utérus, de façon à ce que quand l'aiguille ressort après un fort mouvement de rotation dans le voisinage de son entrée, le fil embrasse la base du ligament large. Avant de nouer le fil, on remet la portion vaginale en place, c'est-à-dire sur la ligne médiane, afin de produire le relâchement convenable des tissus embrassés.

<hr>

(1) *Zeilschr. f. Geb. u. Gyn.* III, p. 419 et VI, p. 213.

(2) Ce nombre croît annuellement depuis environ 5 à 6 ans; voir l'emploi de la ligature provisoire des ligaments larges dans le curettage des carcinomes inopérables.

On agit de même pour le côté opposé et on pose au besoin d'autres fils encore en avant ou en arrière des premiers. Puis on fend le col dont on disjoint les lèvres jusqu'au point où l'on pense pratiquer l'excision.

L'excision de la moitié postérieure du col peut être opérée soit par en bas, en partant de l'insertion du cul-de-sac vaginal postérieur, soit par en haut. Lorsque les ligatures sont bien faites, on a à peine du sang, surtout si l'on n'hésite pas à réunir rapidement et intimement la lèvre de la plaie vaginale avec celle du canal cervical, à l'aide de sutures posées le plus profondément possible. (Fig. 172.)

On ampute de la même façon la paroi cervicale antérieure, après avoir eu soin de détacher cette paroi de la vessie avec le secours de l'ongle, et par des manœuvres prudentes de traction. Là également il faudra rapprocher exactement le bord cruenté du vagin avec celui de la muqueuse du col à l'aide de sutures profondes. Enfin on suture les commissures cervicales des deux côtés et, après réunion complète des surfaces sanglantes, on enlève les ligatures. On termine en faisant descendre l'utérus dans le vagin aussi loin que l'exige le degré d'excision cervicale.

L'opération, toute facile qu'elle paraisse, rencontre de grands obstacles dans des *complications* consistant tout d'abord en *cicatrices de la voûte vaginale*. Il n'est pas rare, dans ces cas, de voir des *lésions du péritoine et l'ouverture du cul-de-sac de Douglas*.

Les blessures de ce dernier n'ont pas, de l'avis unanime des auteurs, la gravité qu'on accordait jadis aux blessures de la séreuse péritonéale. Elles ne doivent pas cependant être envisagées avec indifférence, en raison de l'étendue de la plaie et des lésions du territoire vasculaire péri-utérin. Tout récemment, dans les cas où les lèvres de la plaie péritonéale ne purent être rapprochées entre elles, je fis la suture du vagin avec la séreuse (comme dans l'hystérectomie vaginale) et je posai dans le trou béant un tube à drainage qui demeura en place pendant un laps de temps variant entre trois et six jours. Grâce à ce procédé les lésions guérirent sans difficulté.

6 — Hystérectomie vaginale

L'extirpation de la totalité de l'utérus, telle qu'elle fut pratiquée par *Langenbeck* aîné (1813) et *Sauter* (1822), avait été abandonnée, ainsi que l'opération pratiquée en 1876 par *Hennig* (1), lorsqu'en 1878 *Freund* (2) introduisit l'hystérectomie dans la pratique en instituant pour son exécution un nouveau manuel opératoire.

Quoique la plupart des chirurgiens aient renoncé depuis à la méthode de *Freund*, parce que plus la statistique devenait considérable, plus les résultats étaient défavorables, c'est à *Freund* cependant que revient le mérite d'avoir enrichi la gynécologie moderne de l'opération de l'hystérectomie.

Czerny (3) a le premier remplacé l'opération de *Freund* par l'extirpation vaginale. Peu après lui *Billroth* (4), *Schrœder* (5), *Schede* (6) et moi (7), nous avons publié des observations d'hystérectomie vaginale. Le procédé de *Fritsch* (8) a trouvé un peu partout un accueil des plus favorables.

L'extirpation, de quelque manière qu'on la pratique, a été proposée tout d'abord **contre la dégénérescence carcinomateuse et sarcomateuse de l'utérus**, qu'on diagnostique aujourd'hui plus tôt et plus facilement que jadis. Nous ne devons nous laisser déconcerter ni par les raisons d'ordre social ni par les échecs qui sont essuyés de ci de là ; plus nous interviendrons de bonne heure, plus nous aurons de chances de succès, tant au point de vue de la guérison immédiate qu'à celui de la récidive.

Ce n'est qu'à propos du cancroïde de la portion vaginale que les opinions diffèrent encore parmi les gynécologues allemands. Il

(1) *Naturforscherversammlung*, Hamburg, 1876.
(2) W. A. FREUND, VOLKMANN's. Sammlung, n° 133. — *Centralbl. f. Gyn.* n° 12, 1878. — *Berl. klin. Wochenschr.*, n° 27, 1878.
(3) *Wien. med. Wochenschr.* 1879, 45-49.
(4) VÖLFLER, *Chirurgen-Congress.* 1880.
(5) *Ibidem.*
(6) *Naturforscherversammlung*, Dantzig, 1880. — BAUM, *Zeitschr. f. Geb. u. Gyn.* VI.
(7) Dantzig, 1880 et *Centralbl.* 1881.
(8) *Centralbl.* 1883, n° 57.

s'agit de savoir s'il faut pratiquer l'extirpation vaginale de la totalité de l'utérus, ou s'il faut se contenter de l'excision haute du col et de la cautérisation du moignon. *Schrœder* et *Hofmeier* (1) sont partisans de cette dernière méthode en se basant sur leurs chiffres statistiques ; cependant le nombre des défenseurs de l'hystérectomie immédiate augmente de plus en plus (2). J'ai donné plus haut mon avis à ce sujet, et je suis persuadé que l'opération radicale précoce offre un pronostic opératoire plus favorable et donnera un meilleur résultat final. J'ai d'ailleurs cité les documents, naturellement encore restreints, que je possède à ce sujet.

On a élargi le domaine des *indications* de *l'extirpation de l'utérus*. Moi-même je me suis décidé à pratiquer cette opération dans des cas d'adénome malin, c'est-à-dire dans les affections constituées par une prolifération immodérée des glandes de la muqueuse cervicale avec disparition du tissu interglandulaire. L'importance de ces affections, de plus en plus comprise aujourd'hui, fera certainement cesser l'hésitation des opérateurs le jour où la perfection de la technique opératoire rendra l'opération sûre.

J'ai extirpé encore la matrice par le vagin dans *l'endométrite hémorragique,* chez des femmes sur le retour, dans des cas où un traitement long et patient *n'avait pu mettre trève aux écoulements sanguins,* et cela sans que l'on ait trouvé dans les parties abrasées de la muqueuse bien des fois râclée (jusqu'à huit fois) autre chose qu'un état d'irritation très intense.

Les opérées en question (elles étaient au nombre de sept en janvier 1887) étaient toutes à la veille de la ménopause ; elles présentaient un degré d'anémie extrême et étaient devenues incapables, par suite de leurs souffrances, de vaquer à la moindre occupation. Rien n'avait pu les débarrasser de leur affection, ni un traitement hospitalier continué pendant des mois, ni les soins les plus rationnels qu'on leur avait donnés chez elles. Il est des auteurs (3) qui, dans ces cas, préfèrent pratiquer la castration, comptant provoquer ainsi l'involution de l'utérus. Je possède une observation de ce genre, où le résultat final ne fut pas satisfaisant. Je ferai du reste

(1) *Zeitschr. f. Geb. u. Gyn.* XIII, 367.
(2) Brennecke, *Berl. klin. Woch.* — Staude, *ibid.* — Fritsch, *Arch. f. Gyn.* 1887.
(3) Olshausen, *Naturforschervers.* Eisenach, 1882.

remarquer que dans ces conditions la castration disparaît, quant à sa valeur comme opération, derrière celle de l'hystérectomie vaginale.

En dehors de ces affections graves considérées comme indications de l'extirpation de la matrice, *Kaltenbach* (1) et moi nous sommes les premiers qui ayons enlevé l'utérus dans des cas de ***prolapsus contre lequel tous les autres moyens avaient échoué.*** Les trois femmes opérées par moi avaient dépassé depuis longtemps l'âge critique. Chez l'une d'elles, l'utérus lourd et volumineux avait résisté à toutes les tentatives de réduction; chez les deux autres, le plancher pelvien avait subi une atrophie sénile tellement considérable qu'il ne pouvait plus servir de support à la matrice. Dans deux cas d'ailleurs celle-ci était en rétroflexion et n'avait pu être maintenue dans sa position physiologique par n'importe quel appareil orthopédique. Toutes trois, incapables de se livrer au moindre travail, étaient condamnées au repos forcé permanent. En face d'accidents consécutifs à un prolapsus aussi sérieux, je considère l'hystérectomie chez les vieilles femmes comme absolument justifiée, et cela d'autant plus que l'affection se complique d'hémorragies utérines, sans qu'il y ait trace de néoproduction maligne. Il est évident que je ne fais pas de l'extirpation vaginale de la matrice une indication commune à tous les prolapsus : je ne veux parler que des cas extrêmes et désespérés.

Le 2 janvier 1886 une indication toute spéciale d'hystérectomie s'offrit à moi. J'avais constaté chez une femme extrêmement anémiée, à travers le canal cervical béant, la rétention de portions placentaires. Comme le diagnostic avait été quelque peu douteux, j'avais prié le médecin traitant et mes assistants de pratiquer le toucher après moi. Au moment où je voulus procéder à l'extraction du lambeau puant de l'arrière-faix, je trouvai une perforation de la paroi postérieure du corps utérin, à travers laquelle des parties retenues du placenta avaient pénétré dans la cavité abdominale. En présence de la stéatose de la matrice, de la décomposition certaine de son contenu, et de l'impossibilité de combattre d'une

(1) *Centralbl. f. Gyn.* 1880, n° 11.

autre façon l'infection indubitable de la cavité abdominale, je n'hésitai pas à pratiquer l'extirpation de l'organe et à désinfecter la portion accessible du bassin. La femme guérit sans réaction.

Depuis la mi-juin 1880, il a été pratiqué à ma clinique cent trente-quatre hystérectomies vaginales, à savoir :

$$
\begin{array}{rcl}
10 & \text{en l'année} & 1880 \\
9 & — & 1881 \\
22 & — & 1882 \\
20 & — & 1883 \\
16 & — & 1884 \\
24 & — & 1885 \\
30 & — & 1886 \\
\underline{3} & -- & 1887 \quad \text{(jusqu'au 15 janvier)}
\end{array}
$$

c'est-à-dire   134   dont vingt-deux suivies de mort.

Parmi elles, soixante-six furent faites pour carcinome ; il y eut onze décès. Chez trente-et-une, c'est-à-dire 70, 3 %, des quarante-quatre femmes opérées avant la fin de l'année 1885, la guérison persistait encore au commencement de 1887. La récidive se produisit chez vingt-neuf, soit 7 % d'entre elles. Sur vingt-huit extirpations partielles, il y eut huit décès ; sur dix-neuf extirpations totales pour adénome, deux furent suivies de mort ; enfin sept femmes furent opérées pour de l'endométrite hémorragique incurable avec prolifération glandulaire peu prononcée et végétations polypeuses modérées, mais avec métrorragies ayant résisté à tous les grattages et à toutes les cautérisations. Toutes ces femmes sont guéries. Je fis :

2 extirpations pour sarcome : deux guérisons ;

4 extirpations pour myôme : 4 guérisons ;

1 extirpation pour perforation de l'utérus puerpéral : 1 guérison ;

3 extirpations pour prolapsus prononcé : 3 guérisons.

Parmi les *contre-indications* de l'extirpation vaginale, j'ai nommé, en parlant du carcinome, *la propagation de l'infiltration au voisinage de l'utérus.* J'en reconnais deux autres encore : 1° *les adhérences de l'utérus avec les organes voisins ;* 2° *l'excès de volume de la matrice.*

Les adhérences avec les organes voisins, seraient-elles de nature non carcinomateuse, entravent extraordinairement l'extirpation vaginale. Mais alors même qu'on surmonte ces obstacles et qu'on arrive à détacher les soudures qui s'étendent à partir du vagin dans tout l'espace de *Douglas*, il reste toujours ce fait grave que ces soudures représentent des surfaces saignantes, très compromettantes pour le processus curatif. Il ne se produit que trop facilement des hémorragies et des sécrétions profuses ; de plus, ces surfaces déchiquetées ne guérissent pas sans réaction inflammatoire, et sont un terrain dés plus favorables pour la multiplication des germes septiques, qui de là gagnent le péritoine. C'est précisément à ces sortes de difficultés que j'ai eu surtout affaire, quoique dans la plupart des cas cela ne m'ait pas empêché de mener l'opération à bien ; ce sont cependant ces cas-là qui m'ont fourni le plus grand chiffre de mortalité.

Il est difficile d'établir d'une façon précise à quel degré de volume de l'utérus l'extirpation vaginale cesse d'être possible. Il faut tenir compte de la dureté et de la rigidité de l'organe ou de sa mollesse et de sa facilité d'adaptation ; il faudra se renseigner surtout si le calibre du vagin permet le passage de l'utérus sans risques de déchirures étendues du conduit.

Dans tous les cas où l'extirpation vaginale est impraticable, il nous reste la laparotomie et l'amputation supravaginale, telles qu'on les pratique pour le carcinome du corps, ou encore l'hystérectomie suivant le procédé de *Freund*. D'après ma propre expérience, l'obstacle à l'extirpation vaginale est rarement absolu, lorsqu'il s'agit de carcinomes ou d'autres affections du col ; mais lorsqu'on a affaire à des affections du corps, la méthode la plus sûre est, à mon avis, l'amputation supravaginale précédée de la laparatomie, grâce à laquelle on peut enlever les tissus malades à sa guise et au besoin extirper même le col. *Rydygier* (1) a proposé de traverser, par une incision faite dans le vagin, la muqueuse tout autour de la portion vaginale, et de terminer l'opération selon le procédé de *Freund*.

Chez une parturiente atteinte d'induration carcinomateuse du

____

(1) *Berl. klin. Woch.* n° 45, 1880.

col très prononcée, *Schrœder* (1), après section césarienne, a enlevé le col utérin par en haut et excisé la voûte vaginale après avoir lié les artères utérines, et après avoir posé sur la voûte elle-même une constriction élastique. Dans un cas où il existait une tumeur ovarique et un myôme intra-ligamenteux compliqués de carcinome cervical, je commençai par extirper ce dernier par le vagin après avoir lié le plancher pelvien; le lendemain je fis la laparotomie et enlevai le myôme et la matrice par l'ouverture abdominale. La femme guérit, mais le mal récidiva avant la fin de la première année (2).

Voici comment je procède pour pratiquer *l'extirpation vaginale :* après avoir soigneusement désinfecté le vagin et évacué le contenu de l'intestin, on endort la femme dans le décubitus dorso-sacré; la voûte vaginale est découverte au moyen de spéculums univalves et de dépresseurs du vagin; le col, saisi à sa partie postérieure par des pinces à mors, est attiré autant que possible en avant vers la symphyse pubienne. Cette manœuvre produit une tension du cul-de-sac postérieur telle qu'on peut facilement voir l'insertion utérine du vagin. J'incise alors cette insertion dans toute sa largeur aussi loin que possible, afin de pénétrer au plus tôt dans l'espace de Douglas. Lorsque la connexion du col avec la voûte vaginale est peu étendue, cet espace est ouvert dès le premier coup de bistouri. Au contraire, si la masse de tissu est plus considérable, la progression du couteau peut devenir d'autant plus pénible et plus difficile qu'on sera obligé d'aller plus avant pour atteindre la limite de la connexion. Le cul-de-sac de Douglas une fois ouvert, j'élargis l'ouverture de façon à ce qu'elle laisse pénétrer l'indicateur de la main gauche, et je suture à l'aide d'une aiguille très courbe le bord vaginal de la plaie sur toute la largeur de la section. (Fig. 179 et 180.)

L'aiguille est enfoncée à travers la voûte vaginale le long de l'indicateur qui se trouve du côté péritonéal; elle embrasse la séreuse et ressort dans le vagin à un centimère environ du trou d'entrée. J'ai besoin, en général, de quatre à cinq de ces sutures

(1) *Ges. f. Geb. u. Gyn.* Berlin, 1885. — *Zeitschr.* T. VII, p. 305.
(2) *Ges. f. Geb. u. Gyn.* Berlin, 1885.

pour réunir intimement le péritoine qui tapisse l'espace de Douglas avec le vagin et empêcher toute hémorragie à ce niveau. En regard de ces sutures, dans le cas où l'utérus saigne fortement, je traverse la surface de section utérine avec une forte aiguille, une seule, qui me sert dans la suite pour imprimer les mouvements voulus à l'organe. Ce n'est que lorsque l'hémostase est complète que l'on continue l'opération.

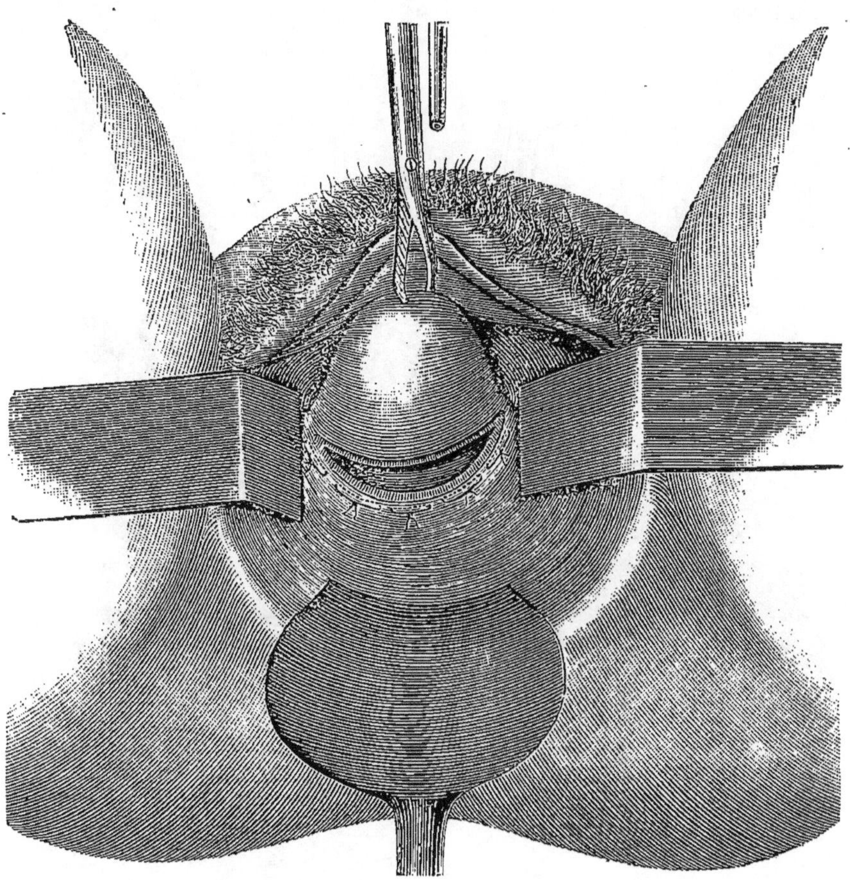

Fig. 179. — Hystérectomie vaginale. Ouverture de l'espace de Douglas. Suture de la voûte vaginale.

Lorsque l'ouverture du cul-de-sac de Douglas rencontre des difficultés et que l'hémorragie est abondante, je suture la large surface saignante au conduit vaginal, même avant que le cul-de-sac ne soit ouvert; et je pénètre plus avant dans la profondeur le long de la paroi postérieure du col, en détournant à l'aide de la pince les masses de tissu incisées. Le péritoine apparaît sous l'aspect d'une fine membrane transparente, derrière laquelle se trouve parfois une petite quantité de liquide. Le cul-de-sac une fois ouvert, on fait la réunion du péritoine au vagin sur toute l'étendue du plancher de Douglas, absolument de la même façon que précédemment. Encore une fois il faut que l'hémostase soit complète après ce premier temps de l'opération, avant de passer aux autres.

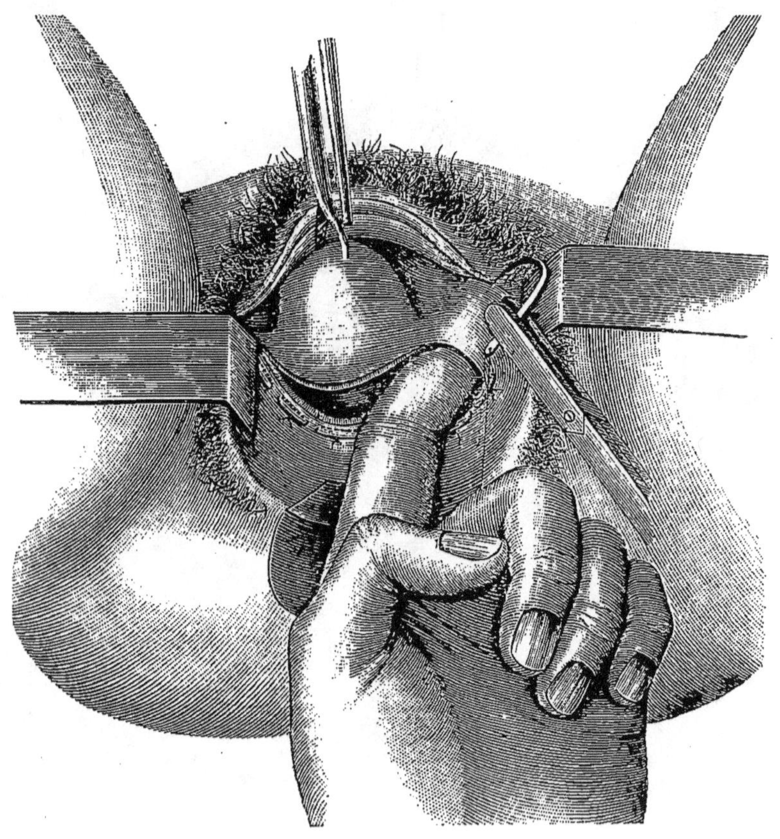

Fig. 180. — Hystérectomie vaginale. Suture du plancher pelvien.

Ceci fait, je suture *le plancher des ligaments larges* au moyen de grosses aiguilles garnies de fils doubles que je fais pénétrer à travers la voûte vaginale vers la portion des parties latérales de

l'espace de Douglas que le doigt introduit dans cet espace refoule
en avant. (Fig. 180.) Il faut que ces fils-là aussi réunissent le péritoine et le cul-de-sac du vagin.

Il n'est pas toujours possible de faire émerger l'aiguille à travers la paroi du vagin, sans lui faire traverser d'abord le péritoine. Dans ce cas je protège du doigt la pointe de l'instrument,
et je la fais ressortir à travers la fente béante du cul-de-sac vaginal
postérieur ; tandis que d'une main je tiens encore l'œillet, je
saisis la pointe, de l'autre armée d'un porte-aiguille. A ce moment
je lâche le porte-aiguille qui tient l'œillet et je tire sur le second ;
de cette façon mon aiguille traverse toute l'épaisseur du plancher
qu'elle retraverse, de dedans en dehors cette fois, à un centimètre
environ du trou d'entrée, toujours guidée par le doigt indicateur.
Ces fils doivent être serrés fortement ; en général j'en pose trois
de chaque côté, avec lesquels je rapproche exactement le plancher
pelvien et le vagin jusqu'au niveau de la surface antérieure du
col. Grâce à cette réunion, les vaisseaux afférents se trouvent
ligaturés, avant leur section, d'une façon tout à fait certaine.

L'énucléation du col hors du plancher pelvien jusqu'à la périphérie antérieure, et la ligature, en cas de besoin, de cette dernière
s'exécutent souvent sans aucune perte de sang. On fait progresser
le bistouri directement le long du col jusqu'à ce que celui-ci soit
mis à nu des deux côtés et sur toute sa longueur, c'est-à-dire
jusqu'au niveau du corps. Dès que l'hémostase est complète, on
incise la périphérie antérieure en ayant soin d'attirer fortement
l'utérus en arrière et de tendre en avant le cul-de-sac. Je dissocie
les attaches cervico-vésicales avec les ongles, aussi loin que je les
rencontre sous le doigt. L'étendue de ces attaches est d'ailleurs
aussi variable que les connexions du col avec le cul-de-sac postérieur du vagin ; je les ai rencontrées n'ayant qu'un centimètre de
largeur ; dans d'autres cas, elles en avaient cinq et davantage. Il
faut parfois recourir à l'instrument tranchant pour détacher les
adhérences trop résistantes. Quoiqu'il en soit, il faudra suturer
tout de suite et aussi exactement que possible la surface de dissociation avec la paroi vaginale, à l'aide de petites aiguilles qui embrassent la totalité des tissus en passant immédiatement sous la
surface de la plaie regardant la vessie. En général quatre points

de suture suffisent pour l'hémostase et la restauration de la continuité des bords de l'ouverture située dans le cul-de-sac du vagin.

Dès que le sang est arrêté, j'explore à nouveau la région postérieure de l'utérus pour me renseigner sur le volume et la mobilité de ce dernier. Puis, avec une pince de *Museux*, je le saisis par sa lèvre postérieure et je l'attire fortement en avant. On introduit dans l'espace de Douglas un spéculum de *Simon* ou un écarteur qui empêche le fond utérin qui descend de se trouver étranglé au-dessus du bord postérieur de la plaie. Au moyen de pinces de Museux saisissant la matrice à des niveaux de plus en plus profonds, j'amène la paroi postérieure du corps et le fond dans l'ouverture créée. Si l'organe est mobile et pas trop volumineux, l'extraction en est aisée ; s'il est large et de grandes dimensions, ce temps de l'opération peut devenir extrêmement difficile. La manœuvre est parfois facilitée par le refoulement du col derrière la symphyse pubienne ; dans d'autres cas j'introduis dans le corps l'instrument représenté par la fig. 181, et j'attire l'utérus dans la plaie à l'aide de cet appareil.

Cette introduction peut être entravée par l'étroitesse du canal cervical ; on y remédie au moyen de la discision. J'évite autant que possible de me servir de cet instrument, parce qu'habituellement son emploi amène la perforation de la paroi postérieure de la matrice et par conséquent le contact du contenu de l'organe avec la surface saignante.

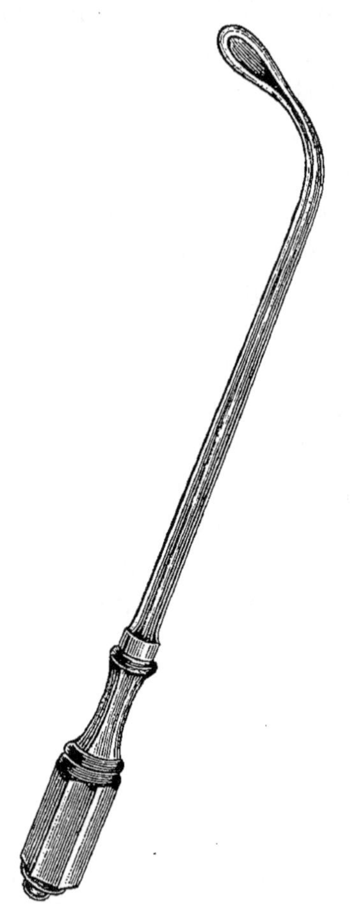

Fig. 181. — Instrument destiné à l'énucléation de l'utérus à travers la fente du cul-de-sac postérieur.

Lorsque l'utérus apparaît le fond le premier, il descend volontiers jusqu'au dehors de l'orifice vaginal, pour peu que ses attaches avec le plancher pelvien soient suffisamment disséquées. Sinon l'extirpation rencontre certaines difficultés que l'on supprime à l'aide des ciseaux ou du bistouri.

L'extraction ultérieure de l'utérus ainsi inversé est quelquefois pénible, en raison surtout de l'importance de l'hémostase. J'isole, dans ces cas, l'insertion des ligaments larges ; je déplisse les trompes et le segment du ligament large qui les avoisine, afin de lier ce dernier en un, deux ou trois endroits différents ; bien entendu je fais cela des deux côtés avant de procéder à l'excision de l'utérus. Il reste alors encore à détacher du segment inférieur du corps une masse de tissu quelquefois très résistante ; cette masse de tissu, qui après la section de l'insertion tubaire et de celle du ligament rond, paraît d'accès très facile, est d'abord munie d'une ligature et suturée avec la lèvre de la plaie vaginale (tout d'abord du côté gauche) avant d'être incisée (1). La séparation d'avec l'excavation vésico-utérine se fait aisément, si l'on a soin de se tenir avec le bistouri ou les ciseaux constamment près de la matrice. Dans ces cas aussi je suture volontiers le péritoine au vagin avant de terminer l'extirpation et de permettre à la séreuse de se dérober à ma surveillance.

En dernier lieu, la plupart du temps à droite, on procède à l'excision du moignon du ligament large. Ici encore c'est la suture qui assurera l'hémostase et la fixatiou du moignon avant l'extirpation complète de l'utérus.

Ce n'est que très rarement que des anses intestinales pénètrent dans le champ opératoire ou même vous tombent sous les yeux. Gênent-elles, j'applique une éponge sous elles et les préserve ainsi de toute lésion.

Les ovaires et les trompes tombent souvent dans la plaie, même lorsque ces organes sont fortement augmentés de volume ; dans ce cas, j'en fais la ligature sans peine et je les enlève avec le reste.

Jusqu'à ce stade de l'opération, l'irrigation continue avec une

______

(1) Duvelius, *Centralbl. f. Gyn.* 1885, n° 48.

solution très faible d'acide phénique suffit pour le lavage de la plaie. A partir de ce moment seulement, j'emploie deux ou trois petites éponges montées sur de longues pinces à mors pour nettoyer le plancher du cul-de-sac de Douglas, et inspecter les lèvres de la plaie au moyen de pressions exercées avec ces éponges de dedans en dehors du cul-de-sac.

Jamais je n'ai vu d'hémorragies consécutives graves à la suite d'extirpation de l'utérus.

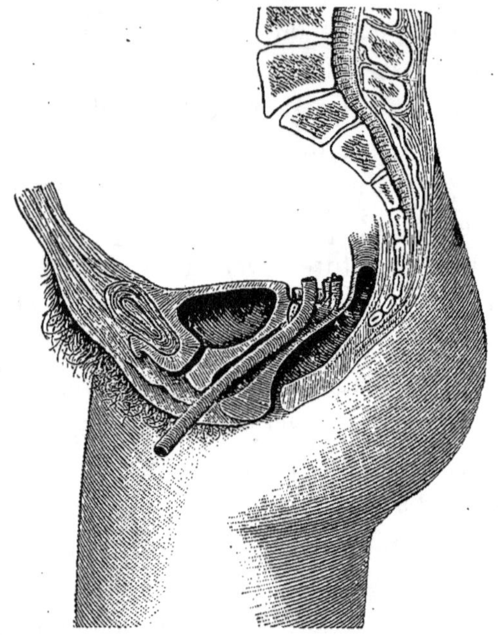

Fig. 182. — Drainage après extirpation totale.

Je combats la moindre petite hémorragie à l'aide de sutures posées après coup; puis j'introduis dans l'espace de Douglas un drain muni d'un arrêt transversal et, après m'être rendu compte de l'état de la vessie, au moyen du cathéter, j'arrive au dernier temps de l'opération. Je replie le tube à drainage dans l'intérieur du vagin dont l'orifice, largement béant à cause de la longue dilatation qu'il a eu à subir, est clos au moyen d'un épais tampon d'ouate.

La durée de l'opération varie, suivant les difficultés d'exécution que l'on rencontre, surtout au premier temps, entre vingt minutes et deux heures. La perte de sang, dans les cas de mobilité de l'utérus et de situation relativement favorable du péritoine, est minime ; j'ai vu bien des fois l'écoulement ne pas dépasser 15 grammes. Dans d'autres cas cependant l'hémorragie peut devenir très abondante, alors même qu'on a fait précéder l'extirpation des ligatures appropriées. Depuis longtemps je n'ai plus constaté de ces hémorragies qui menaçaient la vie de l'opérée ; en tous cas, pour y remédier promptement, il faut avoir une assez grande habitude de la suture.

Les hémorragies sont intenses surtout lorsqu'il existe des affections des tissus voisins, qu'il s'agisse d'adhérences consécutives à des états phlegmasiques antérieurs ou d'une infiltration cancéreuse à son début. Il est possible que je ne voie plus de ces hémorragies profuses parce qu'en cas d'infiltration de ce genre je suis plus réservé et je renonce plus facilement que jadis à l'hystérectomie, tout favorables que semblent être les cas qu'on m'amène (1).

D'ailleurs, dans les cas de perte sanguine inquiétante, j'ai toujours pu faire la ligature des vaisseaux qui donnaient du sang ; j'y suis arrivé plusieurs fois en liant le plancher pelvien à l'aide de grosses aiguilles avec lesquelles je longeais, en la serrant de près, la paroi du bassin.

Lorsque l'extirpation de l'utérus est pratiquée pour remédier à un prolapsus de l'organe, on peut songer à la constriction comme moyen d'hémostase prophylactique. Chez deux de mes opérées je pus attirer l'utérus rétrofléchi assez en bas pour pouvoir appliquer au-dessus de lui une ligature élastique, et pour rendre ainsi l'opération absolument exsangue. Dans ces cas je n'ouvris pas le cul-de-sac transversalement ; mon incision partait de l'insertion vaginale postérieure perpendiculairement à la matrice rétrofléchie qui pendait hors du vagin. Je fis mes sutures d'abord en arrière et sur les parties latérales, puis enfin en avant. Quant au reste j'opérai de même que ci-dessus.

Je tiens essentiellement au drainage du cul-de-sac de Douglas, malgré plusieurs publications (2) d'où il ressort que sa suppression

---

(1) V. Schultze. *Deutsche Medicinal-Zeitung.* 1885.
(2) En dernier lieu, Staude, *Deutsch. med. Wochenschr.* 1886.

ne causerait aucun préjudice. Je suppose que l'opération irrite le péritoine pelvien de façon que toujours il se produit à ce niveau une exsudation par réaction. Je n'ai certes pas la prétention de pouvoir vider tout l'espace de Douglas avec mon drain ; mais il me semble qu'il suffit au moins à *évacuer ces sécrétions.* Je suis persuadé, du reste, que c'est au drainage que je dois mes succès, et ma conviction s'appuie sur les deux observations qui suivent.

Dans l'un des cas je voulus essayer de remplacer le drain en caoutchouc par un drain métallique. Celui-ci s'échappa dès le soir du premier jour, et l'opérée mourut de péritonite généralisée qui avait été provoquée par une petite accumulation de sécrétions sur le plancher de l'espace de Douglas.

Dans le second je me décidai, à la suite des relations de résultats favorables malgré l'absence de drainage, à ne pas employer pour cette fois ce dernier. La femme résista bien tout d'abord au choc opératoire ; mais le second jour le visage changea de couleur, le pouls devint fréquent, et il survint un collapsus très inquiétant qui disparut tout d'un coup au moment où, après avoir fait mettre l'opérée dans la position assise, je provoquai la béance de la fente du cul-de-sac vaginal en y introduisant le doigt. La fente donna issue à une quantité considérable de liquide huileux et fétide. La femme se remit et guérit, grâce à une nouvelle évacuation de l'espace de Douglas au moyen d'une sonde. Mais la guérison fut bien plus lente que d'habitude.

Comme d'un autre côté je n'ai reconnu aucun inconvénient à l'emploi du drainage, je continue à y tenir fermement. Je veux bien que la béance du tube puisse être la cause d'une infection par des agents extérieurs, d'autant plus que le tampon d'ouate salicylique est une barrière insuffisante, et que le suintement des liquides à travers le drain ne protège contre l'entrée de l'air que si la femme demeure dans un repos absolu. Toutefois les résultats cliniques que j'ai obtenus m'engagent à ne pas abandonner ma manière de faire.

Le traitement consécutif est complètement expectatif. On applique une vessie de glace sur le ventre, qui se trouve ainsi en même temps immobilisé. Les douleurs, et elles sont vives parfois, seront combattues par la morphine. Si la femme ne peut uriner spontanément, on la sondera. Tant que durera la tendance au vomissement, elle restera à la diète ; alors seulement que les effets du chloroforme auront disparu, on lui donnera du lait, de l'eau vineuse, du bouillon, et, à partir du troisième ou du quatrième jour, de la viande. En règle générale il se produit entre le troisième et le quatrième jour une sensation de tension dans la région ombilicale ; à ce moment j'enlève le tube à drainage. Quant aux irrigations vaginales, on n'en pratique que dans les cas où les sécrétions sont par trop abondantes et fétides. Je m'abstiens depuis longtemps d'injections dans la cavité abdominale. Les femmes restent au lit pendant quatre à cinq jours encore après l'enlèvement du drain, par conséquent jusqu'au neuvième ou dixième jour après l'opération. En déplissant le vagin pour inspecter la plaie, on constate une occlusion parfaite du plancher pelvien ; jamais à cette époque je n'ai rencontré de libre communication entre le vagin et le péritoine. Après qu'on a retiré petit à petit les fils de suture, et amené la dessication des granulations développées autour d'eux, à l'aide d'attouchements avec la liqueur ferrique ou la teinture d'iode, les dimensions de la voûte vaginale se trouvent notablement réduites. La cicatrice qui se fait sans aucune expulsion de lambeaux de tissu plus ou moins considérables, comme on pourrait s'y attendre à la suite de l'étranglement par la ligature, est solide et dépasse rarement une longueur de deux centimètres. Elle est généralement rayonnée. Si, dans le courant du processus curatif, il survient des hémorragies — et cela arrive lorsque les malades ont des vomissements incessants — des injections vaginales glacées ou avec de l'eau à 40° R. suffisent ordinairement pour arrêter le sang ; sinon il faudra suturer à nouveau la région saignante.

En cas d'affections de la séreuse péritonéale, affections qui, après ces sortes d'opérations, sont toujours de nature septique, j'avais essayé, dans le temps, de désinfecter la cavité abdominale ; les résultats de cette manière de faire sont presque toujours incomplets, et les opérées, infectées de cette façon, sont menacées tout autant que celles qui ont été atteintes après laparotomie. Dans certains cas, chez les hystérectomisées, il se produit, dans les moignons des ligaments larges, des exsudats qui n'ont pas cependant une gravité aussi grande que le processus pathologique péritonéal. Les liquides épanchés s'évacuent à travers le vagin, à travers la lumière encore perméable de l'ouverture opératoire, et la guérison a lieu.

Je répète que, malgré la fente béante de la voûte vaginale, il arrive assez rarement pendant l'opération que *des anses intestinales* deviennent visibles ou tombent dans le champ opératoire. En revanche j'ai vu un cas (où l'on constata sous le péritoine un développement considérable de ganglions atteints de dégénérescence carcinomateuse, ce qui mettait obstacle à l'opération radicale) j'ai vu un cas, dis-je, d'hystérectomie où, pendant la convalescence, des anses de l'intestin grêle se soudèrent avec le plancher du cul-de-sac de Douglas et suppurèrent en maints endroits (la patiente était extrêmement anémique). Des fistules intestinales se créèrent qui évacuaient leur contenu à travers l'ouverture de la voûte vaginale. Les troubles de nutrition consécutifs à ces lésions firent décliner promptement les forces de l'opérée, malgré l'alimentation par le rectum; peut-être la propagation rapide de l'affection cancéreuse y contribua-t-elle aussi pour beaucoup. Je réséquai en dernier lieu les anses intestinales fistuleuses afin de mettre au moins la femme dans de meilleures conditions de nutrition; mais rien n'y fit et la malade succomba. C'est là le seul cas où je constatai des complications du côté de l'intestin, complications compliquées elles-mêmes, ainsi que le démontra la seconde opération, d'infection étendue du mésentère et d'autres points du tube intestinal.

J'ai déjà dit que je n'avais jamais observé de blessures immédiates de la *vessie.* Dans trois cas où l'urine trouvée dans la vessie aussitôt après l'opération était claire autant que chez les autres, il se produisit dans le courant du premier mois une fistule urinaire; dans deux des cas, il s'agissait d'une fistule du diamètre d'un cheveu, qui ne donnait passage à l'urine, chez la première de mes opérées, qu'à des intervalles très rares et en quantité excessivement minime. Cette femme se trouvait si peu gênée par cette infirmité qu'elle refusa de se soumettre même à l'examen et se dit radicalement guérie. Elle mourut vingt mois après, de phtisie pulmonaire, sans avoir présenté de récidive

locale. — La deuxième, à laquelle j'avais extirpé un utérus sarcomateux, fut atteinte d'une fistule dont la guérison fut obtenue en
quelques semaines à l'aide de cautérisations au nitrate d'argent et
et à la teinture d'iode. La troisième enfin, opérée au printemps
de 1886, peut conserver ses urines pendant deux heures, avant
qu'elles ne soient évacuées par le vagin. Cette dernière n'a pas
encore pu se décider à se soumettre à une intervention de ce
côté.

VI — Maladies des trompes de Fallope

1 — Salpingite. Hydro-hémato-pyosalpinx]

En raison des difficultés et de l'incertitude des résultats de
l'exploration des trompes de Fallope, les affections de ces organes
ont été traitées pendant longtemps un peu à l'aventure. Ce fut
déjà un progrès que d'abandonner la conception qui voulait que
les trompes, en même temps que les ovaires, fussent toujours
étendues latéralement au corps de l'utérus, et que de s'habituer à
les considérer comme des cordons de l'épaisseur d'un crayon, à
circonvolutions multiples, situés à côté et en arrière de la matrice.
Les trompes sont d'une assez grande mobilité qui varie avec le
degré de plénitude de la cavité abdominale et les déplacements
subis par les viscères du bas-ventre.

Les tentatives faites depuis pour serrer de plus près les affections de ces organes, ont toujours échoué devant l'absence de
symptômes spéciaux et pathognomoniques et les difficultés de
l'exploration. Il faut une grande habitude pour palper, sur la
femme vivante, les oviductes, et pour en déterminer avec certitude les lésions. Des erreurs diagnostiques nombreuses, des
affections tubaires trouvées à la place de ce que j'avais pris pour
des tumeurs ovariques, m'ont amené depuis huit ans environ à
pratiquer le palper méthodique des trompes de Fallope, dans
l'espoir d'obtenir ainsi les données nécessaires. Le nombre des
cas est étonnant où j'ai pu sentir distinctement les trompes,
même dans des conditions normales, alors que les parois abdominales n'étaient ni trop chargées de graisse ni trop tendues ; je
considère aujourd'hui comme étant les trompes de Fallope, les
organes de la grosseur d'un crayon que je constate latéralement
à la matrice, et dont je puis sentir le point d'origine au niveau
des cornes utérines. En général le diamètre des oviductes
augmente au fur et à mesure qu'on s'approche de leur orifice

abdominal, orifice qu'on sent parfaitement au-dessus ou à côté de l'ovaire correspondant, et en arrière et en dehors de l'utérus. Il est assez facile de différencier les trompes d'avec les ligaments ronds, plus fins qu'elles, et de déterminer leurs rapports avec les ovaires qu'elles entourent quelquefois comme une couronne; on les distingue aisément aussi des formations pathologiques qui ne sont pas très rares dans ces régions. J'ai exercé mes élèves au palper des trompes, et j'ai acquis la conviction qu'il faut une délicatesse extraordinaire dans l'exploration bi-manuelle pour arriver au but désiré. Ce n'est qu'en agissant très doucement que l'examen combiné réussit dans les cas où l'on n'emploie pas le chloroforme, et chez les femmes présentant des conditions favorables. La palpation des trompes n'est pas douloureuse; il en est de même des déplacements de ces organes.

La constitution anatomique de la muqueuse tubaire a été enveloppée de ténèbres pendant longtemps. Après les recherches de *Hennig* (1), beaucoup d'auteurs admettaient encore la présence de glandes dans cette muqueuse, quoique les anatomistes, *Henle* (2) surtout, n'eussent pu en constater l'existence. Mes propres observations m'obligent à conclure à l'absence d'éléments glandulaires dans la muqueuse tubaire à l'état physiologique.

Au point de vue de sa structure, la muqueuse serait constituée par de nombreuses villosités qui se présentent, en effet, sur une coupe transversale, en nombre d'autant plus considérable qu'on se rapproche davantage de l'infundibulum. (Voir les belles coupes et préparations injectées de *Léopold, Arch. f. Gyn.*, VI.) Ces villosités ne sont autre chose que la coupe transversale des plis longitudinaux, à peine indiqués du côté de l'embouchure utérine (fig. 183) et qui, augmentant à mesure qu'on avance vers le pavillon, présentent un aspect foliacé, arborescent. (Fig. 184.)

A la muqueuse confine *la tunique musculaire*, composée de deux couches de fibres, l'une circulaire, l'autre longitudinale. Cette tunique n'est pas très riche en vaisseaux dans la moitié utérine de la trompe; le nombre des vaisseaux, grands et petits, est

(1) *Catarrhes des organes gén. de la femme*, 1862.
(2) *Manuel d'Anatomie*, 1874. — Mon assistant, le Dr ORTHMANN, a publié les observations recueillies dans mon service, dans *Virchow's Achiv.* 1887.

au contraire considérable dans le segment qui se termine par l'orifice abdominal. (Fig. 184.)

Le **péritoine** tapisse ce conduit musculeux sur toute son étendue, à part la portion qui regarde le ligament large. Au niveau de l'infundibulum il s'interrompt brusquement devant la muqueuse, et sa limite a un aspect dentelé. Les **fimbria ovarica** de *Henle* ne sont pas constantes, d'après mes recherches personnelles.

La trompe de Fallope devient malade relativement souvent. Sur

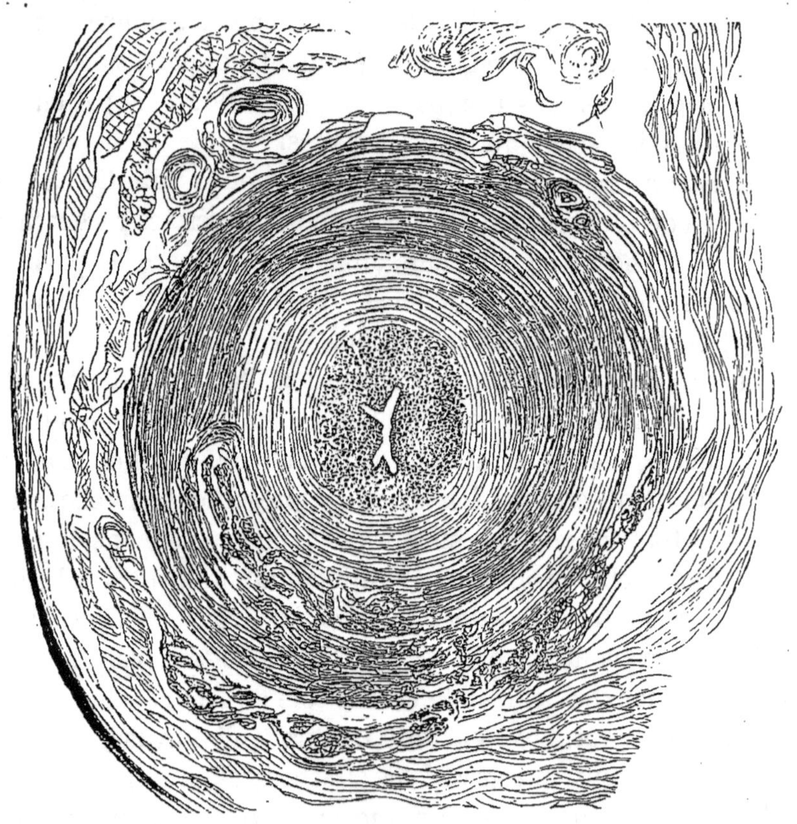

Fig. 183. — Coupe transversale de la trompe de Fallope au niveau de son orifice utérin (KIDERLEN).

cinq cents cadavres de femmes, *Winckel* (1) a trouvé trois cents fois

(1) *Lehrbuch der Frauenkrankheiten*, 1886, p. 567.

des altérations pathologiques des trompes. Moi-même j'ai constaté sur un total de mille clientes de ma policlinique, et les premières venues, soixante-trois femmes atteintes d'affections ou plutôt d'altérations de ces organes. Il est évident que pendant la vie nous ne sommes pas à même de diagnostiquer certaines altérations très délicates, que *Winckel*, lui, a pu trouver sur le cadavre, et qui passent inaperçues du clinicien, quelque habile qu'il soit. Quoi qu'il en soit les maladies des trompes sont à classer parmi les affections les plus fréquentes des organes génitaux de la femme.

Je n'ai rencontré que très rarement des affections de la trompe seule. Bien souvent la constatation de modifications morbides dans d'autres segments du canal génital n'était plus possible ; mais, grâce au commémoratifs, nous pûmes presque toujours nous convaincre de l'existence antérieure d'états pathologiques du côté de l'utérus ou du péritoine, mais le plus souvent du côté de la muqueuse utérine. Parmi deux cent quatre-vingt-sept malades atteintes d'affections tubaires et traitées par moi jusqu'au 15 septembre 1886, il n'y en avait que trois au-dessous de vingt ans ; la plupart avaient de vingt à trente ans ; quant au nombre de celles ayant dépassé l'âge critique, il allait de nouveau en diminuant. Deux cent dix d'entre elles étaient mariées ; il fut impossible d'établir avec certidude la virginité de toutes les autres. Deux cent vingt avaient eu des enfants ; il y en avait une quantité étonnante chez lesquelles la grossesse n'était pas arrivée au terme normal; six enfin avaient avorté.

Dans plus des deux tiers des cas, l'utérus était malade ; nous trouvâmes de l'endométrite aiguë ou chronique avec érosions, de la métrite chronique, des flexions et des versions utérines. Plus de la moitié des femmes présentaient des traces non équivoques de périmétrite, soit sous forme de restes d'exsudats dans le petit bassin, soit sous forme d'adhérences réciproques entre les viscères pelviens, surtout entre les trompes et les ovaires. On rencontre très souvent des soudures et des déformations paramétriques. Un petit nombre seulement de malades présentaient des phlegmasies récentes des organes génitaux externes, de la gonorrhée, des ulcères syphilitiques, de la bartholinite, de l'adénite inguinale.

Dans six cas, je constatai l'existence simultanée d'un carcinome; dans trois cas, celle d'un myôme; dans vingt cas enfin, celle de tumeurs ovariques ou d'ovarite chronique.

Donc, sur les deux cent quatre-vingt-sept femmes atteintes d'affections tubaires, il n'y en avait pas une chez laquelle le mal

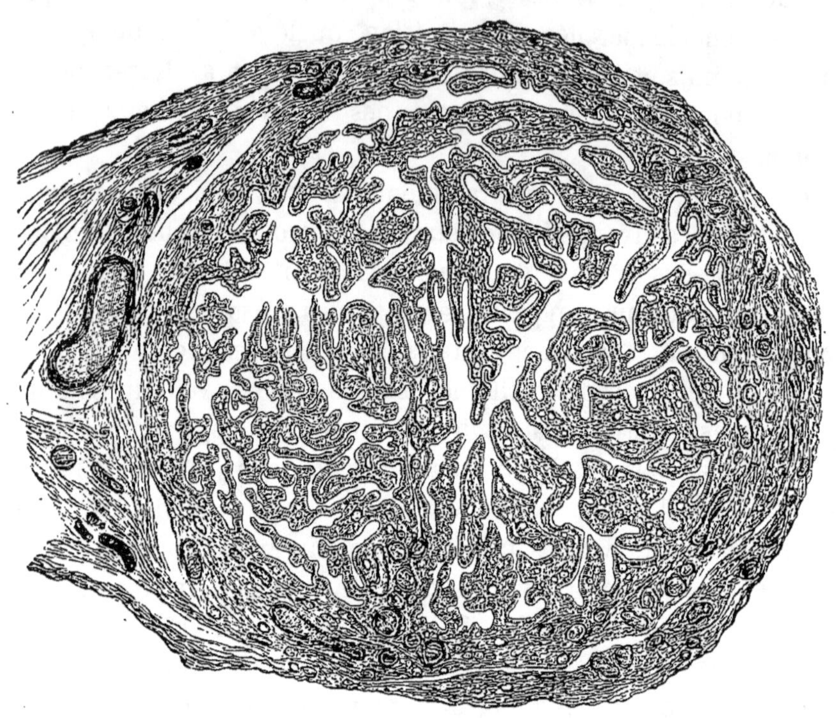

FIG. 184. — Coupe transversale de la trompe de Fallope au niveau de son orifice abdominal.
HARTNACK. oc. 2, obj. 2 (ORTHMANN).

pût être considéré comme primitif. Ce n'est que tout récemment que *Hégar* (1), dans un ouvrage riche en observations nouvelles, a démontré la fréquence relative de la localisation tuberculeuse sur les trompes de Fallope ; quant à moi je n'ai pas jusqu'à présent réussi à prouver ce fait-là.

En revanche l'affection tubaire était, dans cent quarante-quatre cas, la conséquence de processus catarrhaux chroniques des organes génitaux ; je ne sais s'il faut mettre en jeu ici l'action des

(1) *La tuberculose génitale*, Suttgart, 1886.

micro-organismes. Pour les cent quarante-trois femmes restantes, il faut admettre l'influence de l'immigration d'agents pathogènes ; dans soixante-dix cas, il y avait eu antérieurement des processus infectieux puerpéraux (l'opinion de *Buhl* et *E. Martin* sur l'existence de la salpingite puerpérale se trouve ainsi corroborée d'une façon brillante) ; cinquante-neuf fois on trouva ou de la blennorrhagie ou de la syphilis, neuf fois enfin on constata des tubercules dans les poumons. L'observation de *Zeemann* relative à une actinomycose des trompes de Fallope est restée unique jusqu'à présent. De même on n'a pas encore fait d'essais d'inoculation et de culture avec le contenu des trompes ; les tentatives entreprises sur dix malades par *Orthmann*, dans le laboratoire bactériologique de ma clinique, n'ont donné jusqu'ici que des résultats négatifs. Malgré l'existence incontestable d'une infection blennorrhagique, on n'a réussi qu'une seule fois à démontrer la présence de gonocoques dans les sécrétions (1).

L'affection tubaire est double dans presque la moitié des cas (cent quarante fois sur deux cent quatre-vingt-sept). Lorsqu'elle est unilatérale, c'est le côté gauche surtout qu'elle frappe (97 : 50) et cette préférence est telle qu'on serait volontiers tenté de rechercher des motifs à ce fait. Quant à moi, je n'ai pas trouvé d'explication plausible à ce sujet. Dans bien des cas l'une des trompes était remplie de pus, tandis que l'autre ne renfermait que de la sérosité. Dans le cas même où l'on constata la présence de gonocoques, ceux-ci n'existaient que d'un côté ; l'organe du côté opposé n'offrait que des altérations purement catarrhales.

La salpingite nous met sous les yeux les tableaux **anatomo-pathologiques** les plus divers. Tout d'abord nous rencontrons les modifications propres aux inflammations catarrhales aiguës des muqueuses, gonflement de la muqueuse, surtout de ses plis, avec conservation complète, presque toujours, de l'épithélium. La coloration de la membrane malade est d'un rouge vif ; celle-ci présente, sous le revêtement épithélial, des ecchymoses plus ou moins considérables allant jusque dans la tunique musculaire. Les modifications sont plus profondes encore lorsque la muqueuse

---

(1) Orthmann, *Ges. f. Geb. u. Gyn.* 1887, 28 janvier.

est le siège d'une infiltration de cellules embryonnaires qui l'épaissit et fait acquérir aux plis un gonflement spécial : *salpingite catarrhale.* (Fig. 185.) Sous l'influence de ces états irritatifs, il se produit, dans la profondeur des anfractuosités fournies par les plis de la muqueuse, de petits culs-de-sac qui représentent à la coupe des espèces d'invaginations glandulaires, et donnent ainsi un aspect analogue à celui des érosions du col, invaginations en apparence glandulaires sur un terrain dépourvu de glandes à l'état physiologique : *salpingite catarrhale proliférante.* (Fig. 186.) Il faut être très réservé dans l'interprétation de ces

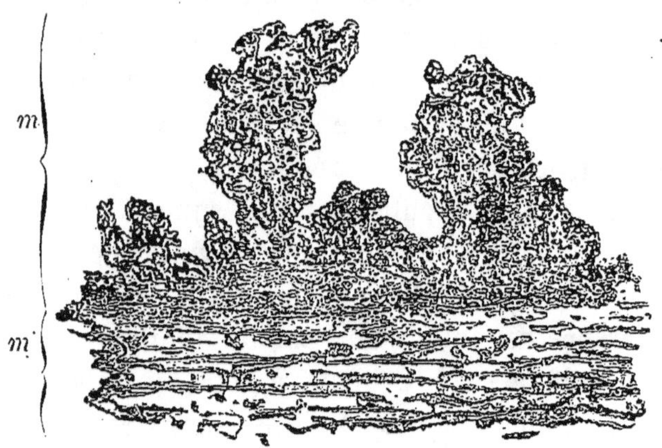

Fig. 185. — Salpingite catarrhale (Orthmann).
m : muqueuse; *m' :* tunique musculaire.

lésions, parceque les affections de la muqueuse amènent une élongation de la trompe qui acquiert alors de bonne heure un trajet tortueux. La section peut très bien tomber sur un endroit ainsi modifié ou sur une place présentant des flexions multiples, de sorte qu'à la coupe on aperçoit des lumières tubaires également multiples.

Dans ces formes de salpingite, les sécrétions sont ordinairement très augmentées. Le liquide est visqueux, presque toujours limpide, rarement coloré par du sang. La substance que *Hennig* y a trouvée et qu'il considère comme caractéristique, l'hyaline, a échappé à mes recherches; peut-être la quantité de sécrétion dont je disposais était-elle trop petite. Cette substance serait soluble dans l'acide acétique étendu, dans les alcalis caustiques, surtout dans la soude, etc.

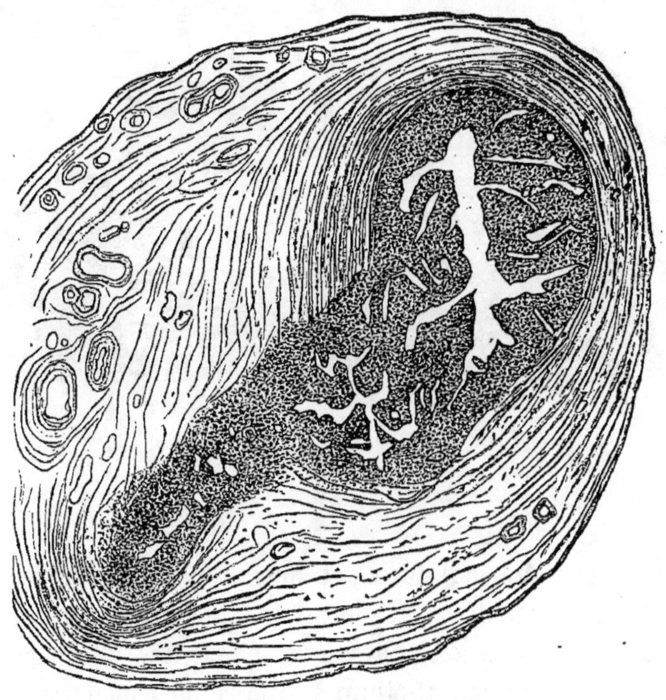

Fig. 186. — Salpingite catarrhale proliférante (KIDERLEN). Grossit 6 fois.

Tout autres sont les altérations de la muqueuse qui se développent sous l'influence des agents phlegmasiques pyogènes. Ces derniers donnent naissance très rapidement à une infiltration énorme de cellules embryonnaires qui s'étend à toute la muqueuse et pénètre jusque dans la tunique musculaire, dont elle dissocie les faisceaux ; on voit ces derniers réunis par groupes et en voie de dégénérescence graisseuse. Les vaisseaux sont gorgés de sang ; çà et là, on rencontre des ecchymoses. Cette *salpingite interstitielle* évolue avec destruction de l'épithélium. Les plis de la muqueuse (fig. 187) sont comme rongés ; ils disparaissent, après qu'ils ont perdu leur revêtement épithélial. A ce moment il se développe des obstructions dans le conduit tubaire et des cavités qui tantôt communiquent largement entre elles, et tantôt

ne sont en relation que par l'intermédiaire de canaux très
étroits. Les parois de l'oviducte sont transformées en une masse
cicatricielle rigide et infiltrée, avec augmentation énorme de

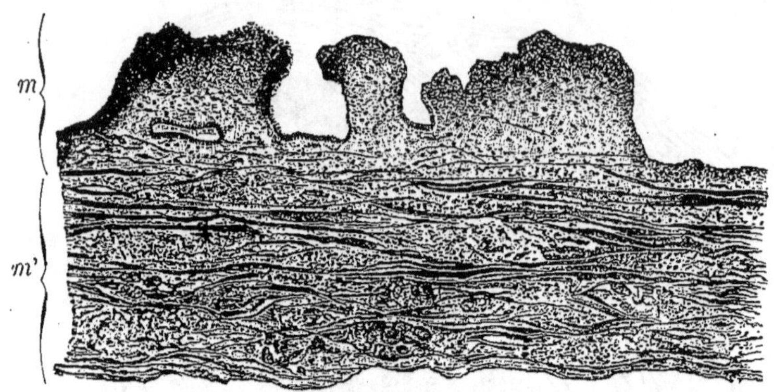

FIG. 187. — Salpingite interstitielle (ORTHMANN).
m : muqueuse; *m'* : tunique musculaire.

leur épaisseur; la musculature est détruite et remplacée par du
tissu inodulaire dont la nutrition est insuffisante ou nulle. Dans
d'autres cas les parois sont parsemées de cavités, d'espaces kystiques avec ou sans endothélium à une seule couche et à contenu muqueux, qui leur donnent l'apparence d'un stroma
alvéolaire. Quand aux alvéoles, leur distribution est très irrégulière, et ce n'est que difficilement que l'on peut constater leur
communication réciproque. C'est là la *salpingite folliculaire.*
(Fig. 188.) En fin de compte, nous voyons se réaliser la fonte de
toutes ces masses.

Le pus est alors tantôt très liquide, tantôt épais et caséeux.
Après excrétion des aliments figurés qui recouvrent les parois
tubaires d'une couche grumeleuse, le pus est louche et séjourne,
liquide souvent puant, entre les parois friables ou ayant la consistance du cuir, qui ne sont préservées de la rupture que grâce
aux adhérences que leur surface a contractées avec tous les organes voisins. La fig. 189, extraite du *Manuel de Schrœder,* donne
une image très fidèle de ce processus destructif.

Dans les cas extrêmes, il se produit une altération particulière de la tunique musculaire décrite par *Kaltenbach* (1). Nous voulons parler de l'hypertrophie excentrique de cette tunique qu'il considère comme le résultat des difficultés d'expulsion du

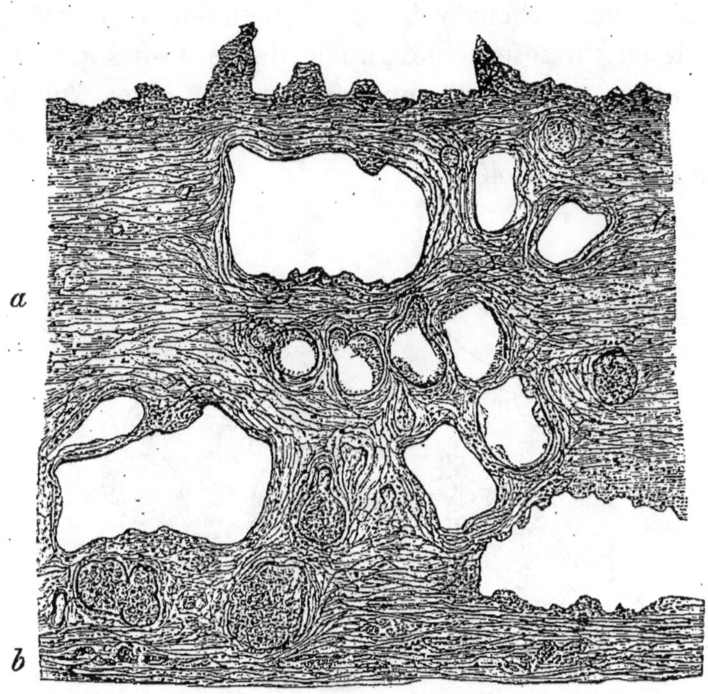

FIG. 188. — Salpingite folliculaire (ORTHMANN).
a : muqueuse; *b* : tunique musculaire.

contenu tubaire par les contractions du muscle utérin. J'ai rencontré quelquefois ce genre d'hypertrophie, mais jamais à un degré aussi prononcé que l'indique la préparation de *Kaltenbach*.

Pendant l'évolution du processus morbide du côté des tuniques muqueuse et musculaire, le ***péritoine tubaire***, lui aussi, devient malade et cela souvent de très bonne heure, que ce soit par extension de l'irritation à la séreuse à travers les parois des trompes, ou par contact direct de la membrane avec le liquide de sécrétion, au niveau de l'infundibulum. La péritonite par-

(1) *Centralbl. f. Gyn.* 1885, n° 43.

-tielle parcourt alors toutes ses phases ; il y a formation d'exsudats qui épaississent fortement la séreuse, ou création d'adhérences avec le voisinage. Ces adhérences se produisent surtout aux endroits où les flexuosités de la trompe mettent en rapport entre elles des portions voisines de péritoine, et transforment l'oviducte en un réseau inextricable de flexuosités qui se confond avec les organes circonvoisins, surtout avec l'utérus et l'ovaire, en constituant une tumeur unique dont on distingue à peine les éléments isolés.

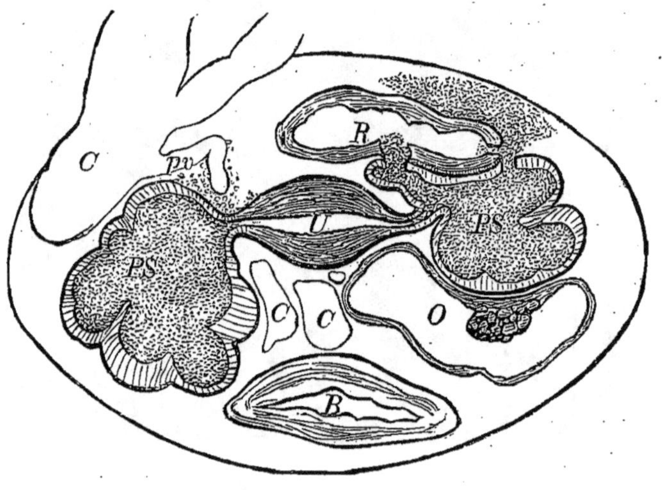

FIG. 189. — SCHRŒDER, p. 343.

U : utérus.	R : rectum.
B : vessie.	CC : Kystes intrapéritonéaux produits par l'exsudation séreuse dans l'intérieur de brides adhésives.
PS : pyosalpinx.	
O : Kyste ovarique gauche.	
C : Cœcum.	
pv : appendice vermiculaire.	

La forme, l'état, les dimensions, la situation de la trompe varient suivant les modifications du *calibre* de l'oviducte, de son *contenu,* et selon qu'il s'agit d'une *immigration* ou non *d'agents spécifiques, phlogogènes* ou *putrides.*

Le calibre de la trompe est déjà notablement rétréci à l'état physiologique par la formation de plis. Ces plis peuvent, au cours du processus inflammatoire, se souder entre eux aussi bien aux extrémités que dans la continuité du canal, et donner naissance à une *sténose très accentuée,* ou à une *atrésie complète.* Dans l'intervalle des endroits rétrécis ou obstrués, il se produit une rétention des sécrétions altérées ou non, rétention qui par compression détermine la formation de diverticules rangés l'un à côté de l'autre comme les grains d'un chapelet. En même temps, il se développe de grandes cavités qui donnent aux trompes l'aspect d'une tumeur pouvant acquérir la grosseur d'une tête d'homme. C'est surtout l'oblitération des orifices qui est grave. Cette oblitération est due souvent à la soudure de l'ourlet péritonéal; la portion atrésiée est rétractée en rosette et apparaît sous forme d'une dépression quasi-ombilicale, située sur l'extrémité élargie de l'infundibulum fortement tendu. J'ai trouvé un exemple typique de ce genre de lésion chez une femme de dix-neuf ans, mariée depuis six mois, chez laquelle je dus intervenir en raison de violents accès douloureux, et qui présentait un pyosalpinx droit, de nature blennorrhagique probablement, acquis pendant sa nuit de noce. La trompe gauche était gonflée et se terminait du côté de l'infundibulum en une massue de l'épaisseur du pouce. Son extrémité était le siège d'une atrésie

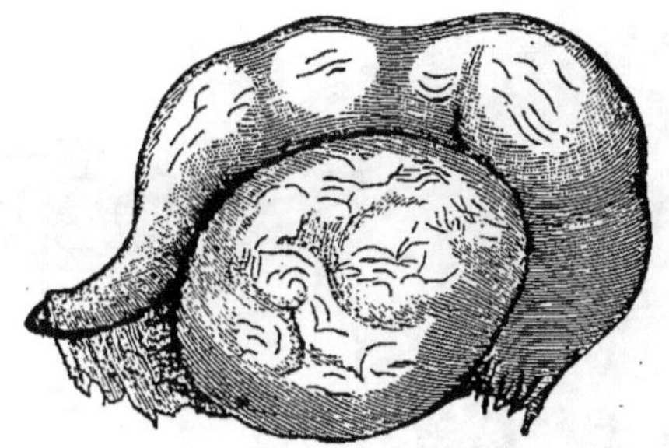

Fig. 190. — Salpingite catarrhale. Ovarite chronique. (Orthmann.) 1/2 grandeur naturelle.

rétractée en rosette. Dans l'espoir de conserver à la jeune femme au moins sa trompe de Fallope gauche, sur les côtés de laquelle se trouvait un ovaire sain en apparence et situé dans une séreuse présentant à peine de la rougeur, j'exerçai une douce pression sur l'infundibulum. L'organe s'ouvrit au niveau de l'endroit atrésié; les franges gonflées se déplissèrent comme les feuilles en calice d'un mimosa et permirent l'examen du conduit tubaire qui ne renfermait que peu de liquide. La muqueuse et la tunique musculaire étaient toutes deux notablement épaissies à la suite probablement d'une forte infiltration séreuse.

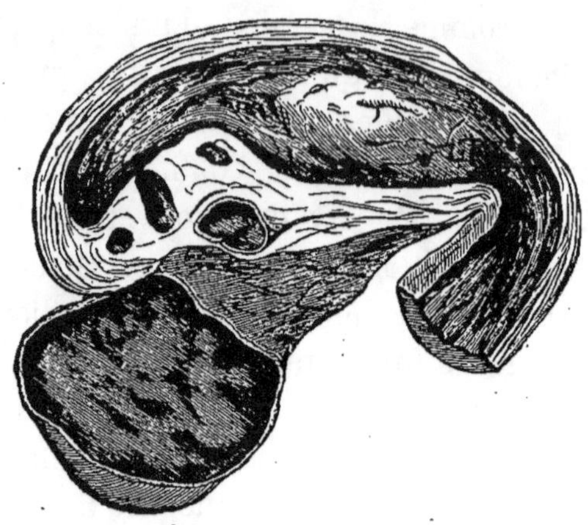

Fig. 191. — Pyosalpinx. Atrésie tubaire. Ovarite chronique. Kystes périovariques. Grandeur naturelle. (Orthmann.)

Dans d'autres cas, la soudure de l'infundibulum se développe

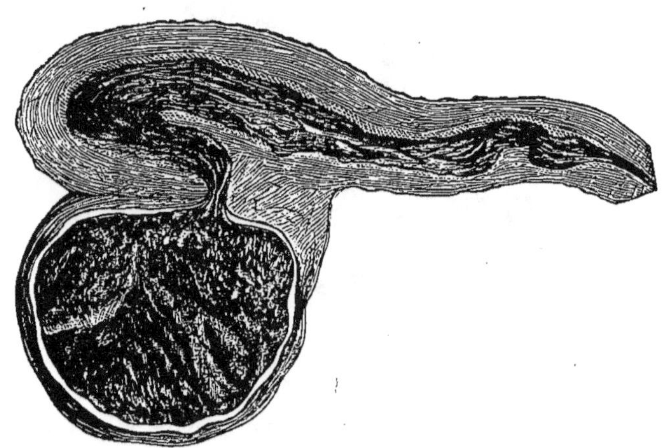

Fig 192. — Pyosalpinx. Communication entre la trompe et l'ovaire en suppuration. Grandeur naturelle. (Orthmann.)

de la façon suivante : la trompe plonge dans un liquide d'exsudat qui, au moment de s'épaissir, fait adhérer l'organe aux ovaires ou à d'autres organes voisins.

Les rapports de la trompe malade avec l'ovaire correspondant
sont très variables. Si l'ovaire peut demeurer libre à côté d'un

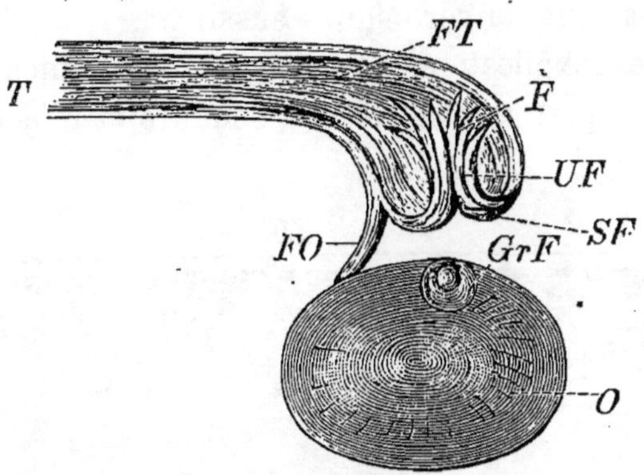

FIG. 193. — BURNIER, *Zeitschr. f. Geb. u. Gyn.*, t. V.

Gr. F : follicule de Graaf.	*FO* : franges ovariques.
T : trompe.	*O* : ovaire.
FT : plis de la muqueuse tubaire.	*UF* : frange renversée.
F : franges.	*SF* : surface séreuse de la frange.

oviducte très altéré (fig. 190), il est des cas où il se produit une

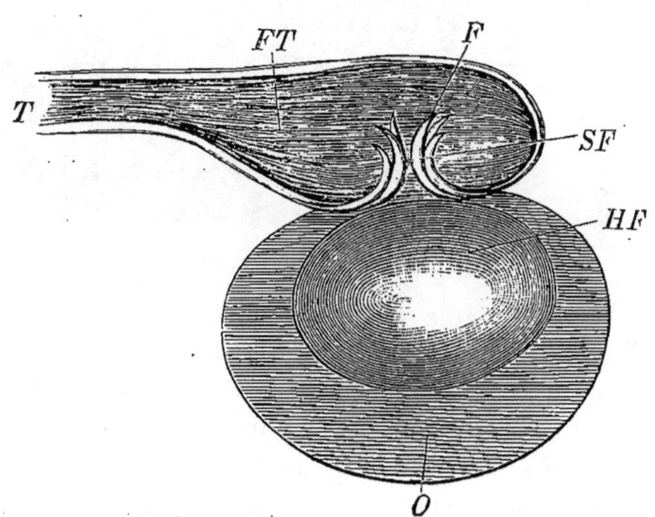

FIG. 194. — D'après BURNIER. *HF* : follicule hydropique.

sorte de fusion entre les deux organes (fig. 191) qui amène facilement, après fonte de la cloison intermédiaire, une communication entre les cavités développées dans l'un et l'autre. (Fig. 192.)

Burnier (1) a décrit, d'après des préparations de *Schrœder,* une
forme spéciale de fusion des poches tubaires hydropiques avec les
follicules ovariques hydropiques aussi.

D'après les explications de *Burnier,* les follicules de Graaf
prennent une part très active à la soudure et à la fusion consé-

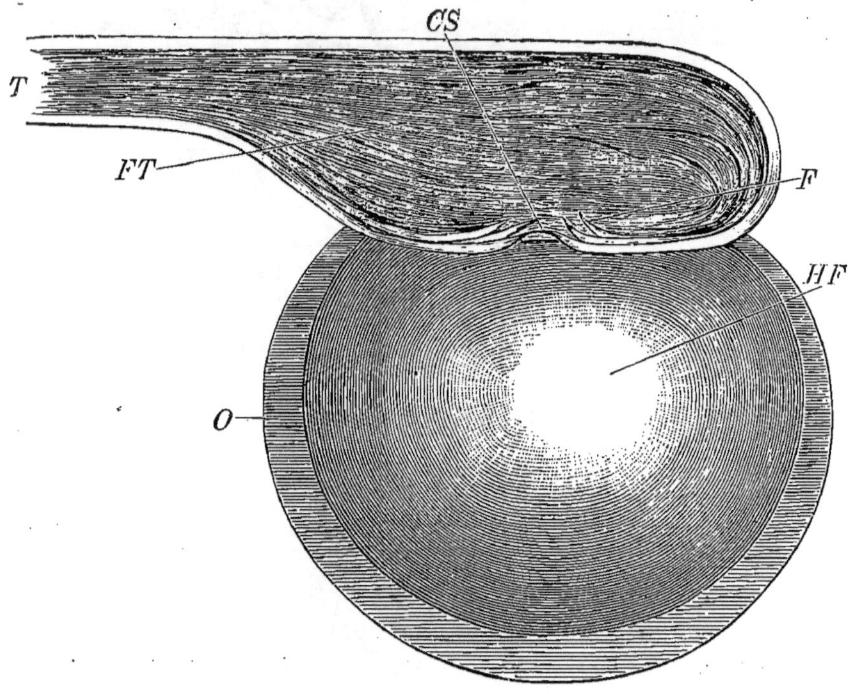

Fig. 195. — D'après Burnier.

cutive. Les franges de l'orifice abdominal de la trompe se soudent à l'ovaire au niveau d'un follicule en voie de maturité; il
en résulte une communication, telle que la représentent les
figures 193, 194 et 195. La figure 196 représente une tumeur
tubo-ovarique comme j'ai eu occasion souvent d'en constater à
l'examen clinique et sur la table d'opérations.

Dans ma conférence sur quelques préparations tubaires (2), j'ai

(1) Diss. inaug., Berlin 1883 et *Zeitschr. f. Geb. und Gyn.*, t. V.
(2) *Ges. f. Geb. u. Gyn.*, Berlin, avril 1886.

traité d'une première forme de fusion. L'inflammation suppurative de la trompe et de l'ovaire avait donné lieu à la formation, dans les deux organes, d'abcès qui confluèrent à la suite de la disparition de la cloison intermédiaire. En même temps, les deux organes se trouvaient enveloppés par l'exsudat énorme qui remplissait le côté correspondant du petit bassin.

Le *contenu de la trompe* prend probablement une coloration hématique à chaque époque menstruelle, à moins qu'il ne se produise un épanchement de sang pur. Quelques-unes de mes

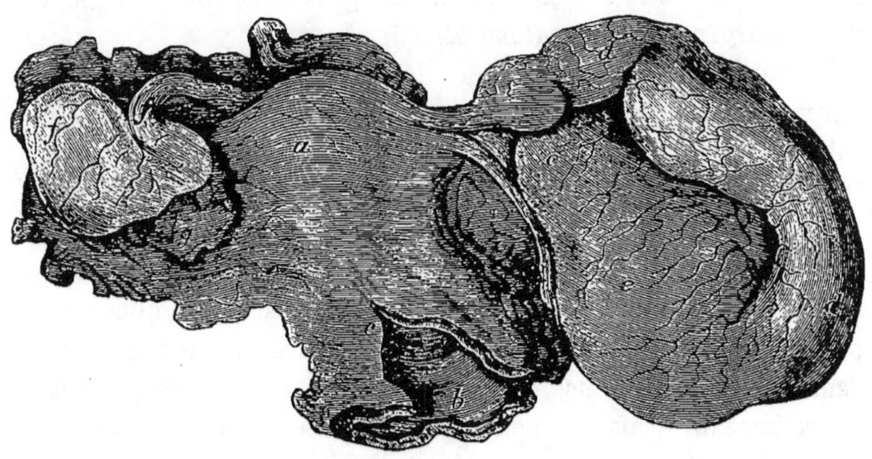

Fig. 196 (1).

a : utérus.	*d* : trompe de Fallope.	*f* : hydrosalpinx gauche.
b : vagin.	*ce* : tumeur tubo-ovarique	*g* : ovaire gauche.
c : portion vaginale.	droite.	

préparations font supposer que ces épanchements ont lieu dans les trompes au moment des règles, et que le sang qui en résulte est évacué à travers l'utérus. Mais ce sang peut être retenu derrière des caillots, de sorte que l'oviducte devient le siège d'un hématome qui le distend considérablement et peut provoquer sa rupture. J'ai observé plusieurs fois de ces sortes de ruptures avec épanchement du sang dans la cavité abdominale, dans des cas mêmes où il n'existait pas de grossesse tubaire. La termi-

---

(1) Cette figure a été composée en partie d'après Beigel (*Atlas des Maladies des femmes*. I, cxxxiii), en partie d'après des pièces recueillies par moi.

naison par arrêt du sang grâce à l'augmentation de la compression est cependant plus fréquente ; le sang est résorbé après avoir parcouru toutes les phases nécessitées par ses transformations successives.

Je ne suis pas en mesure de dire si le sang s'écoule dans la cavité abdominale à travers l'infundibulum, et si là il est résorbé sans danger pour la femme ; je crois cependant à la possibilité de ce genre d'évacuation récurrente du contenu tubaire.

En cas d'atrésie des orifices des trompes, l'accumulation de plus en plus considérable du contenu de ces organes, qu'il soit constitué par de la sérosité ou du sang, crée ce qu'on appelle *l'hydrosalpinx* et *l'hématosalpinx*.

Dans des conditions identiques le pyosalpinx est le résultat de *l'immigration d'agents pathogènes* parmi lesquels nous connaissons aujourd'hui les différentes formes de *coccus septique,* le *gonococcus,* le *bacille tuberculeux* et l'*actinomycète.*

Sous l'influence de ces agents, la paroi enflammée s'use jusqu'à la perforation, de sorte que le pus trouve un libre accès dans la cavité abdominale. Souvent, il est vrai, il existe des adhérences péritonitiques telles, tout autour de ces poches tubaires, que l'inflammation de la séreuse demeure partielle. D'autre part, il peut se produire un épaississement et une régression du pus qui fait qu'on ne rencontre plus ce dernier qu'à l'état de bouillie caséeuse.

Hegar, dans une monographie très intéressante déjà citée (Stuttgart, 1886) plus haut, a attiré l'attention sur la tuberculose des trompes de Fallope. Il conclut à une prédilection marquée de la localisation tuberculeuse sur ces organes qui seuls tombent malades et dont l'extirpation peut être suivie de guérison. Des trompes, l'affection peut se propager au péritoine ou bien se terminer par la fonte et la destruction de l'oviducte lui-même.

Les symptômes cliniques de la salpingite et les accidents consécutifs ne peuvent, dans l'état actuel de nos connaissances, être délimités d'une façon certaine et être considérés comme pathognomoniques. Au début, les malades accusent, en connexion avec des phénomènes phlegmasiques des organes génitaux externes, de l'urètre et de l'utérus, *des douleurs sourdes* soit d'un seul soit des deux côtés. Ces douleurs cèdent quelque peu dans la première période, sans cependant jamais disparaître. Pendart longtemps on y fait à peine attention ; mais les souffrances augmentent à l'occasion d'efforts physiques et s'exagèrent par les contractions intestinales. L'exacerbation se produit également au moment des règles ; souvent le coït devient insupportable ; des signes d'irritation péritonéale violente apparaissent en ces régions pour se supprimer à nouveau. De cette façon ces douleurs sourdes peuvent persister longtemps à côté d'un catarrhe génital, sans être influencées par aucun traitement. La plupart du temps, le médecin qui n'a pas l'habitude du diagnostic des affections tubaires traitera les femmes pour de l'hystérie et ne tiendra compte que des accidents nerveux déterminés par la compression qu'exerce la poche tubaire sur les organes du bassin et les nerfs des extrémités inférieures. D'autres fois la scène est dominée par la périmétrite. Lorsqu'il se produit un épanchement intra-abdominal, il survient brusquement des symptômes graves de péritonite aiguë, symptômes qui rétrocèdent, il est vrai, mais pour récidiver à la prochaine occasion. Le plus souvent — et c'est peut-être là le signe le plus constant de la salpingite — il s'agit de menstruation irrégulière, profuse et douloureuse.

Czempin (1) a fait ressortir le retentissement spécial qu'exercent les affections des trompes sur la muqueuse utérine. Il a collationné parmi mes observations une série de cas où ce retentissement s'était traduit par des ménorragies abondantes et irrégulières.

Il arrive parfois que pendant une exacerbation dans les douleurs *le contenu de la trompe se vide dans l'utérus,* et que le vagin laisse écouler subitement des quantités considérables de liquide, — *salpingite profluente* (2). — Mais comme l'endométrite catarrhale manque rarement dans ces cas, il est naturel qu'on rapporte à celle-ci l'origine du liquide évacué. En tous cas l'écoulement du liquide tubaire par le vagin est suivi d'un bien-être et d'un soulagement subits des malades ; en même temps l'exploration

----

(1) *Naturforschervers.* 1886, Berlin.

(2) Hausamann. *Sur les tumeurs par rétention, à contenu muqueux, des org. gén. de la femme,* Zurich, 1876.

indique la disparition de la poche, auparavant très distincte, située sur les côtés de la matrice.

Les épanchements de sang dans les poches tubaires, tant qu'ils ne sont pas en rapport avec une grossesse, sont rarement d'une abondance telle qu'ils produisent des signes d'anémie aiguë; j'en ai cependant observé à la suite d'épanchements énormes. Les accidents sont le plus souvent le résultat de l'augmentation de la compression : aux douleurs, sourdes jusque-là, s'associe une sensation de tension extrêmement pénible. La rupture de l'hématosalpinx est suivie généralement de phéno-mènes très intenses d'irritation péritonéale. Si l'hémorragie s'ar-rête, les malades se remettent peu à peu; la guérison peut même être complète. Dans le cas contraire elles succombent aux progrès de l'anémie et à la péritonite.

Lorsque le contenu des trompes entre en suppuration et que le processus prend un caractère aigu, nous voyons se montrer tous les symptômes qui accompagnent l'accumulation du pus dans les cavités closes de l'organisme. Le *pyosalpinx,* qui s'accompagne toujours d'une grande dépression des forces, peut, si la marche en est chronique, guérir graduellement grâce à la régression du pus. La rupture de la poche à la suite d'une augmentation rapide de son contenu, et l'évacuation du pus dans le voisinage sont rares. La plupart du temps il s'est formé de larges adhérences protectrices qui empêchent l'arrivée du liquide purulent dans la cavité abdominale. Celui-ci se vide habituellement dans l'intestin, la vessie, le vagin ou dans des segments enkystés du péritoine d'où il se fraye une voie vers l'extérieur. (Fig. 189.) La mort de la femme débilitée est très souvent le résultat de semblables proces-sus; dans d'autres cas la résolution se fait graduellement; mais la guérison est rare.

Le *diagnostic de la salpingite* est basé uniquement sur la perception de la trompe de Fallope au milieu des tissus dans lesquels elle semble nicher. J'ai la ferme conviction (1) qu'on ne peut déterminer l'existence d'une affection tubaire par la palpa-tion, avec quelque sûreté, que si l'on réussit à sentir et à isoler

(1) *Congrès de Copenhague,* 1884.

complètement l'extrémité utérine de l'organe, qui participe d'ailleurs assez rarement au processus morbide.

Je ne pose donc de diagnostic que lorsqu'il m'est possible de constater les rapports de la tumeur avec l'utérus par l'intermédiaire de son extrémité utérine.

Une autre difficulté pour l'édification du diagnostic réside dans les adhérences que la tumeur contracte presque toujours avec les organes circonvoisins. Cette tumeur se présente sous la forme d'une masse unique, volumineuse, noueuse et de consistance variable. Les tentatives destinées à isoler les divers éléments constituants peuvent provoquer très facilement la déchirure des adhérences et la rupture de la poche. Dans certains cas j'ai vu ces ruptures n'être suivies que d'accidents très légers; il semblait même qu'il y eût quelque amélioration et de la tendance à la guérison. Dans d'autres, au contraire, il survint des hémorragies profuses vers la cavité abdominale, dont je ne devins maître qu'en pratiquant au plus tôt la laparotomie pour tarir la source du sang et enlever celui qui s'était épanché. Dans d'autres cas encore nous constatâmes de violents symptômes péritonitiques et un collapsus profond; il fallut ouvrir la cavité abdominale pour remédier aux accidents. Dans les deux genres de complications, le résultat de l'intervention fut toujours très satisfaisant, il est vrai, mais cela n'empêche qu'il faut tâcher d'éviter à tout prix de se trouver dans la nécessité de faire la laparotomie dans de pareilles conditions. On devra donc agir avec la plus grande prudence; et la prudence défend de soumettre à une palpation dangereuse une tumeur située à côté de la matrice et en rapport avec elle par son extrémité utérine, qu'on est tenté par conséquent de regarder comme un oviducte malade, et cela dans l'unique but d'assurer le diagnostic.

On peut confondre la tumeur tubaire avec *des affections de l'ovaire,* dans lesquelles cependant je n'ai jamais senti aussi parfaitement l'extrémité utérine de la trompe. Il arrive souvent d'ailleurs que la tumeur tubaire se complique de tumeur ovarique, ce qui donnera lieu à la combinaison des symptômes propres à chacune d'elles. L'erreur est encore possible en cas de *myômes sous-péritonéaux;* il me semble toufefois que cela est difficile. Il faudrait que les myômes se fussent développés précisément sous le revêtement séreux de la corne utérine ; de plus, il ne me paraît pas possible de les séparer du parenchyme de la matrice aussi complètement que la tumeur tubaire.

Pour ce qui est des *exsudats paramétriques,* je regarde comme un élément important de diagnostic différentiel leur situation bien plus profonde dans le ligament large ; ils refoulent en effet la voûte vaginale et ne présentent jamais, même au stade d'induration, les rapports avec l'utérus qui sont propres aux tumeurs des trompes. Il en est de même pour les *hématomes extrapéritonéaux,* à moins que ceux-ci ne coïncident avec une salpingite, ce qui arrive encore assez souvent. (Voir plus loin pour le diagnostic différentiel avec les autres affections tubaires).

Le *diagnostic* sera toujours difficile à poser chaque fois qu'on n'aura pas réussi à isoler, dès le commencement, les trompes de Fallope tuméfiées, et à se renseigner sur leur direction, leurs rapports avec le voisinage et leur sensibilité.

Des accouchements laborieux antérieurs, l'infection gonorrhéique, la stérilité, un marasme permanent sans symptômes directs bien prononcés, devront toujours attirer notre attention de ce côté-là, du moins lorsque depuis l'apparition de cette affection peu marquée, il est survenu des troubles de la menstruation et de la dépression des forces, une sensation de faiblesse considérable, et de l'amaigrissement. Des adhérences étendues, des complications telles qu'affections ovariques, exsudats périmétriques et paramétriques, irritations chroniques du paramétrium peuvent rendre le diagnostic extrêmement difficile ; et, si dans ces conditions on n'arrive pas par la palpation à sentir l'extrémité utérine de la trompe, on n'acquerra qu'avec peine la certitude diagnostique.

Il va de soi que *le pronostic* de l'affection d'un organe situé à une telle profondeur et si peu accessible, est peu favorable. Certes la guérison complète de la salpingite est possible, peut-être avec atrophie de portions de la muqueuse tubaire, mais que de fois le simple catarrhe de cette muqueuse n'a-t-il pas déterminé des oblitérations du canal et le développement de kystes par rétention !

Lorsqu'il se produit une communication entre la trompe et la matrice (salpingite profluente), la guérison n'est que relative, car ce processus régressif amène des oblitérations du conduit tubaire.

— Mais la grande gravité de l'affection consiste dans sa tendance aux récidives. Quoique disparue en apparence depuis longtemps, elle renaît tout à coup et se propage avec la plus grande facilité et tout à coup au péritoine, en donnant lieu ainsi à une pelvi-péritonite qui, dans les cas obscurs, est probablement la cause à peine supposée d'une issue fatale ou du moins de troubles profonds de la santé générale.

Au point de vue de la **stérilité**, la salpingite doit être regardée comme une complication des plus sérieuse, d'autant plus que l'affection peut déjà, par elle-même, entraîner l'infécondité permanente, et que toutes les tentatives d'intervention destinées à favoriser la conception, n'amènent que trop souvent des perturbations organiques extrêmement dangereuses.

J'ai toujours eu de la tendance, au point de vue de la conception, à qualifier le pronostic d'absolument fâcheux. Tout récemment cependant j'ai eu sous les yeux quatre cas qui m'ont démontré que non seulement la guérison locale mais encore la conception étaient possibles, malgré l'existence d'une salpingite chronique double. J'ai traité les femmes dont il est question pendant près de deux ans ; la tuméfaction tubaire disparut, et ce n'est qu'après que le mal eût duré des années, que la conception eut lieu. Ce sont là des faits rares sur un total de deux cent quatre-vingt-sept salpingites.

Un **traitement** local spécial n'est pas applicable à la salpingite au début, d'autant plus que nous avons toutes sortes de raisons d'éviter une intervention énergique, afin de ne pas provoquer des ruptures et des épanchements abdominaux. On calmera les douleurs, dans les cas aigus, à l'aide d'émissions sanguines (bas-ventre), du froid et des narcotiques. On cherchera à produire la régression de l'organe malade par les moyens reconnus aptes, dans la sphère génitale, à amener la résorption du pus et des exsudats. On aura donc recours aux préparations iodées, aux bains de tourbe et de boues minérales, aux injections très chaudes; on fera une dérivation énergique sur l'intestin; enfin on essayera d'opposer des barrières au mal par le repos sexuel, des soins et un régime appropriés. On réussit assez souvent à modérer les accidents lorsqu'ils sont récents, à les amender, à les rendre supportables ou même à les supprimer pour quelque temps, et à créer petit à petit des intervalles de calme de plus en plus longs; j'ai même observé dans ma policlinique des femmesqui ont présenté pendant des années toutes les apparences de la santé.

Grâce à ce traitement, des tuméfactions tubaires, même considérables, peuvent disparaître, et la trompe revenir à sa configufiguration normale, ce qui devra être considéré comme une guérison. Quant à la conception, elle n'a eu lieu jusqu'à présent que dans les quatre cas dont j'ai parlé précédemment.

Lorsque ces moyens échouent et que rien n'arrive à influencer la maladie, je regarde *l'extirpation de l'organe* comme la médication rationnelle et, ainsi que cela ressort de mes propres documents, comme la délivrance et le salut. La crainte du pyosalpinx et des adhérences avec le voisinage est évidemment quelque peu fondée. Moi-même, dans ces derniers temps, je n'ai pas obtenu les résultats auxquels je parvenais jadis; mais cela tient à ce que j'avais affaire à des malades affaiblies par la longue durée de leur mal et ne présentant plus guère de résistance, chez lesquelles par conséquent l'opération était une dernière planche de salut. Je conseillerai donc de ne pas attendre trop longtemps et d'intervenir avant le moment où il ne sera plus temps.

Ce sont les cas de salpingite chronique, de pyosalpinx, d'hématosalpinx et d'adhérences considérables avec le voisinage qui sont le triomphe de l'énucléation de la tumeur avec drainage par le vagin, et occlusion de la poche du côté de la cavité abdominale, procédé que j'ai décrit déjà à plusieurs reprises. Dans les cas seuls où les adhérences sont simples et où il y a possibilité d'extirper complètement la totalité des parties malades en laissant derrière soi des surfaces saignantes unies, je renonce à l'emploi du drain. Quoi qu'il en soit, *il ne faudra recourir au traitement opératoire dans les affections tubaires que*

*lorsque le mal a résisté à toutes les autres tentatives théra-
peutiques.*

Hegar (1) est le premier qui ait pratiqué en connaissance de
cause l'extirpation de la trompe de Fallope; après lui, *Lawson
Tait* (2) et moi (3) nous avons fait un certain nombre de ces salpingotomies. Pour l'opération de *Lawson Tait*, voyez le chapitre
castration.

Depuis, l'extirpation de la trompe malade a acquis droit de cité
partout; cela ressort des nombreuses communications faites à ce
sujet aussi bien en Amérique et en Angleterre qu'en France et en
Allemagne.

L'opération est presque toujours accompagnée de complications
dues aux adhérences multiples du conduit tubaire avec le voisinage. Il peut être très difficile d'isoler l'organe à enlever des
parties avoisinantes, surtout si l'on a affaire à des adhérences
tubo-intestinales.

Quoi qu'il en soit, il est des circonstances où nous ne devrons
opérer qu'en cas d'absolue nécessité, à savoir lorsqu'il faudra
extirper les deux trompes de Fallope. Car cette double salpingotomie privera les malheureuses femmes d'autant plus sûrement de
leurs facultés sexuelles, que la plupart du temps les ovaires devront être enlevés également.

Vers la mi-février 1887, j'avais à mon actif soixante-dix-sept
salpingotomies, dont quarante-cinq unilatérales et trente-deux
doubles. Vingt-quatre d'entre les femmes avaient présenté de la
salpingite catarrhale chronique, onze de l'hydrosalpinx, six de
l'hématosalpinx, trente-cinq du pyosalpinx, un carcinome tubaire.
(Dans ce total, j'avais constaté dix-huit fois de l'infection gonorrhéique, une fois la tuberculose, trois fois de l'infection septique.) Sur mes soixante-dix-sept opérées, j'eus quatorze décès :
neuf après salpingotomie unilatérable, cinq après salpingotomie
double. L'une d'entre elles succomba à de la tuberculose pul-

<hr>

(1) *Castration des femmes*, 1878. — *Centralbl. f. Gyn.* 1878, nº 2. — Wiebow,
Centralbl. f. Gyn. 1885.

(2) *British med. Journ.*, 11 mai 1877.

(3) *Première opération.* I, XI, 1877. *Ges. f. Geb. u. Gyn.* Berlin, 25 nov. 1879. —
Bertram, *Berl. Klin. Woch.*, 1883, nº 4.

monaire, sans que l'on ait pu trouver de bacilles dans la poche du pyosalpinx. Une autre mourut de cachexie carcinomateuse, quatre de péritonite consécutive à la rupture d'adhérences tubo-intestinales et six de septicémie. Chez les trois dernières enfin, la cause de la mort ne put être reconnue.

Après quelques brillants succès, je me crus autorisé à considérer le contenu tubaire comme assez inoffensif pour le péritoine. Mais je dus en rabattre à la suite de cas défavorables ; et aujourd'hui je commence par vider la poche à l'aide de l'aspirateur de *Potain*. Même par ce moyen, on ne réussit pas toujours à protéger la cavité abdominale contre la pénétration du contenu de la trompe.

2 — Maladies de la paroi des trompes de Fallope

Les affections primitives de la paroi tubaire sont d'observation très rare. Dans différentes circonstances, j'enlevai des trompes augmentées d'épaisseur, croyant trouver leur calibre accru : la paroi seule était considérablement épaissie. A la coupe, on voyait la tunique musculaire épaissie, indurée, parsemée de foyers purulents et de tractus connectifs, et présentant çà et là quelques espaces, petits et rares, remplis de sang. La muqueuse était presque toujours atrophiée, recouverte de cicatrices qui ne laissaient aucun doute sur l'existence antérieure de processus pathologiques de cette membrane.

Cette forme de salpingite ne se révèle par aucun symptôme caractéristique ; les manifestations morbides sont celles des affections concomitantes des organes voisins, principalement du péritoine.

Pour l'hypertrophie musculaire décrite par *Kaltenbach*, voir plus haut.

3 — Grossesse tubaire

Parmi les affections des trompes de Fallope, celles qui, en raison de leur fréquence relative et de leur importance spéciale, doivent fixer le plus notre attention, sont *les grossesses tubaires*.

Dans une monographie fort intéressante (Stuttgart, 1884), *J. Veit* a rassemblé les différentes observations, dispersées un peu partout, en vue d'instituer une thérapeutique.

Le diagnostic de la grossesse tubaire, — ce n'est pas le lieu ici d'insister longuement sur ce sujet — se base sur l'existence, à côté ou en arrière de l'utérus, d'une tumeur dont le développement progressif coïncide avec le ramollissement et l'augmentation de dimensions de la matrice et la réapparition de l'écoulement sanguin, après une suppression ordinairement très courte de la menstruation. Le doute ne subsiste pour ainsi dire plus, si l'on constate des sécrétions profuses mélangées de sang et de lambeaux de caduque, et s'il survient, le cas échéant, une anémie aiguë extrême et de violentes douleurs avec accès de collapsus. La plupart du temps on n'observe des cas de ce genre que quand apparaissent les symptômes précurseurs si menaçants de la rupture ou que celle-ci s'est déjà produite. Lorsque la grossesse tubaire est arrivée à moitié de sa durée normale, on peut espérer pouvoir poser le diagnostic, si les circonstances sont favorables, si les parois abdominales sont peu épaisses et la palpation du contenu pelvien facile.

Quant au *pronostic* de la grossesse tubaire, il est extrêmement grave, même si nous admettons que dans certains cas la rupture se fait de bonne heure et guérit sans conséquences fâcheuses. L'hématocèle ainsi créée disparaît très souvent par résorption ; quant au fœtus et à l'œuf, ils sont résorbés par le péritoine. Assez fréquemment les femmes survivent à la rupture presque sans présenter d'accidents, comme cela a eu lieu dans le cas de lithopedion que j'ai publié dans le *Zeitschr. f. Geb. u. Gyn.*, tome II, ou en n'offrant, en fait de manifestations morbides, que celles par exemple des néoplasmes intrapéritonéaux. Ainsi la femme dont provient la préparation représentée fig. 197 ne présentait aucun symptôme, ni dans les commémoratifs, ni dans les résultats de l'exploration, de grossesse tubaire antérieure. Le squelette du fœtus, âgé d'environ trois mois, était couché sous la poche friable constituée par la trompe et contenant, avec le sac ovulaire, du sang et du pus épaissis. Aux pieds du fœtus, on aperçoit la surface saignante tubaire ; des deux côtés de la tête existent des traces d'adhérences de la poche avec le voisinage. — La préparation 198 provient d'un cas où la rupture fut fatale à la femme.

Très souvent la *marche* de la rupture est extrêmement menaçante. L'anémie est profonde et la réaction péritonéale vive; les femmes demeurent pendant longtemps entre la vie et la mort et ne se remettent qu'avec une extrême lenteur. Lorsque la mort ne survient pas immédiatement au début, le pronostic s'améliore un peu, grâce à la possibilité de l'arrêt du sang et de la résorption de l'épanchement.

Traitement. — Quoique la grossesse tubaire puisse atteindre

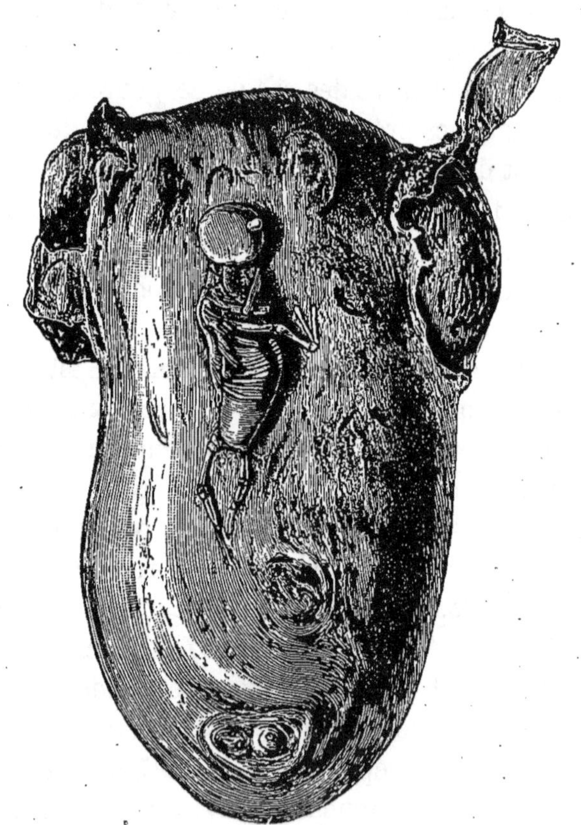

Fig. 197. — Grossesse tubaire.

Le squelette du fœtus expulsé est couché sur la face externe de la poche. J'ai présenté cette préparation au Congrès de Copenhague, en 1884.

son terme normal et qu'à cette époque une intervention appropriée puisse y mettre fin sans dommage ni pour la mère ni pour l'enfant, les cas favorables de ce genre sont rares, et il ne faut pas trop compter sur une terminaison aussi heureuse. En raison précisément d'observations personnelles où le diagnostic était sûr, où médecin et parents savaient à quoi s'en tenir et où, au moment de la rupture, même malgré les avertissements, ils abandonnaient à elle-même la femme qui succombait quatre heures après, je m'associe à *J. Veit* qui trouve qu'il est plus rationnel, une fois le diagnostic de grossesse tubaire établi, d'enlever la trompe avec l'œuf à l'aide de la laparatomie. C'est surtout au début que l'on peut espérer une extirpation facile, et la création dans le ligament large d'un pédicule dont le traitement sera aisé. Lorsque la rupture ou la destruction de la poche ont eu lieu, les nombreuses communications faites pendant ces dernières années à la Société d'obstétrique et de gynécologie de Berlin semblent autoriser la mise à découvert de la trompe et la tentative d'extirpation directe du foyer pathologique, avec, le cas échéant, drainage par le vagin et suture de la poche du côté de la cavité abdominale.

J'ai opéré jusqu'à présent onze cas de grossesse extra-utérine, qui tous étaient des grossesses tubaires. Trois fois la poche était intacte ; le fœtus et le placenta extirpés, je drainai la cavité et les opérées guérirent. Dans un cas l'œuf situé dans la cavité abdominale était complètement calcifié. L'œuf fut enlevé et la femme recouvra la santé. Dans un autre cas, le fœtus était à l'état de squelette ; dans un autre encore il était momifié ; dans un troisième enfin il était libre dans la cavité abdominale ou plutôt dans la cavité pelvienne garnie d'adhérences consécutives à de la péritonite chronique ; des anses intestinales étaient perforées et les femmes présentaient des signes non équivoques de septicémie grave. Il n'y avait aucun espoir de sauver ces malheureuses qui succombèrent toutes trois (1).

Donc, *aussitôt le diagnostic de grossesse tubaire posé*, il

(1) V. *Zeitschr. f. Geb. u. Gyn.* Travaux du Congrès de Londres (1881) et de Copenhague (1884). — Czempin, *Deutsche med. Woch.* 1886, n° 27 ; et *Gesellsch. f. Geb. u. Gyn.*

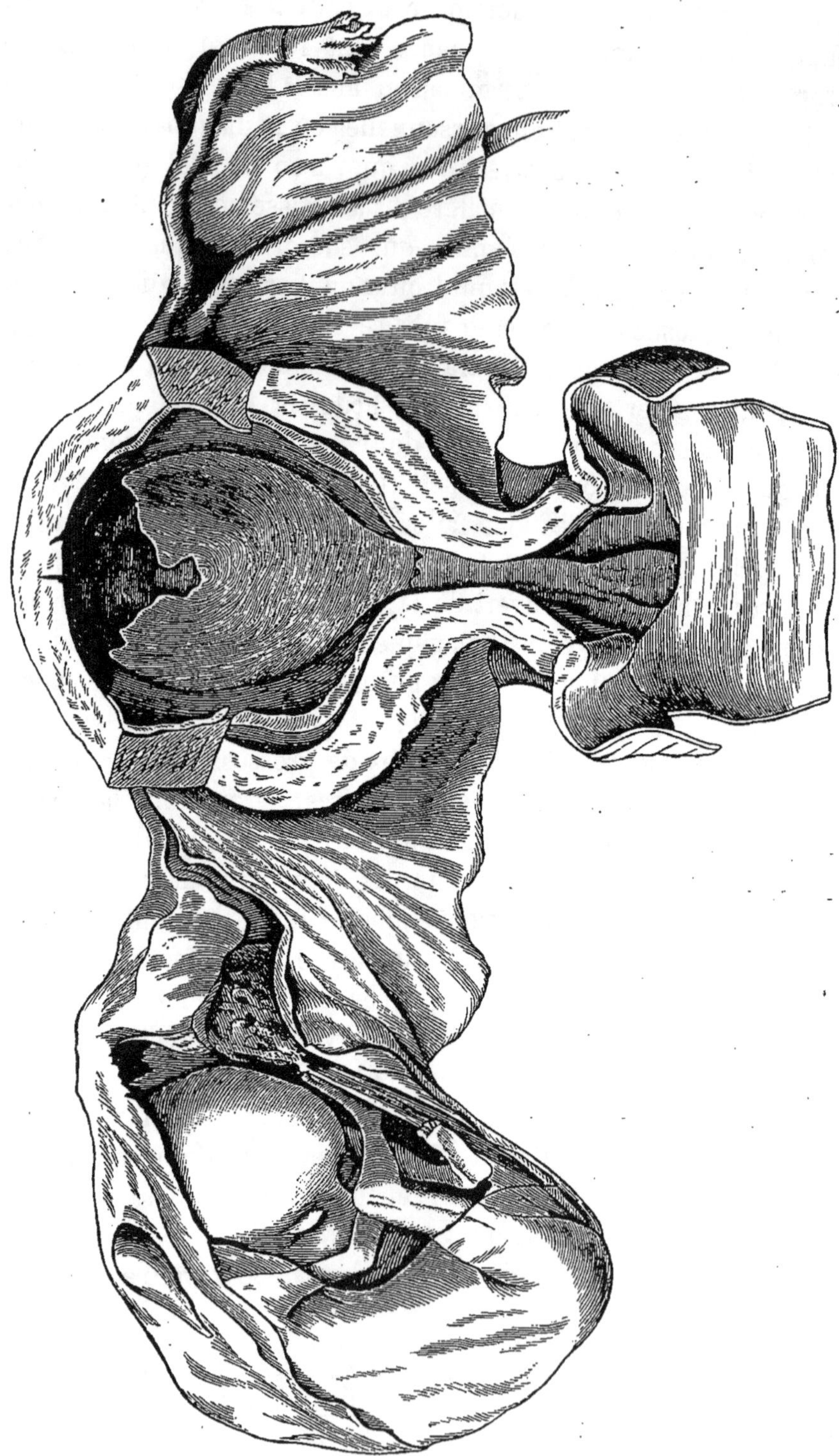

Fig. 198. — D'après Beigel, *Atlas des maladies des femmes*, 1876. cxxxvi. D'après une préparation appartenant au Musée anatomique de Vienne. La cavité utérine est augmentée de dimensions et tapissée par la membrane caduque en partie décollée.

faut intervenir; sans tenir compte des considérations théoriques, nous ne pouvons qu'être encouragés par les résultats des cas opérés par *Veit* (1).

4 — Néoplasmes des trompes

On n'a rapporté jusqu'ici que de très rares observations de *néoplasmes isolés et primitifs de la trompe de Fallope*. Récemment *Winckel* (2) a relaté plusieurs cas de fibromes de cet organe. *Doran* (3) et *Senger* (4) ont décrit des sarcomes tubaires primitifs, et encore celui-ci était d'avis que la tumeur était partie des glandes para-ovariques. Le dernier cas cité est celui opéré par *Landau* et communiqué par *Gottschalk* à la *Naturforscher-Versammlung* de Berlin, en 1886.

J'ai eu occasion d'observer, il n'y a pas encore longtemps, un carcinome primitif de la trompe (5). Le néoplasme semblait avoir pris naissance dans la muqueuse.

Il est évident que le traitement, dans les cas de tumeurs, sera spécial à chaque cas en particulier. Peut-être pourrait-on favoriser la guérison, en cas de diagnostic précoce, par l'extirpation de l'organe dégénéré. Malheureusement, dans l'état actuel de nos moyens d'investigation, l'édification précoce du diagnostic ne peut être que l'exception.

(1) *Loc. cit.* et *Verhandl. der Ges. f. Geb. u. Gyn.*, Berlin.
(2) *Lehrbuch*, 1886.
(3) *Pathol. Transactions*, XXI, p. 174.
(4) *Centralbl. f. Gyn.* 1886, n° 37.
(5) V. Orthmann, *Ges. f. Geb. u. Gyn.*, Berlin, 12 nov. 1886.

VII — Maladies des ligaments larges

1 — Paramétrite

Ce n'est que rarement qu'il se produit une inflammation idio·
pathique et primitive du tissu lâche qui constitue le plancher pelvien, et s'insinue également dans la duplicature péritonéale que
nous désignons du nom de ligaments larges. Dans l'immense
majorité des cas, les affections de ces ligaments sont de nature
septique ou résultent de l'immigration des microbes de la gonorrhée ou de la tuberculose. La forme bénigne ne se rencontre
qu'isolément à la suite de traumatismes, d'irritation consécutive
à la masturbation, de déperdition générale des forces par soustraction locale ou générale d'humeurs organiques. D'après
Freund (1), qui a donné une description typique de la paramétrite, *les phlegmasies paramétriques indépendantes d'agents
pathogènes* sont rares en comparaison de *celles qui sont dues à
l'infection.* Parmi ces dernières, la paramétrite septicémique est
de beaucoup la plus fréquente, qu'elle ait été créée par le processus puerpéral, ou qu'elle soit le résultat de blessures accidentelles ou d'opérations faites avec des mains ou des instruments
malpropres. En dernier lieu viennent les inflammations d'origine
syphilitique, gonorrhéique ou tuberculeuse.

L'affection puerpérale des ligaments larges acquiert une impor·
tance capitale même en gynécologie, en raison de la facilité avec
laquelle les reliquats de l'inflammation récidivent dans le cours
de maladies génitales ultérieures, et surtout à cause de l'influence
qu'elle exerce sur la marche des interventions opératoires.

Il est probable que la paramétrite est le plus souvent une maladie septique que les organes fortement relâchés et en souffrance

(1) *Monatschr. f. Geb.* 34, p. 380. — *Naturforschervers.*, Rostock 1871. — *Clinique gynécol.* à Strasbourg, 1886.

au moment des couches sont tout disposés à contracter. Sans tenir compte de l'intensité variable du virus et des modifications qui surviennent pendant la puerpéralité grâce à l'affection elle-même, nous voyons la longue persistance des reliquats de l'infection puerpérale fournir un contingent encore considérable d'accidents gynécologiques. Très fréquemment le temps des couches s'est écoulé dans des conditions en apparence excellentes; et l'affection nouvelle semble au profane avoir été séparée de cette période par un intervalle de santé absolue.

Les reliquats de paramétrite puerpérale doivent d'autant plus attirer l'attention qu'ils peuvent exercer pendant des années une influence fâcheuse sur les fonctions utérines et la nutrition de l'appareil génital tout entier, et devenir un obstacle presque insurmontable aux tentatives de traitement, même les plus énergiques. Les formes non puerpérales elles-mêmes peuvent nuire à la nutrition de l'appareil sexuel : telle la *paramétrite chronique atrophique* qu'a décrite *Freund* (1) et qu'il considère comme étant d'origine essentiellement non puerpérale.

Au point de vue *anatomo-pathologique*, nous voyons dans les deux groupes de paramétrite se produire à la période aiguë une exsudation dans le ligament large et le plancher pelvien, exsudation qui, après infiltration séreuse du tissu conjonctif lâche et riche en vaisseaux situé entre les feuillets péritonéaux, cause le développement d'un œdème gélatineux (Phlegmon diffus de *Virchow*) (2), de l'œdème que *Pirogoff* appelle *l'œdème purulent aigu*. Cet œdème n'est que peu prononcé dans la *paramétrite non infectieuse*. Il détermine très rapidement une atrophie inodulaire du tissu conjonctif qui atteint les vaisseaux et les nerfs de tout le plancher pelvien.

Dans la forme infectieuse, l'œdème est promptement suivi de suppuration. Les masses exsudatives peuvent occuper aussi bien la base du ligament large, par conséquent les portions situées immédiatement au-dessus de la voûte vaginale (fig. 199, cavité pelvienne sous-péritonéale), que le segment péritonéal situé plus

(1) *Berl. Beitr. z. Geb. u. Gyn*, fasc. i, 1875.
(2) *Virchow's Archiv.* XXIII, 1862.

haut, immédiatement au-dessous de la trompe de Fallope, le véritable ligament large, que ne mentionne pas la fig. 199. Elles peuvent s'étendre au-dessous du péritoine le long de la colonne vertébrale, séparer l'utérus lui-même de son revêtement séreux, et cheminer vers le côté opposé par-dessous le cul-de-sac de Douglas et par-dessus la voûte vaginale, se rencontrer, le cas échéant, avec l'exsudat créé de ce côté et se confondre avec lui. Les exsudats paramétriques passent, mais rarement, entre la vessie et la matrice ; ils enveloppent alors la vessie de même qu'ils font, dans la marche décrite précédemment, pour le cul-de-sac de Douglas et son contenu.

Au cours du développement ultérieur d'exsudats de ce genre,

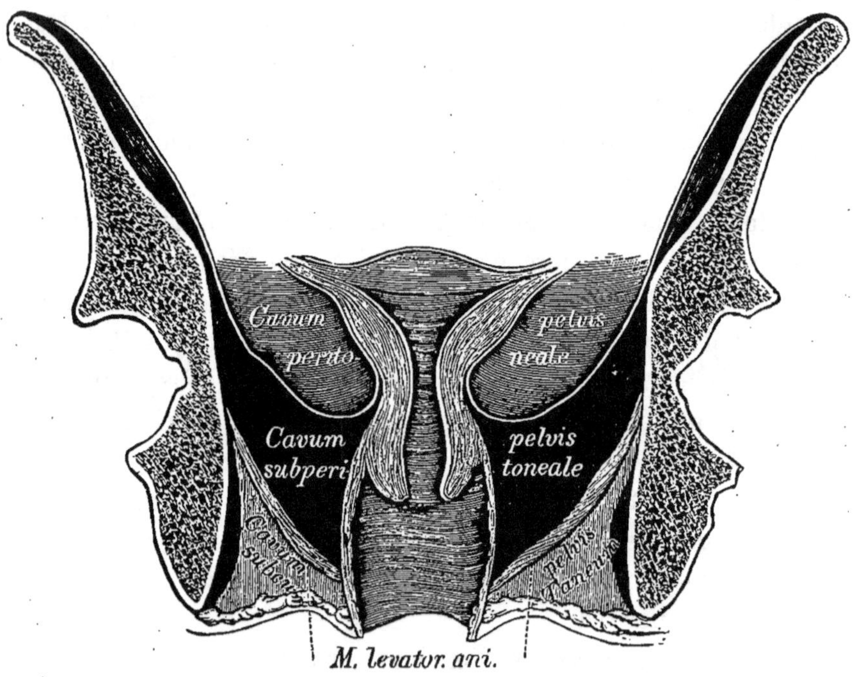

Fig. 199. — D'après Bandl. *Man. des mal. des femmes*, V, 1879.

le revêtement séreux du bassin tout entier décèle une grande tendance à participer au processus pathologique. Nous voyons des paramétrites peu étendues se compliquer la plupart du temps de péritonite localisée, et les phlegmasies para et périmétriques évoluer d'une façon parallèle. Dans la portion de péritoine située au-dessus du segment ligamenteux malade, il se produit une certaine dilatation vasculaire qui s'accompagne d'une exsudation plus ou moins considérable. La séreuse se recouvre de couennes épaisses, ou bien il se crée entre les ligaments et les anses intestinales adjacentes des adhérences solides qui provoquent leur soudure intime.

Des paramétrites même étendues peuvent se terminer par résorption; après avoir semblé stationnaires pendant longtemps, elles disparaissent à un moment donné. Dans d'autres cas les exsudats déterminent la fonte même de leur enveloppe, produisant ainsi une perforation par laquelle ils s'évacuent : la guérison suit. La suppuration en est rare. Quoi qu'il en soit l'exsudation paramétrique est chose très sérieuse. Tout en n'amenant pas une mort immédiate, elle peut provoquer le déplacement et la gêne fonctionnelle des viscères pelviens et rendre ainsi la femme infirme pour le restant de sa vie.

A côté des formes de paramétrite, nées dans ou en dehors de la période puerpérale, qui sont caractérisées par des exsudats occupant tout l'espace compris entre les replis péritonéaux et la voûte vaginale, il en est une autre qui, d'après mes observations, n'est jamais d'origine puerpérale. Elle est constituée par l'existence dans le paramétrium de *paquets ganglionnaires tuméfiés,* rangés en chapelet, et qui s'étendent depuis l'utérus jusqu'aux parois du bassin. A ma connaissance, les auteurs français ont seuls jusqu'à présent décrit d'une façon complète cette *adénite péri-utérine* (1). J'ai rencontré cet état morbide dans un nombre de cas assez considérable et je voudrais attirer l'attention là-dessus à cause des conséquences possibles de cette affection.

Dans tous les cas *d'adénite péri-utérine* que j'ai observés, il s'agissait de femmes bien constituées, qui s'étaient mariées, saines en apparence, avec des négociants aisés, des officiers, des magistrats, des fabricants, c'est-à-dire avec des jeunes gens ayant une belle position, et avouant presque tous avoir eu une jeunesse très orageuse. Un seul d'entre eux niait avoir jamais été atteint d'une

(1) County, *Ann. de Gyn.*, Paris, 1881, XIV, p. 241-257.

affection génitale ; en revanche nous apprîmes que la femme, trompant son mari, avait été infectée à plusieurs reprises par des amants. Dans tous ces cas la maladie prit naissance presque dès le début du mariage et, à part deux d'entre elles, les femmes étaient stériles. De ces deux-là qui accouchèrent prématurément, l'une mit au monde un fœtus sanguinolentus.

Dans les périodes initiales on constata la présence de petits ganglions dans un exsudat paramétrique assez restreint ; quant aux malades qui ne se soumirent au traitement que tard, l'exsudat chez elles n'était plus représenté que par une cicatrice funiculaire ou rubanée ; quelquefois même il se trouvait entièrement résorbé, fait qui rendait les noyaux périmétriques encore plus palpables. Le plus souvent on ne sentait tout d'abord, sur les côtés de la matrice, que trois ou quatre ganglions rangés l'un à côté de l'autre. Mais en explorant plus sérieusement, la main en rencontrait un bien plus grand nombre, se suivant comme les grains d'un chapelet et atteignant la marge du bassin.

J'ai d'autant moins de scrupule à ranger cette forme d'affection paramétrique dans le chapitre des paramétrites, que més observations m'ont donné la conviction que ces petites tuméfactions ganglionnaires pouvaient à l'occasion être le point de départ d'une exsudation considérable. Il est vrai que je n'ai pas de ce fait la preuve expérimentale, mais cela ne m'empêche pas de croire que l'exsudation paramétrique provient souvent de ces sortes d'adénite. Comment expliquerions-nous sans cela ce fait clinique qu'au début de l'affection, au milieu de phénomènes fébriles intenses, la production de l'exsudat vrai est précédée parfois pendant plusieurs jours d'une douleur violente dans l'un ou l'autre des côtés, qui diminue très sensiblement au moment même de l'exsudation ? N'est-on pas tenté de rapporter cette douleur à la tuméfaction des ganglions, à ce moment-là peut-être inaccessibles, et ne peut-on expliquer la création de l'exsudat par la suppuration du contenu ganglionnaire, la rupture de la tunique propre du ganglion et l'évacuation de ce contenu dans la duplicature du péritoine, dans les ligaments larges et la cavité pelvienne sous-péritonéale ? Dans un cas d'adénite péri-utérine non puerpérale qui, d'après les aveux du mari, était la suite indubitable d'une affection gonorrhéique contractée au commencement du mariage, j'ai pu observer directement la formation d'un exsudat, après qu'un traitement énergique eut réduit les ganglions à un volume à peine encore appréciable. Après un coït impétueux, il survint un catarrhe utérin intense accompagné de vives souffrances d'origine ganglionnaire; les ganglions eux-mêmes se tuméfièrent et, trois jours après, tout le côté gauche du bassin était rempli d'un énorme exsudat. Je le répète, je n'ai pas réussi à prouver expérimentalement la vérité de mes hypothèses à ce sujet : mon opinion ne se base uniquement jusqu'à présent que sur l'observation clinique.

La *paramétrite chronique atrophique* de Freund consiste en une phlegmasie chronique, non puerpérale, du tissu conjonctif pelvien, qui amène l'atrophie cicatricielle et la raréfaction de ce tissu. Le tissu inodulaire siège tout autour de la partie latérale du col, étrangle les vaisseaux utérins et détermine, par la permanence des troubles circulatoires, une atrophie lente mais toujours croissante de la matrice. L'affection atteint généralement les deux côtés à la fois; je l'ai cependant trouvée une fois unilatérale et accompagnée de troubles de la nutrition utérine de ce seul côté-là. En outre, ce processus atrophique occasionne des perturbations organiques dans tout le petit bassin.

Quelle que soit la forme de la paramétrite, elle produit, à moins qu'elle ne guérisse par résorption, des déformations notables de la matrice, de la vessie et du rectum, et, par conséquent, des altérations du côté des tissus du petit bassin. De plus, sous l'influence surtout des paramétrites chroniques, il survient souvent des *troubles de nutrition dans des organes éloignés. Förster* (1) et *Mooren* (2) ont signalé récemment des troubles de ce genre dans le domaine du nerf optique.

Les *symptômes* de la paramétrite consistent, au début, dans de *violentes douleurs,* dues en partie à la compression exercée par l'exsudat sur l'intestin, les plexus nerveux au niveau du sacrum, sur la vessie et les autres viscères pelviens. Ces douleurs peuvent

<hr>

(1) *Arch. f. Augenheilk.* 1877.
(2) *Les troubles nerveux dans les affections oculaires.* 1881.

atteindre rapidement leur summum et disparaître seulement lorsque la malade vient à garder un repos absolu et permanent. Dans d'autres cas les souffrances s'exaspèrent par accès, après être restées quelque temps peu prononcées; elles augmentent d'intensité à l'époque des règles, à l'occasion d'un trouble léger quelconque, du moindre ébranlement, pour devenir insupportables et condamner la malade au repos le plus complet. Dans d'autres cas encore la douleur se développe immédiatement après le traumatisme; ce mode de production se rencontre surtout lorsqu'il s'agit de la récidive de paramétrites anciennes en apparence disparues. (C'est du reste précisément dans les récidives que les accidents surviennent avec le plus de violence, généralement aussitôt après le traumatisme.)

Les affections paramétriques, à part les signes de compression qu'elles déterminent, occasionnent encore d'autres manifestations qui sont en connexion avec l'évolution ultérieure du mal, savoir : des oscillations fébriles, de la diarrhée. Ou bien les symptômes demeurent longtemps à peu près stationnaires, pour diminuer graduellement d'intensité dans les endroits atteints tout d'abord et y causer des troubles d'un autre genre. En règle générale l'*utérus* participe au processus morbide lorsque la paramétrite est intense; il est déplacé, sa nutrition souffre et il devient la source d'abondantes sécrétions, quelquefois mélangées de sang. En même temps il augmente de volume et acquiert une sensibilité extrême. Le **péritoine** souffre plus fréquemment encore que la matrice. Les paramétrites aiguës sont presque toujours accompagnées de manifestations morbides du côté de la séreuse, manifestations qui consistent en sensibilité, tendance aux vomissements, accidents intestinaux, et qui s'associent à celles déjà existantes.

Le développement intraligamenteux d'exsudats paramétriques détermine du côté de l'*ovaire* une gêne circulatoire. Mais, pour cet organe, l'influence des complications périmétriques et péritonéales est plus fâcheuse encore.

L'*irritation vésicale* est un symptôme très fréquent de l'exsudation paramétrique. Les malades sont tourmentées par une strangurie continuelle qui, ajoutée à l'irritation des organes génitaux externes consécutive à l'écoulement permanent des urines, provoque des souffrances extrêmement pénibles à chaque miction.

La *paramétrite infectieuse* s'annonce ordinairement par du **frisson** et une *augmentation de température*. Le thermomètre monte presque toujours notablement et, en cas d'exsudation étendue, se maintient à cette hauteur presque sans rémissions pendant trois à quatre jours et souvent bien plus longtemps. L'hyperthermie s'accompagne de fréquence considérable du pouls et de la respiration, cette dernière facilement explicable par la sensibilité de la région. Suivant les modifications dans la marche de l'exsudat, il se produit des rémissions durables et la fièvre disparait complètement; ou bien la température atteint 40° et 41° pour ne tomber qu'au moment de la fonte de l'exsudat et de son évacuation vers le voisinage. Cette fonte n'a-t-elle pas lieu, l'intestin, la vessie et le vagin viennent-ils à participer au processus pathologique, il se développe de la fièvre hectique qui amène bientôt une perte de forces considérable. L'évacuation du pus n'est pas toujours, dans ces cas, un signe de dénouement; des fusées partent de tous les côtés, les jambes s'œdématient, il survient des thromboses dont les particules, devenues embolies, peuvent être lancées dans les différents organes. De cette façon la catastrophe finale paraît provoquée par des altérations dans des organes éloignés, alors que le foyer morbide paramétrique est déjà en voie de guérison et d'atrophie.

Les formes traumatiques et les récidives ont une évolution tout autre. Dans ces cas l'exsudation est minime, et la douleur aussi par conséquent. La période aiguë est peu prononcée, sa marche insidieuse n'empêche pas la production, pendant le travail de résorption lent et incomplet, de déplacements considérables des organes du petit bassin et leur fixation pathologique. Les malades végètent longtemps, dans ces cas, avec leur mal. Elles souffrent à chaque défécation et cherchent pour cette raison à retenir le plus possible leurs fèces. En dehors des troubles de nutrition et des maux de tête inévitables, il survient, grâce à cette rétention, des congestions hémorroïdales qui, en fin de compte, fournissent un tableau symptomatique où le développement lent des manifestations conduit infailliblement le praticien à chercher la cause du

mal dans des troubles gastriques ou nerveux. Lorsque ces exsudats entrent en régression et que les femmes prennent des précautions, il peut se produire une certaine apparence de santé qui,
jointe à la peur qu'inspire aux malades un traitement médical,
abandonne celles-ci à leurs maux pour les laisser devenir la proie
de l'hystérie.

Il est inutile d'esquisser plus longuement les phénomènes de
suppuration et d'évacuation. Cette dernière se fait le plus souvent
par le rectum ; je n'ai vu jusqu'à présent qu'un seul cas de mort
à la suite de la pénétration dans la poche purulente du contenu de
l'intestin.

Le processus curatif consécutif à l'évacuation par le rectum,
quoique lent à s'effectuer, laisse généralement derrière lui une
cicatrice unie. Viennent ensuite, par ordre de fréquence, les ruptures dans le vagin. Le pus peut encore se frayer une voie par-
dessous le ligament de Poupart ou enfin, mais rarement, à travers
les trous sciatiques grand et petit, vers la région fessière.

Quoique dans la pratique gynécologique nous ne rencontrions
pas déjà si rarement des paramétrites récentes, nous avons cependant à traiter le plus souvent des *cas chroniques* où l'atrophie et
la rétraction pathologique ont déterminé des déplacements et des
immobilisations de la matrice, ainsi que des complications du
côté de la vessie et des intestins. Les symptômes de ces formes
chroniques sont à peu de chose près ceux de la périmétrite chronique. Je renvoie donc le lecteur au chapitre qui traite de cette
dernière.

Les *symptômes* de l'adénite péri-utérine citée plus haut demeurent pour ainsi dire latents pendant longtemps. Toutes mes
malades n'accusaient que peu de douleurs, une leucorrhée plus
ou moins abondante, mais une diminution considérable des forces,
de la lassitude, des phénomènes nerveux, de la dyspepsie. Pour
beaucoup d'entre elles, le coït était douloureux ; chez les autres
au contraire, et elles formaient la majorité, la cohabitation ne
provoquait aucune souffrance ; elles présentaient même un appétit
sexuel très accentué avec violents désirs de devenir enceinte.

C'est là à peu près aussi le tableau de la paramétrite atrophique
de *Freund* où domine cependant surtout la sénilité prématurée des

malades, et la suppression précoce et le plus souvent extrêmement douloureuse de la menstruation.

Le *diagnostic* de la paramétrite est rendu difficile parce que, les affections un peu étendues des ligaments larges coïncidant toujours avec des altérations du péritoine, les résultats de l'exploration se trouvent ainsi modifiés. Les exsudats un peu volumineux du ligament large siègent, il est vrai, distinctement sur les côtés de l'utérus, entre celui-ci refoulé du côté sain et la paroi pelvienne ; ils tendent à se rapprocher du vagin dont ils déplacent les culs-de-sac, et font saillie dans le conduit à côté de la portion vaginale ; en haut, ils atteignent le niveau du détroit supérieur, détachent le péritoine des cavités iliaques, et fusent au loin sous la séreuse, de sorte qu'ils s'étendent finalement depuis l'ombilic jusqu'au niveau du ligament de Poupart où ils peuvent se frayer un chemin vers l'extérieur.

Pour le *diagnostic différentiel de la paramétrite*, les commémoratifs sont d'une grande importance ; il faut établir également l'intégrité du cul-de-sac de Douglas et la situation des ovaires. Cela est souvent très difficile quand il s'agit d'exsudats étendus, et cependant cela est nécessaire pour l'édification du diagnostic différentiel. Je regarde comme impossible et peu sûr le diagnostic d'une paramétrite par la palpation extérieure seule du ventre ou par le simple toucher. Car il faudra toujours délimiter l'utérus et se rendre compte de sa mobilité ou de ses rapports avec la tumeur. Mais là où le diagnostic rencontre le plus de difficultés, c'est dans les cas où l'affection est bilatérale, et où les deux exsudats communiquent entre eux sous le péritoine, soit en avant soit en arrière de la matrice. Celle-ci se trouve alors enclavée dans les deux masses exsudatives, et on a toutes les peines du monde à en pratiquer la palpation sans employer le chloroforme.

Le *pronostic* est généralement favorable ; car la résorption est pour ainsi dire la règle dans la paramétrite. L'affection est en outre tellement accessible au traitement qu'avec de la patience on peut être certain d'arriver à la guérison. Enfin la propagation de l'infection est à peu près exclue par le développement de la paramétrite, et la tendance aux récidives est moindre que dans la périmétrite. Le pronostic ne s'assombrit notablement que lorsque, par suite de la longue durée de l'affection et du traitement trop tardif, il est survenu un état atrophique fatal à la nutrition et au fonctionnement de l'utérus et de ses annexes.

Quant au pronostic de la paramétrite chronique en général, mais surtout de la forme atrophique de la maladie et de l'adénite péri-utérine, il est sérieux; il est d'autant plus sérieux que ces affections sont régulièrement compliquées de périmétrite.

Traitement. — Dans la *période aiguë*, le traitement devra être strictement antiphlogistique et consister dans l'emploi des émissions sanguines, du froid, du repos, des purgatifs doux et des narcotiques. Aussitôt le processus morbide enrayé, il faudra recourir à tous les moyens possibles pour exciter et aider le travail de résorption. Les préparations iodées jouent un grand rôle dans cette médication ; on ne les applique pas seulement sur la paroi abdominale, mais on les introduit encore dans le vagin, dont on badigeonne les culs-de-sac en même temps que le col. J'ai retiré d'excellents effets de ces badigeonnages intra-vaginaux dans un grand nombre de cas (depuis 1878). Tous ces moyens associés aux bains de siège, aux épithèmes et à un régime fortement tonique, sont suivis généralement de guérison lorsqu'il s'agit de cas récents. Les résultats seront d'autant plus favorables qu'on fera usage en même temps d'injections d'eau chaude et d'iodoforme.

Dans les *cas chroniques* où il existe déjà du tissu inodulaire, le traitement devient plus difficile, surtout si l'on a affaire à un exsudat déjà ancien et limité à un petit nombre d'adhérences cicatricielles. Cependant les chances de succès seront assez grandes encore s'il n'existe pas de complication de périmétrite. Dans ces cas j'emploie les compresses et les bains de tourbe, les pommades et suppositoires à l'iodoforme, les injections rectales, les tampons de glycérine au tanin, les bains de siège et, en général, tous les agents excitant la résorption. J'ordonne volontiers les eaux minérales iodées, les bains de soufre et d'eaux mères salines et les bains de mer, même chez les femmes déprimées.

J'ai eu occasion dans ces derniers temps de recourir au massage, précisément dans des cas de paramétrite chronique avec exsudat minime mais avec de fortes adhérences cicatricielles. Le nombre de femmes ainsi traitées n'est pas considérable encore, car j'ai trouvé de grands obstacles à ce procédé thérapeutique dans la sensibilité des malades. Chez celles qui, moins sensibles, supportèrent pendant assez longtemps le massage pratiqué trois ou quatre fois par semaine, les résultats furent très favorables. Le tissu cicatriciel se relâcha, l'utérus recouvra sa mobilité et les troubles survenus dans le petit bassin disparurent. Pour pratiquer le massage, j'introduis deux doigts dans le vagin et, à travers la voûte vaginale, je refoule en haut la partie à masser. C'est la main extérieure qui exécute les manœuvres, par séances de plus en plus longues. Il faut une grande habitude tant au médecin qu'à la malade pour ne pas se fatiguer trop vite de ces manipulations.

Dans les cas rebelles même à ce mode de traitement, il ne reste qu'à obvier aux symptômes. Dans l'adénite péri-utérine j'ai obtenu quelque succès avec l'eau chaude, l'iode, l'iodoforme, les cataplasmes de tourbe, les bains de siège, mais surtout avec les frictions d'onguent gris à petite dose et continuées longtemps. J'ai réussi ainsi à supprimer la sensibilité des ganglions et l'irritation de l'utérus et de la voûte vaginale ainsi que leur volume ; mais la guérison de la stérilité n'eut lieu que dans bien peu de cas. En cas de cicatrices paramétriques, il faudra essayer la cure par les frictions.

2 — Hématome extra-péritonéal

Ce n'est que dans ces derniers temps que les dissections ont établi d'une façon incontestable l'existence *d'épanchements sanguins d'origine non puerpérale* entre les feuillets du ligament large. Dans ces épanchements l'on comprend ceux qui s'insinuent entre les feuillets du ligament large, et embrassent, soit en avant soit en arrière, la portion du col ou du corps utérin située sous le revêtement séreux, pour constituer par leur confluence une seule grande cavité remplie de sang.

Les *causes* de ces épanchements sont ordinairement des déchirures vasculaires se produisant pendant l'époque menstruelle, consécutivement à de violentes fatigues physiques, des coups, des chutes, des excitations génésiques exagérées. Il n'est pas toujours possible cependant de déterminer d'une façon certaine l'existence de pareils facteurs étiologiques, surtout lorsqu'il s'agit d'accidents se rattachant à la vie sexuelle et qu'on prend à tâche de nous cacher. La possibilité d'un autre mécanisme de déchirure vasculaire n'est pas contestable; ne survient-il pas dans d'autres organes des apoplexies sans cause immédiatement palpable ? Les vaisseaux du ligament large sont prédisposés à ce genre de ruptures, précisément en raison de l'afflux sanguin cataménial et de la congestion liée à la parturition et aux suites de couches. Nous rencontrons la plupart du temps ces hématomes chez des femmes qui ont eu des enfants ; ils sont rares chez les nullipares et ne se produisent jamais, d'après mes observations, chez les vierges.

L'anatomie pathologique de ces hématomes a été établie par les résultats de l'autopsie et l'exploration pratiquée dans les cas de laparatomie. Les espaces remplis de sang se trouvent partout entre les feuillets du ligament large et sous le péritoine, la vessie et le col de la matrice. Les hématomes de petit volume peuvent siéger dans les parties supérieures du ligament, sans se répandre dans tout l'espace compris dans cette duplicature péritonéale. Il est des cas où des épanchements produits des deux côtés sont complètement isolés entre eux; lorsqu'ils confluent, ils peuvent décoller le revêtement péritonéal du petit bassin tout entier, et se rencontrer au loin le long du rachis, en formant des collections sanguines dans les fosses iliaques. On ne trouve pas toujours des débris vasculaires dans les cavités constituées par les tissus déchirés. Cependant j'y ai vu souvent des lambeaux de tissus avec des extrémités de vaisseau, qui avaient l'air de bouts de ficelle enroulés sur eux-mêmes, proéminant hors des parois dissociées et faisant saillie dans l'intérieur de la poche; parfois les ligaments larges sont violemment déchirés.

Les parois en lambeaux sont parsemées et feutrées de caillots lorsque l'hématome est de date déjà ancienne ; elles sont ainsi devenues très friables. La poche elle-même a une surface inégale, grâce à la présence d'une multitude de diverticules pariétaux ; elle est traversée assez souvent par des tractus conjonctifs durs

et résistants ; quant aux diverticules, ils vont jusqu'à la paroi
pelvienne, refoulent en bas la voûte vaginale en la détachant en
partie du voisinage, et en décollant le péritoine du sacrum pour
aller se loger dans les diverses anfractuosités du tissu relâché.

Le sang qui remplit ces poches passe par toutes les modifications que subissent les hématomes d'autres organes ; il se coagule
en général rapidement et, après résorption de ses éléments
liquides, recouvre les parois sous forme d'une couche épaisse de
cruor. La régression de ces masses hématiques est souvent lente
à s'effectuer, de sorte qu'on est obligé d'indiquer une durée fort
longue pour sa réalisation. D'autres fois le processus régressif
n'est que partiel ; des portions isolées de l'hématome subissent
seules le travail d'involution, tandis que le reste de l'épanchement subsiste pendant des mois à l'état de sang épaissi seulement et à peine modifié. Ce sang peut également se décomposer
et, grâce à la fonte de la poche hématique, se transformer en
un foyer purulent qui traverse toutes les phases propres à ce
genre de collections. Il faut surtout tenir compte dans ces cas,
de la rupture de la poche. Cette rupture survient quelquefois
déjà au moment de la formation de l'hématome, le revêtement
péritonéal si délicat se déchirant aisément. Le sang passe alors
dans la cavité abdominale ; là, il est résorbé ou bien il provoque
une péritonite diffuse, à moins qu'il ne se soit déjà développé des
adhérences protectrices et des cavités enkystées. En pareil cas le
sang peut être évacué dans ces cavités, où il subira le travail de
résorption ou de décomposition. On observe rarement l'ouverture des hématomes extra-péritonéaux à l'extérieur, dans le vagin
et vers la région fessière à travers la grande échancrure ischiatique.

La production de ces hématomes s'accompagne d'altérations
dans les organes voisins ; on rencontre des épanchements sanguins dans les glandes ovariques, soit dans les follicules soit
dans le stroma. En outre, grâce à la compression exercée par la
masse épanchée, il se développe de l'œdème, des thromboses,
même dans des organes plus éloignés ; l'utérus surtout subit des
modifications ; sa muqueuse se tuméfie ; il survient une endométrite hémorrhagique et consécutivement des écoulements sanguins abondants par le vagin.

Ce qu'il y a de caractéristique dans la *symptomatologie* de l'hématome extra-péritonéal, c'est la soudaineté de son développement chez des femmes en apparence parfaitement saines. Ce n'est que tout à fait exceptionnellement qu'il se produit chez des femmes malades antérieurement. Cela débute par une douleur atroce, subite, dans le bas-ventre, qui s'accompagne de grande faiblesse et de tendance à la syncope. Cette douleur a tantôt le caractère de colique, tantôt celui des tranchées utérines; elle se reproduit par accès, séparés par des intervalles plus ou moins éloignés. La première des choses qui frappe les yeux de l'entourage est l'anémie intense de la malade, surtout si elle ne coïncide pas immédiatement avec des pertes extérieures. Lorsque l'accident a lieu pendant les règles, celles-ci se suppriment tout à coup pour reparaître, quelque temps après, abondantes et de longue durée. La femme souffre de ténesme vésical et rectal; quant au ventre, il n'est sensible qu'à une pression forte et au contact direct de la tumeur. Une sensibilité prononcée devra toujours faire soupçonner la participation du péritoine au processus morbide.

L'examen local révèle la présence d'une tumeur située près de l'utérus et latéralement à lui, et occupant tantôt un seul côté, tantôt s'étendant au côté opposé en passant en avant ou en arrière du col, et remplissant par conséquent les deux ligaments larges. Suivant sa grosseur, l'hématome dépasse ou non le fond utérin; il semble fortement enclavé dans le petit bassin, son sommet doit être situé au milieu du détroit supérieur; mais la constatation de ce fait est difficile en raison de la sensibilité de la tumeur, surtout au début.

L'utérus lui-même est ramolli; quelquefois on le sent étendu autour de la périphérie de la tumeur; sa mobilité à ce niveau est minime.

La tumeur ne présente que peu de mobilité au début; elle est modérément élastique, plutôt molle et pâteuse au toucher et sensible. Du côté sain le doigt peut circonscrire complètement la matrice; par le toucher rectal, on s'aperçoit que le cul-de-sac de Douglas est libre. De même l'ovaire correspondant au côté sain a gardé sa situation normale, et est facilement accessible à la palpation. — Il y a des auteurs qui prétendent avoir senti dans l'hématome la crépitation de caillots sanguins récents ; quant à moi, je n'ai jamais observé cette crépitation d'une façon assez certaine pour en faire un symptôme.

D'autres manifestations seront le résultat de l'étendue de l'épanchement et du travail de régression. Au cours de la résorption, la tumeur s'épaissira et se durcira pour s'atrophier et disparaître. Cette disparition dépend du volume de l'hématome et demande de un à trois ou quatre mois et plus.

Si la poche se rompt librement dans la cavité abdominale, l'état devient plus grave. Il se produit un nouveau collapsus qui peut devenir mortel ; ou bien des alternatives de bien et de mal sont suivies d'une convalescence très lente, à moins qu'il ne survienne des accidents péritonéaux sérieux. La rupture sans perforation de la séreuse, la suppuration et la fonte de la tumeur déterminent les symptômes propres à ces processus morbides.

Le *diagnostic différentiel* devra établir tout d'abord s'il s'agit d'une *extravasation* ou d'une *exsudation*. Les exsudats se produisent habituellement d'une façon graduelle ; ils sont précédés d'un état de maladie antérieur plus ou moins long ; leur formation s'accompagne de frissons, d'augmentation de la température et de vives souffrances. Au contraire les *extravasats* se produisent subitement à la suite d'un traumatisme, et surtout en connexion avec la menstruation. L'exsudation est très fréquemment en rapport avec la grossesse et les couches, ce qui n'est pas du tout le cas de l'extravasation. Si les anamnestiques révèlent l'apparition soudaine du mal ; si à la première exploration on constate une déviation particulière de la matrice, l'intégrité du cul-de-sac de Douglas et l'état apyrétique de la malade, on pourra diagnostiquer avec certitude l'existence d'un hématome. L'ère des difficultés ne commence que lorsque les commémoratifs font défaut et qu'on n'observe le mal qu'un certain temps déjà après son apparition. Dans ces cas il faudra tout d'abord rechercher si l'épanchement est intra ou extra-péritonéal. Dans les cas récents, il paraît que les changements de position imprimés à la femme donnent la clef du problème. Dans l'hématocèle, si elle est récente et non complètement enkystée, la tumeur disparaît derrière l'utérus, tandis qu'elle reste immobile lorsqu'il s'agit d'un hématome. L'hématome extra-péritonéal n'est sensible à la pression qu'au début ; l'hématocèle l'est toujours, grâce à la participation du péritoine au processus morbide. L'hématome est nettement limité à sa partie supérieure ; l'hématocèle ne l'est qu'en cas d'adhérences pelviennes étendues. Le premier est presque toujours situé latéralement à la matrice ; à sa partie inférieure, en raison même de son extension aux interstices du ligament large dans la cavité pelvienne sous-péritonéale, il présente des inégalités, des bosselures ; quant à l'hématocèle, elle refoule le cul-de-sac vaginal postérieur en lui donnant la forme de la petite extrémité d'un œuf. Elle siège d'ailleurs directement derrière l'utérus, tandis que les hématomes sont presque toujours situés sur les côtés. Dans la marche ultérieure de l'hématome, les symptômes fébriles font absolument défaut, si la résorption se fait d'une façon typique. Certes la fièvre n'accompagne pas toujours les épanchements intrapéritonéaux de liquide sanguin ; mais elle ne manque presque jamais dans les cas d'épanchements intrapéritonéaux d'autre nature et dans les exsudats périmétriques. Enfin les épanchements péri et paramétriques demeurent douloureux à la pression ; au contraire les hématomes sont à peine sensibles.

Lorsque l'hématome est ancien et que la résorption ne s'est pas effectuée encore, on pourra facilement le confondre avec des *tumeurs tubaires,* des *myômes sous-péritonéaux* ou des *kystes intraligamenteux.* Cependant, malgré l'absence de commémoratifs, on trouvera toujours ou un trait d'union pédiculiforme entre la tumeur et l'utérus, un reste de trompe ou des traces d'une implantation spéciale dans le ligament large, qui permettront d'édifier le diagnostic différentiel. Malgré cela, je concède que l'erreur est facile dans ces cas, et la distinction possible seulement alors qu'on aura observé pendant quelque temps l'évolution de la tumeur.

Le *pronostic* est, en règle générale, absolument favorable, car, dans la grande majorité des cas, l'existence des hématomes est à peine reconnue. Les malades, une fois remises des premiers accidents, hésitent à recourir à l'assistance médicale, soit par indolence soit par pudeur ; la convalescence, quoique lente, les dispense du reste de réclamer ultérieurement les secours de l'art. Mais dans les cas graves que nous sommes à même d'observer, un traitement convenable vient généralement à bout du mal ; les morts subites sont rares et sont déterminées ou par l'exagération de la perte sanguine ou par la rupture de la poche dans la cavité abdominale ; le plus souvent ces derniers accidents produisent des phénomènes graves qui nécessitent l'intervention du praticien.

Le *traitement* consistera dans l'expectation pure et simple. On a vu des femmes se remettre de symptômes graves de collapsus, à l'aide de reconstituants, dès que l'épanchement sanguin s'arrête et lorsque des complications ultérieures ne viennent pas troubler la marche du travail de résorption. Il faudra toujours être très patient dans l'emploi d'un traitement destiné à hâter ce travail.

Dans un petit nombre de cas cependant, malgré un traitement approprié, les accidents augmentent de telle sorte et produisent un tel retentissement sur la santé générale, qu'ils nécessitent une intervention plus énergique. Cette intervention consiste la plupart du temps dans *l'évacuation du contenu de l'hématome,* soit par le vagin, soit par l'abdomen après laparatomie. L'évacuation par le vagin semble dès l'abord plus simple ; mais si l'on songe aux difficultés que l'on rencontre, dans ce cas, pour le décollement des lambeaux de tissu et des caillots sanguins, voués à la décomposition, qui recouvrent les parois de la poche ; si l'on tient compte de la facilité avec laquelle on s'expose aux hémorragies consécutives à la rupture de l'enveloppe séreuse et aux fusées purulentes dans les interstices déjà déchirés du ligament large, on hésitera à donner la préférence à la voie vaginale. Le procédé abdominal met à découvert le domaine entier de l'hématome, permet d'en traiter les parois suivant les circonstances et assure, de par l'ablation même d'une portion de la poche, une guérison plus rapide. Si la femme est bien préparée, la laparatomie n'offre que peu de danger. On peut, au besoin, en attirant l'intestin au dehors, découvrir complètement la poche sanguine, l'inciser à l'endroit que l'on juge le plus favorable et la vider, faire l'abrasion des parois, et surveiller toute hémorra-

gie incidente ; veiller en outre, avec le secours du drainage vaginal, à l'évacuation des sécrétions à venir et clore enfin la poche
à l'aide de la suture. Ce procédé, employé dans dix cas différents, ne m'a donné que des succès dans les neuf derniers
cas.

Quoi qu'il en soit, l'intervention demeurera toujours l'exception dans le traitement de l'hématome extra-péritonéal (1).

3 — Néoplasmes du ligament large

Les plus fréquents parmi les *néoplasmes du ligament large
sont les tumeurs kystiques,* dont l'origine n'est pas toujours
facile à déterminer. Certaines d'entre elles prennent certainement
naissance dans les canaux du parovarium (2) tapissés d'épithélium vibratile ; d'autres se développent dans les restes des corps
de Wolff, dont on trouve la partie sexuelle sous forme d'étroits
petits conduits, situés entre le parovarium et l'utérus (3).

Ces tumeurs sont généralement de petites dimensions; elles
présentent des parois minces, un contenu aqueux, transparent,
qui ne contient que peu ou point d'albumine. Les kystes sont
revêtus d'épithélium cylindrique, garni quelquefois de cils vibratiles. Ils peuvent atteindre la grosseur des tumeurs ovariques, mais le plus souvent leur volume est plus restreint. En se
développant entre les feuillets du ligament large, ils refoulent
naturellement les organes avoisinants et font remonter surtout très
fortement les trompes de Fallope. Ils présentent cette particularité qu'aussitôt vidés, ils guérissent parfaitement (4).

On rencontre également dans le ligament large des tumeurs
solides décrites sous le nom de *myômes* (5) ou de fibromyômes.
Ces tumeurs n'ont aucun rapport avec l'utérus ; elles se développent entre les feuillets du ligament large, s'accroissent du côté

---

(1) Un autre procédé a été indiqué par Zweifel, *Arch. f. Gyn.* XXII. V. Gusserow, *Arch.* XXIX, p. 389.

(2) Fischel, *Arch. f. Gyn.* XVI.

(3) Waldeyer, *Eierstock u. Ei*, 1869, p. 142.

(4) Spencer Wells, *Diseases of the Ovaries*, 1872, p. 30 ; Schatz, *Arch. f. Gyn.*, IX.
— Gusserow, *ibidem*, X, et Duplay, *Arch. génér.* 1882, II, p. 236.

(5) Virchow, *Tumeurs*, III, p. 221. — Saenger, *Arch. f. Gyn.* XVI.

de la cavité abdominale, où elles font saillie; ou bien elles se dirigent du côté du vagin, longent ce conduit et pénètrent ainsi jusqu'au niveau de la vulve, où alors on les opère (1). Dans certains cas très rares, elles se sont insinuées à travers la grande échancrure ischiatique.

Je ne possède pas de documents personnels relatifs à ces sortes de tumeurs solides du ligament large.

Il n'est pas très rare d'observer des *kystes hydatiques* (2) du plancher pelvien avec évacuation *d'échinocoques*. Ces kystes peuvent avoir une influence très fâcheuse sur le bassin, surtout au moment de l'accouchement. Il est des cas où ils se vident par le rectum, la vessie ou le vagin; la guérison spontanée est cependant très rare. Quoi qu'il en soit, s'ils sont accessibles, ils devront être enlevés.

(1) STERN, thèse de Berlin; 1876. — SCHRŒDER, *Handb.* VII, p. 486.

(2) SCHATZ, *Beitr. der mecklenb. Aerlzte zur Echinococcenkrankh.*, 1885 et SCHRŒ-DER, *Handb.* VII, p. 487. — DÜVELIUS, *Ges. f. Geb. u. Gyn.* Avril 1886 (observation de l'auteur).

VIII — Maladies du péritoine pelvien

1 — Périmétrite

Les phlegmasies des segments de séreuse qui tapissent les organes du petit bassin dépendent essentiellement des affections de ces organes eux-mêmes ; elles se rencontrent également dans le tableau symptomatique de la péritonite généralisée d'autre origine ; cependant, dans ces cas, ce sont les altérations du côté de l'appareil génital qui constituent le plus souvent le fait primitif. Ces affections sont généralement en rapport avec l'accouchement et la puerpéralité ; la septicémie puerpérale surtout donne naissance très souvent à ces péritonites circonscrites. Enfin la grossesse extra-utérine, dans toutes ses phases d'évolution, est encore une cause assez fréquente et grave d'inflammation péritonéale. Tandis que la périmétrite est un facteur étiologique très ordinaire de la grossesse extra-utérine, les poussées secondaires sont une des complications les plus sérieuses de l'évolution ultérieure de cette grossesse.

A part la périmétrite liée à la conception, nous observons encore *l'inflammation du péritoine pelvien* en connexion avec l'endométrite et la métrite aiguës ou chroniques, du moins dans les formes de ces affections qui ont de la tendance, soit à la période aiguë soit à la période chronique, à s'étendre au voisinage. Nous avons affaire alors à des *processus catarrhaux considérés comme non infectieux;* ils sont créés assez souvent par un traumatisme résultant soit de la masturbation soit d'une intervention gynécologique. L'infection gonorrhéique est une cause fréquente de périmétrite (1). Tous les états pathologiques qui s'accompa-

---

(1) Nöggerath, *loc. cit.* — Bumm, *Le microorganisme de l'inflammation gonorrhéique des muqueuses*, 1885.

gnent d'augmentation considérable du volume des organes malades, exercent une irritation intense sur le péritoine ; c'est ainsi
que, dans les tumeurs utérines et ovariques, nous voyons les
points de contact de celles-ci avec la séreuse devenir des foyers
d'inflammation, sans qu'il se produise une propagation directe de
la phlegmasie des organes au revêtement péritonéal. Aussi la
séreuse est-elle très fréquemment le siège d'une irritation chronique, avant qu'elle ne devienne la proie de l'infiltration et de
l'infection carcinomateuses.

On est très disposé à accuser, quant à la *création de la périmétrite, les déviations* de l'utérus en particulier. Je ne saurais
pas trop comment expliquer la quantité de cas de périmétrite où
il n'y a pas trace de déplacements utérins, s'il me fallait admettre
que ces déplacements suffisent à eux seuls pour produire cette
affection. Je suis plutôt d'avis qu'il s'agit là de pures complications.

Lorsqu'il y a concomitance de périmétrite et de déviation organique, c'est la périmétrite qui constitue l'affection la plus
grave, d'après mes observations.

*La périmétrite, partout où elle existe, est, de tous les accidents gynécologiques, le plus grave et le plus néfaste, non
seulement parce qu'elle implique le danger de l'extension du
mal, mais parce que même guérie — et la guérison demeure
souvent très complète — elle aura toujours une tendance très
prononcée à la récidive.* Ajoutez à cela l'influence nocive exercée par ces péritonites partielles sur les organes du petit bassin et
leurs fonctions, la gêne qu'elle impose au traitement des états
morbides créés par elle ; la facilité avec laquelle elle devient, sans
propagation directe d'agents pathologiques, une cause de pelvipéritonite intense à la suite d'une intervention thérapeutique
même peu active et pour une séreuse auparavant saine, à plus
forte raison pour un péritoine déjà malade (1). Je laisse ici de
côté la périmétrite tuberculeuse (2) ainsi que la périmétrite septique.

<hr>

(1) GRAWITZ, *Charité-Annal.* XI, p. 770.
(2) GRISOLLE, *Arch. gén. de médecine.* 3ᵉ série. 1839. — NONAT, *Traité prat. des*

Anatomie pathologique. La marche de l'inflammation du péritoine pelvien ne présente rien de spécial en elle-même. Dans les formes *aiguës* comme dans les formes *chroniques,* le processus est éminemment variable. Il peut se produire un exsudat massif, fibrineux ou purulent, qui remplit le cul-de-sac de Douglas et peut recouvrir le reste du bassin, qui s'enkyste vers la partie supérieure en déplaçant le paquet intestinal voisin, et qui, au bout d'un temps plus ou moins long, est résorbé ou évacué. C'est là habituellement la marche des phlegmasies septiques puerpérales.

Bien plus importantes pour la pratique gynécologique sont les formes de périmétrite où il se produit une exsudation qui amène des *adhérences et des soudures entre le péritoine et les organes qui se trouvent par hasard en contact avec lui.* Dans ces cas on peut observer, plus tard aussi, des épanchements abondants qui vont remplir les espaces enkystés créés antérieurement, qui les distendent et qui empiètent en tous sens, sans pénétrer eux-mêmes dans la cavité abdominale libre. La régression, la résorption sont possibles dans ces cas; il se produit un épaississement et une sorte de travail de cicatrisation qui n'empêchent en rien cependant la persistance des soudures.

Dans d'autres cas les rétractions cicatricielles déterminent des déviations des organes situés dans la profondeur du bassin, déviations qui gênent d'une façon permanente leurs fonctions. Ces fonctions elles-mêmes provoquent des récidives d'irritation péritonéale, et, consécutivement à ces poussées secondaires, des altérations de plus en plus étendues dans les portions atteintes de la séreuse.

Donc, dans la pratique gynécologique, nous n'observons que très rarement des formes aiguës et récentes; la périmétrite ne constitue la plupart du temps que le chaînon terminal d'autres

mal. de l'utérus. Paris, 1860. — GALLARD, *Gaz. des hôp.* 1885, n° 128, et *Ann. de Gyn.* Févr. 1874. — BERNUTZ et GOUPIL, *Arch. gén.* 1857. — ARAN, *Leçons cliniques.* 1861. — M. DUNCAN, *A practic treatise of perimetritis and parametritis.* 1868. — E MARTIN, *Neigungen und Beug.* 1856. — SPIEGELBERG, *Volkmann'sche Sammlung.* 1871. — HEITZMANN, *Pelvipéritonite chez la femme.* Vienne, 1883. — FREUND, *Cliniq gyn.* Strasb., 1885.

affections; elle n'apparaît avec le caractère aigu que pour hâter la catastrophe finale.

Nous rencontrons bien plus fréquemment le processus chronique sous forme de brides qui impriment aux organes du petit bassin les déviations les plus variées, qui les étranglent et entravent leurs fonctions. C'est ainsi que nous trouvons souvent l'utérus entraîné et fixé en arrière, non seulement par un exsudat massif occupant le plancher du cul-de-sac de Douglas, mais encore par la rétraction inodulaire des *ligaments utéro-sacrés* (1). Ces replis péritonéaux, qui s'étendent de la partie supérieure du col à la paroi antérieure du sacrum et qui, en raison

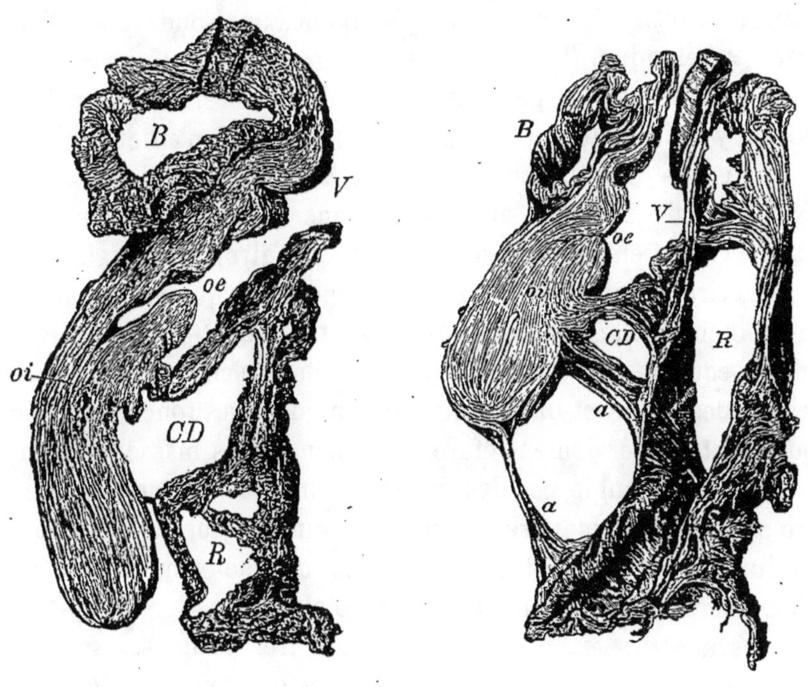

Fig. 200.   Fig. 201.

Adhérences périmétriques, d'après Winckel (atlas héliographique)

B : vessie; V : vagin; CD : cul-de-sac de Douglas; R : rectum; oi : orifice interne; oe : orifice externe; a : adhérences.

de leur contenu variable en fibres musculaires, ont encore été désignés sous le nom de muscles rétracteurs de l'utérus, ces liga-

____

(1) V. E. Martin, *loc. cit.*

ments se raccourcissent très volontiers sous l'influence du processus cicatriciel périmétrique et restent, par la suite et longtemps encore après la guérison de la maladie, des cordons fortement tendus et nettement distincts des organes voisins. Ces cordons produisent, suivant le siège uni ou bilatéral de la périmétrite, la déviation de la matrice vers les côtés ou en arrière; ils suffisent à eux seuls à supprimer la cavité de Douglas en y attirant le globe utérin.

D'autres fois, à la suite de la rétraction des ligaments utérosacrés, il reste des adhérences au revêtement séreux de la matrice avec les parois du cul-de-sac de Douglas ou avec des anses intestinales, sous forme de brides plus ou moins épaisses. (Fig. 200 et 201); ou bien il se crée entre ces organes une soudure solide et largement étendue. (Fig. 202.) La phlegmasie atteint rarement la surface antérieure du péritoine péri-utérin; mais, lorsque cela a lieu, on y observe les mêmes processus adhésifs qu'ailleurs.

En sus de ces altérations péritonéales, l'*utérus* lui-même devient le siège, grâce aux dislocations et aux étranglements auxquels il est en butte, tantôt d'un travail atrophique, tantôt de troubles circulatoires. Si la phlegmasie périmétrique est étendue, ces accidents coïncident avec des altérations du *ligament large,* par conséquent avec des exsudations aussi bien sous que sus-péritonéales. Le *rectum* surtout est gêné dans ses fonctions; il se trouve tantôt littéralement muré au milieu de ces masses exsudatives, tantôt étranglé par des brides inodulaires, de sorte qu'il ne livre passage aux matières stercorales que lorsque celles-ci sont très dures et se trouvent propulsées par des mouvement péristaltiques énergiques, ou qu'elles sont à l'état liquide.

La périmétrite exerce une influence très fâcheuse sur les *ovaires* et les *trompes de Fallope.* Les restes d'exsudats, les cordons, les brides et les revêtements membraneux, créés par la pelvipéritonite, entravent la nutrition et les fonctions de ces organes, les relient intimement avec les autres parties du plancher pelvien, et les obligent par conséquent à participer aux gonflements, aux dégonflements et aux déplacements de ces parties. Ils se trouvent tantôt réunis aux organes voisins pour former de grosses tumeurs; tantôt ils sont immobilisés, fixés à des endroits éloignés du petit bassin, et privés ainsi de leurs rapports physiologiques avec la cavité utérine.

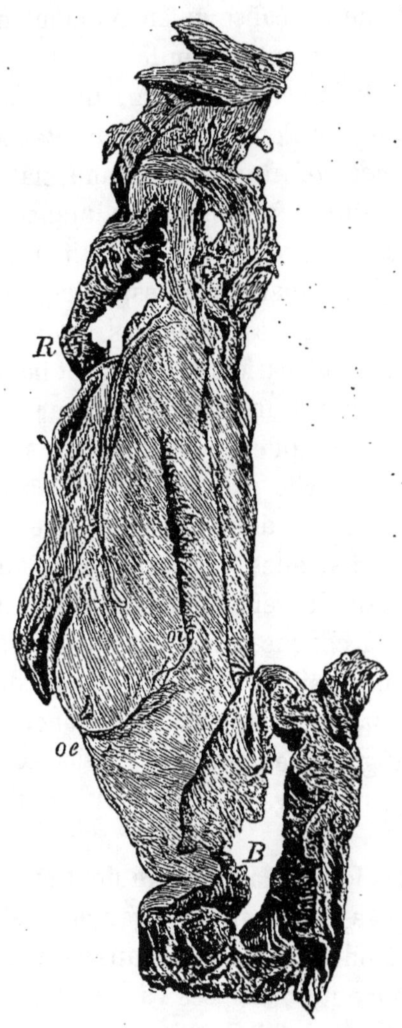

Fig. 202. — Adhérences périmétriques entre l'utérus et les parois du cul-de-sac de Douglas.
(Winckel.)

Dans ces organes déviés et bridés, il se développe des signes d'engorgement qui transforment aussi bien les trompes que les follicules de Graaf en poches hydropiques, et déterminent de l'ovarite chronique et des épanchements sanguins dans l'intérieur du stroma ovarique. C'est ce genre d'altérations qui sont précisément très importantes en gynécologie. Certes, au cours de l'affection, il peut se produire une sorte d'involution du processus morbide ; mais, dans d'autres cas, l'état inodulaire persiste et le relâchement libérateur ne se réalise qu'au moment de la ménopause, en même temps que l'involution sénile.

Les *symptômes* de la périmétrite varient selon *l'abondance de l'exsudat* et suivant que l'on a affaire à un *état aigu* ou *chronique*. Dans la *périmétrite aiguë,* les manifestations surviennent d'une façon foudroyante : frisson, fièvre intense, pouls fréquent, tympanisme abdominal précoce, consécutif à la production de gaz et à la paresse intestinale, nausées, collapsus. Au contraire, dans la périmétrite qui a des tendances à une *marche chronique*, les symptômes sont parfois absolument latents.

Les malades ressentent un malaise qui leur rappelle celui des époques menstruelles ou qu'elles confondent avec des accidents de dyschézie ou de catarrhe génital, contre lesquels elles luttent depuis longtemps déjà. Les douleurs se localisent de plus en plus dans la région sacrée; elles augmentent d'intensité à chaque menstruation, pendant les efforts de défécation nécessités par la paresse intestinale, à chaque cohabitation. A ces douleurs vient s'ajouter du ténesme vésical. Sous l'influence du retentissement de ces manifestations morbides sur l'état général, retentissement qui s'accentue progressivement, les malades arrivent enfin à s'apercevoir que leurs organes génitaux sont fortement compromis.

Je n'insisterai pas ici sur la *marche* de la périmétrite et de la pelvipéritonite aiguës, sur leur propagation à la séreuse tout entière et sur la création consécutive d'une péritonite généralisée : il s'agit le plus souvent, dans ces cas, d'états septiques à l'histoire obstétricale desquels je n'ai rien à ajouter au point de vue gynécologique. La péritonite septique, qu'on observe après des opérations gynécologiques et qui suivait jadis si fréquemment la laparatomie, a une évolution extrêmement rapide. La marche de la température n'a rien de constant, mais le nombre des pulsations augmente de très bonne heure ; et la mort arrive au bout de quelques jours. Le symptôme qu'on a indiqué comme pathognomonique de la péritonite grave, infectieuse, je veux parler du vomissement bilieux, n'a pas été constant chez mes malades. J'ai été étonné en revanche de l'identité, dans toutes les formes de la maladie, des caractères du pouls. Tandis que la température ne dépasse jamais 38° et reste même parfois au-dessous de la normale, le *pouls,* dans la péritonite septique, *est de très bonne heure excessivement fréquent,* petit et irrégulier. En outre, je n'ai constaté que rarement, dans les formes aiguës de péritonite et de périmétrite, l'absence d'une *paresse intestinale des plus pénible.* Il y a des cas qui s'accompagnent d'une diarrhée abondante ; mais la plupart du temps il existe une constipation rebelle à tous les moyens. Il est de plus des malades qui se plaignent de vives souffrances, d'une soif intense et d'insomnie; d'autres jouissent d'un bien-être qui fait peur pour ainsi dire, d'un bien-être qui, associé au peu d'élévation de la température, peut faire illusion sur l'imminence du danger.

Les *formes moins aiguës,* mais qui présentent un stade initial assez caractéristique, débutent par des mouvements fébriles et de violentes douleurs. Il n'y a rien de régulier dans les modifications de la température qui dépasse rarement 38°5 au commencement, pour demeurer quelque temps à cette hauteur. Ce qui domine la scène, ce sont les souffrances. La région sacrée devient le siège de douleurs permanentes des plus pénibles, avec exacerbations au moindre mouvement, douleurs réveillées par chaque contraction péristaltique et qui s'exagèrent surtout sous l'influence de la menstruation. Le contact des couvertures du lit, l'introduction d'une canule dans le vagin les rendent absolument intolérables. Les malades ainsi atteintes perdent rapidement leurs forces, le sommeil et l'appétit ; il n'est pas rare de les voir encore tourmentées par des accidents du côté de la vessie, par un ténesme continu que nulle tentative de miction ne parvient à satisfaire.

Les *signes physiques* les plus saillants de la *périmétrite aiguë* sont certainement la sensibilité extraordinaire du ventre, le tympanisme, la tension excessive des parois abdominales, tous obstacles à la palpation exacte des organes pelviens. Par le toucher vaginal, on sent l'utérus immobilisé par une masse exsudative parfois très dure qui s'insinue derrière cet organe et refoule vers le bas la voûte vaginale. Dans d'autres cas, l'exploration

génitale ne révèle pas immédiatement de modifications notables ;
ce n'est qu'au bout de deux ou trois jours qu'on remarque la
présence d'un épanchement dans le cul-de-sac de Douglas, épanchement qui s'accompagne d'une forte antédéviation de la matrice
et qui provoque des douleurs atroces au moindre attouchement.
La consistance de cet épanchement est presque toujours, au début,
ferme et élastique ; dans les exsudats non enkystés seuls, on est
étonné de sa mollesse immédiate ; sa consistance ne devient un peu
plus ferme qu'au fur et à mesure de son épaississement. Toujours
les masses exsudatives sont rétro-utérines et la voûte vaginale
tout entière paraît œdématiée et relâchée. Presque toujours cette
voûte est le siège de pulsations très accentuées ; toujours enfin
les parties sont d'une sensibilité très vive.

Lorsque le développement de la périmétrite est insidieux,
on n'observe généralement tout d'abord qu'une sensibilité très
peu prononcée de la paroi abdominale ; mais en revanche la
voûte vaginale est très douloureuse au toucher, et cette douleur
s'exagère à la moindre tentative de déplacement de la matrice.
On rencontre très souvent dans ces cas un épaississement du
cul-de-sac postérieur du vagin ; celui-ci peut être à ce moment
déjà refoulé en bas, et permettre de constater à travers les tissus
un réseau inextricable de cordons et de brides dont l'attouchement détermine les plus violentes souffrances. D'autres fois au
contraire le cul-de-sac postérieur semble attiré vers le haut, et ce
n'est qu'avec peine que le doigt arrive au niveau de l'insertion
cervico-vaginale postérieure. L'utérus lui-même a été entraîné
vers la paroi postérieure du pelvis où il se trouve fixé, de façon
que l'isthme semble à peu près couché sur le sacrum. La
longue étendue de tissu utérin que le doigt est obligé de longer
avant d'arriver au niveau du point fixé en impose souvent, dans
l'exploration non combinée, pour une rétroflexion de la matrice,
dans laquelle le doigt croit sentir le corps utérin à travers le cul-
de-sac postérieur du vagin ; ce n'est que l'examen bi-manuel,
pratiqué avec soin, qui apprendra qu'il ne s'agit pas dans ces cas
d'un allongement considérable du col, et que c'est la fixation spéciale de l'utérus dans la profondeur du bassin qui induit en
erreur. La plupart du temps l'utérus est attiré vers la face anté-

rieure du sacrum ; le point d'attache, qui n'est que difficilement palpable par le haut, est extrêmement sensible ; aussi une investigation plus minutieuse rencontre-t-elle de grands obstacles dans la sensibilité des malades. On sent très bien l'épaississement qui, né au niveau de l'adhérence, s'étend au voisinage, ainsi que les brides et les cordons déjà décrits. Dans d'autres cas on trouve l'utérus immobilisé par le ou les ligaments utéro-sacrés, suspendu pour ainsi dire à ces ligaments fortement tendus, et entraîné en arrière avec déviation latérale ou dans la direction médiane.

Les *signes* de la périmétrite *après disparition du stade aigu*, alors que l'involution progressive des lésions péritonéales s'est produite, sont des plus variables. S'il y a eu une exsudation massive, celle-ci peut rester des mois sans qu'il s'y produise le moindre changement; ces exsudats peuvent constituer de grosses tumeurs sises en arrière de l'utérus, murer pour ainsi dire ce dernier et remplir toute la moitié postérieure du petit bassin. La main se rend compte alors de l'immobilisation de la matrice; quant aux annexes, leur palpation est quelquefois possible; mais le plus souvent elles restent plongées pendant longtemps au milieu de l'exsudat, de sorte qu'il est impossible de les isoler. A travers le cul-de-sac postérieur du vagin on sent la cavité de Douglas distendue par le liquide : la main éprouve la sensation que donne celle de la grosse extrémité d'un œuf.

La sensibilité de cette masse persiste jusqu'à un certain degré, qu'on pratique l'exploration vaginale ou le toucher rectal.

Le calibre de l'intestin est souvent notablement rétréci, refoulé latéralement; ou bien, rendu rigide par l'exsudat, il demeure tendu et apparaît alors sous forme d'un canal béant. L'intestin aussi bien que la voûte vaginale peuvent avoir une consistance pâteuse, œdématiée. Lorsque l'involution fait des progrès, la tumeur exsudative se réduit et se retire sur le plancher du cul-de-sac de Douglas. Tant que la résorption n'est pas complète, les rétro ou latérodéviations de l'utérus persistent. Peu à peu, à mesure que le travail de régression avance, on distingue les trompes de Fallope et les ovaires, gênés dans leur nutrition et souvent fortement tuméfiés. C'est la voûte vaginale qui demeure la dernière tapissée de vestiges d'exsudats et qui conserve son apparence épaissie et sa sensibilité.

S'il y a *évacuation* de l'exsudat, la masse diminue rapidement et notablement de volume; mais malgré cela il en subsiste des reliquats pendant longtemps encore, reliquats qu'on sent parfaitement à travers la voûte du vagin et qui retentissent à leur façon habituelle sur les organes du voisinage.

Lorsque *l'absorption est complète*, l'utérus peut recouvrer sa mobilité; les annexes également, délivrées de toute compression, peuvent revenir à l'état normal; autrement dit les organes pelviens peuvent se retrouver en leur état primitif, par conséquent *la guérison être réelle*. Cependant j'ai observé que ces cas sont longtemps encore sujets aux récidives; la guérison ne sera durable qu'au bout de quatre à cinq ans, et encore chez les femmes seules qui prennent des précautions. D'après mes documents personnels, les résultats les plus favorables ont été obtenus dans les cas précisément où l'exsudation avait été abondante.

La marche des cas où l'exsudation est minime, des cas surtout où l'affection a eu d'emblée une évolution chronique, est bien moins favorable. Certes il n'est pas rare d'observer une sorte de terminaison du processus morbide et une apparence de guérison. Mais la plupart du temps, le traitement ne fait qu'émousser la sensibilité et rendre aux organes une certaine mobilité, pendant que le revêtement exsudatif du péritoine persiste et continue à entraver quand même notablement les fonctions de ces organes. Ce qui frappe le plus dans ces cas, c'est le déplacement permanent de l'utérus, fait qui a lieu même en dehors de processus très étendus et d'adhérences en largeur, consécutives par exemple à la soudure de toute la paroi postérieure de la matrice avec le plancher ou les parois de la cavité de Douglas. Les indurations qui recouvrent les ovaires, les adhérences intestinales ou l'altération cicatricielle des ligaments utéro-sacrés suffisent pour résister longtemps à toutes les médications et à tous les traitements. L'utérus et ses annexes ne tardent pas, dans ces cas, à devenir la proie de processus atrophiques, pendant le développement desquels les malades peuvent jouir de temps en temps d'un bien-être relatif. Les parties peuvent devenir alors absolument insensibles, et les fonctions menstruelles, intestinales et vésicales redevenir régulières. Mais le moindre trouble de la santé générale, un simple refroidissement suffisent dans ces cas pour faire renaître tout le cortège des accidents, en produisant une récidive qui durera de nouveau des semaines et des mois et ne guérira, comme la première fois, que d'une manière tout à fait incomplète.

La partie qui souffre le plus souvent des distorsions imprimées à la matrice, est la *muqueuse utérine;* cette souffrance se traduit par de violentes coliques menstruelles, des ménorragies profuses et une leucorrhée abondante qui ne laissent pas que d'inquiéter notablement les malades (1).

Parmi les troubles éloignés qui accompagnent les périmétrites chroniques, j'insisterai spécialement sur les *troubles visuels* qui se rattachent aux exsudations et aux altérations de longue durée du péritoine péri-utérin. Ils consistent en une hyperesthésie notable de la rétine qui frappe d'inquiétude les malades; la diminution de la faculté visuelle est prononcée surtout à la lumière, mais existe même en plein jour pour la lecture et les occupations manuelles (2).

Les *périmétrites chroniques* arrivent *d'une façon insidieuse* et presque toujours à *créer la stérilité.* Il faut tenir compte tout d'abord des entraves apportées à la cohabitation par l'affection elle-même. Mais la chose la plus importante, c'est la gêne et l'obstacle opposés au contact de l'ovule avec le sperme par les déviations des organes intéressés, le revêtement pseudo-membraneux des ovaires, le retentissement de ces altérations sur le trajet des trompes de Fallope. Il n'est pas rare de voir apparaître, sous l'influence de cette maladie chronique, un désir presque immodéré de coït, en opposition avec l'aversion sexuelle complète qui est la règle. A plusieurs reprises, des femmes m'ont affirmé que, malgré la sensibilité considérable des parties génitales au toucher, l'excitation vénérienne ne leur occasionnait pas les mêmes douleurs, et qu'elles ne commençaient à en pâtir que quelques

---

(1) Czempin, *Zeilschr. f. Geb. u. Gyn.* T. XII.
(2) Moorek, *Loco citato.*

jours après. Il est évident que, dans ces formes de périmétrite, la conception peut avoir lieu, tant que les glandes ovariques ne sont pas dégénérées et que les trompes sont demeurées perméables, ou tant que, sous l'influence du processus morbide, la surface interne de l'utérus ne s'est pas tapissée d'un produit de sécrétion enclin à une prompte décomposition. *Si la fécondation se fait, le relâchement* que provoque la grossesse dans la sphère génitale tout entière *amène quelquefois la guérison*. Il se produit alors une dissociation complète des adhérences périmétriques, des restes d'exsudats, des cordons inodulaires, et si le temps des couches s'écoule sans de nouveaux accidents, la guérison peut devenir complète grâce à la grossesse.

Mais, à côté de cette terminaison favorable, on voit *fréquemment des interruptions prématurées de la grossesse ;* dans ces cas, la persistance des adhérences pathologiques de l'utérus avec le voisinage a mis obstacle au développement de l'utérus gravide et à son ascension hors du petit bassin.

Certes la périmétrite n'est pas, en pareil cas, la seule coupable ; il faut accuser encore les affections de la muqueuse et du parenchyme utérins qui accompagnent si souvent ou qui précèdent peut-être la périmétrite. Cependant, même en cas d'adhérences en apparence très solides, l'avortement ne se produit pas nécessairement, alors même que la matrice ne sort pas du petit bassin ; car il peut se former un diverticule aux dépens de la paroi supérieure de l'organe, paroi libre de toute entrave. Ce diverticule deviendra la poche proligère, tandis que la paroi postérieure de l'utérus demeurera fixée en rétroflexion dans le petit bassin.

Les conditions sont analogues dans le prolapsus, où l'immobilisation périmétrique de la matrice arrête le développement de la procidence. On a même proposé — le fait est connu — pour obtenir la guérison des précipitations utérines de créer une périmétrite fixatrice du corps de l'utérus.

Dans ces cas la grossesse peut, il est vrai, provoquer le relâchement des parties et l'ascension de la matrice amener la disparition de toute trace de périmétrite. Mais les adhérences résistent-elles et l'immobilisation demeure-t-elle ce qu'elle était, il se produit de l'incarcération qui détermine tout d'abord, comme dans la rétro-

flexion de l'utérus gravide avec fixation par périmétrite, l'avortement, mais aussi la mort par sphacèle de la matrice et péritonite
suraiguë.

Après les détails que nous venons de donner, nous n'appelle-
rons l'attention, au point de vue du *diagnostic différentiel*, que
sur la difficulté, très grande parfois, de distinguer la masse exsudée
d'un *épanchement sanguin*. Cette distinction est d'autant moins
aisée que souvent les hématomes se développent à la suite de
périmétrites par la déchirure de brides peu résistantes. La ponction seule pourrait trancher la question, s'il y avait quelque intérêt à établir d'une façon précise la nature du liquide épanché,
s'il s'agit d'un exsudat ou d'un extravasat. Les abcès périmétriques
se rompent parfois, après être demeurés longtemps sans altération,
absolument comme les collections séreuses. — Les épanchements
sanguins ne s'évacuent que rarement d'une façon spontanée : ils
s'épaississent rapidement et se résorbent, sans provoquer jamais
la sensation et la crépitation spéciales propres, dit-on, aux hématomes. Le siège même de l'épanchement apprendra si *l'on a
affaire à une collection intra ou extra-péritonéale ;* les *exsudats paramétriques* et les *hématomes extra-péritonéaux* occupent, en règle générale, les côtés de la matrice et s'étendént aux
fosses iliaques ; ils refoulent les culs-de-sac latéraux vers le bas et
semblent épaissir les parties latérales de l'utérus.

D'un autre côté ils ne touchent l'utérus que lorsqu'ils sont
abondants et qu'ils s'étendent par conséquent jusqu'à ce dernier.
Quant aux exsudats périmétriques, ils sont toujours situés en
arrière de l'utérus ; on les rencontre très rarement en avant. De
plus ils peuvent siéger à une telle hauteur dans le bassin qu'on
ne les sent que difficilement à travers la voûte du vagin ; mais la
plupart du temps ils refoulent en bas le cul-de-sac vaginal postérieur, et impriment au plancher de la cavité de Douglas une saillie
analogue à l'extrémité mousse d'un œuf, à moins qu'il n'ait pris
un aspect bosselé par suite de l'existence de brides et de fausses
membranes.

Le *pronostic* de la périmétrite doit toujours être considéré
comme sérieux. Quoique le danger d'une invasion aiguë de tout
le péritoine se trouve exclu de bonne heure, les conséquences de

l'affection, la dislocation des organes pelviens et les entraves apportées à leur fonctionnement sont souvent la source d'accidents graves et de longue durée. Même les collections enkystées, quelque favorable que soit habituellement leur terminaison, doivent être regardées comme une chose grave, parce qu'elles peuvent se rompre dans la cavité abdominale d'abord, et, en admettant même qu'elles se frayent une voie à travers le rectum ou à travers d'autres parties, parce qu'elles exposent aux risques d'une décomposition putride pleine de menaces.

Le traitement de la forme aiguë ne peut être que strictement antiphlogistique. On recourra aux applications de glace, au repos, aux émissions sanguines; on veillera à ce que les selles soient abondantes et liquides. Lorsque la période aiguë est passée, le repos dans le décubitus dorsal sera continué et l'intestin maintenu en activité; en même temps il faudra inciter l'involution du processus morbide. Pour ce, j'emploie volontiers, aussitôt les symptômes aigus amendés, les injections vaginales chaudes à 40° R; je remplace la vessie de glace par des compresses chaudes et humides et, lorsque toute fièvre a disparu, que la sensibilité est éteinte et que le stade de régression a commencé, j'administre les préparations iodées, l'iodoforme et les bains de siège. L'association à ces moyens d'applications sur le ventre d'épithèmes de tourbe, de grands bains de tourbe également et surtout des préparations sulfo-iodées, donne des résultats très favorables. Les exsudats les plus considérables peuvent se résorber en un laps de temps relativement court sous l'influence de cette thérapeutique et d'un régime fortifiant. — On n'a que très rarement occasion *d'ouvrir* ces collections périmétriques; on le fait dans les cas où le contenu s'altère et où les produits de cette décomposition donnent naissance à des poussées fébriles et à des accidents sans cesse renouvelés. En général on peut très bien arriver à l'abcès et le vider par le vagin. Après avoir endormi la malade, je découvre ce dernier, je l'incise et je le suture avant d'ouvrir l'abcès lui-même. J'évacue aussi bien que possible la poche; puis je la lave avec une solution faible d'acide phénique ou de sublimé, et j'y place un gros tube de drainage à arrêt. Le plus souvent la poche s'affaisse notablement sous l'influence de la compression exercée par le voisinage, et la guérison est complète au bout de quelques semaines. Il est rarement nécessaire de renouveler les irrigations désinfectantes. Je n'ai dû y avoir recours jusqu'ici que dans les cas où l'exsudat était très ancien et où les parois de l'abcès, fortement compromises, étaient obligées de subir l'exfoliation. L'abcès est-il plus accessible par le haut que par le vagin, il faudra l'ouvrir par le haut. Cependant je crois que, dans ces cas, la guérison sera obtenue plus sûrement en faisant une contre-ouverture du côté du vagin, afin d'éviter ainsi la stagnation du pus dans la profondeur de la poche. Les complications, telles que ruptures dans la vessie, la matrice ou le vagin avec formation de trajets fistuleux, seront traitées suivant les indications du moment.

Dans le traitement des *formes chroniques,* il s'agit en premier lieu d'assurer un repos complet aux parties. On veillera à ce que les selles soient faciles et liquides, à ce que les malades prennent souvent le décubitus dorsal alterné avec des promenades en plein air (à pied de préférence); on défendra absolument les rapports sexuels. *Toute intervention directe est à éviter; les explorations minutieuses, les émissions sanguines, l'emploi des sondes et des pessaires, sont strictement contre-indiqués.* Tant que la vivacité des souffrances l'exigera, les malades garderont le lit plusieurs heures par jour; elles s'appliqueront sur le ventre des compresses fraîches, tièdes ou même chaudes. Elles prendront des laxatifs d'une façon régulière, elles se feront avec précaution des injections vaginales avec de l'eau tiède ou des décoctions mucilagineuses, additionnées de morphine ou de [Infus. de ciguë (25 : 170; et eau de laurier cerise 30); 3 cuillerées à bouche pour un litre], en ayant soin que le jet n'ait pas trop de pression. On y ajoutera au besoin des suppositoires à la morphine, à l'extrait de belladone, à la cocaïne, etc. Au bout de quelques jours on ordonnera des bains de siège à 26° R, qu'on refroidit progressivement, et des injections vaginales à 40° R., qui soulageront beaucoup les malades. Lorsque les douleurs auront cédé, ce seront les médicaments résorbants cités ci-dessus qui devront entrer en scène.

Parmi les moyens thérapeutiques qui sont employés dans la *forme chronique de la périmétrite* avec exsudations minimes, je recommanderai en première ligne, après ceux que j'ai déjà indiqués, la *douche rectale* de *Hegar* (1). Cette douche se pratique en augmentant progressivement la quantité de liquide et en diminuant peu à peu sa température, enfin en la faisant séjourner chaque fois un temps plus long dans l'intestin. Elle a une influence des plus favorable sur l'extensibilité des brides et par conséquent sur la restauration de la mobilité des viscères pelviens.

- On est unanime à reconnaître que les règles sont l'occasion d'exacerbations dans les souffrances et de poussées nouvelles de phlegmasie périmétrique. De là à chercher à tarir la source des récidives par la *provocation anticipée de la ménopause,* il n'y avait qu'un pas. Eu égard à cette indication, quelques auteurs anglais et américains ont pratiqué, avec succès dit-on, l'opération de la *castration.* En Allemagne ce procédé n'a encore séduit jusqu'ici que peu de gynécologues (2). Moi-même jusqu'à présent je n'ai pas encore eu besoin d'extirper des ovaires sains pour guérir un exsudat périmétrique. D'après mes documents personnels, la périmétrite coïncide assez souvent, dans ces cas, avec une affection des ovaires. Les ovaires et les trompes souffrent sous l'influence de cette phlegmasie; il s'y produit des stases par suite des obstacles apportés à la déhiscence des follicules, les trompes s'oblitèrent, les segments situés au-dessus se dilatent. Il importe peu que le mal ait pris naissance dans le péritoine péri-utérin, dans la trompe ou dans l'ovaire. J'ai vu de ces cas où ovaires et trompes étaient logés au milieu de membranes et de couennes périmétriques, et par conséquent gênés dans leurs fonctions et en souffrance. Toute la masse des organes formait avec les exsudats une tumeur de la grosseur du poing. Mon intervention ne s'adresse plus, dès lors, à la périmétrite seule, mais *encore à l'ovarite et à la salpingite chroniques.* J'ai extirpé jusqu'à présent, en même temps que

(1) Hegar, *Deutsche Klinik* (Göschen) 1873, n° 8. — *Berl. Klin. Woch.* 1874, n° 6 et 7.
(2) V. J. Veit, Ueber Perimetritis. *Volk. Samml.,* n° 255. 1885.

les dépôts périmétriques, les ovaires et les trompes vingt-cinq fois pour de l'ovarite et soixante-dix-sept fois pour des affections tubaires. Les douleurs incessantes se supprimèrent ainsi que leurs exacerbations menstruelles. Presque toutes mes malades ont guéri, si j'en crois les nouvelles que j'en ai eues. Certainement il s'est produit chez elles une régression de l'inflammation périmétrique. Il y en eut parmi elles cependant qui plus tard présentèrent des récidives, récidives qui exigèrent pas mal de temps pour leur guérison.

Il est un fait qui mérite d'attirer l'attention. Depuis le perfectionnement de la technique des ovariotomies et des laparatomies, on entreprend ces opérations précisément dans les cas où elles étaient jadis strictement contre-indiquées, je veux parler de la pelvi-péritonite. Quant à moi je ne me résigne à opérer que lorsqu'un traitement longtemps prolongé n'a pas réussi à faire involuer la périmétrite et que des examens répétés m'ont fixé sur l'état morbide des ovaires et des trompes. — Dans ces cas, il faut employer tous les moyens thérapeutiques dont j'ai donné la nomenclature plus haut; j'ai eu recours pendant des années aux émissions sanguines répétées, à la glace, au repos des parties, aux narcotiques, aux injections chaudes, aux épithèmes et aux bains de tourbes, aux iodiques, aux frictions mercurielles même, avant de me décider à l'opération.

2 — Hématocèle intrapéritonéale

Les épanchements sanguins libres dans la cavité abdominale ne portent le nom d'hématocèle que lorsqu'ils constituent une masse enkystée située dans le petit bassin, en avant ou en arrière de l'utérus. Ces hématocèles sont très rares chez les femmes en bonne santé. Toutes celles qui en sont atteintes ont présenté des troubles menstruels ; la plupart ont accouché et ont souffert d'affections puerpérales de l'utérus ou de ses annexes. Si ce sont là les conditions d'origine de l'hématocèle, il faut admettre l'adjonction d'un facteur étiologique spécial, car parmi la quantité assez considérable des femmes ayant eu des accidents puerpéraux, le nombre de celles qui portent une hématocèle intrapéritonéale est toujours assez restreint. Le calcul de la fréquence de l'affection est rendu difficile parce que bien des cas ne nous tombent sous les yeux que tard ou même pas du tout. Les chiffres indiqués par les auteurs varient donc à ce point qu'il est impossible de donner une moyenne (1).

L'hémorragie est le résultat de déchirures des brides du péritoine dont la phlegmasie précède très régulièrement le développement de l'hématocèle. Cette phlegmasie peut avoir consisté en une pelvipéritonite séreuse ou en un processus analogue à la pachyméningite hémorragique (2); ce qu'il y a de certain, c'est que la rupture vasculaire est déterminée soit par une dislocation violente de la matrice au moment d'un coït trop mouvementé, soit par un fonctionnement trop impétueux des intestins, soit enfin par des tentatives d'exploration gynécologique ou des essais thérapeutiques. Les ovaires et les trompes peuvent devenir, eux aussi, une source d'hémorragie. Il est probable que la menstruation et la déhiscence folliculaire provoquent assez souvent de ces déchirures vasculaires superficielles, déchirures qui déterminent un épanchement de sang à la surface de l'ovaire et de là dans le cul-de-sac de Douglas. En général les ovaires participent au processus morbide périmétrique que j'ai indiqué précédemment comme la cause principale de l'hématocèle; les hémorragies à la surface des ovaires ne fourniraient donc ainsi qu'une partie seulement du sang épanché. Les hémorragies tubaires peuvent être dues à de la salpingite, et, dans la plupart des cas de périmétrite, les trompes sont malades. Les affections tubaires et avec elles les grossesses extra-utérines (3), tubaires et abdominales, sont une source très féconde d'hématocèles intrapéritonéales.

Anatomie pathologique. — L'hématocèle est constituée par une tumeur sanguine plus ou moins volumineuse, située sur le plancher du bassin. Dans la grande majorité des cas, cette

---

(1) V. la bibliographie in Schrœder. *Hdb.* VII, p. 468.

(2) Virchow, *Die Krankh. Geschwülste.* 1863, t. I, p. 150.

(3) Schröder, *Recherches critiq. sur le diagnostic de l'hématoc. rétro-ut.*, etc. Bonn, 1866 et *Berl. Kl. Woch.* 1863, n° 4 et suiv.

tumeur siège en arrière de l'utérus dans le cul-de-sac dé Douglas. On ne rencontre des épanchements sanguins dans l'excavation vésico-utérine que dans des circonstances très rares. Le cul-de-sac de Douglas est clos par des pseudo-membranes qui recouvrent le périmétrium, les parois latérale et postérieure de l'excavation pelvienne; il est clos aussi à sa partie supérieure par les brides et les couennes qui se déposent sur les anses intestinales qui plongent dans la cavité de Douglas. Cette dernière peut être transformée en un espace absolument enkysté, divisé par des restes de cordons et de néo-membranes et rempli de sang. Parfois le sang demeure longtemps liquide; d'autres fois il se coagule partiellement; dans d'autres cas encore il se trouve mélangé à de la sérosité et à du pus. Il est difficile d'établir si les enkystements sont antérieurs ou postérieurs au raptus hémorragique. Ce qu'il y a de certain, c'est la possibilité d'un épanchement sanguin dans l'espace non encore clos. Du sang épanché en dehors du petit bassin peut donner lieu au développement d'une hématocèle, alors seulement qu'il s'écoule d'une façon lente et continue ou par poussées dans la profondeur du cul-de-sac de Douglas. Quant à la quantité de sang nécessaire pour remplir ce dernier, la capacité de la cavité et le plus ou moins de réplétion de la vessie et du rectum jouent naturellement un grand rôle. Le sang liquide peut, aussi bien que les masses exsudatives libres, être refoulé hors du cul-de-sac par les anses intestinales et l'augmentation de volume de la vessie et du rectum. Ce n'est que quand le sang se coagule dans la profondeur et qu'il a un temps suffisant pour s'épaissir, qu'il se développe une tumeur sanguine dans l'espace de Douglas, une hématocèle. C'est surtout lorsque l'hémorragie a lieu par poussées successives que le cul-de-sac, en train déjà de s'enkyster, se distend considérablement ; l'hématome occupe alors tout le bassin et provoque le refoulement en avant de l'utérus et l'oblitération du rectum. Ce n'est d'ailleurs que par de pareilles poussées que l'on peut expliquer comment le kyste hématique peut devenir assez volumineux pour dépasser le fond utérin. Partout où le péritoine aura été en contact avec l'hématocèle, on observera de larges couennes inflammatoires, des épaississements de la séreuse, des soudures, des adhérences qui se modifieront suivant le degré de résorption ou de déplétion de la tumeur.

L'apparition des *symptômes* est aussi brusque, aussi instantanée que celle du mal lui-même, dont la cause déterminante est tantôt un effort, tantôt une dislocation violente des viscères pelviens. L'interprétation du tableausé méiologique est évidemment difficile, en ce sens que les femmes atteintes de ces accidents sont pour la plupart malades depuis déjà longtemps et se sont plaintes de malaises variés, surtout de ceux qui sont propres à la périmétrite; que par conséquent le raptus sanguin a été précédé de troubles analogues et répétés, mais qui n'ont pas été suivis de rupture vasculaire et de production d'hématocèle. Ces femmes ont présenté assez souvent des perturbations menstruelles. L'absence réitérée des règles avant la formation de l'hématocèle rend très probable l'opinion de *Schrœder*, développée récemment par *Veit* (1), qu'il s'agit dans ces cas de grossesses tubaires interrompues. La formation de l'hématocèle elle-même s'accompagne d'habitude de *douleurs péritonéales* vives, qui cependant peuvent être dans certains cas très modérées. A ces douleurs, qui sont associées aux autres signes des affections péritonéales, le météorisme et les nausées, s'ajoutent *les symptômes de l'épanchement sanguin,* dont l'intensité est variable.

A côté de femmes qui tombent dans un collapsus profond immédiat et présentent tous les signes de l'anémie aiguë, il en est d'autres chez lesquelles le développement lent de l'hématocèle n'amène que progressivement l'état anémique. On observe, dans ces cas, une pâleur de plus en plus accentuée de la peau et des muqueuses, de la petitesse et de la fréquence du pouls, des palpitations, de l'anxiété précordiale, des bourdonnements d'oreilles, des tendances aux lipothymies et aux vomissements, une soif vive et un obscurcissement du champ visuel. Ces manifestations ont une marche rapide ou graduelle, suivant les poussées hémorragiques. Lorsque l'hémorragie est abondante et l'enkystement constitué de telle façon que le sang en quantité considérable se transforme en tumeur hématique dans le bassin même, on voit

____

(1) *Deutsche Zeitschr, f. prakt. Medizin.* 1877, n° 34.

apparaître tôt au tard des *symptômes de compression du côté des organes voisins* situés dans le petit bassin : douleur compressive violente dans le ventre, ténesme rectal et vésical, sensation de procidence, de plénitude abdominale et malaise général des plus prononcé. Lorsque les manifestations péritonitiques se combinent avec celles de l'épanchement et du développement de la tumeur, elles donnent naissance au *tableau du collapsus le plus profond,* tableau que nous observons dans ces cas assez fréquemment. Les extrémités sont froides, la pâleur est celle de la mort ; les malades sont dans un état d'agitation et d'épouvante considérables ; elles sont affamées d'air ; leur soif est intense ; elles ont enfin des nausées et éprouvent une sensation de poussée incessante dans l'abdomen. Le ventre n'est pas toujours météorisé, il est parfois à peine tendu ; sa sensibilité au toucher varie également ; tantôt le moindre attouchement provoque les plus vives souffrances, et tantôt — peut-être est-ce là le résultat de l'anémie — l'abdomen reste assez indifférent à la palpation. Ce n'est que rarement que la température s'élève dès le début ; en tous cas, cette élévation contraste d'une façon frappante avec le refroidissement des extrémités.

A l'exploration interne, on sent l'utérus refoulé en avant par une tumeur élastique qui fait fortement bomber le plancher de Douglas ; dans d'autres cas, l'utérus a subi un mouvement d'ascension et est devenu difficilement accessible en arrière de la symphyse. La tumeur paraît accolée intimement à la matrice ; la sensibilité abdominale, l'état général de la malade et la douleur provoquée par l'attouchement de la tumeur s'opposent à un examen approfondi dans le stade initial. Le rectum aussi est oblitéré par l'hématome qui proémine sous la paroi antérieure de l'intestin jusqu'au niveau du sacrum, et ne laisse subsister qu'une fente latérale très étroite. A l'état récent, la tumeur est ordinairement élastique. La fluctuation est rarement accentuée ; on perçoit plus facilement une crépitation analogue à celle de la neige. Peu à peu le kyste hématique durcit et sa surface présente alors des bosselures, des sortes d'étranglements ; dans d'autres cas la masse reste uniformément lisse. La consistance ne change pas dans tous les segments à la fois ; on rencontre çà et là des points ramollis qui indiquent probablement le siège d'une fonte partielle.

Je ne reviendrai pas ici sur ce que j'ai dit au sujet du *diagnostic différentiel* entre l'hématome intrapéritonéal et le raptus sanguin extra-péritonéal. Les difficultés sont peut-être plus grandes quand il s'agit de distinguer entre l'hématocèle et les collections pelviennes résultant de la périmétrite, c'est-à-dire les exsudats séreux et purulents. Elles augmentent encore en raison des altérations qui ne tardent pas à survenir dans la masse du kyste sanguin, lorsque celui-ci est de date ancienne, altérations qui rapprochent énormément l'hématocèle des exsudats périmétriques. La décomposition du sang et la séparation du cruor laissent après elles un liquide presque séreux ; d'autre part les poussées inflammatoires ultérieures peuvent provoquer la suppuration du liquide hématique. Dans ces conditions le criterium du diagnostic différentiel sera essentiellement fourni par le mode de début de l'affection. Si la menstruation a fait défaut une ou plusieurs fois et que l'apparition des accidents ait été subite, on aura le droit de considérer la tumeur pelvienne comme une hématocèle, et une hématocèle créée par l'interruption d'une grossesse tubaire. De même, dans les cas de pelvi-péritonite antérieure, le développement brusque et apyrétique du mal doit faire pencher en faveur de l'hématocèle. Certes l'hématocèle, alors même que le sang est encore indemme de toute altération, s'accompagne de mouvements fébriles; la température s'élève, le ventre devient douloureux et se météorise, comme dans la péritonite. Il est probable que dans ces cas l'irruption du sang dans le péritoine a coïncidé avec la pénétration d'un agent pyrogène provenant de la trompe elle-même et provoquant ainsi l'ascension de la température. Mais ce fait n'implique pas le moins du monde la nécessité de la suppuration du kyste sanguin. La fièvre tombe et la tumeur devient le siège d'une régression typique. La formation insidieuse, progressive et douloureuse d'une tumeur dans le cul-de-sac de Douglas plaidera en faveur non d'une hématocèle, mais d'un *épanchement d'origine inflammatoire.*

Dans les cas anciens, surtout dans ceux où l'on n'a pas pu

observer la période aiguë, où les commémoratifs eux-mêmes ne fournissent aucun renseignement, on pourra confondre l'hématocèle avec des *néoplasmes* où des épanchements sanguins siégeant dans d'autres organes, principalement dans *les ovaires* et les *trompes de Fallope*. J'ai vu, il y a quelque temps, un cas de ce genre. Chez une femme robuste multipare, il se développa, six mois après son dernier accouchement, avec des signes instantanés d'anémie et d'irritation péritonéale, une tumeur qui remplissait et distendait toute la cavité de Douglas, qui occupait tout le bassin et refoulait la matrice en haut et en avant. La femme avait été malade pendant des couches antérieures ; en dehors de cela, elle avait toujours vaqué vaillamment à ses occupations de ménagère. L'anémie prononcée de la malade, la formation brusque de la tumeur et sa consistance spéciale difficile à définir, enfin son immobilité absolue dans le petit bassin amenèrent le médecin de la famille à diagnostiquer une hématocèle. Pendant plusieurs mois on tâcha de provoquer la résorption de la masse sanguine, sans que l'état général de la malade fît des progrès et sans qu'on s'aperçût de la moindre modification dans la tumeur. Au contraire les forces ne faisaient que décroître. La faiblesse toujours plus grande de la malade et la persistance des douleurs, l'état stationnaire de la tumeur reconnu par le médecin traitant lui-même, amenèrent la famille à m'adjoindre à mon confrère.

L'exploration me donna les mêmes résultats qu'à ce dernier ; mais, en ayant recours au chloroforme, je pus constater, après un palper assez pénible des parois abdominales chargées de graisse, une certaine mobilité de la tumeur par rapport à l'utérus. La tumeur n'avait pas grossi pendant les règles ; sa consistance, difficile à déterminer d'une façon certaine, paraissait très élastique. Je réussis à établir le fait d'un épaississement de l'oviducte du côté droit, qui était tuméfié en forme de massue et semblait être en connexion avec la tumeur ; quant aux ovaires je ne pus trouver celui de droite ; c'est à peine si je sentis celui du côté gauche. J'énonçai l'hypothèse qu'il ne s'agissait probablement pas d'une hématocèle, parce qu'on ne pourrait plus expliquer alors la mobilité de la tumeur par rapport à la matrice, qu'il était plus vraisemblable que nous avions affaire à un néoplasme enclavé dans le petit bassin, en raison même de la forme arrondie de la tumeur latéralement et en haut, et de sa distension élastique. Après avoir tenté en vain d'inciter par un traitement de plusieurs semaines le travail d'involution, je me décidai, en face de l'état général de plus en plus inquiétant, à fixer mon diagnostic par voie opératoire et à l'ablation éventuelle de la tumeur.

Je fendis le cul-de-sac vaginal postérieur, et dès lors je pus me rendre compte qu'il s'agissait non d'un épanchement sanguin dans la cavité de Douglas, mais d'une grosse tumeur ovarique enclavée dans le petit bassin, et remplie de sang. Je réussis, toujours par le vagin, à dégager du petit bassin cette hématocèle ovarique, à en évacuer le contenu pour ainsi dire solidifié et à extirper enfin l'ovaire avec la trompe modérément augmentée de volume. Je drainai le cul-de-sal de Douglas, dans lequel vinrent plonger des anses intestinales à la fin seulement de l'opération. La guérison eut lieu sans aucun accident.

Dans les cas de ce genre, où le *diagnostic* est difficile à édifier, on conseille d'avoir recours aux *ponctions exploratrices*. Ponctionnés, les hématomes ne donnent pas toujours immédiatement issue à du sang ; très souvent il s'en écoule un liquide clair, séreux, où l'on ne rencontre que petit à petit des traces de sang de date ancienne. Quant aux exsudats, ils ne sont jamais mélangés à du sang ; on obtient dans ce dernier cas un liquide purement séreux ou mêlé de pus qui a souvent une odeur fétide.

La ponction exploratrice n'est pas, tant s'en faut, une manœuvre innocente ; je m'en suis rendu compte à la clinique de mon père, et aujourd'hui je ne me déciderais à la pratiquer et à assurer ainsi le diagnostic différentiel qu'en cas d'indications extrêmement pressantes. Ce procédé me semble d'autant moins recommandable que nous pouvons le plus souvent obtenir, en un temps relativement court, la résorption des hématocèles aussi bien que de la plupart des exsudats analogues.

Le pronostic de l'hématocèle, dans les cas d'enkystement du sang épanché, sera favorable aussi longtemps que la quantité de sang ne sera pas trop considérable et qu'il n'y pénétrera pas de germes de décomposition trop nombreux et trop actifs. La rupture du kyste et l'épanchement de son contenu dans la cavité abdominale s'accompagnent la plupart du temps de phénomènes très graves ; malgré cela, on voit intervenir quelquefois d'une manière inattendue la grande puissance de résorption du péritoine, et les malades se remettre du collapsus en apparence le plus profond. Seules l'exagération et la rapidité de l'hémorragie, et plus encore l'exhalation concomitante de masses infectieuses au premier chef, viennent assombrir le pronostic chez les femmes déjà très affaiblies antérieurement. Le pronostic est sérieux encore dans les cas où la collection sanguine, au lieu de se résorber, se décompose. Mais même dans ces cas le liquide peut, comme dans les exsudats, s'épancher dans les organes avoisinants ; cette terminaison s'accompagne il est vrai de symptômes très graves, mais n'enlève cependant pas tout espoir de guérison spontanée.

Pour ce qui a rapport au *traitement,* je renvoie le lecteur au chapitre de la périmétrite. Dans l'hématocèle il faut tâcher tout d'abord d'arrêter l'hémorragie par des moyens appropriés tels que les applications de glace, le repos, etc. Puis, au point de vue de l'état général, on devra remédier au collapsus. Le premier choc passé, l'hématocèle ne tarde pas à se résorber, grâce à la médication résorbante déjà mentionnée à plusieurs reprises. Il est difficile d'indiquer l'époque à laquelle il faudra renoncer à cette thérapeutique, pour ainsi dire d'expectation, et attaquer le mal à sa source, c'est-à-dire recourir à l'opération. Cela dépendra toujours du cas particulier.

Une question très importante est celle-ci : *Faut-il, dans l'hématocèle provenant d'une grossesse extra-utérine, demeurer dans l'expectation ou bien pratiquer la laparatomie,* afin de mettre à nu le siège du mal et d'intervenir directement ?

Les tentatives anciennes d'intervention n'ont donné que des résultats médiocres, mais les observations de date récente ne peuvent qu'encourager à recourir au traitement actif. Quant à moi je n'ai constaté la nécessité de la laparatomie dans les hémorragies récentes de la cavité abdominale que dans le cas d'accidents graves, créés moins par l'hématocèle elle-même que par son lieu d'origine (tumeurs rompues), surtout lorsqu'en connexion avec le développement du kyste sanguin il survenait des phénomènes fébriles inquiétants, menaçant à bref délai la vie des malades. On sait que le pronostic de ce genre d'opérations n'est généralement pas défavorable, même en cas de péritonite et de périmétrite étendues. Dans les épanchements abondants on a également obtenu la guérison, surtout après drainage du cul-de-sac de Douglas par la voie vaginale ; ce n'est que dans les cas d'infection grave après laparatomie ou myomotomie que j'ai constaté l'absence de résultats favorables fournis par l'évacuation du contenu pelvien. Je voudrais *désigner l'expectation comme le véritable traitement de l'hématocèle.* Seuls des symptômes généraux graves me décident à *ouvrir la cavité abdominale* et à entreprendre une opération qui, conduite selon les règles de la plus stricte antisepsie, promet encore quelque chance de salut dans les cas désespérés. J'ai vu tout récemment encore combien il était difficile de prendre une résolution dans ces cas. C'était à propos d'une femme chez laquelle il n'y avait pas de doute sur l'interruption d'une grossesse tubaire. Comme il n'y avait pas d'accidents, je conseillai d'attendre. La femme est morte quatre jours après, à la suite d'une poussée hémorragique nouvelle. A l'autopsie on reconnut un épanchement sanguin libre dans la cavité abdominale, épanchement provenant de la rupture d'un kyste fœtal tubaire. Il est plus que probable qu'une laparatomie pratiquée à temps eût sauvé la malade.

Pour arriver aux épanchements, on peut se frayer une voie à travers la voûte vaginale. Dans l'hypothèse de ruptures d'organes, je préfère la laparatomie, à laquelle je recourrai à l'avenir un peu plus tôt.

Je n'ai pas eu occasion jusqu'à présent de ponctionner des collections, altérées ou non, en train de s'ouvrir un chemin vers l'extérieur ou dans une cavité voisine. Ces évacuations, qui se font généralement à travers l'intestin, le vagin ou la vessie, sont d'un pronostic plutôt favorable : il faut les abandonner à elles-mêmes.

Je ne considère la ponction ou l'incision exploratrice comme justifiées que dans les cas de diagnostic extrêmement difficile. Lorsqu'on les pratique, il faut avoir soin d'y associer l'évacuation complète, la désinfection et le drainage du kyste sanguin.

Dans certains cas très rares, on rencontre une forme spéciale d'affection péritonéale qui, d'après les faits observés jusqu'ici, se rapprocherait des affections tuberculeuses du péritoine et qui détermine la production d'une *hydropéritonite enkystée*.

IX — Maladies des ovaires

Dans l'étude de la *pathologie des ovaires* nous n'avons pas à envisager exclusivement, comme la plus prédisposée à la morbidité, la phase de développement de la femme qui devient le point de départ de la plupart des affections génitales, je veux parler de l'époque de la puberté et de la vie sexuelle, quoique ce soit à cette époque que les états pathologiques soient les plus fréquents. Les actes de transformation physiologique dans les ovaires s'accomplissent en série presque ininterrompue depuis la vie fœtale jusqu'à la vieillesse; ils sont si variés et si intenses, ils s'accompagnent de telles modifications dans les glandes elles-mêmes, qu'eux aussi deviennent une occasion fréquente de processus morbides.

Il est un fait assez digne de remarque : c'est que les ovaires participent d'une façon étonnante à certains *états infectieux*, surtout à la septicémie, tandis que dans la tuberculose, par exemple, ils ne sont intéressés que bien peu, sinon point. Les ovaires prennent une part considérable aux *affections du péritoine*, qu'elles soient idiopathiques ou le résultat de la propagation *d'affections des organes voisins*, surtout des *parties génitales*. Ils souffrent probablement déjà de l'insulte mécanique due aux manœuvres sexuelles anormales. L'utérus et les ovaires, en raison de leurs rapports si intimes, sont prédisposés également aux productions néoplasiques.

Comme il est certaines phases du développement de l'ovaire qui prennent fin peu de temps déjà après la naissance, cela laisse à supposer qu'il y a des *états pathologiques qui datent souvent de la vie fœtale*, quoique ne se révélant que bien plus tard.

Bien que nous soyons habitués, encore aujourd'hui, à mettre au rang des maladies *bénignes* l'affection la plus fréquente de l'ovaire, l'affection kystique, il y a cependant des exemples qui démontrent que même les kystes simples de l'ovaire ont une certaine tendance à la récidive. Les néoplasmes malins de l'ovaire se distinguent par leur propagation précoce au voisinage, principalement au péritoine.

Au point de vue de la *symptomatologie* générale des affections ovariques, il faut avouer que nous ne connaissons pas de manifestation clinique qui puisse être regardée comme un symptôme constant de ces affections. Nous savons que la *douleur* ne joue qu'un rôle secondaire dans un grand nombre de maladies de l'ovaire ; elle n'apparaît que lorsque entre la surface de la glande et le voisinage il se produit des adhérences inflammatoires. Cependant.les cas, très rares il est vrai, d'affection ovarique isolée montrent que la douleur peut exister aussi dans les altérations glandulaires sans participation de la surface.

Le retentissement des maladies de l'ovaire sur les autres organes génitaux, principalement sur l'utérus et ses *fonctions,* et surtout sur la *menstruation,* est absolument inconstant. Certes, on observe fréquemment des ménorragies dans les états irritatifs de la glande ; mais on rencontre également de l'aménorrhée, du moins lorsque les deux ovaires sont malades (1).

L'aménorrhée est d'une précocité relative particulièrement dans les cas de destruction carcinomateuse de ces organes.

On ne peut compter avec certitude sur les troubles, en apparence si naturels dans les affections ovariques, de la *faculté génératrice,* que quand les ovaires en totalité participent au processus morbide. Comme cela n'a lieu en somme que rarement, il faut être très prudent avant d'admettre en pareil cas une stérilité absolue, et ne considérer cette dernière comme telle que dans les cas de phlegmasie très étendue ou de néoplasme de l'ovaire.

Les affections ovariques donnent naissance à un groupe de symptômes spéciaux du côté du *système nerveux* (2). Les *névroses* consécutives à ces affections offrent encore bien des obscurités qui sont la cause même des incertitudes qui règnent dans

---

(1) V. Czempin, *Naturforschervers.* Berlin, 1886.

(2) Hegar, *Der Zuzammenhang der Geschlechtskrankh. mit nervösen Leiden und die Castration bei Neurosen.* Stuttgart, 1885.

l'anatomie pathologique des maladies de l'ovaire. Il est de ces névroses qu'aujourd'hui encore nous ne pouvons qu'indiquer comme faisant partie du cortège symptomatique des affections ovariques, sans leur assigner de motif plausible.

L'*absence* (1), le *développement rudimentaire* et la *surabondance* des ovaires (2), quelque intéressante que soit leur histoire (3), n'ont d'importance clinique qu'autant qu'ils mettent obstacle à la vie sexuelle. Seul, le défaut complet d'ovaires, et encore le fait n'est pas constant, exclut l'excitabilité génitale. De même dans le développement rudimentaire de ces organes, l'inaptitude à la conception n'est admissible qu'en cas de manque absolu, dans les rudiments, de follicules et d'ovules. Il n'est pas douteux qu'on ne puisse, au cours du développement ultérieur de l'utérus, inciter à l'aide d'un traitement convenable le développement de ces ovaires imparfaits ; les tentatives thérapeutiques auront donc des chances de succès.

La présence d'ovaires surnuméraires n'est évidemment pas un obstacle à la conception; elle ne confère pas davantage une fécondité plus considérable.

Le *diagnostic* de ces vices de développement ne sera le plus souvent, dans les conditions normales, que le résultat d'explorations fortuites. S'il existe d'autres perturbations dans la sphère génitale, la palpation et le diagnostic qui doit en découler seront singulièrement entravés par les soudures, les déviations des organes et les néo-membranes péritonitiques qui les tapissent. Aussi la plupart des cas qui demeurent absolument latents chez les enfants *intra vitam*, ne sont-ils reconnus même chez les adultes que sur les tables d'autopsie ou d'opération.

L'importance des *anomalies de position* (4) des ovaires est bien autrement considérable.

(1) Rokitansky, *Lehrb. der prakt. Anat.*, 1861 et *Allg. Wien. med. Zeitg.*, 1860. — Klebs, *Path. Anat. der weibl. Sexualorg*, 1871.

(2) *Wien. medicinalh.* 1863, n° 43.

(3) Beigel, *Wien. med. Woch.* 1877, 12. — Winckel, *Atlas*, pl. 34.

(4) Puech, *Des ovaires et de leurs anomalies.* Paris, 1873. — Englisch, *Med. Jahrb.* 1871. — Olshausen, *Krankh. der Ovarien.* II, 1886. — Warner and Stozer, *Boston gyn. Journ.* VI, 324. — Munde, *Americ. gyn. Society.* IV, 104. — Moore Madden, *Dubl. med. Journ.* 1886.

A — Lorsque les *ovaires sont inclus dans des sacs herniaires,* qu'ils y aient pénétré pendant la vie intra-utérine ou plus tard, ils peuvent s'y développer d'une façon tout à fait physiologique. L'ovulation n'est entravée en rien, et les ovules peuvent immigrer dans l'utérus par les voies normales, par l'intermédiaire d'une frange allongée ou à travers la trompe déplacée simultanément. Les cas où l'on a trouvé un corps jaune vrai dans les ovaires renfermés dans un sac herniaire, prouvent que ces derniers peuvent servir également à la conception. Tant que le déplacement reste simple déplacement et qu'il ne survient pas dans l'ovaire ou dans son voisinage de processus inflammatoire, la déviation ne possède aucune importance pathologique. Contrairement à ce qui se passe pour les testicules, les ovaires déplacés n'ont pas une prédisposition spéciale à la dégénérescence maligne. Cependant eux aussi peuvent devenir malades et dégénérer par suite de traumatismes, d'états d'irritation chroniques ou d'autres causes morbides.

On rencontre ces sortes de hernies aussi bien au niveau de l'anneau inguinal que dans les grandes lèvres, d'un ou des deux côtés. On les constate quelquefois par hasard dans les autopsies, alors qu'elles étaient restées complètement inaperçues pendant la vie.

Il n'en est plus ainsi lorsque les ovaires s'enflamment au cours de leur activité fonctionnelle ou sous l'influence d'agents pathologiques étrangers. L'espace restreint qu'ils occupent devient trop étroit pour les glandes tuméfiées, et il se produit de vives douleurs avec des symptômes d'étranglement qui peuvent devenir l'occasion d'épanchements sanguins, de suppurations, de décomposition et d'évacuations soit à l'intérieur, soit à l'extérieur. Les plus prédisposés à ces accidents sont les déplacements dans la profondeur, là où la rigidité de l'anneau s'oppose au développement du sac herniaire.

Diagnostic. — On pourrait tout d'abord confondre ces hernies ovariques avec des ganglions lymphatiques enflammés ; mais cette erreur ne résiste pas à la constatation de l'existence d'un collet herniaire. L'ovaire déplacé a une consistance élastique et est immobile. Il faudra toujours rechercher ses rapports avec l'utérus et partir de là pour établir le diagnostic. L'utérus est généralement dans une direction oblique par rapport au collet du sac. Enfin on observe dans la plupart des cas un gonflement de l'organe incarcéré, au moment des règles, un dégonflement dans la période intermenstruelle.

La *thérapeutique* n'aura à intervenir que là où le déplacement aura déterminé des accidents. On aura recours dans ces cas au taxis, ou bien, si cette manœuvre n'est pas possible, à la dilatation du canal inguinal et au refoulement de l'ovaire. Un bandage convenable protégera ce dernier contre une hernie nouvelle. Lorsque les ovaires herniés deviennent malades et qu'ils donnent lieu à des manifestations morbides périodiques ou, en cas d'affection grave, à des phénomènes de réaction violents et immédiats, leur ablation est indiquée. Cette ablation ne rencontre généralement pas de difficultés; en extirpant la glande on fermera en même temps le collet du sac herniaire (1).

B. — Dans ces dernières années, on a accordé une importance très considérable *aux descentes* et *aux prolapsus de l'ovaire*. C'est surtout dans la littérature américaine qu'on trouve ces anomalies de position désignées comme une indication de l'ovariotomie. A cette manière de voir on oppose, en Allemagne et en Angleterre, cette considération que les procidences ovariques ne donnent naissance, dans la grande majorité des cas, à aucune manifestation. Ce n'est que quand les ovaires deviennent malades ou dégénèrent, quand surtout ils augmentent de volume, qu'ils peuvent déterminer des phénomènes d'incarcération qui commandent leur ablation immédiate. En dehors de ces cas, même quand les ovaires n'occasionnent d'accidents que dans certaines dislocations utérines, comme celles qui sont consécutives à la cohabitation par exemple, il ne faut se décider à l'ovariotomie qu'après mûre réflexion, en raison des conséquences de l'opération, même si le résultat en est favorable.

(1) Perc. Pott, *Chir. observ.* London, 1775. — Deneux, *Sur la hernie de l'ovaire*, Paris, 1813. — V. Œttinger, *Petersburg. med. Zeitschr.* 1868. — Wutzinger, Zur Lehre vom Bruchschnitt, *Bayr. ärztl. Intelligenzbl.* 1868. — R. Barnes, *Americ. Journ. of Obstetr.* 1883.

Ces descentes, ces procidences de l'ovaire ne sont pas rares. En général il est facile de les refouler et de glisser la matrice sous la glande. Si au moment du coït la sensibilité de cette dernière entrait en jeu, comme cela a lieu pour le testicule, il faudrait d'abord essayer de remédier au mal par l'introduction d'un pessaire vaginal. Le prolapsus ne devient plus sérieux que lorsque l'ovaire est malade et qu'il participe à un processus phlegmasique du voisinage. Dans ce cas la descente cède le pas à la périmétrite et à la périovarite. Avec la suppression de ces dernières coïncide souvent la disparition des accidents du côté de l'ovaire procident. L'ovariotomie n'est indiquée que lorsque ces accidents prennent un caractère violent et paroxystique, et que les autres modes de traitement n'ont pas réussi à amender les troubles profonds des fonctions sexuelles et de la vie de tous les jours.

Beaucoup de chirurgiens, parmi lesquels les Américains, ont l'habitude de pratiquer cette *opération par le cul-de-sac postérieur du vagin*. Eu égard précisément aux péritonites et périmétrites si fréquentes dans ces cas, je conseillerai de ne pas inciser à ce niveau sans s'être rendu compte de la possibilité de l'intervention par cette voie. En effet il n'est pas rare de voir l'opération vaginale s'accompagner de tant de difficultés et d'accidents, qu'un praticien habile seul peut en devenir maître, ou qu'on se voit obligé de remédier à l'hémorragie et aux autres complications par une laparotomie exécutée à la hâte (1).

On comprend aisément que la congestion menstruelle puisse, dans les ovaires hyperhémiés et tuméfiés à l'époque des règles, déterminer des épanchements sanguins en partie dans les follicules eux-mêmes, en partie dans le stroma glandulaire. Comme il faut admettre que cette hémorragie qui va remplir le corps jaune dépasse assez facilement la mesure, ne pouvons-nous pas considérer comme probable qu'un pareil accident puisse se produire dans les affections et les néoplasmes de l'utérus ?

(1) G. Thomas, *Americ. Journ. of the Med. Sc.* Avril, 1870. — Wm. Goodel, *Transact. of the americ. gyn. Society*, 1877, II. *Voy. ibid.* les cas analogues anciens de la littérature américaine.

Les follicules distendus acquièrent le volume d'un pois ou d'une noisette ; lorsqu'ils deviennent confluents, quelques-uns d'entre eux peuvent créer un foyer hématique assez considérable. J'ai vu de ces poches sanguines dont les parois folliculaires étaient conservées et qui avaient presque le volume du poing. La masse sanguine s'y coagule ; la résorption du liquide et l'atrophie de la poche ne laisse plus en fin de compte, lorsqu'elles ont lieu, qu'une cicatrice pigmentée.

Dans d'autres cas le follicule se rompt et déverse le sang dans la cavité abdominale, de façon à produire une hématocèle. Dans d'autres cas encore le sang reste longtemps sans s'altérer pour ainsi dire ; la décomposition ne s'effectue qu'à l'occasion d'influences nocives extérieures.

Les épanchements *dans le stroma* sont beaucoup plus rares que les épanchements intrafolliculaires. La prédisposition à l'hémorragie est créée, ici aussi, par les maladies générales, mais surtout par les affections puerpérales. Depuis longtemps on a observé des processus analogues dans le scorbut (1). *B. S. Schulze* (2) a constaté une apoplexie de ce genre chez un enfant venu en présentation du siège. L'importance de ces épanchements dépend évidemment de l'étendue du processus apoplectique et des destructions causées par lui dans le stroma de la glande. Les ecchymoses et les extravasats sont-ils restreints, ils se résorbent sans aucun accident ; s'ils sont plus considérables, l'atrophie cicatricielle consécutive à la résorption du sang peut amener la destruction de la totalité de l'ovaire ; la forme folliculaire produit le même résultat par l'anéantissement des vésicules. Du reste les deux formes se compliquent parfois l'une et l'autre, et dans ces cas les fonctions de l'ovaire se trouvent fortement compromises.

Diagnostiquer une extravasation sanguine intra-ovarique me paraît presque impossible durant la vie, à moins qu'on ne trouve à l'examen un ovaire, sain auparavant, notablement augmenté de volume à la suite d'une époque menstruelle ou d'un traumatisme favorisant ces sortes d'apoplexies. Si la tuméfaction

(1) Virchow, *Tumeurs*, I, p. 145. — Olshausen, *Krankh. der Ovarien*, 1886, p. 18.
(2) *Monatsschr. f. Geburtsk.* 1858, XI, p. 170.

de la glande cède à un traitement résorbant, on devra songer à un épanchement sanguin. Le diagnostic est rendu difficile, surtout lorsque l'épanchement coïncide avec des maladies générales — dans ce cas, il n'est plus qu'un syndrome — ou lorsqu'il se fait dans des ovaires qui ne sont plus eux-mêmes ni à l'état normal ni dans des rapports normaux avec le voisinage ; la diagnose différentielle est alors rendue impossible par l'existence de symptômes péritonitiques et périmétriques, de déplacements et de soudures, enfin par la présence dans le cul-de-sac de Douglas de revêtements néo-membraneux.

Le *pronostic,* par analogie avec ce qui se passe dans la grossesse tubaire, n'est pas aussi fâcheux qu'on a bien voulu le dire autrefois, dans le cas où la poche se rompt et où le sang fait irruption dans la cavité abdominale ; car la grande puissance de résorption du péritoine peut faire disparaître très rapidement des épanchements même très abondants. La rupture dans le péritoine peut même être regardée comme une forme favorable de guérison spontanée. Ce n'est que lorsque la quantité de sang est par trop considérable et que l'anémie consécutive devient menaçante, ou encore lorsque des agents de décomposition ont pénétré avec le sang dans la cavité abdominale, que le pronostic s'assombrit. Ici, comme dans la grossesse tubaire, la laparotomie peut être justifiée. Quant à la question de savoir s'il faut enlever dans ces cas plus que le segment ovarique détruit par l'hémorragie, ou s'il faut agir comme *Schrœder* et laisser dans le bassin une partie de la glande, ce seront l'examen du cas particulier et l'état général de la malade qui se chargeront d'y répondre (1).

1 — Inflammations de l'ovaire

Les phlegmasies de l'ovaire présentent de très grandes différences suivant qu'il s'agit d'une *ovarite aiguë* ou d'une *ovarite chronique.*

____

(1) Boivin et Dugès, *Maladies de l'utérus*, 1833, II, p. 566. — Léopold, *Arch. f. Gyn.*, XIII.

A. — *L'ovarite aiguë* est généralement une manifestation locale d'autres maladies graves ; elle est fréquente surtout dans la *septicémie puerpérale*. Cependant on la rencontre aussi en dehors de la puerpéralité.

1. — *La septicémie puerpérale* détermine, par la destruction rapide des tissus atteints, une fonte complète de l'ovaire, qui se transforme en une bouillie puriforme mélangée de sang où stroma et follicules sont également anéantis. En raison des dangers qui se rattachent à un processus puerpéral aussi avancé, les chances de guérison paraissent extrêmement restreintes ; et cependant il faut admettre que, même dans ces conditions, l'élimination des parties malades peut être suivie de la cicatrisation des segments non complètement détruits, par conséquent d'une guérison qui coïncide naturellement presque toujours avec la suppression absolue de la fonction ovulaire.

L'ovaire s'infiltre, se tuméfie ; il s'y produit des foyers hémorragiques et un travail de décomposition, de fonte qui détruit complètement la glande. On n'a pas encore publié jusqu'à présent de recherches suffisantes sur la participation des microorganismes au processus pathologique.

L'ovarite septicémique ne possède pas un *cortège symptomatique* spécial. Il sera toujours difficile d'établir jusqu'à quel point la douleur est le résultat de la péritonite généralisée, qui ne manque jamais, ou de l'affection ovarique. Le plus souvent la trompe de Fallope est atteinte aussi. Le pus qui s'y forme se déverse en masses épaisses sur tout le contenu pelvien et entraîne avec lui les portions détruites de l'ovaire, de sorte que le diagnostic différentiel est à peine possible même à l'autopsie (1).

L'état actuel de nos connaissances en thérapeutique puerpérale ne nous permet pas d'indiquer un *traitement spécial* de cette affection.

Quant au *pronostic,* il est absolument mauvais ; car alors même que les malheureuses femmes ne succombent pas, elles deviennent plus tard complètement stériles de par l'atrophie de la glande ovarique.

(1) Kiwisch, *Krankh. der Wöchnerinnen.* I.

2. — *En dehors de l'état puerpéral,* nous rencontrons *l'ovarite aiguë* sous deux formes absolument distinctes au point de vue anatomique ; dans l'une d'elles le processus morbide frappe spécialement les follicules de Graaf, le *tissu parenchymateux ;* dans la seconde, c'est le *stroma connectif* qui tombe malade : c'est la forme *interstitielle.*

D'après les recherches de *Slavjansky* (1), l'inflammation des follicules, *l'ovarite parenchymateuse,* survient principalement dans les affections fébriles aiguës qui s'accompagnent d'inflammation parenchymateuse d'autres glandes abdominales, où comme dans les ovaires, les follicules sont détruits et atrophiés. Il en est de même dans la péritonite et la paramétrite où l'ovarite n'est plus évidement qu'un accident tout à fait secondaire, relativement à l'importance de ces affections. Ce n'est qu'après que ces dernières ont enveloppé l'ovaire d'exsudats membraneux étendus, que celui-ci révèle son état de souffrance par l'apparition dans ces exsudats, au moment de la congestion périodique de l'ovaire, de poussées irritatives toujours nouvelles et par les entraves apportées au contact de l'ovule avec le sperme.

L'empoisonnement par l'arsenic et par le phosphore sont également une cause, dit-on, d'ovarite parenchymateuse.

La seconde forme d'ovarite, *l'ovarite interstitielle,* a été observée en connexion avec la péritonite et la périmétrite. Mais on la rencontre également dans les cas où il survient des troubles menstruels sous l'influence d'agents nocifs extérieurs. Les excitations sexuelles anormales et immodérées, les phlegmasies de la muqueuse génitale, surtout l'infection gonorrhéique (*Nœggerath,* Gonorrhée latente, 1872), déterminent des poussées fréquentes de manifestations phlegmasiques dans l'ovaire, dont l'altération profonde ne se fait évidemment dans ces cas que progressivement et à la suite de nombreuses récidives.

Anatomie pathologique. — Dans l'ovarite parenchymateuse ce sont les parties les plus rapprochées de la surface, par conséquent les follicules, qui se trouvent dans cette région, qui tombent malades les premières, tandis que dans la septicémie aiguë les

(1) *Arch. f. Gyn.* III.

traces de l'état pathologique s'observent tout d'abord sur les follicules primordiaux moins volumineux.

L'ovarite interstitielle doit être considérée comme une simple phlegmasie du tissu conjonctif. Ce dernier est infiltré de
cellules embryonnaires ; les vaisseaux sont fortement distendus
et leur voisinage est le siège d'un œdème séreux. Dans le cours
de l'affection, il peut se développer de petits foyers purulents et
des abcès (1). Il est évident que l'inflammation peut se propager
aux follicules inclus dans le stroma et produire ainsi la destruction complète de l'ovaire. Lorsque la guérison a lieu, ces processus donnent naissance à une rétraction cicatricielle qui s'accompagne trop souvent d'une atrophie absolue de la glande.

Dans ces formes d'ovarite aiguë également, la *symptomatolo-
logie* est relativement obscure. On observe de violentes douleurs,
des épanchements sanguins plus ou moins abondants, et des
abcès, qui retentissent sur l'état général. La scène est le plus
souvent dominée par la péritonite et la périmétrite, de sorte
qu'il est impossible d'isoler du reste des accidents le groupe
symptomatique propre à l'ovarite. Les abcès ovariques se rétractent, leur contenu s'épaissit et le tout se *cicatrise*. Dans d'autres
cas, ils se rompent, et leur contenu s'épanche dans la cavité
abdominale. Quelques auteurs accordent à ces abcès une disposition spéciale à s'ouvrir dans la vessie, quoiqu'il soit difficile
d'expliquer cette prédisposition, ni la nécessité, dans ce cas,
d'une perforation du ligament large.

L'établissement du *diagnostic* ne sera possible que si l'on peut,
dans la péritonite et la périmétrite, démontrer l'état pathologique
de l'ovaire et si, à l'exploration, on le trouve augmenté de
volume, tuméfié et sensible. On a diagnostiqué, dit-on, dans certains cas, la formation d'abcès. Quant à moi ce tour de force ne
m'a jamais réussi ; je m'abstiendrai donc de donner à ce sujet des
conseils thérapeutiques.

Traitement. — Nos moyens de combattre *l'ovarite aiguë* se
réduisent aux émissions sanguines énergiques, aux antiphlogisti-

____

(1) Ch. West, *Diseases of Women*, 3e éd. — Mosler, *Monatschr. f, Geb.* XVI,
p. 133. — Schroeder, 7e éd., p. 306.

ques et au repos du ventre. La ponction directe ne sera indiquée que dans les cas d'abcès nettement démontrés et accessibles. S'il se produit des accidents qui mettent les jours de la femme en danger, il ne faudra pas hésiter à pratiquer la laparotomie et à enlever toutes les parties malades. Une péritonite concomitante n'a pas sur le résultat de cette opération une influence aussi fâcheuse qu'on pourrait le croire. Bien plus, à la suite de la laparotomie, peut-être grâce à l'emploi des antiseptiques, il survient généralement une guérison rapide même de la phlegmasie péritonéale.

B. — Sous le nom *d'ovarite chronique,* un grand nombre d'auteurs comprennent aujourd'hui un état pathologique caractérisé par la *dégénérescence microcystique des follicules avec prolifération et sclérose du stroma inter-folliculaire, par l'épaississement néo-membraneux de l'albuginée, la rétraction et l'atrophie du parenchyme, par des dilatations vasculaires et la formation de petits foyers hémorragiques et, à l'occasion, de petits abcès.* Il y en a d'autres, et parmi eux *Hegar* (1), qui se font encore un scrupule de désigner cet état par le nom d'ovarite chronique.

Même en ne tenant pas compte de ce fait que cette dégénérescence microcystique des follicules est réellement assez souvent le résultat d'un processus inflammatoire, la désignation d'ovarite est justifiée d'une part par la fréquente intercurrence d'états phlegmasiques dans l'ovaire ainsi altéré, d'autre part par la combinaison non moins fréquente de l'état morbide de l'ovaire avec des inflammations du voisinage. Autrement il faudrait inventer une appellation nouvelle pour cette maladie, à laquelle nous avons si souvent affaire aujourd'hui, et dont la réaction sur la sphère génitale et la santé générale est si intense. La définition en est indispensable pour que l'on puisse s'entendre sur sa pathologie et son traitement (2).

Cette affection si curieuse s'observe dans des circonstances

(1) *Gynécologie opératoire,* III, p. 368.
(2) Beigel, *Wien med. Woch.* 1870, nos 7 et 8. — de Sinéty, *Arch. de physiologie,* 1878, n° 1.

très variées ; elle est rarement le produit d'une ovarite aiguë. On voit apparaître ses manifestations chez les femmes molles, mal nourries, à la suite d'un premier accouchement dont elles ne se sont remises qu'incomplètement. On constate chez elles un relâchement anormal et une tendance au prolapsus de tous les viscères pelviens, coïncidant avec une descente de l'ovaire. Dans d'autres cas l'ovarite chronique est le résultat de la surirritation sexuelle, surirritation où le rôle important, d'après mes observations, est joué non seulement par les rapports conjugaux immodérés, mais encore par la perversion dans la satisfaction des désirs vénériens. C'est là qu'il faut chercher l'explication du grand nombre d'observations d'ovarite chronique chez les personnes d'un certain âge et célibataires, et cela très souvent chez des maîtresses des différentes professions. L'affection gonorrhéique de la muqueuse génitale fournit un gros contingent d'ovarites chroniques. Celles-ci se développent encore chez les femmes atteintes d'un catarrhe génital chronique. Le début est insidieux ; le catarrhe, virulent ou non, s'étend à la trompe de Fallope et se propage de là au péritoine et à l'ovaire. Ce dernier se trouve enveloppé d'exsudats, sans que pour cela les manifestations morbides soient impétueuses ; ou bien il est tellement augmenté de volume, en cas d'exagération des accidents, qu'à la palpation on ne sent que très peu les masses exsudatives. *Tilt* (1) assigne à l'ovarite chronique une origine parfois syphilitique ; il fait ressortir, en outre, qu'elle se développe à l'occasion après les exanthèmes aigus et les fièvres rhumatismales.

Duncan (2) a observé l'ovarite chronique à la suite de la suppression des règles et de la blennorrhagie, ainsi que dans la convalescence consécutive aux avortements et après les opérations sur le col.

Le chiffre de **fréquence** indiqué par *Olshausen* (3) (12/900), me semble de beaucoup trop peu élevé, si j'en juge d'après mes propres documents.

L'affection n'est pas toujours double. Il y a des cas où l'un des

(1) *Diseases of menstr. a. ovarian inflammation*, Londres, 1880.
(2) *Edinb. med. Journ.* 1881, p. 193.
(3) *Die Krankh. der Ovarien*, 2° éd., 1886.

ovaires est et demeure quelque temps atteint de phlegmasie chronique ; celui-ci guéri, son congénère tombe malade à son tour ; et cette alternance peut se reproduire durant des années. Dans d'autres cas l'ovarite est bilatérale d'emblée, et il n'existe de différence entre les deux côtés que dans l'intensité du processus morbide. Dans d'autres cas encore j'ai vu l'un des ovaires rester sain pendant plusieurs années, alors que celui du côté opposé était notablement altéré par l'oophorite chronique. Il n'y a pas d'âge entre la puberté et la ménopause qui soit exempt de cette affection, et, en raison des considérations émises au début du chapitre, l'on s'explique aisément pourquoi elle atteint aussi bien les célibataires que les femmes mariées.

Anatomie pathologique. L'ovaire est le plus souvent un peu augmenté de volume ; il ne dépasse toutefois jamais la grosseur d'une bille de billard. Sa surface est inégale et bosselée, et l'albuginée épaissie par des fausses membranes. Cette dernière est soulevée par des follicules fortement distendus, de petites productions cystomateuses et des noyaux fibreux de petites dimensions. A la coupe on aperçoit parfaitement les follicules dégénérés remplis d'un liquide le plus souvent louche, quelquefois colloïde ou coloré par du sang. Le tissu conjonctif interstitiel est en voie de prolifération et présente par places des nodosités. Les follicules sont comprimés et détruits en grande partie ; quant aux vaisseaux ils sont tantôt dilatés, tantôt comprimés par l'infiltration embryonnaire massive de la trame connective. De plus, la rétraction inodulaire consécutive à la rupture antécédente des follicules est tellement accentuée qu'elle donne à l'ovaire un aspect irrégulier, multilobé. Cette altération peut être limitée à une portion seulement de l'organe, alors que le reste semble encore renfermer des tissus sains et des follicules à fonctionnement normal. La stase sanguine concomitante se révèle par les dilatations et les sinuosités veineuses du ligament. Le processus morbide tout entier est caractérisé par la coïncidence fréquente de *phénomènes d'irritation dans le péritoine environnant l'ovaire,* par conséquent d'une *périovarite.* Cette périovarite crée de larges adhérences entre le voisinage et la surface de l'ovaire dépouillé de son épithélium ; cette dernière se tapisse partout de couennes d'une épaisseur énorme, qui détruisent à leur tour les cellules épithéliales et amènent quelquefois un travail d'atrophie prononcé, surtout aux endroits où l'exsudation membraneuse et la rétraction cicatricielle sont les plus marquées.

L'ovarite chronique produit la plupart du temps une rétraction de l'infiltrat du tissu conjonctif, des étranglements, de l'atrophie et de la transformation régressive des petits follicules kystiques. Dans d'autres cas la métamorphose kystique continue son œuvre pour aboutir tôt ou tard à une véritable dégénérescence.

L'ovarite chronique peut guérir, avec retour de l'organe à l'état normal; cela n'est pas douteux. Mes propres observations m'ont démontré qu'une ovarite chronique double, ayant duré fort longtemps, peut rétrocéder et arriver à guérison, en permettant même par la suite la conception. Il faut admettre, dans ces cas, la conservation ou la restauration des follicules et une réfection de la surface de l'ovaire, sans laquelle d'ailleurs la déhiscence physiologique de la vésicule et l'immigration de l'ovule dans la trompe ne sont pas possibles. D'autres fois la guérison n'est complète que lorsque les troubles de nutrition inhérents à la formation des fausses membranes ont atrophié l'organe et lui ont fait subir une sorte d'involution sénile. C'est de cette façon qu'il faut expliquer les involutions précoces des organes génitaux et les vieillesses prématurées.

Les *symptômes* de l'ovarite chronique sont très variables. Souvent ils consistent simplement en une douleur siégeant dans l'un ou l'autre des côtés ou des deux à la fois, suivant que l'affection est simple ou double. Cette douleur est sourde et continue; elle est exagérée par les efforts, la cohabitation ou les difficultés de la défécation. D'autres fois elle est en rapport marqué avec la menstruation. Elle se développe jusqu'au moment de l'hémorragie qui, si elle est très abondante, en diminue notablement l'intensité, sans pour cela la supprimer complètement. Les règles une fois passées, elle reparaît après un intervalle plus ou moins long. Il est des femmes qui n'accusent qu'une sensation de malaise, tandis que d'autres éprouvent de vives souffrances qui ne font qu'augmenter de semaine en semaine.

Les douleurs s'irradient vers les cuisses et le sacrum, empêchent tout mouvement, enlèvent le sommeil et mettent les
malades dans un état de nervosité qui donne naissance à toutes
sortes d'accidents névralgiques même en dehors de la sphère
génitale. *Hegar* a donné un nom très approprié à ce groupe
de manifestations; il les appelle « *Symptômes lombo-médul-
laires* ». Elles consistent en douleurs, nausées, maux de cœur,
anorexie, irradiations douloureuses dans les membres inférieurs,
dysurie et dyschézie. Dans d'autres cas l'on constate les signes
de l'*irritation spinale* : migraine, névralgies éloignées et, si le
mal dure longtemps, si les soins et un régime moral convenable
font défaut, atonie mentale profonde; les malheureuses sont en
proie à l'hystérie, sans cependant que l'on trouve chez elles les
exagérations propres à cette affection. Ce sont précisément ces
troubles nerveux et les névroses avec accès convulsifs qui en
découlent, qui réclament un contrôle scrupuleux et une étude
des plus approfondie; car non seulement les divers tableaux
morbides se confondent souvent, mais l'exploration ne nous
fournit pas le moins du monde, au point de vue du substratum
anatomique des altérations, des données constantes quant à leur
étendue et à leur forme. Il en est ainsi même quand ces symptômes, grâce à l'aura qui les précède, à leur coïncidence avec le
fonctionnement de l'ovaire, à leur réveil possible par des irritations extérieures agissant sur cet organe même, quand ces symptômes, dis-je, paraissent être en relation intime avec les modifications ovariques. A l'occasion, on aura à se décider, dans les
cas de névroses graves se rattachant aux fonctions de l'ovaire, à
extirper ce dernier qui est la source du mal, et cela quoi qu'à
l'examen de l'organe les altérations semblent après tout minimes.

L'influence de *l'ovarite chronique* sur la menstruation n'a
rien de constant. Souvent l'hémorragie est profuse; dans d'autres
cas, elle est au contraire peu abondante. Le symptôme le moins
variable est le retour de violentes douleurs à l'époque des règles.
Ces douleurs offrent des exacerbations avec chaque nouvelle
phase d'augmentation du mal, et diminuent avec l'arrêt des altérations ovariques. A partir de ce moment l'écoulement menstruel
se fait sans souffrances pendant un laps de temps plus ou moins

long, pendant des années même, jusqu'à ce qu'une récidive de la phlegmasie ovarique ramène à nouveau les douleurs. (*Czempin.*)

Parmi les *symptômes,* il faut distinguer avant tout ceux qui sont en rapport avec les altérations pathologiques elles-mêmes, et qui par conséquent sont à peu près constants et moins intenses que ceux qui, apparaissant périodiquement à chaque menstruation, présentent des accès d'exacerbation presque typiques. Il sera difficile de séparer les manifestations de l'affection ovarique et celles de la péritonite concomitante. *Löhlein* (1) a publié récemment une observation dans laquelle la malade, dont le péritoine était absolument intact, présentait le soir des mouvements fébriles constants quoique légers, mouvements qui ne disparurent qu'après l'ablation des ovaires atteints de phlegmasie chronique.

L'affection ovarique, la périovarite, ne restent pas isolées; elles se compliquent généralement d'altérations tubaires; cela se comprend du reste, si l'on songe à l'étiologie du mal. Tandis que la trompe malade vient embrasser l'ovaire altéré par l'ovarite chronique, il se crée des combinaisons symptomatiques qui rendent la distinction d'autant plus difficile que, dans le cours de l'affection, les deux organes peuvent se souder, se fusionner complètement, comme ils ont d'ailleurs l'habitude de le faire.

Le *diagnostic* de l'ovarite chronique sera basé sur une palpation bimanuelle minutieuse. Cela paraît étrange de vouloir diagnostiquer des affections de l'ovaire par le palper du bas-ventre et spécialement de l'hypocondre. Alors même que l'exagération de la pression provoquerait les manifestations de l'ovarie de *Charcot,* nous considérons cependant qu'il est impossible de toucher un ovaire, situé dans la profondeur du bassin, par une simple pression extérieure sur le ventre. Ce n'est que grâce à une compression bimanuelle sérieuse et adroite qu'on peut espérer isoler l'utérus et les annexes de la glande ovarique, et c'est encore là une tâche bien difficile même pour des mains exercées. Les difficultés augmentent lorsqu'il existe des adhérences entre l'ovaire et le voisinage, surtout au début, lorsqu'il est

____

(1) *Ges. f. Geb. u. Gyn.* Mai 1885.

entouré par des exsudats péritonéaux. On ne commence à le
sentir que lorsque ceux-ci s'atrophient. Moins l'état morbide sera
accentué dans le voisinage et moins il sera prononcé dans l'ovaire,
plus on aura de chances de pouvoir palper et isoler ce dernier. Si
l'on y arrive, on sent la glande grossie, arrondie ou augmentée
dans son grand diamètre; elle est dure et presque toujours très
sensible. On distingue parfaitement la trompe située en haut et
en avant d'elle. Souvent l'ovaire est relié à l'utérus dont il touche la paroi latérale, supérieure ou inférieure. Dans d'autres cas
il est situé dans la profondeur du cul-de-sac de Douglas, ce
qui a fait dire à certains auteurs que c'était le déplacement de
l'ovaire qui était la source de tout le mal.

Plus l'involution ovarique fait des progrès, plus la glande s'in-
dure. A l'occasion on peut sentir quelques follicules isolés ayant
subi la dégénérescence kystique et qui donnent au doigt la sensation d'une vésicule distendue, élastique, ayant la grosseur
d'une noisette. Ce dernier signe, quelque certain qu'il soit, ne
nous donnera le droit de porter le diagnostic d'ovarite chronique
que s'il concorde avec les résultats de l'observation clinique.

Le *pronostic* n'est pas précisément favorable au point de vue
de la *restitutio ad integrum;* il est meilleur si l'on ne considère que l'amendement des accidents avec stérilité et ménopause
précoces.

Il est incontestable que l'ovarite chronique peut involuer d'une
façon complète si les conditions de milieu sont favorables et le
traitement approprié. Il y a des cas cependant où les accidents
augmentent de façon à résister à toutes les médications; dans
ces cas, la guérison ne peut être obtenue qu'en tarissant la
source du mal, c'est-à-dire en extirpant l'organe altéré.

Le *traitement* de l'ovarite chronique consistera essentiellement
en émissions sanguines abondantes, utérines ou abdominales, en
applications de vessies de glace et d'irritants cutanés, sous forme
de sinapismes et de vésicatoires, en purgatifs énergiques. On
traitera en même temps les catarrhes ou autres affections utérines
concomitantes. Dès que les phénomènes subaigus auront cédé,
on recommandera les injections vaginales d'eau à 40° R. et les
douches rectales de *Hegar*, l'emploi des préparations iodées et

des épithèmes de tourbe, quelquefois aussi les frictions avec
l'onguent gris. Dans la période d'involution on retirera d'excellents effets des eaux de Kreuznach (bains), des bains de tourbe
de Franzensbad ou d'ailleurs, mais surtout des eaux de Tœlz et
de Hall dans l'Autriche septentrionale. Une condition essentielle
de guérison c'est le repos sexuel, ce sont les soins et un régime
convenables. Au début il faudra éviter tout effort physique et ne
revenir aux occupations de tous les jours que progressivement.
Je n'ai pas observé de résultats bien appréciables de l'administration interne des préparations d'iodure et de chlorure d'or. Mes
documents à ce sujet ne sont pas nombreux, parce que toutes
mes malades furent atteintes, dès le commencement du traitement,
de troubles gastriques qui obligèrent à suspendre la médication.

Enfin, dans les cas où la réaction sur l'état général est très
profonde, la seule ressource consistera dans l'extirpation de
l'ovaire altéré et devenu impropre à remplir ses fonctions.

C'est *Hegar* qui, le premier, a usé de l'opération *largâ manu*.
Moi-même, je me suis décidé de bonne heure à considérer les cas
dont je viens de parler comme une indication d'ovariotomie.
Gusserow (1) et d'autres ne tardèrent pas à nous suivre.

A la fin de l'année 1886, je comptais vingt-cinq ovariotomies
nécessitées par l'ovarite et la périovarite. Deux seulement des cas
étaient exempts de complications. Dans les autres il y avait de la
pelvi-péritonite, de la salpingite, cette dernière restreinte à la muqueuse chez les unes, mais ayant chez les autres amené de la sténose et de l'atrésie avec rétention de sang, de sérosité et de pus.

Les vingt-cinq malades guérirent de leur opération. Je dus enlever treize fois les deux ovaires, douze fois un seul ; chez deux
opérées l'une des glandes, qui avait subi la dégénérescence kystique, avait été extirpée avec la trompe, très altérée également, un
an ou quinze mois auparavant ; à ce moment l'ovaire du côté
opposé et enlevé à la suite de la deuxième laparatomie, était
complètement sain.

Nous donnerons plus loin les renseignements sur le compte
des femmes privées de leurs deux ovaires.

(1) *Charité-Annalen*, IX,

Si en fin de compte on trouve, lorsqu'il s'agit d'ovarite chronique, le salut dans l'extirpation des organes dégénérés, on ne pourra pas, après ce qui vient d'être dit, parler de « Normal Ovariotomy » avec *Battey* (1). Il n'y a aucune indication qui permette d'enlever des ovaires normaux, et je m'associe complètement à *Hegar* (2) qui, en cas de névrose, regarde la présence d'un processus morbide du côté de l'ovaire comme la condition *sine quâ non* de la castration. C'est pour cela que ces cas appartiennent non au chapitre des *castrations*, mais à celui des ovariotomies. Toutefois on pourra songer à la castration dans ces cas-là aussi, si les troubles généraux se rattachent essentiellement aux fonctions ovariques, si chaque menstruation, chaque ovulation nouvelle s'accompagne des mêmes accidents, et s'il n'y a pas d'autre ressource, pour éviter le retentissement sur la santé générale, que la suppression de ces fonctions. Le pronostic de l'ovariotomie n'est pas plus défavorable dans ces cas que dans les autres.

2 — Néoplasmes de l'ovaire

On divise les néoplasmes de l'ovaire en trois catégories, suivant l'élément anatomique qui sert de base à leur développement (3). On distingue :

I — *Les tumeurs du tissu ovarique même :*

    a — *Tumeurs folliculaires, suivant le type hydropisie du follicule.*

    b — *Tumeurs glandulaires,* dont le type est le kyste.

(1) *Atlanta med. a. surgic. Journ.*, 1872.

(2) *Der Zuzammenhang*, etc. 1885.

(3) Röderer, *Progr. de hydrope ovarii*, Göttingen, 1762. — Hodgkin, *Med.-Chirurg. Tr.* XV. — Frerichs, *Göttinger Stud.* 1847, abth. i. — Virchow, *Das Eierstockscolloid.* — *Verhand. d. Gesellsch. f. Geb.* Berlin, 1848, III. *Wiener med. Woch.*, 1856, n° 12 et *Onkologie I. Deutsche klinik.* 1859, p. 169. — E. Martin, *Die Eierstockwassersucht*, Iéna, 1852. — Backer Brown, *On ovarian dropsy*, London 1872. — Spencer Wells, *On ovarian and uterin tumors*, London 1882, 3° éd. — Peaslee, *Ovarian tumors*, New-York, 1872. — Atlee, *General and different. diagnos.* Philadelphia, 1873. — Gallez, *Hist. des kystes de l'ovaire*, Bruxelles, 1873. — Köberlé, *Mal. des ovaires*, XXV. *Dict. de Jaccoud*, 1878. — Olshausen et Schroeder, *loc. cit.*

II — *Les tumeurs nées du développement de reliquats de rudiments fœtaux, tumeurs dermoïdes.*

III — *Les tumeurs résultant de la dégénérescence du tissu interstitiel, fibromes, carcinomes et sarcomes.*

Il est impossible, dans l'état actuel de la science, d'établir *l'étiologie* des néoplasmes ovariques. Le doute à ce sujet est d'autant plus profond que nous rencontrons le début de la forme néoplasique la plus commune, je veux parler de la dégénérescence kystique, déjà chez le nouveau-né et chez l'enfant. On considère aujourd'hui comme très probable que les commencements de l'évolution néoplasique coïncident avec l'époque du développement des conduits de *Pflüger* et des follicules, et qu'il faut par conséquent considérer ces tumeurs en quelque sorte comme congénitales. Il ne faut pas oublier que la formation des organes génitaux implique la participation du feuillet blastodermique supérieur et que, pour cette raison, il faut compter avec des dérivés de ce feuillet qui ne sont pas utilisés pour la formation physiologique de l'ovaire, et avec des portions du feuillet moyen. Rien de tout ce qui a été dit sur l'étiologie générale n'a la moindre valeur. *Scanzoni* (1) prétend avoir observé les tumeurs ovariques surtout chez les personnes ayant eu de la chlorose, et il assigne un rôle efficace à l'aménorrhée chlorotique, à la rupture incomplète des follicules. Cette hypothèse explique tout au plus la production de l'hydropisie des follicules de Graaf, mais non celle des kystes. D'après les nombreuses observations collationnées par *Olshausen* dans celles de *Peaslee, Spencer Wells, Kœberlé* et *Clay*, nous trouvons, sur un total de neuf cent soixante-six femmes atteintes de tumeurs de l'ovaire, trente-deux au-dessous de vingt ans, deux cent soixante-six entre vingt et trente, deux cent quatre-vingt-dix-huit entre trente et quarante, deux cent treize entre quarante et cinquante, cent cinquante-sept ayant plus de cinquante ans.

Le *kyste* se rencontre à tout âge, chez des enfants de quinze mois aussi bien que chez des femmes ayant dépassé quatre-vingts ans. Les excitations sexuelles ne paraissent pas avoir d'in-

(1) Scanzoni, *Beitr. z. Geb. u. Gyn.* V.

fluence bien évidente sur sa production. D'après *Scanzoni*, les tumeurs doubles seraient relativement fréquentes, quarante-neuf sur cinquante. *Schrœder* fait ressortir, et à juste titre, que les chiffres de *Scanzoni* jurent d'une part avec ceux des ovariotomistes, tels que *Spencer Wells*, qui n'ont enlevé les deux ovaires que vingt-cinq fois sur cinq cents; mais que, d'autre part, ils concordent avec le fait anatomique qui démontre que les cas sont très fréquents où la glande opposée au côté malade n'est pas complètement saine non plus et présente des altérations et des dégénérescences kystiques des follicules de Graaf. Seulement, la dégénérescence simultanée des deux ovaires, ou même le développement d'un kyste volumineux dans le second ovaire, après ablation du premier, sont rares; ce fait d'ailleurs se trouve confirmé par la statistique de *Scanzoni* elle-même, statistique qui ne comprend que quatre cas sur quatre-vingt-dix-neuf où il existait des deux côtés des kystes du volume au moins d'un œuf de poule. (*Schrœder*, l. c., p. 370.)

Ce sont les recherches de *Waldeyer* (1) sur les kystes de l'ovaire qui ont fait loi dans la classification des tumeurs du parenchyme ovarique.

I — *L'hydropisie du follicule* donne lieu au développement de tumeurs généralement peu volumineuses. Les poches hydropiques se pressent sous la surface de l'ovaire où elles viennent faire des saillies considérables, et constituer par l'hydropisie simultanée de plusieurs d'entre elles des tumeurs multiloculaires.

L'hydropisie folliculaire est un processus de rétention consécutif aux obstacles qu'opposent à l'évacuation normale de la poche, à la rupture, par exemple, de la vésicule, des néo-membranes péritonitiques ou des adhérences de l'ovaire avec les organes voisins. D'après quelques observateurs, ces kystes de rétention peuvent se développer également aux dépens de follicules rompus, aux dépens du corps jaune.

La paroi des tumeurs folliculaires simples renferme des tractus conjonctifs abondants, disposés en un réseau assez serré; elle est tapissée en dedans par des cellules épithéliales plates. A sa face

(1) *Arch. f. Gyn.* I, 1872.

externe elle est revêtue tout d'abord par l'épithélium de l'ovaire auquel vient s'ajouter, au cours de l'augmentation de volume du follicule, une couche de cellules épithéliales plates. Des vaisseaux gros et nombreux parcourent cette paroi qui ne contient ni invaginations glandulaires, ni végétations papillaires, à moins de dégénérescence kystique du follicule. *Rokitansky* (*loc. cit.*), le premier, et d'autres après lui, ont trouvé dans ces follicules des vestiges bien conservés ou en voie d'atrophie de l'ovule du follicule atteint.

Les follicules **hydropiques** n'atteignent que rarement un volume considérable. Ils sont le plus souvent de la grosseur du poing; mais on en a vu quelques-uns atteindre celle d'une tête d'homme. Ils présentent ce caractère spécial d'être tous uniloculaires. Leur contenu est purement séreux et n'a que peu de tendance à l'excrétion. Il s'y trouve peu d'albumine, et de paralbumine point. Cette hydropisie aboutit, après une évacuation unique, à l'involution spontanée et à la guérison de la poche.

II — **Les kystes de l'ovaire** doivent être considérés comme des **adénomes** à caractère épithélial accentué. Ils se développent aux dépens de la substance glandulaire, aux dépens en partie du stroma connectif, en partie de l'endothélium. Il est impossible de déterminer avec certitude à quelle époque de la vie s'opère cette transformation ; il est cependant probable qu'elle se fait de très bonne heure. Les kystes résultent du ramollissement central des tubes glandulaires; en même temps il se produit des kystes secondaires par le développement d'espèces de culs-de-sac dans la paroi des glandes. Ces sortes de processus peuvent être isolés ; d'autres fois on rencontre plusieurs foyers l'un à côté de l'autre. Par suite de l'accroissement du contenu et de l'augmentation de pression, les parois du kyste se rompent; les cavités juxtaposées confluent, et il se forme en fin de compte une grande poche unique, uniloculaire. D'après *Waldeyer* les kystes uniloculaires se développent toujours de cette façon, ainsi que le démontrent les traces d'organisation trabéculaire parfois à peine indiquée sur les parois des poches. Au fur et à mesure de leur évolution, ces kystes se pressent sous la surface de l'ovaire, se rompent et déversent leur contenu dans la cavité abdominale.

La poche elle-même s'atrophie, alors même qu'une nouvelle poussée du processus morbide la fait végéter quelque temps encore.

Les kystes subissent deux genres de transformation absolument distincts l'un de l'autre. Le développement dans les parois d'*invaginations glandulaires* crée le *kyste proliférant glandulaire*. Lorsque c'est le *tissu conjonctif qui prolifère*, l'on a affaire au *kyste proliférant papillaire*.

La base de ce dernier, en tant que prolifération conjonctive, est naturellement la plus résistante. Les proliférations conjonctives forment des saillies verruqueuses à la face interne du kyste, tantôt très éloignées les unes des autres, tantôt réunies en amas serrés et constituant ainsi d'assez grosses végétations papillomateuses. Elles peuvent finalement arriver à remplir toute la cavité kystique. En présence de leur tendance prononcée à la dégénérescence maligne, tendance démontrée par les travaux de *Marchand*, on ne sait encore jusqu'à quel point il faut ranger ces papillomes dans le groupe néoplasique qui nous occupe. Ce qu'il y a de certain, c'est qu'on les rencontre très souvent associés à de l'ascite et à des végétations du même genre disséminées sur le péritoine.

Les deux formes de kystes peuvent se combiner, se développer l'une à côté de l'autre dans le seul et même ovaire et fusionner ensuite. De même elles peuvent se produire l'une après l'autre, toujours dans le même ovaire, fait qui démontre, du moins en partie, le polymorphisme des tumeurs ovariques. La dégénérescence maligne ultérieure de ces néoplasmes donne naissance à ces tumeurs hybrides qui restent parfois une énigme pour l'observateur (1).

L'une des particularités les plus caractéristiques de ces tumeurs est la variabilité de leur volume et de leur consistance. La plupart du temps elles se développent aux dépens de la cavité abdominale. Leur base demeure toujours le ligament large, et c'est précisément

(1) FRIEDLANDER, *Beitr. z. Anat. der Cystovarien*, thèse de Strasbourg, 1876. — MARCHAND, *Beitr. zur Kenntniss der Ovarialtumoren*. Halle, 1879. — COBLENZ, *Virchow's Arch.*, 82 et 84 et *Zeitschr. f. Geb. und Gyn.*, 1882, VII. — FLAISCHLEN, *Zeitschr. f. Geb. u. Gyn.*, VI et VII. — ROKITANSKY, *Lehrb.* III, p. 48.

à ce niveau qu'elles présentent le plus de polymorphisme. En cas de tumeurs un peu considérables, le ligament large reste rarement indemne, même en ne tenant pas compte de l'augmentation des vaisseaux en cet endroit. Habituellement ce ligament participe au processus néoplasique, en même temps que la trompe et le ligament ovarique. Il peut arriver que sa base seule y prenne part, en servant de point d'insertion à la tumeur; mais en règle générale le ligament large est considérablement étendu. L'ovaire, en pénétrant au fur et à mesure de son développement entre les feuillets du ligament large, arrive assez souvent à prendre position au-dessous de la trompe. Celle-ci augmente de volume très fréquemment aussi, et il n'est pas rare de la voir dépasser de beaucoup sa longueur normale. Les franges se perdent à la surface de la tumeur ou bien communiquent avec les kystes; il peut même se créer une communication directe entre le canal tubaire et les kystes ovariques (1). Ces poches tubo-ovariques peuvent amener une communication permanente du néoplasme de l'ovaire avec l'oviducte et la cavité utérine, de sorte que le contenu du premier se déverse de temps en temps à l'extérieur. D'autres fois on trouve dans le pédicule de la tumeur deux replis absolument distincts qui se dirigent du côté de l'utérus; l'un est constitué par la trompe, l'autre par le ligament ovarique. Latéralement on voit le ligament infundibulo-pelvien, fortement étendu, transformé en un ligament à arête aiguë. Le développement en longueur de ce *pédicule* est très variable. Il peut atteindre des dimensions extraordinaires; dans d'autres cas, il se fait surtout en masse. Quoi qu'il en soit, les adhérences de la surface des tumeurs avec les organes voisins, la torsion du pédicule, peuvent amener des modifications sur lesquelles je reviendrai plus loin (2).

Ordinairement les kystes simples possèdent de gros vaisseaux qui y pénètrent par la base de l'ovaire et qui ne sont autre chose que des branches de l'artère utéro-ovarienne.

Grâce aux dimensions relativement restreintes de leur point

(1) Blasius, *De hydrope profluente*, Halle, 1834. — Burnier, *Zeitschr. f. Geb. u. Gyn.*, V, p. 357 et VI, p. 87. Voyez également notre chapitre : Maladies des trompes.
(2) Werth, *Arch. f. Gyn.* XV, p, 412.

d'attache, les tumeurs ont une mobilité considérable, principalement en haut, du côté de la grande cavité abdominale.

Quant *aux parois*, elles sont constituées par des couches épaisses, plus ou moins nombreuses, de tissu conjonctif, qui renferment des vaisseaux de grosseur et de nombre variables. La surface interne des *kystes glandulaires* est tapissée d'une couche unique de cellules plates cylindriques ; la surface externe présente, dans les endroits non recouverts par le péritoine ou des membranes exsudatives, un revêtement de cellules épithéliales plates et délicates. Ces parois sont parsemées d'invaginations glandulaires qui augmentent considérablement l'étendue de la cavité et contribuent pour une large part à la réplétion de cette dernière. *Dans les tumeurs papillaires,* on trouve la surface interne de la poche garnie de saillies verruqueuses, qui sont, à l'occasion, tapissées d'épithélium vibratile, et qui possèdent une base conjonctive fortement vascularisée. En s'étendant d'une façon dendritique, elles peuvent arriver à occuper la cavité de la tumeur tout entière. Ces sortes de papilles, ainsi que les extrémités des glandes qui prennent la forme vésiculaire, peuvent soulever la surface externe du kyste et engendrer à cette surface des bosselures et des proéminences, des saillies verruqueuses et des noyaux de formes multiples.

La *quantité du contenu des kystes* est éminemment variable. Ils renferment tantôt quelques grammes, tantôt quelques litres de liquide. J'ai enlevé, dans un cas de ma clientèle, trois grands seaux de liquide d'une tumeur de ce genre. Celui-ci coule assez facilement en général ; il mousse au moment de l'évacuation, a une apparence colloïde, tache le linge et l'empèse ; il est transparent, a une réaction neutre et un goût fade ; son poids spécifique est peu élevé, sa coloration d'un jaune verdâtre avec nuances. La couleur dépend du reste du mélange avec d'autres substances, surtout avec du sang. Cette masse liquide renferme de nombreuses cellules épithéliales ayant subi la dégénérescence graisseuse ; elle est troublée par des produits de coagulation qui y flottent sous forme de nuages, qui recouvrent les parois de dépôts épais ou qui tombent au fond du verre après l'évacuation. Sa densité varie entre 1010 et 1025, les matières extractives entre 50 et 100 %. Les travaux les plus complets sur la composition du liquide kystique sont ceux d'*Eichwald*, dont la table fait loi encore aujourd'hui (1).

Spiegelberg assignait autrefois une grande importance à celui des éléments du liquide kystique qui porte le nom de *paralbumine*. Cette paralbumine se transforme en albumino-peptone et perd ainsi la faculté de se coaguler sous l'action de la chaleur. La transformation en albumino-peptone et en métalbumine lui enlève également d'une façon progressive la propriété d'être précipitée par les acides minéraux. J'ai soumis à une analyse approfondie un grand nombre de liquides d'origine ovarique incontestable, et cela avec le concours de véritables autorités en chimie ; toujours j'ai constaté, comme d'autres auteurs du reste, que la présence des diverses sortes d'albumine a quelque chose de tellement inconstant qu'il n'est pas possible de se servir des résultats de l'examen pour l'établissement du diagnostic. *Spiegelberg* lui-même avait déjà déclaré que la paralbumine ne se rencontrait pas toujours ; il considérait même cette absence comme un signe de métamorphose régressive commençante des tumeurs ovariques. A ce dernier point de vue je n'ai également obtenu que des résultats négatifs, de sorte que je ne puis accorder aucune valeur aux réactions de la paralbumine.

Le liquide ovarique, vu au microscope, renferme une masse de cellules épithéliales, souvent graisseuses, détruites ou ayant subi la dégénérescence colloïde ; des détritus en grande quantité ; des cellules granuleuses ; des globules sanguins ; des amas de pigment, restes d'hémorragies antérieures intrakystiques, enfin des cristaux rhomboïdaux de cholestérine (2).

Ce liquide n'est autre chose que le produit de sécrétion des glandes du kyste. Celles-ci se remplissent rapidement et la pression de leur contenu devient telle, qu'elle fait éclater les parois qui

---

(1) Colloïdentartung der Eierstöcke. *Würzb. med. Zeitschr.* 1864, V, p. 270.

(2) Fontenelle, Analyse de quelques substances contenues dans les ovaires. *Arch. gén. de méd.* 1824, XV. — Méhu, *Ibid.*, 1859, XIV. — Atlee, *Diagn. of ovarian tumors.* — Spencer Wells, *loc. cit.* — Waldeyer, *Arch. f. Gyn.* I, p. 266. — Spiegelberg, *Monatsschr. f. geb.*, p. 34 ; *Arch. f. Gyn.*, III, p. 271 ; *Volkmann's Samml. Klin. Vortr.*, n° 55. — Huppert, Ueber den Nachweis der Paralbuminurie. *Prag. med. Wochens.* 1876, 17. — Foulis, *Edinb. med. Journ.* août 1875, p. 169. — Knowsley Thornton, *Med. Times and Gaz.*, avril 1875 et mai 1876.

séparent les kystes ou les follicules les uns des autres, et quelquefois même l'enveloppe extérieure. A ce moment il peut se produire des poussées sécrétoires par accès, ou bien le travail de
sécrétion cesse complètement.

Quant à *l'histoire du développement des kystes*, il est certain
que la plupart d'entre eux doivent être regardés comme d'origine
congénitale et comme étant demeurés latents dans la période précédant la puberté. Ce n'est qu'exceptionnellement qu'on peut observer, à un âge ultérieur, les premières phases d'évolution de la
dégénérescence kystique des ovaires. Dans la majorité des cas les
tumeurs, après avoir rempli le petit bassin, en émergent au fur et
à mesure de leur accroissement. Cette voie leur est imposée par
la configuration infundibuliforme du pelvis. Dans les cas seuls où
la base des kystes est intraligamenteuse (fait congénital), les tumeurs pénètrent en même temps dans la cavité abdominale et
sous les feuillets du ligament large (1). Dans ces cas elles soulèvent le péritoine, occupent toute la cavité pelvienne et s'accroissent, comme je l'ai observé fréquemment, surtout sous le cæcum.
D'autres fois elles arrivent sous la base assez courte de l'S iliaque.
Rarement elles se développent vers la partie antérieure, de façon
à se rapprocher de la vessie. *Olshausen* a observé un cas où le
néoplasme s'était insinué entre le rectum et le vagin. Les kystes
qui se développent entre les feuillets du ligament large et s'avancent en même temps dans la cavité abdominale sont peu nombreux. L'insertion péritonéale y ressemble à une collerette, et, dans
deux cas observés par moi, il y avait un étranglement visible de la
tumeur grosse comme une tête d'homme, au niveau de son émergence de l'enveloppe péritonéale.

En immigrant dans la cavité abdominale, *les tumeurs arrivent
nécessairement en contact avec les organes renfermés dans
cette cavité.* Elles peuvent demeurer longtemps à côté de ceux-ci,
libres et sans adhérences. Mais ce n'est pas là l'éventualité la plus
fréquente. D'après mes propres documents du moins, les cas où
il existe des soudures des plus étendues et des plus variées, sont
bien plus nombreux que les précédents.

(1) Freund, *Berl. Kl. Woch.*, n° 28. — Kaltenbach, *Zeilschr. f. Geb. und Frauenkrankh.* 1876, p. 537.

Ces *adhérences* se développent entre la surface du néoplasme et le péritoine pariétal, mais plus souvent encore avec le feuillet viscéral, qu'il s'agisse de la séreuse intestinale ou du mésentère. Elles sont encore plus fréquentes entre le péritoine et la surface de la trompe. Ce sont tantôt de simples accolements par disparition du liquide interposé, tantôt de véritables soudures inflammatoires. Entre la tumeur et la paroi de soudure on voit circuler d'innombrables vaisseaux d'un calibre parfois tout à fait extraordinaire et qui plus tard, en cas d'interruption de la circulation dans le pédicule, peuvent se charger de la nutrition de la masse néoplasique (*Hofmeier*) (1). Si celle-ci se développe davantage, il peut se produire des adhérences avec le foie ou tout autre organe abdominal, si éloigné qu'il soit ; et ces adhérences peuvent devenir tellement intimes qu'à l'autopsie on a la plus grande peine à délimiter les organes intéressés. Finalement les adhérences peuvent s'étendre sur la surface de la tumeur tout entière, qui entre alors en communication vasculaire intime et simultanée avec la totalité des viscères abdominaux.

Pendant que la surface de la tumeur devient le siège de ces diverses modifications, *la masse néoplasique elle-même est loin de rester stationnaire* (2) ; et les altérations qui y surviennent ne se bornent pas aux transformations déjà indiquées dans le liquide kystique.

Il n'est pas rare d'observer des *hémorragies* dans les poches kystiques. Le sang vient occuper çà et là de petits espaces ; mais il peut également remplir complètement des kystes très volumineux. Ces hémorragies se produisent à la suite de solutions de continuité déterminées par des ébranlements, même minimes, du ventre, ou encore grâce à l'érosion de certains vaisseaux englobés dans l'ulcération des parois interkystiques, ou enfin consécutivement à des lésions directes, à des ponctions, etc. Un pareil épanchement donne naissance à tous les symptômes d'une hémorragie interne et d'une anémie menaçante. En outre il peut devenir le point de départ d'une décomposition rapide, de sorte que si les malades

---

(1) Hofmeïer, *Zeilschr. f. Geb. u. Gyn.*, V.

(2) Schrœder, *loc. cit.* — Hegar et Kaltenbach, *Gynecol. Oper.* III, p. 237. — Olshausen, *Centralbl. f. Gyn.* 1884, n° 43.

ne succombent pas immédiatement à l'anémie elles périssent plus tard au cours et sous l'influence même de cette décomposition.

Le contenu de la tumeur, altéré ou non, *peut, à la suite de la rupture de la poche, être déversé au dehors, c'est-à-dire dans la cavité abdominale ou dans des organes adhérents à la tumeur.* La poche est-elle uniloculaire ou ne renferme-t-elle que peu de lacunes, la rupture peut donner lieu à une sorte de guérison, car le *liquide évacué est presque toujours résorbé par le péritoine avec une promptitude étonnante.* J'ai vu un cas où la rupture avait eu lieu très tard dans la soirée et où il n'y avait plus trace de l'épanchement le lendemain matin. La malade éprouva de violentes envies d'uriner et elle évacua, sous l'influence d'un ténesme continu, plusieurs litres d'une urine claire et pour ainsi dire sans odeur, qui malheureusement n'a pu être analysée.

Il est évident que la résorption n'est pas toujours aussi rapide ni aussi complète. Elle peut même s'arrêter, et alors les malades, probablement incapables de résorber ce liquide, succombent aux symptômes du collapsus. On comprend que ces ruptures provoquent, à l'occasion, des déchirures vasculaires, et que dans ce cas le liquide kystique déversé dans la cavité abdominale contienne du sang. Les parois de la poche vidée s'affaissent, involuent et s'atrophient. Dans le cas cité ci-dessus, je trouvai la masse kystique sous forme d'un épaississement peu résistant sur le plancher de la cavité de Douglas. Lorsque la rupture n'a pas amené une évacuation complète de tous les espaces kystiques, la poche se remplit à nouveau et la tumeur acquiert bientôt son développement primitif.

Les *kystes rompus* superficiels subissent une protrusion complète sous l'influence de la pression qu'exercent sur eux les kystes nouveaux qui se développent dans la profondeur. Cela a lieu surtout pour le *kyste proliférant papillaire*. Ces sortes d'ectropions ont l'aspect de grosses verrues qui dépassent comme des champignons la surface avoisinante de la tumeur. Ce sont ces productions verruqueuses qui ont une tendance spéciale à infecter le péritoine, alors qu'elles ne rentrent elles-mêmes que rarement en relations intimes avec les parties du péritoine avec lesquelles elles sont en contact. (*Marchand*).

Le *pédicule* prend naturellement une part très grande aux altérations qui atteignent la tumeur ovarique. Cet organe si vasculaire, en raison même de sa grande étendue, a une prédisposition spéciale à se tordre autour de son axe longitudinal (1). Il est parfois assez long pour suffire à plusieurs tours de spire. Sa position et son étendue n'ont qu'une influence peu considérable sur la mobilité de la tumeur; c'est ainsi que celle-ci subit des mouvements de torsion à l'occasion d'ébranlements abdominaux, de mouvements quelconques de la malade, de contractions péristaltiques violentes et surtout de tentatives énergiques de palpation abdominale. Les conséquences de cette torsion ne sont pas toujours, mais sont assez souvent fatales à la femme. Parfois le pédicule supporte sans dommage des torsions multiples ; mais il est des cas, très rares il est vrai, où le point de torsion devient le siège d'un travail inflammatoire; le pédicule se rompt et la tumeur devient libre dans la cavité abdominale. La marche de ce processus se termine-t-elle progressivement sans phénomènes graves, la tumeur demeure à peu près sans modifications, du moins si le système vasculaire des adhérences établies entre la surface et les organes voisins est suffisamment développé pour pouvoir suffire à sa nutrition. Mais le plus souvent les conséquences de ce processus sont une décomposition rapide du kyste et d'autres troubles délétères.

La torsion du pédicule amène, plus souvent encore qu'une rupture complète de ce dernier, l'occlusion des vaisseaux qui y circulent et consécutivement la destruction de la tumeur. Tout d'abord, il survient des hémorragies dans la masse néoplasique; le contenu kystique, accru par l'addition du sang, se décompose et se transforme en sanie, quoique l'on ne puisse s'expliquer la pénétration ou la naissance sur place des agents putrides; les parois se rompent et la poche se vide dans la cavité abdominale. Les malheureuses femmes succombent soit à l'anémie, soit à une péritonite à marche plus ou moins rapide.

(1) WERTH, *Arch. f. Gyn.*, XV.

Indépendamment de ces torsions du pédicule, les kystes peuvent devenir le siège de processus phlegmasiques qui sont suivis de suppuration, de destruction complète de la poche (1).

Une altération assez fréquente, paraît-il, consiste dans *la communication du kyste ovarique avec le canal tubaire.* La trompe est tombée malade, dans ces cas, en même temps que l'ovaire. Ses franges se soudent à la tumeur naissante, la paroi intermédiaire disparaît sous la pression exercée par l'accroissement des masses néoplasiques, et trompe et ovaire se fusionnent en fin de compte pour former une tumeur unique, un *kyste tuboovarique,* dont les parois gardent les vestiges de leur développement antérieur (2). (Pour plus de détails, voir plus haut, page 466.)

La tendance à l'accroissement si accentuée des tumeurs ovariques s'éteint parfois d'une façon spontanée. Ces tumeurs deviennent alors le siège d'un *processus régressif.* Non seulement elles cessent de se développer, mais leur contenu s'altère; les matières solides se séparent et vont recouvrir d'une sorte de couenne la face interne de la poche. Des kystes ainsi altérés peuvent encore diminuer de volume par la résorption partielle de leur contenu.

Une autre forme de métamorphose régressive est la *dégénérescence graisseuse des kystes.* Les cellules épithéliales se stéatosent et se reproduisent incomplètement; celles qui sont éliminées sont détruites et se décomposent. Le même travail se fait dans les couches conjonctives des parois, sous l'influence de tout facteur capable d'en troubler la nutrition, donc surtout sous celle de l'*augmentation du contenu kystique.* On ne rencontre que rarement dans les kystes des dépôts de calcification.

On a déjà mentionné la possibilité pour les kystes de subir la *dégénérescence carcinomateuse,* qu'il ait existé antérieurement ou non des excroissances papillaires. Une proportion assez con-

---

(1) Schrœder, *Handbuch.*, 7° éd., p. 391.

(2) Blasius, *loc. cit.* Halle, 1831. — Richard, *Bullet. génér. de Thérapeutique,* 1857 et *Mémoires de la Soc. de Chirurgie,* 1853, III. — Labbé, *Bullet. de la Soc. anat. de Paris,* 1857. — Hennig, *Monatsschr. f. Geb.* Vol. XXVIII, p. 128. — Spencer Wells, *loc. cit.*, p. 35. — Burnier, *Zeitschr. f. Geb. u. Gyn.* V et VI. — Runge et Thoma, *Archiv. f. Gyn.* 28, p. 72.

sidérable de kystes ovariques se transforment en carcinomes, le plus souvent d'une façon primitive, rarement en cas de dégénérescence cancéreuse simultanée d'autres organes (1). Les causes de cette dégénérescence sont encore inconnues; en tous cas l'influence de la grossesse ne paraît pas ausssi considérable qu'on a bien voulu le dire.

La dégénérescence carcinomateuse fait des progrès très rapides; elle se propage au péritoine, aux intestins, au mésentère et amène la mort avant que l'ulcération n'ait atteint la tumeur dégénérée elle-même (2).

Les *symptômes des néoplasmes ovariques* sont jusqu'à un certain point de leur développement assez inconstants. Bien souvent les femmes ne s'aperçoivent de l'existence de la tumeur qu'au moment où l'augmentation de volume du ventre fait supposer une grossesse à l'entourage, grossesse sur laquelle il s'agit d'avoir des renseignements certains. D'autres fois la découverte est tout à fait fortuite, sans cause appréciable. Ces tumeurs ont évidemment été silencieuses au début, et alors même qu'elles remplissent presque la cavité abdominale, beaucoup de malades ne peuvent encore donner des indications précises sur les phénomènes déterminés par elles. Il y a des femmes qui dès le commencement se plaignent de malaises, de tension, de plénitude abdominale. Les petits accidents du côté de la vessie et du tube intestinal disparaissent parfois tout d'un coup et pour quelque temps, après que la malade a pris pendant longtemps des purgations répétées; cela s'explique par l'ascension de la tumeur dans la cavité abdominale où elle trouve toute latitude pour se développer. D'autres fois les kystes s'accompagnent, dès les premiers temps de leur évolution, d'accidents violents, parfois même très graves. Les malades ressentent de bonne heure des douleurs s'irradiant dans le côté, une sensibilité très grande des parois abdominales situées au-dessus de la tumeur, etc. Alors même que ces symptômes disparaissent au cours du développement du néoplasme, le soulagement n'est que de peu de

(1) Cohn, *Zeitschr. f. Geb. u. Gyn.* XII. — Léopold, *Deutsche med. Woch.* 1887, n° 4.
(2) Köberlé, *Gaz. hebdom.* 13 juillet 1886. — A. Martin, *Berl. Kl. Woch.* 1878, n° 12.

durée; car bientôt les phénomènes de compression et de réplétion reparaissent à la suite de l'augmentation de volume de la tumeur kystique.

Lorsque les annexes tombent malades, l'utérus participe très souvent au processus pathologique, et l'on rencontre fréquemment dans les affections ovariques des symptômes d'endométrite et de métrite chroniques. Parmi les autres manifestations morbides il convient de citer les menstruations profuses (1), quoique indolores. La suppression des règles dans la dégénérescence kystique des ovaires est relativement rare. Toutes ces malades sont d'habitude phtisiques ou deviennent une proie facile pour la cachexie.

Les femmes qui présentent des hémorragies cataméniales profuses, ont en même temps des écoulements leucorrhéiques abondants pendant la période intermenstruelle, de sorte qu'elles se plaignent des symptômes d'une endométrite intense. Ces règles qui, nous l'avons déjà dit, ne sont pas d'habitude le moins du monde douloureuses, peuvent cependant s'accompagner de vives souffrances dans le cas où l'accroissement de la tumeur a provoqué une sorte d'incarcération de la matrice. Quant à la compression exercée sur la vessie, elle donne lieu à de fréquentes envies d'uriner ; mais grâce à la souplesse du réservoir urinaire, celui-ci peut, de même que dans la grossesse, se développer vers l'un ou l'autre des côtés et ne pas souffrir du tout dans son fonctionnement, même lorsqu'il s'agit de néoplasmes très volumineux. Ce n'est qu'en cas de tumeurs énormes, alors que le contenu tout entier de la cavité abdominale est comprimé, qu'il survient parfois de l'émission involontaire des urines et que ce symptôme vient dominer la scène séméiologique.

L'intestin souffre presque toujours de la dégénérescence de l'ovaire. Celle-ci donne naissance à une atonie intestinale des plus pénibles qui, associée à l'oblitération du calibre, gêne considérablement la digestion et exerce une influence fâcheuse sur la nutrition.

C'est un phénomène bien connu que l'émaciation des femmes atteintes de tumeurs ovariques ; les traits du visages surtout

---

(1) Czempin, *loc. cit.*

sont tellement tirés, qu'on parle aujourd'hui du facies ovarique. Reste à savoir si l'amaigrissement est le résultat de la soustraction faite à l'organisme par la tumeur, des éléments servant à sa nutrition, ou si elle n'est pas due plutôt aux troubles permanents de la digestion. L'amaigrissement est souvent en contraste frappant avec le développement du ventre, à la surface duquel on observe les plexus veineux supplémentaires bien connus ; en même temps il y a de l'œdème des extrémités inférieures, des palpitations cardiaques, le tableau en somme d'une cachexie générale.

Les accidents ultérieurs sont provoqués ordinairement *par des modifications qui surviennent à la surface ou dans le contenu de la tumeur.* Les adhérences superficielles gênent le fonctionnement des organes intéressés ; le moindre mouvement, le moindre changement de position au lit devient douloureux si la tumeur a contracté des adhérences avec la paroi abdominale. Les symptômes sont surtout prononcés du côté des intestins ; on observe des coliques violentes, du tympanisme, de la flatulence, des vomissements, des souffrances vives et continues du côté du péritoine, et, lorsque la tumeur refoule le diaphragme, des troubles de la circulation et de la respiration.

Presque toujours les symptômes indiqués ci-dessus ont une marche graduelle et exercent une influence progressive sur la santé générale ; ce n'est que l'apparition d'accidents aigus qui éveille l'attention de la malade et de son entourage en leur faisant comprendre toute l'étendue du mal. Ces troubles intercurrents résultent le plus souvent d'états irritatifs du *péritoine,* qui précèdent les adhérences et présentent les manifestations ordinaires de la péritonite.

Les *ruptures* se révèlent par l'apparition de signes de collapsus très aigus, sans cependant que ceux-ci prennent une forme excessivement menaçante. Quant aux *hémorragies* intra-kystiques, à la *suppuration* et à la *décomposition* du contenu de la tumeur, elles déterminent nécessairement une anémie grave, de la fièvre hectique et une prostration rapide des malades. Au surplus la marche des néoplasies ovariques est souvent extrêmement lente et dure de longues années. Quelquefois au contraire l'augmentation de volume de la tumeur est des plus rapide. Les poussées aiguës d'accroissement, greffées sur un développement lent d'habitude, dépendent d'altérations survenues dans la masse kystique ou bien marquent l'apparition de la dégénérescence maligne dans une tumeur à caractère bénin jusqu'alors.

Sans tenir compte des variations de la santé occasionnées par les différentes modifications que subit la tumeur, il n'y a pas à nier que même les kystes ovariques les plus simples ne puissent faire périr les malades. Dans ces cas celles-ci meurent en proie à une cachexie profonde, ou sont enlevées rapidement par les catarrhes bronchiques ou intestinaux les plus légers, ou encore par des accidents en connexion avec la néoplasie elle-même, par des thromboses, de la gangrène, des escarres, etc.

L'influence des néoproductions ovariques sur la *vie sexuelle* de la femme est des plus variable ; quoique la *stérilité* accompagne fréquemment le développement des kystes ovariques, il est des cas où l'aptitude à la conception n'est aucunement entravée. J'ai observé bien des cas où la grossesse suivit l'ablation d'un ovaire dégénéré, le second qui était sain ayant été conservé. J'ai vu une femme qui devint enceinte après avoir subi une ovariotomie simple et une ponction de l'autre ovaire pour un kyste du volume d'une grosse noix. (Voir plus bas pour la résection partielle de l'ovaire.)

Tant que les kystes ovariques sont d'un petit volume et ne restent pas enclavés dans le petit bassin, la grossesse peut incontestablement suivre son cours à côté du néoplasme et la parturition s'opérer d'une façon normale. Ce n'est que quand ces tumeurs, arrivées à un développement considérable, gênent le développement de l'utérus gravide, amènent une distension trop forte de l'abdomen et mettent par conséquent en péril la malade, ou encore quand, enclavées dans le petit bassin, elles mettent obstacle à l'expulsion de l'enfant, ou enfin quand dans les tumeurs elles-mêmes il se produit des altérations délétères, que la situation devient grave. Il semble que les néoplasmes de l'ovaire augmentent de dimension sous l'influence de la grossesse ; l'accouchement lui-même est une cause occasionnelle fréquente de torsion du pédicule, d'hémorragies intrakystiques ou de décomposition du contenu de la tumeur. En tous cas il est certain que les processus phlegmasiques pendant la période des couches donnent naissance à un travail de décomposition dans les kystes de l'ovaire.

Les recherches récentes, nous le répétons, montrent l'extrême fréquence de la *dégénérescence carcinomateuse* des tumeurs au début tout à fait bénignes. On ne peut pas encore établir de conclusions sans appel à ce sujet ; il semblerait cependant que les formes *papillaires* ne seraient pas seules le premier degré de l'acheminement de la masse néoplasique vers la malignité, et que les formes *glandulaires* auraient une prédisposition des plus suspectes à la récidive et à la transformation maligne ultérieure.

L'introduction en gynécologie de l'exploration bimanuelle a considérablement facilité le *diagnostic* des tumeurs ovariques. Aujourd'hui on les diagnostique avec certitude, avant qu'elles ne remplissent la cavité abdominale tout entière. Tant qu'elles sont situées dans la profondeur du bassin, on arrive facilement en général à les délimiter par rapport à la matrice. Il n'y aura pas d'erreur possible si elles sont mobiles, si elles partent du niveau ordinaire de l'ovaire, et si à côté d'elles on ne trouve point d'organe ressemblant à ce dernier. L'appréciation sera plus difficile si la masse kystique a contracté des adhérences avec le voisinage, si cette masse, soudée à l'utérus, a dévié celui-ci et a subi elle-même un déplacement anormal, par suite d'un mouvement de torsion sur son axe. Dans ces cas il faut tout d'abord chercher à isoler la matrice, fût-ce au moyen du chloroforme et avec l'aide de la sonde ; puis on cherchera à sentir les organes qui correspondent aux ovaires, non seulement par l'exploration vaginale, mais encore par le toucher rectal. On pourra encore avoir recours à la descente de l'utérus au moyen de la pince à mors (*Hegar*) ou au soulèvement de la tumeur tel que le recommande *Schultze* (1). La plupart du temps on réussit ainsi à établir le siège de la tumeur, à explorer sa surface, à se rendre compte de sa consistance, de sa grosseur et de l'état du pédicule.

(1) *Centralbl. f. Gyn.* 1879, n° 6, et 1880, n° 1,

Je tiens à faire remarquer qu'une palpation minutieuse des diverses parties de la tumeur, et les tentatives destinées à édifier un diagnostic exact exigent les plus grandes précautions. Trop souvent ces explorations déterminent des lésions ou des déchirures d'adhérences délicates, la rupture de kystes superficiels, surtout de kystes tubaires ou tubo-ovariques situés à côté de l'utérus. Trop souvent j'ai eu à opérer des tumeurs à la suite de destruction précoce, de ruptures et de phlegmasies aiguës dues à ces tentatives, dans des cas où le désir seul d'une démonstration claire et complète avait été le mobile des investigations. Il est vrai que jusqu'à présent j'ai toujours réussi, grâce à une laparatomie immédiate, à conjurer les accidents et à rendre inoffensifs l'épanchement de sang ou de pus dans l'abdomen et les déchirures des adhérences, alors même que mes malades présentaient de la péritonite aiguë, une température de plus de 40° et un pouls de 136° et au-dessus. Dans l'intérêt des malades cependant il faut faire ressortir qu'il suffit de déterminer l'existence de la tumeur, son volume, sa consistance et ses rapports avec le voisinage. Des explorations plus minutieuses ne me semblent justifiées et permises que quand l'explorateur est en état de remédier par une laparatomie pratiquée avec toutes garanties de succès aux complications qu'il peut créer.

Le *diagnostic différentiel* devra tenir compte, en cas de *tumeurs de petit volume,* de bien des conditions qui n'ont pas d'importance pour celles *qui sont déjà sorties du petit bassin.* Lorsqu'il s'agit de ces dernières, la constatation de la mobilité et le contrôle du pédicule sont très faciles ; de plus tout ce qui est du domaine de la cavité abdominale entre en ligne pour l'édification du diagnostic différentiel. Au contraire quand les *tumeurs sont petites*, quand elles résident encore dans le petit bassin, il faut tout d'abord savoir si elles sont en connexion ou non avec l'utérus. L'erreur avec une *grossesse commençante* n'est que trop fréquente. Aussi ne peut-on prendre trop de précautions pour établir le diagnostic. Et en effet, dans la grossesse, il se produit parfois, même en dehors de toute affection des organes génitaux, une élongation spéciale sus-vaginale du col qui confère au corps de l'utérus une mobilité presque absolue par rapport au

col (1). Dans ces cas on est tenté de regarder le col comme un utérus entier, parce que l'on n'arrive pas à palper exactement le point
de transition aminci entre le col et le corps, point qui est d'ailleurs
situé généralement très en arrière. On croit alors avoir le droit
de regarder cette tumeur mobile comme un néoplasme et un néoplasme de l'ovaire, parce que placée tout à fait de côté, elle a l'air
d'avoir refoulé l'utérus vers les parties latérales; parce que sa mobilité est presque extraordinaire ; parce qu'enfin sa consistance et
l'état de sa surface ne rappellent pas du tout la dureté et les bosselures du fibroïde. La confusion avec ces états gravidiques est
d'autant plus facile que la menstruation est très irrégulière, c'est-
à-dire qu'il y a des hémorragies (c'était du moins le cas dans les
faits observés par moi), que la coloration et le ramollissement des
organes génitaux ne donnent pas des indications suffisantes, que
les bruits cardiaques ne peuvent être perçus en raison de l'époque
précoce de la grossesse, et que les femmes éprouvent précisément
dans ces cas des troubles profonds de la santé générale (dépression
des forces, amaigrissement, chute des cheveux, insomnies, anorexie, troubles digestifs des plus pénibles).

On évitera la confusion avec *les fibromes sous-péritonéaux
de l'utérus* par la connaissance de ce fait que, dans les fibromes,
l'allongement sus-vaginal du col est rarement assez prononcé
pour qu'on ne distingue pas avec certitude le corps utérin à côté
de la tumeur. Il ne faudra pas oublier, dans ce cas, qu'il existe
le plus souvent des noyaux multiples et qu'il n'y a aucun em-
pêchement à ce que l'on trouve des nodosités dures dans le corps
de l'utérus. Au surplus les fibromes ont en général un pédicule
bien plus court que celui que l'on observe dans les cas de grossesse. Leur développement est bien plus lent que celui de l'utérus
gravide ou des tumeurs ovariques. Quant à moi je crois que
l'exploration combinée, aidée du chloroforme, ne laissera subsister
aucun doute sur la différenciation des trois états susnommés,
tumeur ovarique, grossesse avec élongation sus-vaginale du col
et fibromes pédiculés sous-péritonéaux, et qu'au besoin même
l'abaissement utérin de *Hegar* avec l'extension du pédicule qu'il

____

(1) Voir ma communication in *Zeitschr. f. Geb. u. Gyn.*, tome V.

déterminé, ou bien la propulsion de la tumeur hors du petit bassin d'après le procédé de *Schultze* suffisent pour permettre l'édification du diagnostic différentiel.

La consistance, la couleur et les pulsations au niveau du col et de la voûte vaginale sont des facteurs très importants pour empêcher la confusion avec la grossesse, à moins que les renseignements fournis par la malade elle-même au sujet de l'irrégularité ou de la suppression des règles n'aient déjà suffisamment éclairé le praticien.

Parmi les tumeurs siégeant à côté de la matrice, celles qui méritent une attention spéciale sont les néoplasmes développés dans le *ligament large* et *ceux des trompes de Fallope.*

Autant les *tumeurs du ligament large* sont rares, autant elles sont difficiles à différencier des tumeurs ovariques qui se sont soudées largement au plancher du ligament large par l'intermédiaire d'exsudats ou d'adhérences (1). Dans les deux cas la mobilité est ou complètement nulle ou simplement apparente. La constatation d'un ovaire à côté de la tumeur serait certainement un argument décisif; mais si l'on songe que la poche néoplasique peut se rompre sous notre main si la palpation est un peu trop vigoureuse, cette recherche ne doit être tentée qu'avec les plus grandes précautions.

Dans les *tumeurs kystiques* du ligament large, il serait à désirer qu'on pût se renseigner par la ponction et l'évacuation du contenu de ces tumeurs. Le liquide qu'elles renferment est transparent, pauvre en albumine, deux caractères qui le distinguent complètement du liquide ovarique. Mais quant à moi je regarde la ponction exploratrice comme n'étant pas inoffensive le moins du monde. En admettant même la possibilité pour le kyste de s'affaisser après la ponction et de ne plus se remplir, je préférerais pratiquer la laparatomie et énucléer la tumeur par l'ouverture abdominale; car les kystes de ce genre sont rares, et je crains plus la production dans la profondeur d'une lésion impossible à contrôler qu'une mise à découvert immédiate de la région sous l'égide de l'antisepsie.

(1) Sanger, *Arch. f. Gyn.* 16, p. 258.

Il est parfois extrêmement difficile de distinguer les *tumeurs de la trompe* de celles de l'ovaire. Dans bien des cas l'examen combiné permettra de saisir, entre la main abdominale et celle qui se trouve dans le vagin ou dans le rectum, le segment qui relie la poche tubaire à la matrice. Ce segment donne la sensation d'un cordon, de la grosseur d'un crayon, qui naît de la corne utérine et va se perdre dans la masse néoplasique, après un trajet plus ou moins long et flexueux. Les tumeurs de la trompe se présentent sous la forme de grosses masses offrant des bosselures multiples et des flexuosités suivant leur axe longitudinal. Tantôt elles remplissent l'un des côtés de leurs circonvolutions vermiculaires, tantôt elles occupent, quand elles ont plus de développement, toute la cavité du petit bassin. Dans ce dernier cas l'exploration rencontre évidemment les plus grandes difficultés. Malgré cela, tant que le néoplasme n'a pas acquis un volume par trop considérable, l'état de l'extrémité utérine de la trompe pourra toujours servir de caractère pathognomonique. D'autres fois la trompe se confond avec la masse de la tumeur ovarique, et la distinction entre celle-ci et la tumeur tubaire deviendra pour ainsi dire impossible sans et assez souvent même avec le secours de la laparatomie.

Le diagnostic différentiel des tumeurs de petit volume d'avec les *exsudats paramétriques et péritoniques* n'est généralement pas trop difficile. Les *exsudats paramétriques*, dont les commémoratifs indiqueront presque toujours la connexion avec un accouchement, avec un avortement ou avec une intervention opératoire, s'étendent dans la profondeur du ligament large. Rarement ils présentent une délimitation aussi complète que les tumeurs, et ils sont toujours absolument immobiles. L'exsudat embrasse, le cas échéant, les côtés de la paroi postérieure de l'utérus et l'immobilise, tandis que les tumeurs ovariques offrent des contours arrondis, nettement séparables de la matrice. Le diagnostic ne devient malaisé que si les exsudats sont atrophiés et siègent dans le ligament large, sous forme de reliquats enkystés, ou si les tumeurs ovariques se compliquent d'exsudats de ce genre dans le ligament large ou le péritoine. La configuration spéciale de *l'exsudat périmétrique* siégeant dans le cul-de-sac de Douglas est facile à distinguer de la forme arrondie du néoplasme ovarique. A l'occasion l'exsudat enveloppe ce dernier; des exsudats para et périmétriques se combinent avec de petites tumeurs ovariques : c'est alors surtout que les difficultés surgissent. Dans ces cas les commémoratifs, la marche antérieure de l'affection et le plus ou moins de sensibilité des viscères pelviens ont une importance majeure. Il ne s'agit plus que d'observer le cas pendant quelques temps pour assurer le diagnostic. Lorsque les exsudats disparaissent, aussi bien les exsudats extra qu'intra-péritonéaux, les tumeurs de l'ovaire recouvrent la netteté de leur forme et de leurs dimensions et sont, à partir de ce moment, facilement reconnaissables.

Il est incontestable qu'on peut confondre des *tumeurs fécales* avec des néoplasmes ovariques. Mais les matières stercorales se distinguent toujours à leur consistance pâteuse. L'erreur sera d'ailleurs facilement évitée si l'on prend l'habitude, avant de pratiquer l'exploration, de faire évacuer le tube intestinal.

Ce seront les commémoratifs et la palpation de l'utérus pendant le sommeil ancsthésique qui permettront de différencier de la tumeur une *matrice en rétroflexion* ou un *fibrome incarcéré* dans le petit bassin.

On peut rencontrer de grands obstacles dans la distinction à établir entre de *grosses tumeurs ovariques qui ont pénétré dans la cavité abdominale,* et d'autres productions néoplasiques. Je n'insisterai pas ici sur les confusions auxquelles ont donné lieu des accumulations de gaz dans les intestins ou la surcharge graisseuse des parois abdominales. Quoi qu'il en soit, l'examen de ces cas-là devra toujours être fait pendant le sommeil chloroformique. Au reste les vieux moyens diagnostiques si éprouvés suffiront dans ces circonstances : la palpation et la percussion, au besoin l'auscultation, permettront d'établir si réellement ce sont des tumeurs qui distendent le ventre, si ces tumeurs sont constituées par du liquide libre ou par des masses enkystées, si enfin ces masses sont en connexion avec les organes génitaux.

L'important sera d'explorer pendant l'anesthésie les viscères pelviens, par l'intermédiaire de la main appliquée immédiatement au-dessus de la symphyse. On examinera la femme dans les différentes positions du corps et, à travers le pli sus-pubien, on refoulera de bas en haut les soi-disant tumeurs. Lorsque l'on pratique les touchers vaginal et rectal, ou même le toucher vésical, l'auscultation, la percussion et la palpation externes compléteront les renseignements. Mais enfin il y aura toujours des cas où les difficultés se montreront en apparence insurmontables.

Je ne veux pas rappeler ici les cas où l'on a confondu la vessie à l'état de réplétion ou l'utérus gravide avec une tumeur de l'ovaire ; qu'il suffise de citer encore les erreurs possibles avec des *exsudats enkystés,* des *kystes des viscères abdominaux et certaines tumeurs de l'utérus.*

C'est dans ce dernier cas qu'il importe d'attirer à soi l'utérus avec une pince à mors et de le séparer de la masse néoplasique, de façon à rendre possible au moins la distinction entre l'organe et la tumeur. Le procédé de *Schultze* aussi sera d'un grand secours, car très souvent on ne peut reconnaître ou du moins que très incomplètement ces grosses tumeurs à travers le vagin.

Une affection qui est importante encore au point de vue du diagnostic différentiel est l'*hydropisie enkystée du péritoine.* Elle est rare dans les péritonites simples et se rencontre principalement dans la tuberculose et dans le carcinome du péritoine et des organes génitaux. J'ai pratiqué la laparatomie dans huit cas d'hydropisie enkystée du péritoine ; trois fois je supposais trouver des tumeurs de l'ovaire ; dans les cinq autres cas le diagnostic posé était exact. Et ce diagnostic ne reposait que sur des soupçons ; ni les commémoratifs, ni l'état général, ni des affections d'autres organes, ni l'élévation de la température, ni la sensibilité ne donnaient de points d'appui certains. Les éléments généralement indiqués pour cette différenciation : limites peu nettes, existence de noyaux cancéreux, ascite abondante, ne se présentent pas toujours d'une façon très caractéristique. Dans des cas observés plus tard et examinés pendant le sommeil narcotique, je fus frappé de la mollesse de l'abdomen qui, auparavant saillant et arrondi, s'aplatit en augmentant de largeur. Par la percussion je délimitai fort bien la masse enkystée, tout autour de laquelle le son était tympanique, quelle que fût la position prise par la malade. On a conseillé de faire, dans ces cas, la ponction exploratrice. Quant à moi j'ai trouvé qu'on arrivait plutôt encore au but par l'*incision exploratrice*. Avec la ponction on risque de blesser, par exemple, des néo-productions cancéreuses et d'occasionner des hémorragies profuses, qui peuvent mettre la vie de la femme en danger. Au contraire l'incision qui ne présente pas cet inconvénient, offre encore l'avantage de pouvoir être associée immédiatement à une thérapeutique appropriée.

Les tumeurs de l'ovaire ont été confondues souvent avec de l'*hydronéphrose* et des *kystes hydatiques*. Les poches hydronéphrotiques n'empêchent aucunement de sentir sous la main des anses intestinales, tandis que les kystes de l'ovaire refoulent celles-ci sur les côtés et en haut; malheureusement, ainsi que nous l'apprend l'étude des observations, ce moyen ne fournit pas toujours des données certaines. Il sera très important, dans ces cas, de rechercher si l'urine contient ou non du pus, de l'albumine et du sang, au besoin même de pratiquer le cathétérisme des uretères pour se rendre compte de la situation. La ponction exploratrice n'a pas toujours donné des renseignements suffisants.

Quant aux kystes hydatiques le frémissement perçu à la palpation assurerait le diagnostic. Dans un cas que j'ai observé (1), le bassin était occupé par de grosses poches hydatiques auxquelles il fallut assigner une origine ovarique ; il en fut de même pour celles qui remplissaient la cavité abdominale supérieure.

Les *tumeurs solides* des viscères abdominaux se portent toujours immédiatement derrière les parois, lorsqu'elles atteignent un certain développement. On les distingue facilement des néoplasmes ovariques par le fait même qu'elles siègent dans le segment supérieur de l'abdomen, et qu'il est à peine possible de les toucher par la voie pelvienne. En même temps on sent les ovaires qui occupent leur position et possèdent leur configuration normales.

Les *augmentations de volume de l'utérus* lui-même, par le fait de tumeurs ou de grossesse, ont été confondues fréquemment, je le répète, avec des tumeurs de l'ovaire. L'erreur est facilement

______

(1) Publié par Duvelius, *Ges. f. Geb. u. Gyn. zu Berlin*, mars 1886.

commise pour la grossesse, grâce à des indications anamnestiques maladroites ; cependant on devrait en être préservé par la constatation d'un ramollissement considérable de la portion vaginale, et, le cas échéant, des bruits du cœur et des mouvements de l'enfant. Si malgré tout le doute persiste, on n'aura qu'à soumettre à l'observation l'accroissement ultérieur de la tumeur.

La palpation des **tumeurs utérines** devra toujours avoir pour point de départ l'utérus ; celui-ci une fois délimité, on passera à l'exploration du néoplasme. Le diagnostic trouvera un concours précieux dans le cathétérisme. Les tumeurs sous-péritonéales paraissent souvent pédiculées et mobiles par rapport à la matrice. Dans ces cas le palper des ovaires non altérés et la constatation du pédicule éviteront toute confusion. Mais le pédicule peut parfois être situé de façon à échapper aux investigations et à rendre ainsi presque impossible le diagnostic différentiel.

Quoiqu'il en soit, comme les myômes, les fibromes et les autres néoplasmes de l'utérus exigent également la laparatomie, une erreur dans ce sens ne peut, à mon avis, causer un très grand préjudice.

L'intégrité des organes génitaux ; la présence dans le bassin d'ovaires normaux, faits pour la constatation desquels on recourra au besoin au chloroforme, empêcheront la confusion avec les **tumeurs du foie**, de **la rate** et des autres organes abdominaux. La distinction est moins facile pour les **néoplasmes du mésentère**, du **péritoine** et même des **parois abdominales**. Dans ces derniers cas il peut exister une certaine mobilité de la tumeur ; la peau du ventre peut rester intacte et glisser alors librement à la surface de la tumeur. En outre ces néoplasmes peuvent présenter tous les autres symptômes des tumeurs de l'ovaire. Là aussi il s'agit de déterminer l'existence dans le petit bassin d'ovaires à peu près normaux et de montrer ainsi que ces tumeurs ne sont pas d'origine ovarique.

Les points de repère diagnostiques que nous venons d'énumérer ont une haute et incontestable valeur. Malheureusement leur importance diminue considérablement en pratique, à cause des nombreuses complications qui se greffent sur les tumeurs de l'ovaire. Et tout d'abord nous voyons celles-ci, alors même qu'elles

sont de nature bénigne, se compliquer d'*épanchements libres
dans la cavité abdominale.* Ensuite la présence de kystes ovariques n'exclut aucunement la gravidité ni le développement de
myômes de la matrice. Mais les complications les plus fâcheuses
sont celles qui sont créées par les altérations de la surface du
néoplasme lui-même. Celle-ci devient le siège d'adhérences intimes
avec le voisinage, adhérences dans lesquelles il peut se produire
un tel développement de vaisseaux que ce sont elles plutôt que
le pédicule qui nourrissent la tumeur. Cette dernière peut se souder à l'intestin et aux autres viscères abdominaux, sans qu'il soit
possible de diagnostiquer d'avance l'existence de ces soudures.
Il n'est pas toujours possible d'affirmer avec certitude *à quel côté
appartient l'ovaire malade.* Quant à la question de savoir si le
kyste est uni ou multiloculaire, la réponse sera fournie, lorsque la
palpation est facile, par la fluctuation restreinte ou les ondulations
accentuées du contenu kystique. En général les kystes uniloculaires ont une forme arrondie ; au contraire les kystes multiloculaires présentent à leur surface des races de cloisonnement.

Je me suis déjà élevé contre la ponction exploratrice ; j'insiste à
nouveau sur ce point en répétant que je la rejette parce qu'on risque
avec elle de provoquer des hémorragies ou une décomposition
intra-kystique qui compromettent gravement le traitement.

Je n'ai nullement l'intention de nier la possibilité, grâce à la ponction, de l'examen chimique ou microscopique du liquide évacué.
Mais parmi les signes différentiels énumérés plus haut, n'en est-il
pas de suffisants pour distinguer nettement le contenu d'un kyste
de celui d'une hydronéphrose ou du liquide ascitique, ou encore
une poche hydatique d'un fibrome kystique ou d'un kyste du ligament large ? Autant de fois j'ai fait l'examen chimique de ces liquides, autant de fois j'ai dû renoncer à avoir des renseignements
précis sur la nature de la tumeur et sur la possibilité ou l'impossibilité de son ablation. Ce ne sont pas les résultats de l'examen
chimique qui nous apprendront l'origine et le mode de développement de la masse néoplasique.

Pour le diagnostic différentiel des divers liquides obtenus par la
ponction dans les tumeurs abdominales, il faut tenir grand compte
des particularités suivantes :

Le contenu des *kystes* est visqueux, le plus souvent de couleur foncée ; il a un poids spécifique élevé et renferme beaucoup d'albumine ; la présence de la fameuse paralbumine n'y est pas toujours bien nette. Le dépôt de ce liquide est constitué par des cellules épithéliales cylindriques, la plupart du temps altérées et en voie de dégénérescence graisseuse et de destruction.

Le *liquide ascitique* a une densité peu considérable et contient moins d'albumine ; laissé pendant douze à dix-huit heures à l'air libre, il laisse déposer un caillot gélatineux qu'on ne trouve dans le liquide kystique que si celui-ci a été mélangé à du sang. Au microscope, l'on ne voit que très peu d'épithélium cylindrique ; les quelques cellules qu'on y rencontre ont été enlevées mécaniquement par le fait même de la ponction ; en revanche il renferme des globules blancs.

En cas d'*hydronéphrose* on constate les éléments constituants de l'urine qui, d'après certaines observations, manquent cependant quelquefois.

Le contenu des *kystes hydatiques* est caractérisé essentiellement par les *crochets* ou les *couronnes de crochets*, parfois par des portions de kyste qu'on y voit flotter.

Les *kystes du ligament large* renferment un liquide extrêmement transparent dont la densité est peu élevée (1004-1009) ; le microscope y démontre la présence de quelques cellules épithéliales isolées.

Le contenu des *cystofibromes* se comporte comme le sang ; il se coagule à l'air, mais n'offre aucun signe distinctif caractéristique.

Il est quatre sortes d'altérations des kystes qui peuvent opposer des difficultés au diagnostic. Ce sont les *adhérences avec les organes voisins*, la *rupture de la poche*, la *torsion du pédicule* et la *dégénérescence maligne*.

La formation d'adhérences entre les tumeurs de l'ovaire et les organes voisins suit ordinairement une marche très insidieuse, sans déterminer de symptômes nettement perceptibles par les malades. Dans la plupart des cas, les organes voisins conservent un peu de jeu pour leurs mouvements. Le processus pathologique peut être graduel, au point de ne révéler son influence qu'à l'occasion d'un trouble fortuit. D'autres fois, ces adhérences se produisent avec un cortège de phénomènes aigus et s'accompagnent surtout des symptômes d'une péritonite partielle aiguë. Les douleurs sont vives, le frisson apparaît, la température monte, le pouls devient fréquent, les vomissements surviennent et la malade tombe dans un collapsus grave. Puis ces manifestations s'amendent progressivement, et il ne reste qu'un point douloureux où l'on perçoit à travers la paroi abdominale le frottement de deux surfaces rugueuses l'une contre l'autre. Ces sortes de phlegmasies circonscrites se reproduisent assez souvent, et finalement, surtout s'il existe des adhérences avec la paroi abdominale antérieure, il peut se former une soudure très intime entre la surface du kyste et cette paroi, de sorte que tout mouvement de la tumeur, tout mouvement du corps démontre nettement l'existence de cette union par la rétraction et le plissement de la peau correspondante. Cela n'arrive pas toujours, parce que cette peau peut être tellement riche en graisse qu'elle ne se laisse aucunement influencer par le travail de soudure qui s'opère dans la profondeur. Elle peut même rester très mobile, alors que l'ouverture du ventre vient démontrer après coup la présence d'adhérences profondes.

Les *adhérences avec les intestins* ont quelquefois une étendue excessivement considérable. Les intestins sont superposés à la superficie de la tumeur, et réunis à elle sur une vaste surface et d'une façon très solide; dans certains cas les contractions péristaltiques s'opèrent avec une facilité relative, tandis que dans d'autres les fonctions intestinales sont profondément troublées.

Lorsqu'il existe des *adhérences avec la vessie*, la miction est incomplète et les malades sont tourmentées par une sensation très pénible de réplétion vésicale.

Lorsque la tumeur est *soudée à l'utérus*, ce sont les désordres de la menstruation qui dominent le plus souvent la scène. Celle-ci est très abondante et s'accompagne, dans les périodes intercalaires, d'une leucorrhée intense et même de métrorragies irrégulières.

Le *diagnostic de ces adhérences* est, en général, d'une importance extrême pour l'opération. Mais il est bien des cas où il ne peut être établi d'une façon certaine. Comme on reconnaît facilement les soudures qui réunissent la tumeur au plancher pelvien, celui qui sera sûr d'avance de ne pouvoir venir à bout de ces complications pourra toujours les invoquer comme une contreindication au traitement opératoire. Au contraire les adhérences intestinales ne sont constatables que dans des cas très rares, lorsque par exemple les anses siègent et sont soudées à la surface antérieure du néoplasme. Mais lorsque ces adhérences sont très étendues et très intimes, elles n'entravent en rien la mobilité de la tumeur et l'on est d'autant plus surpris de les trouver que cette mobilité étonnante permettait de compter sur une intervention simple et aisée.

Les adhérences de la tumeur avec la paroi abdominale sont ordinairement de dissociation facile. Leur trop grande solidité est un fait fâcheux, car alors la dissociation devient pour ainsi dire impossible et l'énucléation de la tumeur ne peut se pratiquer qu'aux dépens de notables pertes de substance du revêtement séreux de la paroi antérieure du ventre. Pour plus de détails concernant le traitement de ces adhérences, voir le chapitre qui traite de l'ovariotomie.

Les *ruptures du kyste* ne sont pas rares, soit qu'elles résultent de l'augmentation de pression du contenu néoplasique lors du développement de tumeurs secondaires, soit qu'elles soient consécutives à un traumatisme, par exemple à un coup, à une chute ou à des tentatives maladroites de palpation. Le contenu fait généralement irruption dans la cavité abdominale, sans pour cela produire nécessairement des troubles notables dans l'état général de la femme. Il est vrai que lorsque les tumeurs sont grosses, leur rupture dans la cavité abdominale détermine tout d'abord des phénomènes très intenses de shok. Dans ces cas la diminution de volume du kyste éclairera le diagnostic. Mais ce diagnostic ne pourra être posé, en raison même des manifestations dues à la rupture, que lorsque le péritoine aura déjà résorbé le contenu kystique. Cette résorption peut se faire, ainsi que le démontre l'observation que j'ai relatée plus haut, dans l'espace de huit à douze heures. Naturellement la mort peut dans certains cas, être le résultat d'une pareille rupture.

Un accident plus grave encore consiste dans la *torsion du pédicule.* Celle-ci s'accompagne de phénomènes de collapsus, de souffrances vives et de symptômes de péritonite. En même temps on remarque une tuméfaction du kyste. — Si le pédicule ne se détord pas, les symptômes consécutifs déjà énumérés atteignent rapidement une intensité telle qu'ils menacent la vie de la femme et occasionnent la plupart du temps la mort.

Depuis longtemps on a fait ressortir la tendance spéciale des kystes ovariques à la *dégénérescence maligne.* Comment cette transformation s'opère-t-elle, voilà la question qui n'a pas encore trouvé aujourd'hui de solution s'appliquant à tous les cas. Il est probable que les formes papillaires des tumeurs constituent, ainsi que le prétend *Marchand* (*loc. cit.*), le premier degré de la dégénérescence. Dans d'autres cas celle-ci se développe dans les reliquats de l'ovaire, dans le stroma ou dans l'appareil glandulaire et ne transforme pas seulement la totalité de la tumeur, mais se propage directement au péritoine après rupture de la surface. On pourra démontrer directement cette dégénérescence par la constatation, soit à travers la paroi abdominale, soit à travers le cul-de-sac de Douglas, de petites indurations ou de noyaux verruqueux. D'autres fois l'hypothèse de la transformation maligne se trouve justifiée par les progrès rapides de la cachexie; bientôt d'ailleurs l'épanchement ascitique qui accompagne tous les carcinomes de l'ovaire lèvera tous les doutes. On rencontre toujours, dit-on, dans le liquide évacué par la ponction, lorsqu'il s'agit de tumeur maligne, des débris de cellules néoplasiques et des cristaux de cholestérine (1).

Le *pronostic* des néoplasmes de l'ovaire est absolument défavorable. Je suis loin de nier l'authenticité des cas où la tumeur a subi un arrêt dans les premières phases de son développement et n'a produit aucune réaction fâcheuse sur l'état général, où par conséquent elle est restée silencieuse, soit qu'elle fût restée telle

____

(1) FLAISCHLEN, *Zeitschr. f. Geb. u. Gyn,* VII.

ou qu'elle fût entrée en régression. Mais la plupart de ces tumeurs sont loin de demeurer aussi inoffensives. Si l'on songe, d'une part, aux dangers auxquels elles exposent; d'autre part, aux résultats favorables d'un traitement radical, l'on ne peut que regarder le pronostic comme tellement sérieux qu'il exige une intervention aussi précoce que possible.

Traitement. — Tant qu'on n'avait à enregistrer que des résultats peu satisfaisants à la suite de l'extirpation des kystes ovariques, le traitement se réduisait nécessairement à l'expectation et aux moyens palliatifs. On a cru longtemps pouvoir mettre un frein au développement de ces tumeurs à l'aide de traitements généraux les plus variés, par des restrictions diététiques, par l'administration du chlorure d'or, des iodiques et des mercuriaux, etc. Mais les résultats furent médiocres et sans durée. Eu égard à l'augmentation de volume des tumeurs par suite de l'hyperhémie menstruelle, on pourra avoir recours, chez les femmes souffrant de kystes de grosseur minime, à des tentatives destinées à diminuer la congestion génitale au moment des règles, par conséquent à des scarifications du col, au repos, au froid. Le succès en sera évidemment fort problématique.

Parmi les moyens palliatifs, il faut citer la dérivation énergique sur le tube intestinal et l'excitation de la diurèse. J'ai vu bien des malades ayant suivi longtemps ce traitement; les accidents n'avaient pas dépassé certaines limites, mais l'influence sur la tumeur elle-même et sur son développement était demeurée nulle. La plupart du temps les tumeurs arrivées à une certaine grosseur s'élèvent spontanément hors du petit bassin, lorsqu'elles n'ont pas contracté d'adhérences avec le voisinage; sinon il faudrait mettre fin artificiellement à cette espèce d'incarcération.

Ce serait une faute grave que de vouloir donner des règles thérapeutiques d'après les résultats obtenus par telle ou telle médication, ou par l'usage de telle ou telle eau minérale iodurée ou bromurée. En faisant miroiter ces succès ou ces pseudo-succès devant les yeux des malades, on tire les choses en longueur; les femmes perdent leurs forces, le nombre et l'étendue des adhérences augmentent, la tumeur devient le siège des altérations indiquées plus haut, et le pronostic de l'opération ne pourra plus être désormais que défavorable (*Boinet* (1), *Peaslee*) (2).

Le temps n'est pas éloigné de nous où la *ponction* était au premier rang des méthodes de traitement des tumeurs de l'ovaire. Dans la première édition de ce livre, elle est désignée comme le moyen employé le plus fréquemment pour combattre ces tumeurs. J'ai parlé plus haut de la ponction exploratrice comme élément de diagnostic; comme procédé thérapeutique elle ne peut être aujourd'hui recommandée sérieusement.

Certes on relate un assez grand nombre de cas d'hydropisie de follicules de Graaf, où une ponction unique a amené la guérison; il en est de même pour les kystes si rares du ligament large. Mais qu'est-ce que cela en comparaison de l'énorme quantité de tumeurs ovariques? Qu'est-ce que cela surtout si l'on réfléchit aux conséquences fâcheuses possibles de cette ponction? N'hésiterat-on pas, tout bien pesé, à accorder à ce mode de traitement une place quelque peu large dans la thérapeutique?

La *ponction* se pratique facilement sans anesthésie, la femme occupant une chaise, une table ou le lit. On se sert d'un trocart muni, comme celui de *Thompson*, d'un mécanisme de fermeture, de façon à ce que la pointe une fois retirée, la canule soit préservée de l'introduction de l'air; ou bien on clot l'ouverture avec une mince feuille d'or, comme on fait pour les trocarts destinés à la thoracentèse, avant l'opération. On applique autour du ventre de la femme un rouleau de mouchoirs enroulés sur eux-mêmes et cousus ensemble suivant la longueur. On en fait une espèce de bande roulée à deux chefs et on entoure l'abdomen en faisant des tours en croix. Deux aides maintiennent les deux extrémités du bandage, afin d'exercer une compression régulièrement répartie sur l'abdomen. Puis on choisit l'endroit où la fluctuation est la plus nette. La région la plus favorable me paraît être la ligne blanche, immédiatement au-dessus de la symphyse. On ponctionne, aussitôt après avoir vidé la vessie, avec un trocart désinfecté et enfoncé avec une certaine vigueur. On n'a généralement pas besoin

(1) *Mal. des ovaires*, p. 114.
(2) *Loc. cit.*, p. 189.

d'avoir recours au chloroforme; il faut même éviter autant que
possible de l'employer, en raison de la tendance à la syncope qui
se produit souvent au cours de l'évacuation. Jamais il ne faut
évacuer d'un seul coup de grandes quantités de liquide. On fera
bien de mettre des intervalles dans l'opération, intervalles pendant lesquels on administrera à la malade des cordiaux. Lorsque
l'évacuation est complète ou à peu près, on retire la canule, on
ferme la plaie avec un morceau de diachylon, on applique par-
dessus le bandage de corps et on transporte la femme dans son lit.

Le soulagement momentané disparaît au bout de peu de temps
par le fait d'une nouvelle accumulation de liquide. Cette nouvelle
accumulation, qui fait rarement défaut, peut s'opérer suivant des
types très divers ; tantôt on ne la constate qu'après des mois,
tantôt elle se révèle au bout de quelques jours déjà.

Je n'insiste pas sur les autres dangers de la ponction, dont j'ai
parlé longuement plus haut. En tous cas la quantité de liquide
est bientôt telle qu'il faut procéder à une seconde évacuation.
Il y a des femmes qui ont été ponctionnées plus de cent fois et qui
ont été enlevées, malgré cela, par les progrès de la cachexie.

En présence des résultats incomplets obtenus par la ponction,
on a cherché depuis longtemps déjà à provoquer l'atrophie de
la tumeur en y *injectant des liquides irritants*. On a en-
registré quelques succès consécutifs à ces injections. Dans les
cas de ce genre que j'ai observés à la clinique de mon père,
j'ai vu la réaction être extrêmement violente. La poche se
trouvait promptement distendue par une exsudation séreuse,
dont l'évacuation était suivie d'une sorte de rétraction, malheureusement toujours passagère. D'autres fois il survenait des
phénomènes très accentués d'intoxication iodique; dans un cas
même la suppuration rapide du kyste et la mort pour ainsi
dire foudroyante suivirent une injection unique de teinture
d'iode. Je ne saurais être partisan de cette manière de faire,
car si, dans quelques cas, la ponction simple ne met pas obstacle
au traitement ultérieur, à l'ovariotomie, le pronostic de l'opération radicale me semble singulièrement assombri par la
phlegmasie du kyste créée par les injections iodées. (Je ne
partage pas complètement l'avis de *Knowsley Thornton* qui

subordonne le pronostic au nombre de ponctions ayant précédé l'opération. (Congrès de Copenhague, 1884.)

Un troisième procédé est celui qui cherche à obtenir *la destruction de la tumeur par l'incision et le drainage*. J'ai obtenu plusieurs guérisons à la suite de ce traitement. Il existait de larges adhérences entre la surface du kyste et la paroi abdominale, dont la dissociation paraissait impraticable. L'un des premiers cas de ce genre se trouvait dans le service de mon père dont j'étais alors l'assistant; je pus l'observer jusqu'au bout à mon aise et aujourd'hui encore, après plus de quatorze ans, je vois de temps en temps la malade. On avait fait dans la tumeur des injections phéniquées de moins en moins concentrées. Un second cas guérit sous l'influence des mêmes moyens. Enfin j'ai observé un troisième cas, encore de la clientèle de mon père, et deux de la mienne propre. Dans le cas de mon père et dans le premier des miens, il se produisit des accidents de septicémie. Ma seconde malade mourut également des progrès de la cachexie; pendant tout le temps que dura le traitement (deux mois) elle ne présenta pas le moindre signe d'infection; elle succomba à la perte des forces et à une diarrhée colliquative. Dans ce dernier cas le kyste avait subi la dégénérescence carcinomateuse. Sur les six femmes il y en eut quatre chez lesquelles on établit le drainage uniquement par l'ouverture abdominale; chez les deux autres on introduisit des drains en même temps par l'incision abdominale et par le cul-de-sac postérieur du vagin.

En tenant compte de ce que j'aurai à dire à propos du pronostic de l'ovariotomie, *le traitement des kystes de l'ovaire consistera uniquement dans l'extirpation de ces tumeurs. Et n'attendons pas, pour la pratiquer, qu'elles aient atteint un volume notable ou produit une réaction délétère sur la santé générale. Si nous réfléchissons à toutes les éventualités qui peuvent surgir dans le développement des masses néoplasiques, si nous songeons à la facilité avec laquelle ces masses s'altèrent et subissent la dégénérescence maligne, nous trouverons que jamais on ne saurait opérer trop tôt.*

Le chiffre des ovariotomies, des extirpations d'ovaires sains et des excisions de kystes du ligament large pratiquées par moi se montait, à la fin de janvier 1887, à deux cent huit, dont :

136 kystes ;
25 ovarites chroniques ;
9 tumeurs dermoïdes ;
14 tumeurs solides ;
12 kystes du ligament large ;
12 extirpations d'ovaires à peu près sains en vue de la castration.

On est en train de collationner les détails de ces deux cent huit observations afin de les publier. Le travail est assez difficile, car il s'agit de rechercher le sort ultérieur des opérées.

Pour *l'ovariotomie,* voir plus bas, page 596.

3 — Kystes dermoïdes de l'ovaire

Le kyste dermoïde se distingue du kyste simple par ce fait incontestable que ce ne sont pas seulement les cellules glandulaires des conduits de *Pflüger* qui sont les facteurs de leur développement, mais que comme l'a démontré *His* (1), le feuillet blasto-dermique supérieur y a une grande part. C'est de ce dernier que dérivent les éléments du tégument externe, tels qu'on les rencontre dans les tumeurs dermoïdes, tandis que le feuillet moyen donne naissance au tissu graisseux, aux os, aux dents, etc. Le cas observé par *Flaischlen* (2) est resté, autant que je sache, unique jusqu'à présent. Il prétend, d'après l'examen d'un petit kyste ovarique, que les cellules épithéliales pavimenteuses des tumeurs dermoïdes et tous leurs dérivés tirent leur origine des cellules glandulaires des canaux de *Pflüger*. Telle n'est pas l'opinion de *His*, ainsi que nous venons de le voir.

Les **kystes dermoïdes,** qui doivent être considérés comme des tumeurs congénitales dans le véritable sens du mot, n'acquièrent que rarement un gros volume, à moins que, par suite de la destruc-

(1) *Arch. f. microskop. Anat.* 1865, i.
(2) *Zeitschr. f. geb. u Gyn.* VI, p. 127.

tion et de la suppuration de leur contenu ou d'hémorragies intra-
kystiques, elles n'augmentent de dimensions pour atteindre le
volume de kystes même très développés. Leur paroi est constituée par plusieurs couches de tissu conjonctif qui offrent à la face
interne du kyste tous les caractères de la peau, épithélium pavimenteux épais et corné avec, au-dessous, des cellules rondes et
plates à noyau. La couche épidermique ou plutôt la couche la plus
superficielle présente en certains endroits des papilles très nettes,
mais qui ne sont pas groupées régulièrement comme sur le tégument externe. Au-dessous l'on trouve une espèce de pannicule
adipeux qui relie la couche cutiforme à l'enveloppe connective.
La couche cutiforme renferme des follicules pileux et des glandes
sébacées, quelquefois aussi des glandes sudoripares. *Friedländer* (1)
a démontré que les glandes sébacées et sudoripares peuvent donner
lieu à des kystes secondaires, véritables cavités de rétention. On
peut y rencontrer également des kystes assez volumineux à contenu
séro-muqueux et à revêtement d'épithélium vibratile. Les *poils*
peuvent avoir une longueur et une résistance considérables. Ils
tirent généralement sur le roux, on en voit cependant des noirs
ou des gris. Dans les kystes anciens ils forment une masse com-
pacte qui remplit toute la cavité de la tumeur. Ils sont séparés
par de la graisse tantôt liquide, tantôt solide. On trouverait
encore dans ces kystes de l'acide oxalique, de la tyrosine, de la
leucine, de l'urée et de la xanthine. Le tissu adipeux est le résultat de la destruction des cellules épidermiques et de la sécrétion
des follicules sébacés. Lorsque le kyste suppure, tous ces éléments
se fusionnent en un mélange épais et d'odeur fétide. Dans d'autres
cas les masses graisseuses nagent comme du gruau au milieu
d'un contenu plutôt liquide.

Ce qu'il y a de plus particulier, ce sont les dents et les *éléments osseux* qu'on trouve dans ces kystes. La structure des dents
est le plus souvent rudimentaire ; cependant il y a des cas où l'on
voit des maxillaires entiers garnis de leurs dents. Le nombre des
dents peut dépasser la centaine. A en juger par une préparation

(1) *Virchow's Archiv.* LVI, p. 365. Voyez pour la bibliographie antérieure.
PAULY, Beitr. der Gessellsch. f. Geburtsh, 1875, IV. — COUSIN, Th. de Paris, 1877.

de *Rokitansky* où une dent de lait fut trouvée cariée depuis la racine jusqu'à la couronne et refoulée par une dent permanente, l'on s'explique comment la génération dentaire nouvelle peut déchausser les dents anciennes de leurs alvéoles et les faire tomber dans la cavité kystique.

Dans certains cas on observe à la paroi interne des kystes dermoïdes de la **substance grise cérébrale** et des **fibres musculaires striées.**

Les kystes dermoïdes sont assez souvent doubles. Ils ont généralement une base large et sont reliés intimement au voisinage. On n'en voit que rarement qui aient un pédicule et qui soient libres dans leur sphère. Il est évident qu'à côté de ces kystes dermoïdes, il peut exister également des kystes simples. On possède un grand nombre d'observations de ce genre de combinaison (*Flaischlen, loc. cit.*).

Le **diagnostic** de kyste dermoïde ne pourra être posé avec certitude que si l'on constate la présence dans la tumeur de dents ou d'autres éléments caractéristiques. La valeur des portions osseuses n'a rien de pathognomonique, en raison de l'analogie avec les grossesses extra-utérines.

Un grand nombre de ces tumeurs dermoïdes demeurent silencieuses. On ne s'aperçoit de leur existence que d'une façon tout à fait fortuite ou même seulement à l'autopsie. Cependant, par *les altérations de leur contenu*, elles peuvent déterminer des accidents assez sérieux. S'il se produit une fonte de ce contenu, leur prédisposition à la rupture dans les organes voisins égale celle des kystes simples. Le diagnostic n'offre plus de doute si cette rupture se réalise, et si la bouillie kystique avec ses dents et ses poils va se déverser dans la vessie, dans l'intestin, dans l'utérus, dans le vagin ou se frayer une voie à travers la paroi abdominale.

Traitement. — Eu égard à la fréquence des adhérences on a proposé de vider les kystes dermoïdes par l'ouverture élargie de la ponction. Si la chose est possible par la voie vaginale ou à travers la paroi abdominale, le procédé est certainement d'un simplicité très grande. Dans certains cas cependant, il vaut mieux mettre la tumeur à découvert, en s'entourant de toutes les précautions antiseptiques nécessaires, dissocier les différentes soudures et enlever la poche elle-même. On emploiera au besoin le procédé sur lequel j'aurai à revenir à propos des adhérences contractées par les kystes ovariques, je veux parler de la suture abdominale de la plaie produite par l'ablation de la tumeur et de son drainage par le vagin. Les tentatives autres de destruction des kystes dermoïdes ne donnent que des résultats médiocres.

J'ai opéré jusqu'à présent neuf tumeurs dermoïdes.

4 — Tumeurs solides de l'ovaire

On réunit sous le nom de tumeurs solides de l'ovaire les *fibroïdes,* les *carcinomes* et les *sarcomes,* quoique toutes ces formes néoplasiques se trouvent associées à des productions kystiques. Les tumeurs solides (1), comparées aux kystes, sont rares. *Léopold* donne une proportion de 1,5 %. Moi-même j'ai enlevé quatorze tumeurs solides sur un total de deux cent huit néoplasmes. Toutes les formes de tumeurs solides présentent cette particularité qu'elles sont bilatérales bien plus souvent que les kystes. Elles n'atteignent pas habituellement le volume de ceux-ci ; elles ont une configuration plus ou moins ovalaire, se rapprochant de celle de l'ovaire lui-même. Leur pédiculisation s'opère le plus souvent d'une façon spéciale : la trompe vient faire partie du pédicule bien plus tard que dans les cas de kystes. Enfin elles offrent peu de tendance à contracter des adhérences, probablement parce qu'elles prédisposent à un degré tout particulier au développement de l'ascite.

A — *Fibrome*

Les fibromes, qui sont très rares, peuvent acquérir un volume énorme. J'ai enlevé en juin 1886 à la même femme deux ovaires ayant subi la dégénérescence myxofibromateuse qui pesaient ensemble deux mille cinq cents grammes (2). Ces tumeurs repré-

---

(1) Th. S. Lee, *Tumeurs de la matrice,* Berlin, 1848. — Virchow, *Tumeurs* III, 222. — Ingham, *Americ. Journ. of Obst.* VI, p. 106. — Spencer Wells. *Diseases of the Ovaries,* 1870. — Leopold, *Arch. f. Gyn.* VI et XIII. — Coe, *Americ. Journ. of Obst.* 1882, XV, p. 261.

(2) Orthmann, *Ges. f. Geb. u. Gyn.,* 25 juin 1886.

sentent une hypertrophie uniforme de l'ovaire, dont la forme et les rapports avec le ligament large sont conservés (1). *Virchow* nous y a démontré la présence de quelques fibres musculaires lisses; mais ce fait est rare; les tumeurs ont plutôt le caractère exclusivement fibreux.

La confusion avec les néoplasmes utérins est facile. *Schroeder* (2) va jusqu'à se demander si les fibromyômes de l'ovaire n'ont pas leur point de départ dans l'utérus et si ce ne sont pas les fibromes vrais seuls qui sont d'origine ovarique. Le cas observé par *Waldeyer* (3) où la tumeur avait une structure absolument ostéoïde et celui décrit par *Kleinwächter* (4) où la masse néoplasique était complètement ossifiée, constituent de rares exceptions. *Rokitansky, Klob* et *Jenks* (5) relatent des faits où de petits fibroïdes s'étaient développés dans un corps jaune.

Les fibromes ne donnent pas lieu à des **symptômes** propres. En règle générale ils s'accompagnent d'ascite. Dans certains cas très rares, il s'y crée des foyers de fonte ou de suppuration, principalement en connexion avec l'état puerpéral.

L'édification d'un **diagnostic** sûr est impossible.

Quant au **pronostic** il n'est pas défavorable, parce qu'ordinairement le développement des fibromes est lent et qu'il peut même subir des arrêts.

L'extirpation de la tumeur sera l'unique ressource **thérapeutique**. La tumeur enlevée, l'ascite disparaît aussi.

B — *Carcinome*

Il faut distinguer les cas de carcinome primitif de ceux où l'ovaire kystique a subi la dégénérescence cancéreuse. Le carcinome primitif de l'ovaire n'est pas lié, comme celui des autres organes génitaux, à l'âge mûr.

On l'observe tantôt sous forme d'infiltration diffuse intersti-

(1) Spiegelberg, *Monatsschr. f. Geb*. XXVIII, p. 415.
(2) Schroeder, *Handb.* 7ᵉ édit., p. 436.
(3) Waldeyer, *Arch. f. Gyn.* II, p. 440.
(4) Kleinwæchter, *Ibid.* III, p. 171.
(5) *Americ. Journ. of Obstetr.* VI, p. 107.

tielle, tantôt sous forme de noyaux cancéreux disséminés. Dans le premier cas, l'organe est transformé en une masse carcinomateuse unique, ayant à peu près conservé sa configuration normale, mais fortement augmentée de volume; dans le second l'ovaire est devenu une tumeur présentant à sa surface des bosselures multiples. On peut considérer comme un sous-genre de dégénérescence carcinomateuse les végétations papillaires qui recouvrent la surface de l'ovaire et qui, revêtues d'épithélium cylindrique, se ramifient en tous sens et constituent des excroissances en choux-fleurs (1).

Quant à la dégénérescence cancéreuse des kystes ovariques, elle se développe sous forme de prolifération papillaire ou de carcinome glandulaire intrakystique.

La production de foyers carcinomateux dans l'ovaire irrite toujours fortement la séreuse péritonéale, de sorte que l'ascite et la péritonite chronique font rarement défaut. J'ai observé, bien plus fréquemment que ne l'indiquent les différents auteurs, l'apparition et l'évolution, soit dans le mésentère, soit dans le groupe des ganglions rétropéritonéaux, de noyaux pathologiques disséminés et en apparence indépendants les uns des autres. L'épiploon tombe malade également; tantôt il est transformé en une masse épaisse, couenneuse qui s'insinue, dure comme une planche, entre les intestins et la paroi abdominale; tantôt il se pelotonne par places et forme des bosselures qui donnent l'illusion de tumeurs spéciales et tout à fait atypiques. Dans bien des cas on ne saura pas si le carcinome est primitif ou secondaire (2).

Les *symptômes* de l'affection cancéreuse des ovaires demeurent souvent latents pendant longtemps. A un moment donné la tumeur grossit rapidement et détermine des signes de périto-

---

(1) GUSSEROW et EBERT, *Virchow's Arch.* T. XLIII, p. 14. — KLEBS, *Handb. der path. Anat.*, 1873. — BIRCH-HIRSCHFELD, *Lehrb. der path. Anat.* 1101. — MARCHAND, *loc. cit.* 1879, fig. 4.

(2) OLSHAUSEN, *Krankh. der Ovarien*, 1886, p. 428. — FÖRSTER, *Verhandl. der Würzb. phys.-med. Gessellsch.* X, p. 24. — KLOB, *loc. cit.* — THOMAS, *Amer. Journ. of Obstetr.*, IV. — WITTROCK, thèse Erlangen, 1879. — V. COHN, *Zeitschr. f. Geb. u. Gyn.*, XII, 1885. Discuss. in der *Ges. f. Geb. u. Gyn. zu Berlin*, ibid. — LÉOPOLD, *Deutsche med. Woch.* 1887, nº 4.

nite chronique, d'obstruction intestinale et de marasme. Lorsque l'épanchement ascitique est considérable, le tableau de l'épuisement général peut être dominé par les accidents qui sont en rapport avec l'augmentation de volume du ventre.

On n'arrive la plupart du temps à poser le *diagnostic* que quand il existe déjà une ascite abondante. Parfois on constate nettement la présence, dans le cul-de-sac de Douglas, de noyaux cancéreux, avant ou seulement après l'évacuation de l'épanchement ; en même temps on parvient à délimiter aisément l'ovaire qui offre une segmentation toute spéciale. Dans d'autres cas on se rend facilement compte de l'état noueux du péritoine pariétal qui peut, sinon donner la certitude, du moins faire soupçonner la véritable nature du mal.

J'ai extirpé jusqu'à présent huit tumeurs carcinomateuses de l'ovaire, deux papillomes et un myxome. Parmi vingt-huit cas d'incision exploratrice avec ponction de la tumeur ou réocclusion de la cavité abdominale sans ablation de quoi que ce soit, il y en a vingt-deux où il s'agissait d'un carcinome. Mais ces faits ne peuvent servir pour établir une statistique, car, pour le plus grand nombre d'entre eux, il n'a même pas été possible de déterminer avec certitude le point de départ du néoplasme.

En collationnant les documents de *Schrœder*, *Cohn* a fourni des données très intéressantes au point de vue du *pronostic* des carcinomes de l'ovaire. En y ajoutant les chiffres indiqués par *Léopold* au commencement de l'année 1887, nous arrivons à montrer que, lorsque l'extirpation est faite en temps opportun, plus de 20 % des malades guérissent pour plus d'une année. Je n'ai pas encore pu utiliser mes propres observations pour la solution de cette question. Il faut certainement des chiffres statistiques plus élevés pour permettre de poser des conclusions définitives. Mais dès aujourd'hui l'on peut affirmer :

1° Que l'affection carcinomateuse des ovaires est relativement fréquente (16, 6 %);

2° Que la possibilité de la guérison en cas d'extirpation opportune est prouvée, et

3° *Que, pour cette raison, il faut extirper les néoplasmes ovariques le plus tôt possible, fussent-ils encore petits et presque latents.* C'est là la recommandation expresse de *Kœberlé* (*Gaz. méd. de Strasbourg*, 1877, n° 3) et la mienne (depuis 1878).

Le *traitement* des carcinomes dé l'ovaire ne donnera de résultats favorables qu'autant qu'on réussira à enlever de très bonne heure des tumeurs tout à fait circonscrites. J'ai extirpé, chez une jeune femme de ma clinique, un kyste de l'ovaire qui n'offrait que des excroissances papillaires isolées ; dix-huit mois plus tard mon opérée succomba aux progrès de l'ascite. A l'autopsie je constatai l'intégrité absolue du péritoine, surtout du moignon du pédicule. En revanche la vésicule biliaire était profondément dégénérée ; c'est cette dégénérescence qui avait occasionné la mort.

Mais souvent ces sortes de malades ne viennent vous consulter que tardivement. Il faut se borner alors à évacuer l'épanchement ascitique et à instituer un traitement symptomatique. Si l'on ne réussit pas à conjurer les accidents, on pourra chercher à soulager les malades par de larges incisions. En tous cas, lorsque le péritoine est infecté, toute tentative d'extirpation sera chose grave, car cette infection même exclut la possibilité d'un traitement du pédicule et d'une hémostase définitive.

Mes documents personnels ne me permettent pas de partager l'opinion d'*Olshausen* qui considère comme fâcheux le pronostic de l'incision exploratrice. Sur vingt-deux femmes chez lesquelles je pratiquai cette incision pour un carcinome de l'ovaire, je n'en ai vu succomber que quatre immédiatement après l'opération ; les autres vécurent pendant plus d'un an encore à partir de l'intervention.

Si l'on songe au découragement auquel on livre les malades en leur refusant toute opération, si l'on songe au désespoir de ces malheureuses qui se sentent vouées à une vie désormais toute de souffrances, si l'on pense, d'autre part, au soulagement quoique passager que peut leur procurer une ouverture de la cavité abdominale, on n'hésitera pas à pratiquer l'incision exploratrice dans les cas même absolument désespérés.

C — *Sarcome de l'ovaire*

La dégénérescence sarcomateuse de l'ovaire (1), qui est très rare, se présente sous la forme du sarcome à cellules fusiformes né dans le stroma conjonctif de la glande, ou sous celle du sarcome à cellules rondes, comme *Beigel* et *Olshausen* (2) en ont décrit des cas. Le **diagnostic** de ces tumeurs est généralement difficile à poser. Un développement rapide, une ascite précoce, des signes de péritonite chronique et de cachexie permettront de soupçonner la nature du mal. Dans le sarcome comme dans le carcinome, le traitement ne donne que des résultats douteux.

Je n'ai observé jusqu'à présent qu'un cas unique de cystosarcome.

D — *Tuberculose*

Des cas de tuberculose primitive et isolée n'ont été relatés jusqu'ici que par *Klob* et *Spencer Wells* (3). D'habitude il s'agit d'une tuberculose généralisée du péritoine avec granulie concomitante de l'ovaire. Dans son ouvrage sur la tuberculose génitale, *Hegar* (4) rapporte six cas où les ovaires semblaient, il est vrai, malades à côté des trompes tuberculeuses, mais où il n'y avait pas de tuberculose ovarique vraie.

Ces cas se caractérisent par la tendance à la production d'hydropisies enkystées, et sont ainsi une occasion de confusions avec des tumeurs et d'incisions exploratrices consécutives. On trouve l'ovaire recouvert, sur une étendue plus ou moins considérable, de noyaux tuberculeux ; le péritoine lui-même en est envahi ; il est fortement épaissi, vascularisé et présente des adhérences absolument anormales avec les intestins ou d'autres organes. Quoique

(1) Wilks, *Transact. of the path. Soc. of London*, X, p. 146. — Virchow, *Tumeurs*, I, p. 369. — Léopold, *Arch. f. Gyn.*, VI.

(2) Beigel, *Krankh. der weibl. Geschlechtsorg.* 1874, p. 440. — Olshausen, *Krankh. der Ovarien*, 1886, p. 420. — Klob, *Path. anat. der weibl. Sexualorg.*, p. 372.

(3) Klob, *Path. anat. d. weibl. Sexualorg.*, p, 372. — Spencer Wells, *loc. cit.*, p. 64.

(4) Stuttgart, 1886.

leur pronostic soit en apparence défavorable, ces cas n'offrent
cependant pas de danger aussi immédiat que pourrait le faire supposer le tableau symptomatique. J'ai opéré jusqu'à présent neuf
cas de ce genre ; les neuf malades ont parfaitement supporté
l'opération et trois d'entre elles, dont j'ai encore des nouvelles, se
trouvent considérablement soulagées. Je les ai vues, ces trois-là ;
elles sont très bien remises et il semble que l'intervention ait
exercé une influence favorable sur la diathèse elle-même. *Schroeder*
et *Küster* (1) relatent des observations semblables ; il est vrai
qu'ils ont fait largement usage, dans ces cas, de préparations d'iodoforme. Je n'ai eu recours qu'une seule fois à ce médicament ;
dans les autres cas j'ai hésité à m'en servir. Je ne le regrette pas,
car les résultats ont été satisfaisants même sans l'adjonction de ce
moyen thérapeutique.

5 — Ovariotomie

L'histoire de l'ovariotomie a une importance extrême par cela
même que cette opération, plus que beaucoup d'autres, débarrasse
les malades, à coup sûr, certitude d'un mal qui met leurs jours en
danger, et est capable de ramener, à part les cas d'extirpation
bilatérale, une *restitutio ad integrum* relativement complète.

Au XVIIᵉ siècle déjà, *Schorkopf* (2) avait eu l'idée de l'extirpation
des ovaires et plusieurs auteurs pratiquèrent cette opération. Mais
c'est à *Ephraïm Mc Dowell* (3) du Kentucky que revient le mérite
d'avoir enlevé des ovaires suivant une méthode déterminée. Elève
de *John Bell* d'Edimbourg, il fut poussé à ce mode d'intervention
par les conseils de son maître (1809). Peu à peu l'ovariotomie fit
du chemin en Amérique ; elle fut érigée en opération courante par
Atlee, Kimball et *Peaslee* (4). Malgré cela, ce ne fut qu'en 1865

---

(1) Küster, *Verhandl. der Berl. Gesellsch. f. Geb. u. Gyn.* 1883.

(2) Schorkopf, thèse de Bâle, 1685.

(3) Ephraïm Mc Dowell, *London med. Gaz.* V, p. 35 ; *Eclect. repertory and
analytical. Review.* Phil. Oct. 1818. — Voir également L. Tait, *The pathol. and
treatm of diseases of the ovaries.* London, 1874.

(4) Atlee, *Amer. Journ. of med. sc.* XXIX. — Peaslee, *Ovarian tumors. Mem
pathl. diagn. and treatm.* 1872.

que les dernières oppositions s'évanouirent. Pendant toute la longue durée du développement de l'ovariotomie, la seule modification apportée par les chirurgiens américains au manuel opératoire, consista dans la sortie des fils à ligature à travers la voûte vaginale au moyen d'une aiguille (*A. March*). Presque tous avaient adopté le traitement intrapéritonéal du pédicule. C'est en 1824 que *Lizars* (1) fit, à Edimbourg, la première ovariotomie; mais celle-ci doit son droit de cité tout d'abord à *Sir Spencer Wells* (2), et puis à *West*, à *Warner* et *Ch. Clay* (3), à *Bird* (4) et à *Baker Brown* (5). Le premier a réduit l'incision abdominale au juste nécessaire ; il a réglé le mode de fixation extra-péritonéale du pédicule et la suture de la plaie abdominale avec le péritoine : en perfectionnant le manuel opératoire de l'extirpation des ovaires, il est devenu le maître de la presque totalité des ovariotomistes. La première ovariotomie fut pratiquée en Allemagne, en l'année 1809, par *Chrysmar* d'Isny (Wurtemberg) ; d'autres chirurgiens ont fait l'ablation d'ovaires avec plus ou moins de succès et plus ou moins indépendamment les uns des autres. Cela n'a pas empêché un chirurgien, tel que *Dieffenbach*, de rejeter cette opération comme non justifiée et trop dangereuse. En 1841, par conséquent antérieurement à *Spencer Wells, Stilling* (6) a recommandé le traitement extra-péritonéal du pédicule. *E. Martin* (7) également eut recours à ce procédé en 1849 et 1851 et en obtint des succès. L'Anglais *Duffin* a, paraît-il, employé la fixation extra-péritonéale du pédicule indépendamment des chirurgiens allemands. Enfin c'est à *Hutchinson* que l'on doit l'invention du premier clamp (1858).

C'est la France qui a fermé le plus longtemps ses portes à l'ovariotomie. A part quelques tentatives à résultats médiocres,

(1) Lizars, *Edinb. med. and surg. Journ.* Oct. 1824.

(2) Spencer Wells, *Dubl. quart. Journ.* 1859. *Diseases of the ovaries*. Londres, 1872.

(3) Ch. Clay, *Med. Times.* 1842, VII.

(4) Bird, *ibidem.* Août 1843.

(5) Baker Brown, *Transact. obstetr. soc. of London*, 1866, VII.

(6) Stilling, *Holscher's Annalen.* Neue Folge, I. 1841 et *Extraperitonealmeth. der Ovariot.* Berlin, 1866.

(7) E. Martin. *Die Eierstockswassersuchten.* Iéna, 1852.

les premières opérations sont dues à *Kœberlé* (1) qui obtint de brillants succès et put donner, dès 1864, la relation de douze extirpations, dont neuf eurent une issue favorable. A côté de *Kœberlé*, *Péan* (2) est le chirurgien qui a pratiqué l'ovariotomie sur la plus vaste échelle.

Après *Spencer Wells*, le créateur de la technique opératoire, *Thomas Keith* (3), l'opérateur minutieux, *Peaslee* et *Kœberlé*, les chirurgiens aux procédés originaux et personnels, *Sims* (4) tenta, en 1874, d'améliorer encore la statistique des ovariotomies en instituant le drainage prophylactique du péritoine à travers la cavité de Douglas. Il fit ainsi un pas de clerc contre lequel s'élevèrent *Hegar* (5) (en réponse à *Olshausen*) (6) et surtout *Schrœder* (7).

L'ovariotomie ne prit son véritable essor qu'à partir de l'introduction en gynécologie de la méthode antiseptique, grâce à *Hegar*, *Schrœder* et *Säxinger*, qui s'inspirèrent des découvertes de Lister. La condition de réussite *sine quâ non* de ces sortes d'opérations est l'exécution minutieuse, jusque dans ses moindres détails, des manœuvres destinées à empêcher la pénétration des germes infectieux. C'est d'elle, plutôt que des modifications de la technique opératoire, que dépend le succès. Témoin les résultats de *Keith*, de *Lawson Tait* et de *Schwarz*, chirurgiens de l'époque préantiseptique, comparés à ceux de *Hegar*, de *Schrœder* et aux miens.

L'ovariotomie est indiquée dans tous les cas *où l'ovaire est dégénéré*, que la tumeur soit encore au début de son développement ou qu'elle ait déjà acquis un volume considérable. Dès que la dégénérescence se manifeste par un cortège symptomatologique et que l'observation montre que l'accroissement de la

---

(1) Kœberlé, *Gaz. hebdomadaire*, 1866, VII.

(2) Péan, L'ovariotomie peut-elle être faite à Paris avec des chances favorables de succès ? *Union méd.* 1868.

(3) Thomas Keith, *Brit. med. Journ.* 1878.

(4) *New-York med. Journ.* 1872-1873.

(5) Hegar, Zur ovariotomie, *Volkmann's ges. Vortr.* 1877, 109. — Voir également Hegar et Kaltenbach, *Gynécologie opératoire*, 3e éd. 1886.

(6) Olshausen, *Berl. Klin. Woch.* 1876, 10 et 11.

(7) Schrœder, *Sitzungsb. d. phys. med. Soc.* Erlangen, 10 mai 1875.

glande ovarique n'est pas dû à un processus fortuit ou physiologique, comme celui de la menstruation, ni à un gonflement
inflammatoire temporaire, mais qu'il consiste vraiment en une
augmentation de la masse organique qui n'involuera jamais
spontanément, l'opération se trouvera pleinement justifiée.

En second lieu, il faudra recourir à l'ovariotomie dans les
phlegmasies chroniques de l'ovaire; dans les cas où
celles-ci minent la santé physique et morale de la femme
et compromettent l'aptitude vitale de l'individu au point
de lui interdire tout travail, dans les cas enfin où tout autre
traitement a échoué. Il est donc évident que la femme du
peuple se trouvera astreinte à l'intervention opératoire bien plus
tôt que la femme des classes plus aisées ; car la première est
obligée de gagner sa vie et manque des soins nécessaires, tandis
que la seconde peut se ménager, se faire soulager et traiter,
autant qu'il le faudra.

Je ne parlerai pas ici de *l'ablation des deux ovaires normaux,*
c'est-à-dire de la castration ; car, dans ces cas, ce n'est pas
l'ovaire qui fournit l'indication opératoire, mais une affection
étrangère à cet organe, qui doit être influencée par l'extirpation.
(Voir plus loin.)

Dans les conditions que nous venons d'indiquer, il ne faudra
pas hésiter à pratiquer l'ovariotomie dès que l'on s'apercevra de
l'existence de la tumeur et de l'impossibilité d'obtenir une
guérison radicale par un traitement autre que l'opération. Plus
l'extirpation du néoplasme sera précoce, moins la circulation
pelvienne se trouvera gênée par lui et moins la malade aura
perdu de forces par suite de la production d'adhérences et d'altérations de la tumeur elle-même ; par conséquent moins la réaction sera violente sur la nutrition et moins les troubles de la
circulation et de la respiration seront prononcés; moins enfin le
pronostic sera fâcheux. *Si l'on ajoute à cela que les néoplasmes
ovariques sont exposés aux diverses formes si graves de dégénérescence, et que leur transformation maligne est un fait
dont on constate la fréquence tous les jours davantage, on ne
devra pas craindre de tenter l'opération le plus tôt possible,
alors même que les malades ne sont pas encore complète-*

ment édifiés sur l'influence possible de la tumeur sur leur santé.

Malgré cela, le nombre des extirpations de tumeurs ovariques, à leur début, demeure restreint ; les femmes ne viennent réclamer l'assistance de l'opérateur que quand elles sont déjà dans d'assez tristes conditions de santé. Quelque pitoyable que soit leur état, quelque épuisées et réduites qu'elles paraissent par suite de toutes sortes d'accidents intercurrents, il n'est cependant que deux genres de complications qui permettent de refuser l'opération à ces malheureuses, à savoir *l'évidence du caractère malin de la tumeur et sa propagation au voisinage ;* en second lieu, *l'existence de processus destructifs dans le domaine d'autres organes importants, qui excluent toute chance de soulagement,* par exemple dans la phtisie pulmonaire, les affections cardiaques très avancées, les maladies chroniques du foie et des reins, etc. En dehors de ces cas je considère comme un devoir de pratiquer l'ovariotomie même dans les conditions en apparence les plus défavorables ; car ces conditions sont le plus souvent telles qu'elles amèneraient à bref délai la mort de la malade, tandis que l'opération donne encore quelque espoir de salut, si minime qu'il soit.

(C'est ce point de vue qui a servi de base à ma statistique, qui n'acquiert sa vraie valeur qu'autant qu'on se rend bien compte que mes cas ne sont pas triés suivant les difficultés de l'opération, la présence d'adhérences, l'existence de troubles généraux fébriles, etc.)

J'insisterai surtout sur ce fait que dans les cas où la tumeur ovarique est compliquée de grossesse, il faut, à mon avis, pratiquer l'ovariotomie le plus tôt possible, si cette tumeur est quelque peu volumineuse. Les petites tumeurs même devront être extirpées *dès qu'elles semblent gêner le développement de la matrice ou qu'elles manifestent des symptômes d'accroissement ou de destruction.* Le pronostic de l'ovariotomie pendant la gravidité est visiblement plus favorable que celui de l'opération faite pendant les couches. Ce dernier est même rendu très sérieux par les diverses circonstances inhérentes à l'accouchement et à l'état puerpéral.

Pour ce qui a trait aux variations du **pronostic** de l'ovariotomie, je renvoie le lecteur aux ouvrages déjà cités de *Spencer Wells*, *Hegar* et *Kaltenbach*, *Olshausen* et *Schroeder*. Ce dernier affirme (*loc. cit.* Ed. VII, p. 430) qu'aujourd'hui la mortalité dépasse à peine 5 %. Il n'est pas possible de comparer ces résultats avec les chiffres statistiques plus anciens, avec ceux de *Léopold* (1), par exemple, dont les opérations furent cependant faites au début de l'antisepsie et qui indique une mortalité de 26 %; avec ceux de *Slavjanski* (2) qui donne une proportion de décès de 24 %, ou encore avec ceux de *C. Braun* et de *Krassowski* (3). Car il est certain que les statistiques de tous ces gynécologues se sont rapprochées de celle de *Schroeder* (4), grâce aux perfectionnements apportés aux mesures antiseptiques et à la technique opératoire. C'est un fait qui ressort, du reste, d'une communication publiée à ce sujet par *Léopold*, en 1887. A la dernière page de la première édition de son ouvrage sur *la Pathologie et la Thérapeutique des maladies des femmes* (1885), l'auteur cite une série ininterrompue d'ovariotomies pratiquées par lui avec l'emploi de l'antisepsie, sur lesquelles il n'y a qu'un cas de mort par septicémie.

Voici les chiffres de ma propre statistique (qui seront publiés *in extenso* à bref délai). Il s'agit de :

133 ovariotomies pour des kystes.

Les 28 premières avec 6 décès (dont 5 de septicémie),

Les 105 dernières avec 3 décès dont (1 de septicémie
(3 %) { 1 d'embolie
(1 de carcinome

25 opérations pour de l'ovarite chronique, 1 décès par collapsus.

9 opérations pour un kyste dermoïde, 1 décès par collapsus.

14 opérations pour des tumeurs solides, 6 décès, 4 par septicémie.

---

(1) Léopold, *Arch. f. Gyn.*, XXII.

(2) Slavjanski, *Arch. de Gynéc.* 1885.

(3) C. v. Braun, *Wien. med. Woch.* 1886. — Krassowski. (Sep.-Abdr.)

(4) Olshausen, *Krankh. d. Ovar.*, p. 240 et suiv. — Schrœder, *Handbuch. der Frauenkrankh.*, 1886.

12 castrations, 1 décès par embolie anémique.

12 opérations pour des kystes du ligament large, 0 décès.

3 ovariotomies vaginales.

En somme 208 opérations avec 18 décès, c'est-à-dire 8,5 %.

Sur ces 18 décès, il y en eut 10 par septicémie, c'est-à-dire 4,8 %. Si l'on en retranche les 6 morts par infection septicémique de la première série de 28 opérations, pratiquées avec des mesures antiseptiques incomplètes, il reste 4 cas de septicémie pour 180 opérations.

Voici les règles adoptées généralement aujourd'hui pour *l'exécution de l'opération.*

1. — *L'opération doit être absolument aseptique.*

A — *La salle d'opération* devra être désinfectée par des lavages des parois, du plafond et du plancher avec des préparations de chlore et de soufre ou des solutions d'acide phénique et de sublimé. On renouvelle l'air de la salle et on le sature de substances désinfectantes, au moyen de pulvérisateurs; d'autres continuent cette saturation, même pendant l'opération, à l'aide du spray. Depuis 1886, je n'emploie plus le spray pendant l'opération.

Les *instruments* et les appareils devront être nettoyés de la même façon ; tout ce qui est métallique devra être passé au feu et trempé immédiatement *dans la solution antiseptique qui est prête pour l'opération.* L'eau qui sert aux lavages et qui servira aux besoins de l'opération devra être bouillie.

Les *aides*, les *infirmiers,* aussi bien que l'*opérateur,* doivent être aseptisés. Tous prendront un bain avant l'opération et mettront des vêtements propres. J'ai fait faire, à cet effet, des costumes de toile qu'on met à la lessive chaque fois qu'ils ont servi. Après s'être lavé les mains avec des solutions de sublimé ou d'acide phénique, je prie encore toutes les personnes dont les doigts se trouveront en contact avec l'opérée, de se les laver une seconde fois dans du jus de citron frais, qui donne aux ongles spécialement une blancheur éblouissante.

B — Les *aides* seront le moins nombreux possible. Outre l'assistant qui administre le chloroforme, il n'en faut qu'un seul pour s'occuper de la plaie abdominale. Le chirurgien se chargera lui-même du nettoyage des éponges et prendra lui-même les instruments dont il a besoin, à moins qu'il ne puisse avoir à ses côtés un aide sûr et expérimenté.

C — Les *instruments* et tout le *matériel* nécessaire à l'opération ne serviront que pour cette seule opération. L'*instrumentation* consiste en un bistouri, une paire de ciseaux, plusieurs aiguilles grandes et petites, un porte-aiguille, quelques pinces à mors ou pinces de Museux, une grande pince à pansement, quelques pincettes et pinces hémostatiques. On se sert souvent aussi du trocart de *Spencer Wells* (fig. 203) et de la pince de *Nélaton* (fig. 204), deux appareils assez compliqués, auxquels j'ai renoncé depuis des années comme étant absolument superflus. Après avoir été passés au feu, ces instruments sont plongés immédiatement dans une solution phéniquée à 2 %. (Pour les appareils destinés à la fixation du pédicule et à sa cautérisation, voir *Olshausen, Krankh. der Ovarien*, 1886, p. 214 et suiv.) Pour étancher le sang et nettoyer la plaie, on se sert soit d'éponges fines du Levant, soit de toile, d'ouate ou ouate de bois bien propres. Les éponges sont préparées et ne servent que pour le cas spécial (bouillies d'abord, elles sont lavées aux acides, rebouillies, passées à l'acide phénique et bouillies une troisième fois). Il en faut une ou deux grandes et plates, six à huit petites. Ces dernières seront fixées sur des tiges pour être maniées plus facilement. Comme tous les instruments à verroux ne sont pas aisés à désinfecter, je fais usage de grandes pinces à mors munies d'une crémaillère comme celles qu'indique *Hegar*, et qui sont disposées de telle sorte qu'elles s'écartent avec la plus grande facilité. Pour la suture et la ligature, j'ai recours de préférence à la soie et au catgut. *Czerny* a donné des préceptes spéciaux pour la préparation de la soie et *Küster* pour celle du catgut. La soie tressée de *Turner*, que j'emploie pour toutes mes opérations gynécologiques, est enroulée sur des plaques de verre et demeure plongée dans une solution d'acide phénique à 2 % jusqu'au moment où l'on en a besoin.

D — La *femme* elle-même prend la veille au soir un bain de siège phéniqué. On soumet le vagin à une désinfection des plus énergiques. Une fois la malade endormie sur la table à opération, on lui lave le ventre, d'abord avec du jus de citron, puis avec une solution de sublimé au 1/2000. Quelquefois je fais raser les poils du pubis.

Les personnes **venues pour voir** doivent également se soumettre à la désinfection, se baigner et s'habiller à neuf.

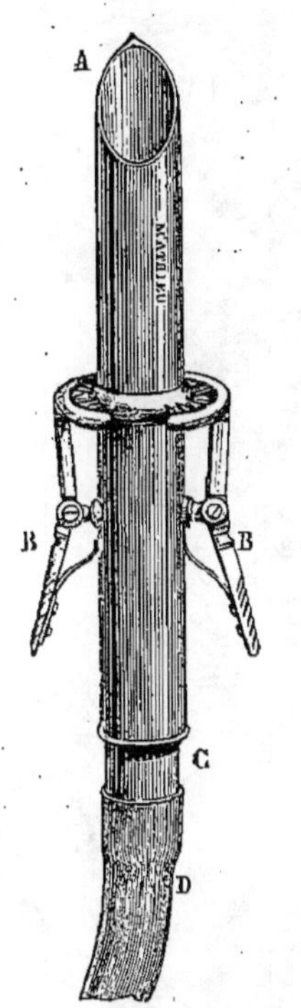

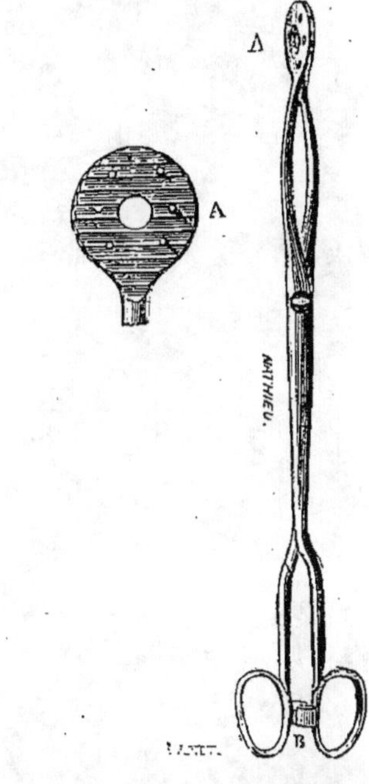

Fig. 203. — Troicart de Spencer Wells.   Fig. 204. — Pince de Nélaton.

La température de la salle d'opération s'élève d'habitude assez pour qu'on soit dispensé de bien chauffer préalablement la pièce. Jadis on ne pratiquait l'opération que dans une salle où le thermomètre marquait 24° R.

2 — L'opération doit être exécutée le plus rapidement possible.

A cet effet tout doit être prêt, de façon à ce que les assistants, même expérimentés, aient tout ce qu'il faut sous la main et ne soient pas obligés de chercher.

La **position** donnée à l'opérée est pour beaucoup dans la rapidité de l'opération. Après avoir tâtonné pendant longtemps, la plupart

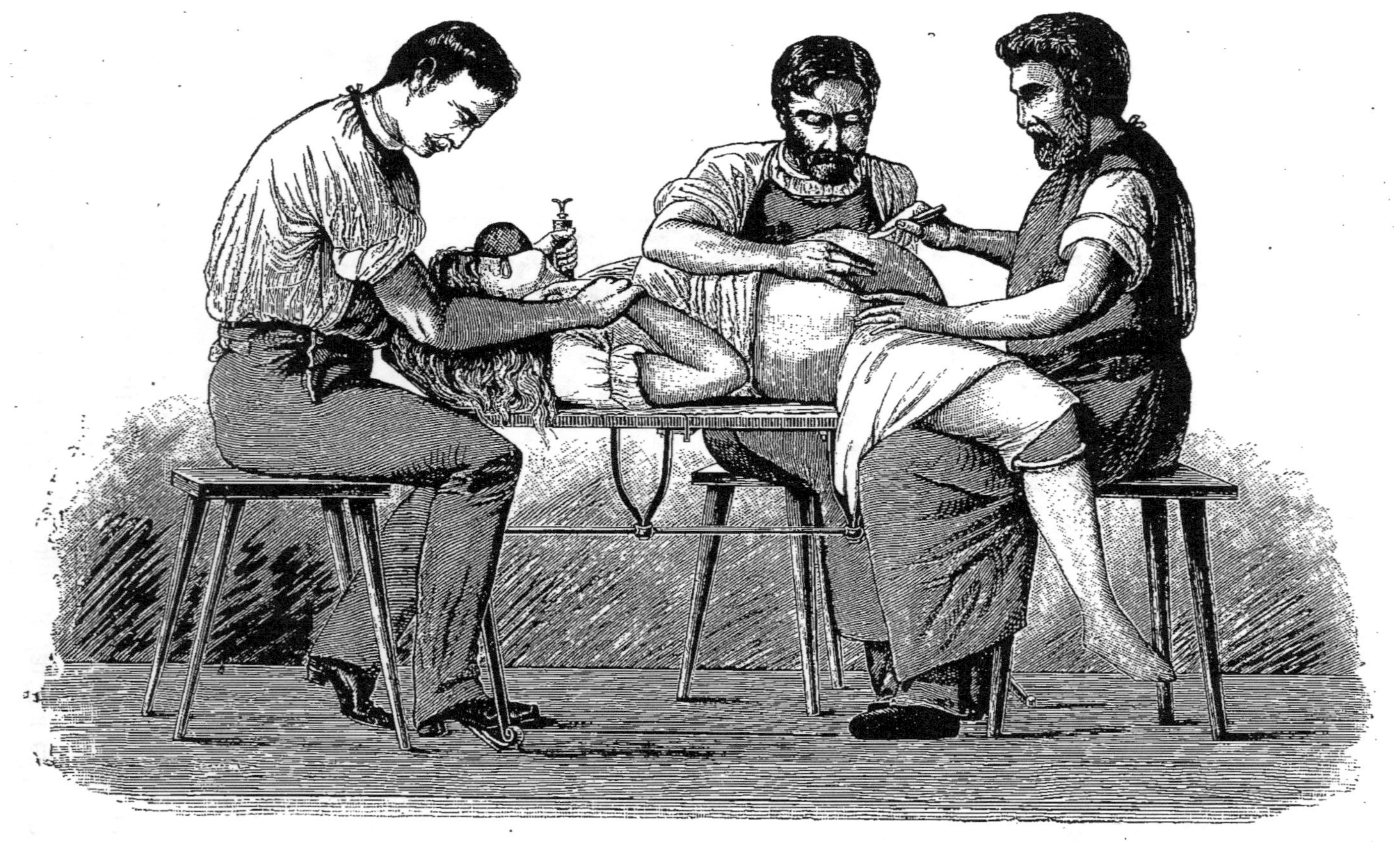

Fig. 205.

des chirurgiens ont adopté la méthode de *Spencer Wells*, qui se place sur le côté, l'aide en face de lui. L'opérateur a à côté de lui une petite table où se trouvent les instruments et les éponges.

Quant à moi je fais comme *Péan* et j'opère assis (fig. 205); la malade est couchée sur la table inventée par Mme *Horn* (1) (fig. 206), à l'extremité céphalique de laquelle est assis l'aide qui s'occupe du chloroforme. Moi-même, je m'assieds entre les jambes de la femme dont les pieds posent sur mes genoux (fig. 205). Quelquefois cependant il faudra avoir recours aux écarteurs de *Fritsch*.

3 — L'opération devra se terminer *par une occlusion hermétique de la cavité abdominale*. On y arrive le plus facilement grâce à ce qu'on appelle le traitement intrapéritonéal du pédicule.

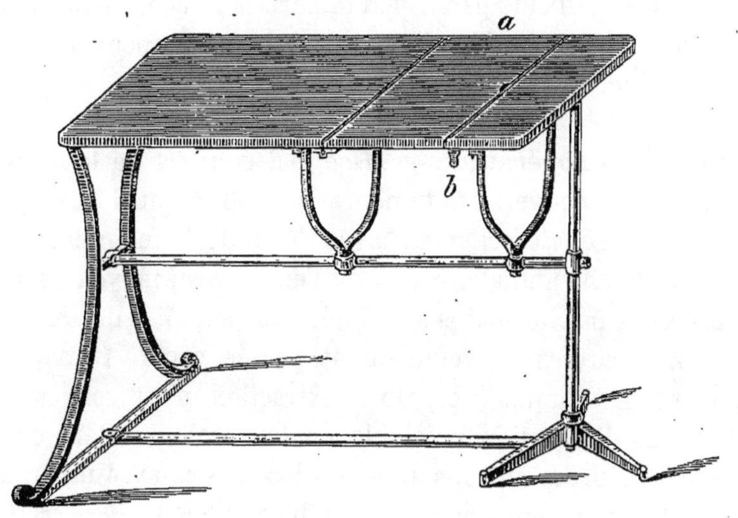

FIG. 206. — Table à laparotomie, d'après Mme HORN.

Cependant cette occlusion peut être obtenue, même si l'on a recours au traitement extra-péritonéal.

(1) Je l'emploie depuis 1884; a été exposée à la Naturforschervers. de 1886. La table est en métal, facile à conserver aseptique. La partie pliante permet de poser très aisément n'importe quel pansement. Si le chirurgien veut opérer debout, il suffit d'allonger les pieds de la table. Dans ce cas même, il peut s'asseoir sur un tabouret entre les jambes de la malade.

La femme une fois endormie, mise en position, cathétérisée et désinfectée, on procède au

1ᵉʳ *Temps de l'opération*. — *On incise l'abdomen le plus rapidement possible au niveau de la ligne blanche*. Les vaisseaux donnant du sang sont saisis entre des pinces hémostatiques et oblitérés par torsion. Ce n'est que lorsque l'hémostase de la plaie abdominale est complète qu'on soulève le péritoine avec deux pinces et qu'on le sectionne. Cette section aura d'abord une longueur d'environ dix à quinze centimètres; l'incision abdominale a ordinairement des dimensions un peu plus fortes. La main, désinfectée à nouveau, glisse sous la paroi abdominale qu'elle distend pour la discision ultérieure. Au surplus l'incision aura la longueur réclamée par chaque cas particulier; la longueur de l'incision en elle-même paraît peu importante; cependant ce qu'il y a de certain c'est que des incisions trop petites peuvent singulièrement gêner l'opérateur.

2ᵉ *Temps de l'opération*. — *Mise à découvert de la tumeur*. — La mise à découvert des tumeurs non adhérentes et de grosseur moyenne se fait facilement avec l'aide de la main introduite dans la cavité abdominale. Sinon on l'énuclée au moyen de pressions exercées par les mains appliquées sur les côtés du ventre ou par des manœuvres de refoulement par le vagin. Lorsque les tumeurs sont volumineuses, leur extraction n'est souvent pas possible sans diminution préalable de leur volume. Dans ce but beaucoup de chirurgiens ponctionnent les kystes avec un troicart ou des instruments analogues. Avec l'instrument de *Spencer Wells* on relève le stylet aussitôt la ponction faite, de façon à ce que sa pointe se trouve cachée dans la canule. Celle-ci est garnie extérieurement de pinces qui saisissent la paroi kystique et permettent d'exercer des tractions sur celle-ci. Comme bien d'autres je n'ai recours à la réduction de volume de la tumeur que s'il n'est pas possible de la mettre à découvert sans cela. Et alors je ne me sers pas du troicart, mais d'un bistouri que j'enfonce dans la portion visible du kyste, pendant que mon aide presse avec ses mains sur les parois du ventre contre la surface de la tumeur, afin d'éviter autant que possible l'introduction de liquide dans la cavité abdominale. Je n'accorde cependant pas trop d'importance à un accident de ce genre. Lorsqu'une quantité suffisante de liquide a été évacuée, on ferme l'incision à l'aide d'une pince de Museux, un aide exerçant au besoin des propulsions à travers le vagin.

La tumeur une fois énucléée, il arrive très souvent que les lèvres de l'incision abdominale se rapprochent si étroitement que les anses intestinales n'ont aucune tendance à sortir et qu'on n'aperçoit à travers la plaie que le pédicule seul du kyste. S'il en était autrement, un aide refoulerait facilement les intestins et maintiendrait serrés contre le pédicule les bords de la fente abdominale. (Voir plus loin pour l'issue considérable des intestins.)

3e *Temps de l'opération. — Traitement du pédicule. —* a). Dans le *traitement extra-péritonéal,* on développe le pédicule et on y applique un clamp (fig. 207). (Voir pour la description de quelques-uns de ces clamps, *Olshausen, Krankh. der Ovarien,* p. 245 et suiv.) On sectionne le pédicule au-dessus du clamp, soit à l'aide du fer rouge soit avec le thermocautère potentiel. Quant au clamp lui-même avec ce qu'il contient, on le fixe dans ou au-dessus de la plaie abdominale. Un procédé ancien est celui indiqué par *E. Martin (loc. cit.)* en 1852; pour les nouveaux, voir *Spencer Wells* et *Hegar (loc. cit.).*

b). La **méthode intrapéritonéale** est aujourd'hui de nouveau bien plus répandue; elle doit même être regardée comme la vraie, parce qu'elle seule permet la terminaison immédiate de l'opération et qu'elle seule rend, autant que faire se peut, aux parties leur intégrité. Avec elle il n'est pas besoin d'un traitement spécial du moignon du pédicule et l'on évite tout tiraillement des parties dans la cavité péritonéale.

Pour opérer le traitement intrapéritonéal du pédicule, on développe également ce dernier et on y applique des ligatures de distance en distance; ces ligatures se font soit avec des aiguilles à anévrysme, soit avec des aiguilles ordinaires. Les ligatures en masse doivent être évitées; sinon, au moment de la division du pédicule, des parties marginales de celui-ci, surtout la fente du péritoine, pourront facilement échapper à la constriction. En général on lie le pédicule avec la totalité des tissus qui le constituent. *Schroeder* (*loc. cit.*) conseille seulement de poser des ligatures sur les vaisseaux. Quant à *Th. Keith*, il saisit le pédicule dans un clamp provisoire, le divise avec le cautère, cautérise la surface de section et lâche le moignon sans aucune autre ligature. (*Lancet,* 15 avril 1876.)

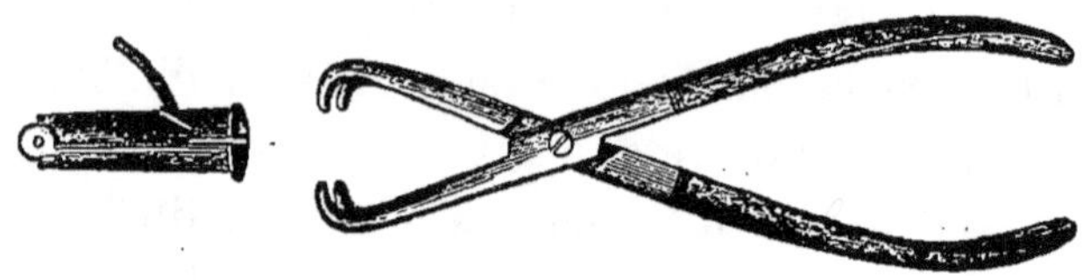

Fig. 207. — Clamp de Spencer Wells.

La plupart du temps on enlève la **trompe** en même temps que la tumeur. Aussi faut-il poser une constriction sur cet organe, à une distance convenable de la matrice. Cette ligature spéciale doit être surveillée de très près, pour éviter que du pus, contenu peut-être dans la trompe, ne pénètre dans la cavité abdominale. Puis on fait l'ablation de la partie néoplasique à l'aide de ciseaux ou du bistouri ; on observe le pédicule pendant un certain temps et, s'il ne demeure pas complètement sec, on y applique à nouveau des ligatures en masse et profondes.

A côté de ce procédé si simple et de celui qui consiste dans la cautérisation ignée de la surface de section, il en est un autre qui a pour but le revêtement complet du pédicule par le péritoine. Avec une suture continue au catgut, on arrive en général facilement à recouvrir le moignon avec la séreuse, qui est très mobile au niveau des bords de ce dernier. Ce procédé est excellent quand il s'agit de moignons très épais.

Quoi qu'il en soit, *il faudra veiller soigneusement à ce que la portion du pédicule située au-dessus de la ligature ne soit pas trop courte.* Le moignon se rétracte fortement aussitôt après l'ablation de la tumeur ; en même temps les ligatures se relâchent, de sorte que dans certains cas il survient des hémorragies provenant du pédicule, soit immédiatement, soit quelque temps après seulement. Ces hémorragies sont des plus dangereuses. Lorsque le sang s'arrête, on introduit la main dans la cavité abdominale pour explorer les autres viscères pelviens. Ceux-ci sont-ils sains, on coupe les extrémités des ligatures appliquées sur le pédicule après avoir soigneusement revisé ces dernières. Puis l'on rentre le moignon dans l'abdomen et l'on plonge une éponge dans la cavité de Douglas, afin d'absorber le liquide qui aurait pu y pénétrer. Si l'éponge reste sèche, on procède immédiatement au :

4ᵉ Temps de l'opération. — Occlusion de la plaie abdominale. — On applique au-dessous de la plaie abdominale une grosse éponge plate ou une compresse de toile préparée, et par-dessus on suture solidement les lèvres de la solution de continuité; on ne laisse d'ouverts que les deux points du milieu. Les sutures profondes, employées à cet effet, s'enfoncent de dehors en dedans à environ 1 centimètre des bords de l'incision abdominale, passent directement à travers toute l'épaisseur de la paroi et ressortent le plus près possible de la fente péritonéale. L'aiguille est réintroduite du côté opposé, le plus près possible encore de cette fente, et traverse la paroi de façon à sortir à 1 centimètre du bord de la plaie. Il y a beaucoup de chirurgiens qui nouent les fils au fur et à mesure qu'ils sont posés. D'autres commencent par les appliquer tous. Lorsque les deux extrémités de la solution de continuité sont suturées et qu'il ne reste plus que la partie moyenne béante, on embrasse cette partie avec 2-3 fils destinés à son occlusion ; mais, avant de les nouer, on retire l'éponge qui avait été placée sous la paroi du ventre, on introduit à nouveau une éponge à tige dans la profondeur et, une fois que la cavité abdominale ne contient plus de sang et que la compression bilatérale a évacué l'air qui y avait pénétré, l'on noue enfin les dernières sutures. Afin d'avoir une adaptation plus complète des lèvres de la plaie, on pose entre les sutures profondes quelques sutures superficielles en soie, en catgut ou en métal.

Pour les divers genres de sutures auxquels on a eu recours pour l'occlusion de la plaie abdominale, consulter *Hegar* et *Kaltenbach* (*loc. cit.*).

Personnellement j'ai l'habitude d'appliquer 8-12 sutures profondes en soie, et, dans chaque espace laissé par elles, 1-2 fils de
catgut superficiels.

5ᵉ *Temps de l'opération. — Pansement.* — La plupart des ovariotomistes ont renoncé au pansement strict de Lister et pas mal
d'entre eux ont recours aujourd'hui à des modes de pansement
extrêmement simples. Il en est un grand nombre qui saupoudrent
la plaie avec de l'iodoforme, appliquent entre les sutures des
bandes transversales de diachylon et recouvrent le tout avec quelques couches lâches de gaze ou d'ouate.

Quant à moi, après un lavage consciencieux de la paroi abdominale, j'applique sur la plaie un morceau de protective et, par-
dessus, plusieurs couches d'ouate salicylique à 5 %. Le tout est
maintenu par une série de tours de bandes de gaze qui exercent

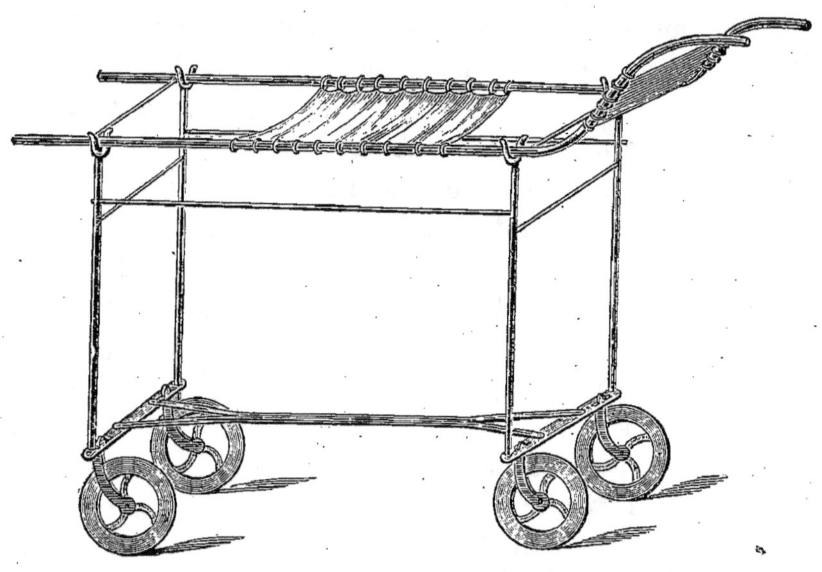

Fig. 208. — Brancard roulant d'après Mᵐᵉ Horn.

une compression modérée. Ces bandes de gaze, plongées dans l'eau
phéniquée et exprimées, s'adaptent d'une façon parfaite, lorsqu'elles sèchent, aux formes du corps et tiennent très bien, tout
en ne gênant pas l'opérée.

L'opération terminée, on enveloppe la femme dans une cou-

verture de laine neuve et on la transporte au lit. (A cet effet je
me sers d'une espèce de brancard roulant (1), fig. 208, qui mène
la malade auprès de sa chaise roulante ou directement dans sa
chambre, à travers les corridors où règne une température
uniforme.) Une fois l'opérée dans son lit, on lui pose sur le
ventre une grosse vessie de glace et des cruchons chauds sur
les côtés. Puis on l'abandonne à elle-même sous la surveillance
d'une infirmière.

Une ovariotomie simple de ce genre demande environ huit, dix
minutes à partir de l'ouverture du ventre jusqu'à la fin du
pansement.

Complications

Chacun des différents temps de l'opération peut prendre une
marche bien autre que celle que nous venons de décrire et présenter, par conséquent, des complications qui lui sont propres.

I — *L'incision des parois abdominales* rencontre parfois
de grandes difficultés, en raison du trop grand développement
du pannicule adipeux, ainsi que des différentes couches de
graisse qui naissent entre les ventres musculaires et les fascias
et qui s'insinuent facilement au-devant du péritoine. L'ouverture
de la cavité abdominale peut ainsi devenir des plus malaisée,
et il faudra bien du soin pour se rendre compte si cette cavité
est déjà ouverte, ou si l'on a affaire à une séreuse riche en
tissu adipeux, ou encore si l'on n'a pas sous le couteau des
anses intestinales. Dans ces cas, le temps de l'opération m'a été
facilité par l'agrandissement de l'incision primitive et la large
béance consécutive de la plaie. D'ailleurs je n'incise jamais que
ce que je soulève entre deux pinces et je cherche à ouvrir la
cavité abdominale le plus rapidement possible. L'on est rarement ennuyé par des hémorragies considérables provenant de
vaisseaux de la paroi; la torsion ou la ligature assureront du
reste l'hémostase.

(1) Voir exposition de Mme Horn, *Naturforscherversammlung*, Berlin, 1886.

II — Lorsque la cavité abdominale est ouverte, ce qui entrave les progrès de l'opération ce sont ordinairement *les adhérences de la surface de la tumeur avec le voisinage*. Les adhérences avec *la surface interne de la paroi abdominale* sont, en général, faciles à détacher et n'occasionnent le plus souvent pas d'hémorragie considérable. Si par hasard un vaisseau donnait trop abondamment, il faudrait le lier isolément; si l'on a affaire à une hémorragie en nappe, on emploiera avec avantage un mode de suture qui, il est vrai, est assez long; on embrassera de quatre côtés la surface saignante avec un fil qui, une fois noué, donnera à cette surface l'apparence d'un bouton charnu s'élevant, entre les diverses anses de la suture, au-dessus de la région avoisinante et proéminant dans la cavité abdominale. Quant au sang, il s'arrête.

Les **adhérences avec l'intestin** exigent, pour être détachées, une dissection des plus prudente, qui se fera naturellement aux dépens de la tumeur ; si des portions de cette dernière restent attachées aux intestins, on y appliquera des ligatures et on les rendra ainsi inoffensives. Mais si, malgré toutes les précautions, il se produit des pertes de substance de la tunique séreuse, et même, comme j'en ai vu des cas, de la tunique musculaire, on a souvent les plus grandes peines du monde à arrêter l'hémorragie, à plus forte raison à remédier à ces pertes de substance et à les rendre inoffensives. Dans ces cas, je réunissais les bords de la plaie de la séreuse par des sutures de cordonnier ou bien, là où la chose était impossible, je me contentais de mettre fin à l'hémorragie parenchymateuse à l'aide d'attouchements avec une solution étendue de perchlorure de fer ou avec de l'huile de térébenthine. Quant à l'appendice vermiculaire presque toujours adhérent à la tumeur, lorsqu'il n'est pas facile à détacher, je n'hésite pas à le réséquer après ligature préalable. Il est évident que si l'on a déterminé des solutions de continuité complètes de la paroi intestinale, la première des choses à faire est l'occlusion de la plaie de l'intestin.

On observe rarement des **adhérences avec le foie**. Je me souviens d'un cas appartenant à la clientèle de mon père, où l'hémorragie provenant d'une déchirure hépatique fut rendue inoffensive par des applications de perchlorure et où la guérison eut lieu sans le moindre accident.

Les entraves apportées à l'opération sont plus sérieuses encore lorsque les *adhérences* siègent dans le *petit bassin*, que la surface du kyste se soit soudée au revêtement péritonéal de cette région, ou que la brièveté et le peu d'extensibilité du pédicule aient porté l'insertion dans le petit bassin. Il est rare qu'on échoue dans la dissociation des adhérences par l'arrachement de la tumeur ; il est rare également d'observer des hémorragies au niveau des surfaces arrachées. Là où l'on a du sang et où il ne s'arrête pas spontanément, c'est le cas surtout des tumeurs sous-péritonéales, on peut procéder de deux manières pour éviter des pertes de sang ultérieures et pour rendre les surfaces de la plaie inoffensives. *Ou bien l'on suture la surface de la plaie dans la profondeur du bassin*, à l'aide de points de cordonnier ou de matelassier, et l'on applique sur la région découverte des lambeaux voisins de séreuse ou l'utérus lui-même, qu'on y fixe. J'ai employé ce procédé bien des fois et je ne puis que le recommander pour les cas où son exécution ne rencontre pas d'empêchements. *Ou bien on cautérise la surface cruentée avec du perchlorure de fer étendu, on établit vers le vagin un drainage prophylactique du plancher de Douglas ou de celui de la cavité évacuée, on suture à la partie supérieure les bords déchirés et sécrétants de l'espace à abandonner ; ou bien on laisse le soin de l'occlusion à l'utérus replacé et aux intestins et on se contente de frayer par le drainage une voie à l'extérieur aux sécrétions des surfaces saignantes.*

Le drainage est très facile à établir en cet endroit. J'enfonce à travers le plancher du cul-de-sac de Douglas une longue pince à pansement dans la voûte du vagin que je maintiens tendue à l'aide de deux doigts introduits dans le fond du conduit. Cette pince est munie d'un drain et ramenée à son point de départ.

J'emploie le procédé du *drainage prophylactique dans les cas où la tumeur est sous-séreuse et s'est développée sous le péritoine pelvien, et où il reste après l'ablation de très grandes cavités à parois en lambeaux.* J'incise le péritoine au-dessus de la tumeur, au niveau du point le plus accessible, j'enlève cette dernière, et après traitement, le cas échéant, du pédicule, je suture les parois de la cavité du côté du péritoine en ayant soin de réséquer les portions superflues de ces parois. Naturellement du plancher de la tumeur part un drain qui se rend dans le vagin.

III — On regarde comme une complication très dangereuse de l'ovariotomie la *procidence pendant l'opération d'anses intestinales*. Mon expérience personnelle ne me permet pas de partager cette opinion. *Toutes les fois que les intestins seront difficiles à maintenir, toutes les fois qu'il s'agira de poser des ligatures ou des sutures dans la profondeur du petit bassin*, il n'y aura aucun inconvénient à sortir de la cavité abdominale la totalité des anses intestinales. Dans plus de 90 % de mes opérations j'ai ainsi extrait les intestins en les plaçant sur l'épigastre bien enveloppés dans un linge chauffé et trempé dans une solution faible d'acide phénique. Ils demeurent dans cette position jusqu'à la fin; si celle-ci tarde, on les recouvre d'un nouveau linge préalablement chauffé.

Les considérations qui ressortent des expériences de *Wegner*, sont d'une importance tout à fait secondaire en pratique, du moins d'après mes observations personnelles.

IV — Lorsque *les ovaires* sont malades *tous deux*, il vaut mieux les enlever ensemble. Comme cette ablation implique nécessairement la suppression de la menstruation et de l'aptitude à la conception, il faudra se demander très sérieusement si l'état pathologique en question n'a plus aucune chance de régression. S'il n'existe que de simples hydropisies folliculaires, on les videra par la ponction; on réséquera les petits kystes, le cas échéant, afin de conserver les portions de la glande demeurées saines, *Schroeder* (*Zeitschr. f. Geb. u. Gyn.* XI, p. 358) est le premier qui ait réséqué des kystes sur un ovaire demeuré sain; ses opérées ont continué à être réglées. Depuis, *Schatz* (1) et moi nous avons fait la même opération. La possibilité et l'innocuité de ce procédé sont incontestables. Si peu qu'il reste de la glande ovarique, les femmes non seulement ne cessent pas d'être menstruées, mais elles peu-

(1) *Centralbl. f. Gyn.* 1885, n° 23.

vent même devenir grosses, comme je l'ai observé deux fois. L'une de ces malades, mariée, était demeurée stérile depuis plusieurs années à l'époque où je pratiquai l'ablation de l'un des ovaires atteint de dégénérescence kystique. En même temps que cette ablation je fis la ponction d'un follicule hydropique très développé de l'ovaire du côté opposé. Depuis l'opération cette femme a accouché deux fois. Dans le second cas j'avais extirpé l'ovaire gauche altéré par l'ovarite chronique et la trompe hydropique correspondante; en outre j'avais réséqué, du côté droit, un follicule hydropique avec les tissus indurés circonvoisins. Cette dernière malade devint enceinte, mais avorta.

J'ai essayé bien des fois de ne pas toucher aux ovaires qui paraissent peu malades à côté de leur congénère dégénéré, et cela avec l'espoir de réussir à les conserver inoffensifs à l'aide d'un traitement plus ou moins long. Les résultats que m'a fournis cette manière de faire ne sont pas précisément brillants. L'ovaire laissé en place ne tarda pas à dégénérer comme celui qui avait été enlevé, et à produire des accidents analogues, de sorte que pour soulager les malades il fallut recourir à une nouvelle ovariotomie. Par conséquent la conservation de l'une des glandes était demeurée sans aucune utilité pour la femme. Je ne veux pas prétendre par là que je pratique toujours l'extirpation double alors même que l'un des ovaires n'est que peu altéré. Cependant la question de savoir s'il faut laisser en place des ovaires qui présentent déjà des kystes de petit volume ou, somme toute, si l'on doit conserver des organes rattachés à des trompes et situés dans un péritoine malade, me paraît mériter d'être traitée sérieusement. Je penche, quant à moi, pour la négative; car j'ai dû jusqu'à présent dans sept cas recourir à une deuxième laparatomie pour enlever ces organes qui déterminaient des troubles très sérieux.

V — Jadis, on accordait énormément d'importance au nettoyage, à la *toilette* de la cavité abdominale avant la fermeture de la plaie opératoire. Je ne tiens guère compte de ce précepte. Dans les trois cents dernières laparatomies que j'ai faites, je n'ai certainement pas évacué le sang, le contenu kystique ou le pus avec autant de soin qu'auparavant; je n'ai pas davantage usé des seaux

entiers d'eau phéniquée pour le lavage de la cavité abdominale.
Je n'éloigne absolument que les gros caillots et les grandes mares
de liquide ; tout le reste est résorbé sans aucune réaction par le
péritoine, si l'on a pris les mesures antiseptiques voulues. Il me
paraît beaucoup plus important de *terminer rapidement l'opération que de laver chaque pli du péritoine, cet organe de
résorption par excellence.*

Traitement consécutif

Tant que les opérées vomiront ou auront des nausées et des
éructations, elles resteront soumises à une diète absolue. Pendant
ce temps on administrera la morphine *largâ manu* et on videra
la vessie au moyen de la sonde. Dès que les vomissements cessent
et que les malaises disparaissent, on donne aux femmes, qui généralement sont en proie à une soif vive, du café, du lait, de l'eau
rougie, de la limonade au citron, au besoin des vins généreux, du
champagne, le tout par cuillerées à thé. Ce n'est que si l'estomac
reste indifférent à cette administration, qu'on les nourrira avec du
bouillon, du lait et des potages. Ordinairement les intestins commencent à se contracter du deuxième au quatrième jour ; l'expulsion précoce et spontanée de gaz est un indice favorable ; si ce
symptôme ne s'est pas encore manifesté le troisième jour, on
introduira dans le rectum un suppositoire ou simplement une
canule rectale. Cette simple application suffit souvent pour déterminer une bruyante évacuation de gaz. Le quatrième jour on
enlève la vessie de glace et l'on donne un purgatif, de préférence
de l'huile de ricin, soit en capsules, soit dans du café noir. L'huile
est absorbée presque toujours ; rarement elle est rejetée par le
vomissement. Dans ce dernier cas j'administre ou une infusion
de follicules de séné ou du sel de Carlsbad, ou avant tout les médicaments qui provoquaient antérieurement des selles régulières
chez les opérées en question. Les lavements déterminent fréquemment des vomissements ; aussi n'y ai-je recours que rarement.
Une fois que l'opérée a eu des garde-robes, on commence à lui
donner de la viande, sans ménager les portions ; elle mangera

surtout de la volaille et boira du lait, du vin et tout ce qu'elle
pourra désirer.

On n'inspectera le *pansement* que du huitième au dixième
jour ; généralement on enlèvera en même temps la totalité des
fils ; les bords de la plaie seront maintenus par des bandelettes
de diachylon et recouverts d'une couche d'ouate et d'un bandage
de corps. Les femmes demeureront ainsi pendant plusieurs jours ;

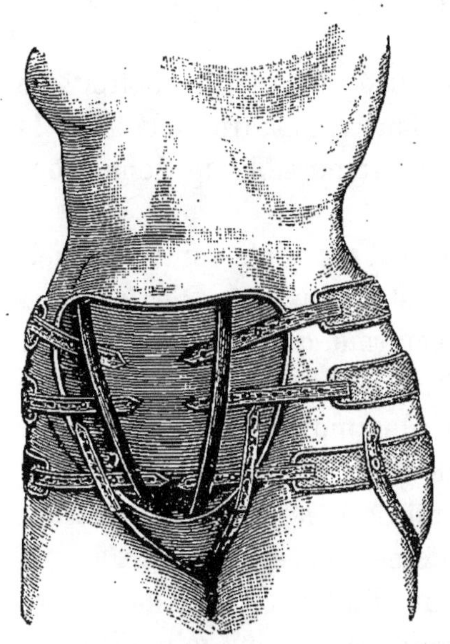

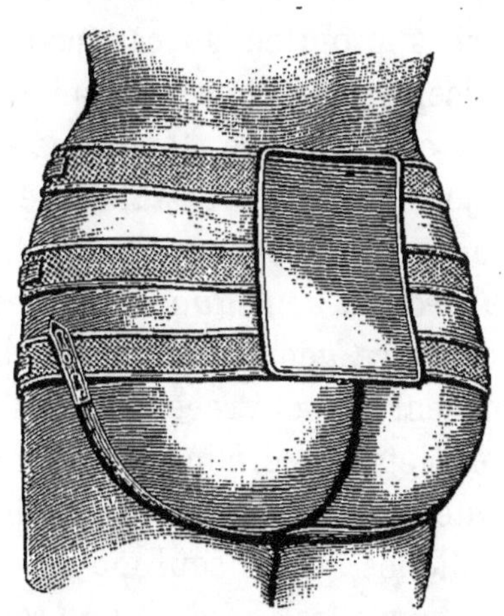

FIG. 209.   FIG. 210

Ceinture abdominale, d'après BEELY.

Plaque antérieure.   Plaque postérieure.

elles commenceront à s'asseoir dans leur lit entre le onzième et le
treizième jour ; au bout de ce temps, elles pourront se lever, si
leurs forces le leur permettent. Pour maintenir le ventre on leur
appliquera un bandage solide du genre de celui que mon confrère
Beely (1) a construit sur mon désir (fig. 209 et 210).

La plupart du temps, la guérison se fait par première intention ;
aussi n'hésité-je pas à donner l'exeat aux malades dès le seizième
ou le dix-huitième jour. Les femmes qui, en raison de leur épui-

(1) *Deutsche med. Woch*. 1886, n° 46.

sement antérieur, ont une convalescence plus lente, ou celles qui sont très éloignées de chez elles devront augmenter leur force de résistance par des promenades préalables à pied et en voiture.

Le repos au lit semble accroître, chez les laparatomisées déjà très déprimées par leurs souffrances, la tendance à la production de **thromboses**. Depuis que j'ai perdu une ovariotomisée le jour où elle quittait pour la première fois le lit et une autre myomotomisée, déjà guérie, le jour de sa première sortie, je tâche de garder les femmes au lit autant que possible jusqu'au treizième ou quatorzième jour.

La marche normale du traitement consécutif est souvent troublée par **toutes sortes d'accidents** qu'il faut combattre de la façon la plus appropriée au cas actuel. Il est impossible de donner des préceptes généraux à ce sujet.

Il est, du reste, toute une série de ces accidents contre lesquels aujourd'hui encore la thérapeutique est impuissante. Mes observations personnelles me permettent d'affirmer qu'il en est ainsi pour l'**infection septique**. Quelques efforts que l'on fasse pour lutter contre ce genre d'affection, aucun des moyens connus jusqu'à présent ne peut revendiquer l'honneur de supprimer d'une façon complète et certaine ce pire ennemi de la laparatomie. C'est du reste précisément parce que le péritoine est si sensible aux agents septiques que le seul moyen d'exclure l'infection sera de mettre en œuvre les précautions prophylactiques les plus minutieuses.

La forme la plus fréquente de la **septicémie**, consécutive à la laparatomie, est la **péritonite**. C'est ce qui a conduit à chercher à obtenir, par l'évacuation de la cavité abdominale, par conséquent par une sorte de drainage, l'expulsion de l'exsudation péritonique que l'on suppose renfermer le virus septique, ou du moins sa désinfection.

Partant de cette idée, on a proposé le drainage prophylactique dans toutes les formes d'ovariotomie, même normales (*Sims*, l. c.). Je regarde cette proposition comme peu heureuse et je recommande chaleureusement (*Hegar*, *Schroeder*) de ne pas créer, dans les cas simples, des lésions inutiles et des dangers d'infection ultérieure. C'est dans les cas compliqués seuls, là où il faut laisser derrière soi des surfaces de section purulentes ou fortement sécrétantes, que le drainage prophylactique me semble avoir sa raison d'être, tel que je l'ai décrit ci-dessus. On ne peut malgré tout débarrasser, d'une façon durable, des liquides de sécrétion que la cavité du petit bassin ou plutôt que le voisinage immédiat du tube de drainage ; et cela parce que les organes avoisinants, et surtout les anses intestinales, viennent promptement se placer au-devant de lui.

Quant au *drainage secondaire*, mes observations m'ont appris qu'il ne donne aucun résultat certain dans les cas d'infection septique prononcée et de propagation à des segments éloignés du péritoine. On pourra cependant l'employer avec quelque fruit tout à fait au début du développement de la septicémie. Dans les cas qui font le sujet de mes observations, il s'agissait de moignons ou de surfaces débarrassées de leurs adhérences qui, peu de temps après l'opération, fournirent d'abondantes sécrétions ou des extravasations que l'appareil de résorption si puissant, le péritoine, fut incapable, pour des raisons inconnues, de faire disparaître. Ces malades tombèrent dans une dépression profonde, le pouls augmenta rapidement de vitesse sans que la température concordât avec cette fréquence ; toutes se plaignirent de la sensation de plénitude abdominale, quelques-unes même eurent de très bonne heure des vomissements porracés. J'ai vu bien des fois de ces femmes guérir après avoir eu des vomissements ou des évacuations diarrhéiques presque incessants. Mon avis est que, dans ces cas favorables, ces manifestations graves accompagnent la résorption de l'exsudat et son élimination hors de l'organisme. D'autres fois, ces phénomènes de résorption font défaut ; dans ces cas, considérant l'insuffisance de la puissance de résorption, je me décide au drainage secondaire. Je laisse la plaie abdominale complètement intacte ; car pour moi, du moment que les malades ne sont pas encore devenues la proie d'une infection généralisée, et qu'elles ne sont pas complètement perdues, je tâche avant tout de ne troubler en aucune façon le processus curatif de la plaie du ventre.

Voici comment je procède. La femme une fois endormie, je fends le cul-de-sac vaginal postérieur jusqu'au niveau du péritoine ; à travers la fente, j'introduis une pince à pansement garnie d'un tube à drainage. L'hémorragie consécutive à l'incision est arrêtée par la ligature médiate. Dans deux de ces opérations il n'y eut aucune évacuation immédiate de liquide ; mais quelques heures après le drain livra passage à des sécrétions très abondantes. La guérison eut lieu sans encombre. Je n'ai pas toujours été aussi heureux, par exemple dans deux cas d'opération de tumeur tubaire. Aussi ne mentionnerai-je ce procédé que comme un pis-aller et conseillerai-je de choisir les occasions.

Lorsqu'on a eu recours au drainage, le drain s'échappe spontanément vers le troisième ou le quatrième jour ; sinon on le retire à ce moment. Les deux premiers jours il n'occasionne aucun malaise ; mais vers cette époque il détermine une sensation spéciale de tiraillement dans la région ombilicale ; l'apparition de cette sensation devra être le signal de l'enlèvement du tube. Celui-ci obéit à des tractions très légères ; quant à la cicatrisation de l'ouverture laissée derrière lui, je ne l'ai jamais vue entravée par quoi que ce soit.

(Voir pour le mode de drainage recommandé par *Hegar*, *Volkmann's Vorträge*, n° 109, *Centralblatt für Gyn.* 1882, n° 7.)

L'infection a-t-elle fait des progrès, le pouls, la température et la respiration ont-ils subi les modifications que leur imprime la septicémie, il n'y a plus de salut possible. Tout ce que j'ai tenté dans ces conditions a toujours misérablement échoué.

Parmi *les autres complications de la convalescence* de l'ovariotomie, je mentionnerai encore la *paralysie intestinale*, les *hémorragies consécutives* et la *formation d'abcès dans les parois abdominales.*

1 — La *paresse du mouvement péristaltique* et le *tympanisme abdominal consécutif* causent de grandes souffrances surtout aux femmes qui ont subi la laparatomie. De même les contractions de l'intestin, très violentes parfois, sont extrêmement douloureuses ; les malades sont dans une agitation profonde jusqu'à ce qu'il se produise des évacuations de gaz ou de matières fécales par l'anus. Il n'est pas rare de voir, dans ces conditions, le thermomètre accuser une élévation subite de température pour retomber au niveau primitif, aussitôt que

l'intestin est débarrassé. (Consulter *Fränkel, Naturforscherver sammlung* à Magdebourg, 1884.)

Dans certains cas d'étiologie fort obscure, les contractions péristaltiques ne s'effectuent pas. Je suis très convaincu que le séjour des intestins hors de l'abdomen pendant l'opération n'est pour rien dans ce phénomène. Et je me base, pour l'affirmer, sur les nombreux documents que je possède à ce sujet. Pour moi, la prédisposition à cet état de choses existe surtout chez les femmes dont les parois abdominales ont subi un relâchement anormal à la suite d'accouchements antérieurs ou de la distension exercée sur elles par la tumeur elle-même. Cette subparalysie intestinale plonge rapidement les malades dans la prostration ; le pouls augmente de fréquence, la température restant la même ; il survient des vomissements bilieux et la mort arrive après une longue agonie. A l'autopsie on ne trouve pas trace de péritonite ou d'infection septique ; à peine constate-t-on une réaction suspecte de la plaie. Enfin les essais de culture ne donnent pas le moindre microbe caractéristique.

Dans ces cas j'ai usé de toutes sortes de vomitifs et de purgatifs, avec des résultats variables. Ce sont le *massage (associé aux badigeonnages du ventre avec de l'essence de térébenthine)* et la *faradisation* qui se sont montrés les plus efficaces. Lorsque, grâce à ces moyens, les contractions intestinales renaissent, les malades éprouvent un soulagement considérable. Aussitôt la première évacuation réalisée, l'agitation s'évanouit, le pouls tombe, les vomissements cessent et la convalescence suit dès lors son cours sans le moindre accident.

2 — D'après les faits relatés dans la littérature et celui que j'ai observé avec un de mes confrères chez une femme qu'il avait opérée, l'*hémorragie consécutive* à la chute de la ligature du pédicule amène la mort avec une telle rapidité qu'il est impossible de parler de traitement. Le cas échéant il faudrait rouvrir la plaie abdominale et chercher le moignon. Le résultat d'une telle intervention me semble pour le moins problématique. Il faut bien se garder de confondre ces cas d'hémorragie interne avec ceux d'intoxication phéniquée, dont je n'ai vu, du reste, qu'un seul exemple bien net. Il s'agissait d'une femme à laquelle j'avais

enlevé, par une opération très rapidement menée, les deux ovaires
en état de dégénérescence kystique. Dans le courant de l'après-
midi cette femme tomba dans le collapsus, le pouls devint imper-
ceptible, la respiration devint suspirieuse, les mains se refroidi-
dirent et la température s'éleva. Le tableau de l'anémie aiguë était
complet. Je ne pus, malgré tout, me décider à admettre que la
ligature du moignon, appliquée avec le plus grand soin, eût cédé,
et je résolus d'attendre les événements et d'observer la marche
ultérieure des accidents, tout en administrant des analeptiques.
Vers le soir il survint de l'agitation. Je fis alors une piqûre de
morphine qui provoqua le sommeil. Au réveil le pouls avait
reparu, la sueur visqueuse de la peau était supprimée; la température redevint uniforme au tronc et aux extrémités et revint à
la normale. La malade se remit; mais les urines prirent la coloration caractéristique de l'empoisonnement par l'acide phénique.
Quant à la convalescence elle ne présenta rien de particulier. Je
cite ce fait pour empêcher qu'on ne se hâte pas trop de rouvrir la
plaie abdominale, dans l'hypothèse d'une hémorragie *ex-pediculo*.

3 — Les **abcès des parois abdominales** se rencontrent surtout en cas de stéatose prononcée de ces parois, et là où pendant
l'opération celles-ci ont été exposées à de forts tiraillements. C'est
l'extrémité de la plaie qui empiète sur le mont de Vénus qui
s'abcède le plus fréquemment. Vers le quatrième ou le cinquième
jour la malade se plaint de légères douleurs au niveau de la plaie,
et le sixième ou le septième il survient des exacerbations vespérales de température. Dans ces cas il faut enlever immédiatement
le pansement et instituer par la suite un pansement sec, tel que
je l'ai déjà décrit. Le pus ne se forme bien souvent que très graduellement. Puis, au bout de plusieurs jours, on observe de violentes douleurs et une élévation insolite de la température; et l'abcès
se rompt. Toujours, dans ces cas, j'ai trouvé la plaie péritonéale
cicatrisée, et toujours aussi j'ai vu l'abcès n'intéresser que la plaie
extérieure, pour peu qu'on eût évité les irritations inutiles.

La dessiccation des abcès, quelque mauvais que soit leur aspect
initial, s'accomplit très rapidement sous l'influence du repos,
d'une compression légère et uniforme avec des bandelettes de
diachylon et d'applications souvent renouvelées d'ouate salicyli-

que. Jadis j'essayais de désinfecter ces abcès et d'en inciter la cicatrisation au moyen du nitrate d'argent, de la liqueur ferrique, de l'acide phénique, etc. J'y ai renoncé complètement depuis que j'ai observé un certain nombre de fois, à la suite de ce traitement, des ulcérations très étendues des parties voisines en apparence parfaitement guéries. Je n'ai plus recours à ces topiques que quand les granulations sont par trop exubérantes. En règle générale les abcès même les plus volumineux, traités de cette façon si simple, ne demandent pour leur dessiccation complète qu'une quinzaine de jours, pendant lesquels la malade continuera à garder le lit. Parmi mes deux cent quatre-vingts ovariotomies, je n'ai vu qu'un seul cas d'abcès un peu important des parois abdominales ; c'était chez une femme profondément scrofuleuse. L'opération avait eu pour but l'extirpation d'une tumeur à développement intraligamenteux et à contenu purulent. Pendant les huit premiers jours la marche du processus curatif fut normale ; mais à ce moment survinrent dans les parois du ventre des symptômes de suppuration. La suppuration suivit son cours, malgré tous les moyens employés ; je fis des contre-ouvertures, je cautérisai les granulations ; bains, préparations ferriques, changement d'air, soins excellents et incessants, rien n'y manquait. Et cependant, quatorze mois après l'opération, la malade portait encore dans la plaie abdominale des surfaces granuleuses sécrétantes. Toutefois, dans les derniers temps, l'état général devint bien meilleur et les symptômes locaux s'améliorèrent également.

J'ai observé encore des accidents semblables dans un cas où j'avais pratiqué l'énucléation d'un myôme.

A la fin de la cicatrisation de la plaie abdominale on voit parfois des trajets d'aiguille ou encore de petites granulations de la ligne opératoire qui ne sont pas guéris. Leur cicatrisation s'obtient très facilement à l'aide de cautérisations répétées avec la teinture d'iode. Seulement il faut prendre des précautions afin de ne pas détruire avec le caustique la cicatrice délicate du voisinage.

Dans le cas d'intoxication par l'acide phénique que j'ai rapporté plus haut, je fus frappé du *retard de la cicatrisation* des trajets de suture. Lorsque la malade quitta la clinique, une matrone s'amusa à travailler l'un de ces trajets avec une aiguille à tricoter et créa ainsi un foyer de suppuration qui s'étendit jusqu'à la voûte du vagin. Je dus établir le drainage vaginal de ce foyer et, au bout de quatre semaines, la fistule parut guérie. Le drain fut retiré. Mais trois semaines après il fallut le remettre en place et le laisser encore environ deux mois avant la guérison complète. A la seconde introduction j'observai pendant quelque temps de l'ischurie qui disparut sans aucun traitement.

Au moment de donner leur exeat aux opérées, je ne manque jamais de leur recommander de continuer à porter leur *bandage abdominal,* décrit plus haut, pendant quelques mois encore, de ne pas se livrer à des travaux trop pénibles, et de se coucher de jour de temps en temps. Il arrive que, malgré toutes les précautions, l'on ne puisse éviter un écartement des bords de la plaie et la production d'une hernie. Dans ce cas, il n'y a qu'à conserver d'une façon permanente un bandage muni d'une pelotte appropriée, car les tentatives d'intervention chirurgicale n'ont donné jusqu'ici, autant que je sache, que des résultats médiocres. Dans les circonstances spéciales où il fallut recourir à une *nouvelle laparatomie*, j'excisai la cicatrice ancienne qui n'offrait que peu de tendance à la guérison ; je fis de même pour une grosse hernie ventrale consécutive à une incision exploratrice faite par un confrère. La plaie guérit par première intention et n'a pas bougé depuis un an.

Les *contre-indications de l'ovariotomie* sont devenues de moins en moins nombreuses dans le courant de ces dernières années. Cependant, à l'heure qu'il est, il existe encore des limites que nous ne devons pas franchir.

A part les cas de *dégénérescence maligne avancée de la tumeur et du péritoine,* à part les cas de *maladies diathésiques* et ceux où *les progrès de la cachexie excluent toute intervention* et rendent impossible la création de plaies très étendues, il est des circonstances où des *adhérences généralisées du néoplasme* avec les organes voisins peuvent obliger le praticien à renoncer à l'opération.

Dans ce dernier cas la paroi de la tumeur peut ne plus faire qu'un avec la paroi abdominale, de sorte que la dissociation implique nécessairement une lésion très étendue de la séreuse.

Lorsqu'il existe des adhérences de ce genre, on a conseillé de
lier les vaisseaux afférents les plus volumineux de la tumeur (1).
Le conseil est bon ; mais il faut qu'il soit praticable. Il faudra se
contenter bien plus fréquemment de l'évacuation de la tumeur,
et l'ovariotomie projetée ne sera plus alors qu'une sorte d'incision exploratrice.

Les *incisions exploratrices* en elles-mêmes, pourvu que l'on
s'entoure de toutes les précautions antiseptiques voulues, sont
absolument inoffensives. Le danger, autant que j'ai pu m'en
rendre compte, vient plutôt du collapsus qui menace singulièrement la vie des femmes déjà débilitées par l'accroissement et le
développement de la tumeur.

Quant à la destruction des parois du néoplasme, on peut généralement l'enrayer. En tous cas, en établissant le drainage vaginal,
et, après occlusion de l'abdomen, en veillant aux mesures antiseptiques, on pourra procurer aux malades un soulagement considérable. Malheureusement dans tous les cas de ce genre que
j'ai rencontrés, les femmes ont succombé tôt ou tard (après l'évacuation) aux progrès de la cachexie, alors que tout affirmait l'état
aseptique de la plaie et de la tumeur.

Je ne crois pas devoir recommander davantage, pour ces cas, la
réunion par la suture à la plaie abdominale de la paroi kystique et
la mise en communication de la poche avec cette plaie, dans le but
de surveiller la suppuration du sac. Il sera préférable de fermer
la cavité abdominale et, si l'on craint des accidents du côté de la
poche néoplasique, d'établir le drainage par le vagin.

Dans les cas où l'extirpation est impraticable, on ne pourra
cependant faire autrement que de soulager la malade en vidant
le kyste, soit par une ponction simple ou suivie d'injection
iodée, soit par la mise à nu de la cavité, par le drainage et la
destruction de la poche par la suppuration. L'un et l'autre de
ces procédés ont leurs désavantages : quoique, dans certains
cas, dans l'hydropisie des follicules de Graaf par exemple, ou
dans les kystes du ligament large, la simple ponction suffise
pour amener la guérison ou l'atrophie des kystes, il est le plus

______

(1) Hegar et Kaltenbach, 3ᵉ éd., p. 336.

souvent très difficile d'éviter la décomposition du contenu de la poche elle-même et, par conséquent, la mort par collapsus. D'ailleurs, alors même que ces opérations incomplètes sont suivies de guérison, le pronostic n'en reste pas moins très assombri. Ces reliquats kystiques ont une prédisposition incontestable, après un intervalle plus ou moins long, à proliférer à nouveau et à prendre un caractère malin. Lorsque le fait se produit, on cherche à enlever radicalement ces masses en apparence inopérables ; dans d'autres cas cependant les malheureuses femmes, tout en continuant à végéter pendant quelque temps encore, marchent à grands pas vers la mort. Aussi faut-il insister sur l'extirpation la plus complète possible dès la première intervention.

Jadis on reculait devant la laparatomie tant qu'on supposait l'existence de *processus phlegmasiques aigus;* on avait peur également des *inflammations chroniques avec leur cortège de poussées subaiguës. Aujourd'hui l'on n'en tient plus aucun compte.* C'est précisément en cas de péritonite aiguë non septique, que la laparatomie coupe aussitôt l'affection ; dans la péritonite subaiguë ou chronique également, l'évacuation du foyer morbide amène presque constamment la guérison. Cette opération est même quelquefois la ressource suprême contre ces affections chroniques. En enlevant les organes altérés et en désinfectant le foyer péritonitique, on obtiendra une guérison immédiate et complète. Mes expériences à ce sujet concordent exactement avec celles de *Keith, Schrœder, Hegar* et *Olshausen*(1). Aussitôt le pus évacué et la cavité abdominale désinfectée, la température tombe et la convalescence suit une marche absolument normale.

6 — La castration

On entend par castration l'extirpation des ovaires sains dans le but de supprimer l'ovulation et la menstruation.

Le mérite de l'introduction de cette opération dans la pratique

____

(1) V. *Krankh. der Ovarien.* 1886, p. 399.

gynécologique revient à *Hegar* (1) qui, de concert avec ses élèves (2), a mené à bonne fin, grâce à des études approfondies, cette question si importante, tant au point de vue scientifique qu'au point de vue pratique. Sa première opération coïncide avec la première castration pratiquée par *Battey* (3), *Trenholme* (4) et *Peaslee* (5). *Battey* a obtenu, par l'époque de la publication de son observation, une espèce de priorité littéraire qui s'est trouvée compromise par le manque de notoriété du journal où il a écrit.

Parmi les nombreux auteurs qui traitèrent plus tard la question de la castration, *Lawson Tait* (6) occupe une place à part, tant à cause de l'extension qu'il donne aux indications opératoires que pour l'originalité de son procédé, ses résultats et enfin la théorie qu'il a établie sur la valeur des ovaires à côté des trompes quant à la vie sexuelle de la femme. Dans l'article « Castration » de la deuxième édition de la Real-Encyklopädie d'*Eulenburg*, j'ai insisté pour que l'on ne traitât pas de castrations les extirpations d'ovaires malades qui sont des ovariotomies ou des oophorectomies. En ne regardant comme castrations que les ablations d'ovaires normaux, nous serons plus à même d'apprécier la question à sa juste valeur au point de vue pratique. *Schrœder* partage complètement mon opinion dans la septième édition de son Traité et dans sa conférence faite à la *Naturforscherversammlung* de 1886.

(1) A. Hegar, La castration, in *Volkmann's klin. Vortr. Gyn.*, p. 42, Leipzig, 1878. — Zur Extirp. normal. und nicht zu umfänglicher Geschw. entarteter Eierst. *Wiener med. Woch.* 1878, n° 15, et *Centralbl. f. Gyn.* 1877, n° 17 et 1878, n° 2. — Ueber Castration, *Conférence faite à la section gynécol. de la Naturforschervers.* à Baden-Baden. *Centralbl. f. Gyn.* 1879, n° 22. — *Gynécologie opératoire*, 3° éd. 1886, §§ 55-60. *Ibidem* bibliographie : *Der Zusammenhang der Geschlechtskrankh. mit nervösen Leiden und die Castration bei Neurosen*, 1885.

(2) Stahl, *D. med. Woch.* 1876, n° 50. — Tauffer, *Pester med.-Chir. Presse*, 1878. — Turban et Wiedow, Thèses de Fribourg. — Tauffer, *Zeitschr. f. Geb. u. Gyn.*, IX. — Schmalfuss, *Arch. f. Gyn.* XXVI, I. — *Gynéc. opér.* 3° éd., p. 346.

(3) Battey, *Atlanta med. and surg. Journ.* Sept. 1872 et 1873. *Amer. Pract.* 1875. *Amer. gyn. society*, 1876 et 1877.

(4) *Amer. Journ. of Obst.* 1876, IX, p. 702.

(5) *Transact. of Americ. Gyn. Soc.* 1876, p. 349.

(6) *Brit. med. Journ.* 1879, n° 984, p. 730.

Lorsque l'on enlève les ovaires :

1 — *La menstruation se supprime*. Il survient encore quelquefois, il est vrai, des écoulements sanguins, tantôt immédiatement après l'opération, tantôt à des intervalles plus ou moins espacés, le plus souvent irréguliers. Si les moignons ovariques se cicatrisent d'une façon normale, la menstruation cesse nécessairement en tant que fonction physiologique. D'après mes observations, les hémorragies analogues aux règles se produisirent suivant un type irrégulier et en quantité variable, surtout dans les cas où les cicatrices devinrent une source d'irritation péritonéale et dans ceux où il se développa des affections ou des néoplasmes éloignés (voir le tableau ci-joint). J'ai constaté également des anomalies particulières dans certains cas de myomectomie et de salpingotomie. Mais je ne puis encore poser de conclusions à ce sujet.

2 — *L'utérus s'atrophie* comme dans une ménopause normale. En même temps les autres segments de l'appareil génital subissent une involution analogue, et les femmes accusent les symptômes subjectifs propres à cette époque : palpitations, sueurs profuses.

3 — Les *femmes deviennent stériles,* sans pour cela être inaptes à la cohabitation.

L'indication générale de la castration est établie comme suit par *Hegar* dans la troisième édition de sa Gynécologie opératoire, page 335 : « La castration est indiquée dans les anomalies et les affections qui mettent directement les jours de la femme en danger, qui amènent la mort à bref délai ou qui ont pour conséquence une infirmité permamente et progressive qui empêche tout travail et toute jouissance de la vie. Nous supposons, bien entendu, que les autres procédés, plus doux, ne permettent d'espérer aucun résultat ou ont été employés sans succès, et que l'extirpation des glandes ovariques est seule capable de supprimer la source du mal. »

En adoptant la définition de la castration, telle qu'elle a été posée plus haut, on ne peut plus ranger parmi les indications particulières de *Hegar* celles de l'extirpation de kystes ovariques de petit volume et de l'opération en cas de dégénérescence kysti-

que peu prononcée des follicules et du stroma : elles appartiennent à la série des indications de l'ovariotomie. De même il faut
faire rentrer dans les chapitres de la salpingotomie et du traitement de la pelvipéritonite chronique la sixième indication de
Hegar, la phlegmasie chronique de la trompe, du péritoine et du
paramétrium, qu'elle soit primitive et le résultat de processus.
pathologiques dans les ovaires, ou entretenue au moins par l'acte
de l'ovulation.

Une indication de castration généralement reconnue consiste
dans *l'absence et les vices de conformation de l'utérus, les
atrésies du canal génital avec ovaires à fonctionnement normal,* enfin *les états spéciaux de l'utérus et du vagin qui mettent
obstacle à l'évacuation du sang menstruel.*

On ne rencontre que rarement des ovaires normaux associés à
un appareil génital à développement absolument incomplet. L'absence d'espoir de guérison justifie pleinement la castration dans ces
cas (voir les n°s 4 et 6 du tableau). Il en est de même pour les
atrésies congénitales ou acquises qui ne sont plus justiciables
d'un traitement (voir le n° 3 du tableau). L'ectopie des ovaires,
que les Américains regardent comme une indication, ne doit le
devenir que lorsqu'elle est irréparable et qu'elle détermine des
accidents graves.

Je suis un peu moins large lorsqu'il s'agit d'apprécier la valeur
des affections utérines comme indications à la castration. *Trenholme* a enlevé des ovaires dans des cas de myôme, *Battey* dans
des cas de dysménorrhée et *Hegar* dans des cas de dysménorrhée
et de névralgie ovarique. Cette dernière opération, ayant éliminé
des ovaires malades, n'appartient donc pas, d'après notre définition, au chapitre de la castration, mais à celui de l'ovariotomie.
Depuis, l'on a pratiqué la castration pour mettre un terme à des
hémorragies profuses (*A. Martin* et *Olshausen*), pour remédier à
des hyperplasies chroniques avec ou sans anomalies de position,
à des versions compliquées de flexion, à de l'endométrite chronique
(*Hegar*, *Oper. Gynäk*, 2e éd., p. 348). Moi-même j'ai eu recours
à cette opération dans des cas de myôme (n°s 1, 2, 7, 8, 9, 11, 12
du tableau statistique) et d'hémorragies impossibles à maîtriser
autrement (n° 5).

Dans les cas de myôme, je ne considère la castration comme justifiée que si le ou les myômes sont petits et si l'amputation supra-vaginale offre des difficultés absolument extraordinaires. Lorsque les tumeurs ont acquis un certain volume, je regarde leur extirpation comme le mode de traitement le plus convenable. Car, d'une part, les myômes ne sont nullement à l'abri de la dégénérescence; ils peuvent d'ailleurs se transformer et involuer d'une façon assez lente pour occasionner longtemps encore des souffrances et des accidents. D'autre part ils ne se développent habituellement qu'après l'âge critique physiologique. Il faut donc admettre *a priori* qu'ils feraient de même après la ménopause artificielle et anticipée. L'une de mes observations semble justifier pleinement cette manière de voir.

Lorsque les affections utérines ne sont pas curables par d'autres moyens thérapeutiques, le traitement le plus rationnel est évidemment l'hystérectomie. Témoin les cas 3 et 5 de ma statistique.

Hegar a posé comme **troisième indication** de la castration certaines névroses que *Tauffer* et *Fehling* (1) désignent sous le nom d'**affections nerveuses et mentales graves en connexion avec les fonctions sexuelles.** Au début *Hegar* était contre la castration dans les cas de névrose où il n'existait pas d'altérations anatomiques dans l'appareil génital. Il y a cependant des cas (*Schmalfuss* (2), *Leppmann* (3), *Schrœder* (4), dans lesquels l'extirpation des ovaires sains, dans le but de supprimer la menstruation et l'ovulation, a donné des résultats favorables. Les observations publiées de temps en temps dans les journaux périodiques de gynécologie semblent commander d'attendre, et de laisser les faits eux-mêmes décider de l'opportunité de l'indication qui nous occupe.

Le **pronostic** de la castration en tant qu'opération est devenu aujourd'hui, avec le matériel antiseptique dont on dispose, aussi favorable que celui de l'ovariotomie.

Quant à celui des **effets immédiats de la castration**, il est excel-

. (1) *Arch. f. Gyn.* XXII, p. 442.

(2) *Arch. f. Gyn.* XXVI, p. 1.

(3) *Ibidem,* XXVI, p. 57.

(4) *Naturforscherversamml.* Berlin, 1886.

lent. Aussitôt que les deux ovaires sont enlevés, les règles cessent, sinon tout de suite, du moins au bout de peu de temps et
la ménopause est créée. Celle-ci s'accompagne parfois de violents
accidents ; dans d'autres cas, son établissement est absolument
silencieux. En général on peut promettre la suppression des
molimina menstruels comme certaine au bout d'un laps de temps
équivalent à celui du retour d'âge normal.

Le pronostic est moins bon quant **au résultat final** de l'opération. Il ne faut pas se dissimuler que les échecs peuvent être dus
à des circonstances très diverses. La cicatrisation du moignon
peut suivre une marche dont l'anomalie ne se révèle que
tardivement ; les accidents anciens peuvent être remplacés par
des manifestations pathologiques nouvelles, telles qu'adhérences
avec les intestins, chute des constrictions et des ligatures, irritations péritonitiques chroniques, production de fistules et, chose
grave, de hernies ventrales. Dans le **premier groupe** d'indications, il n'y aura pas à craindre d'insuccès en rapport avec le
mal primitif. Tel n'est pas le cas dans les indications du **second
groupe**. Les hémorragies dues aux affections utérines surtout ne
seront influencées que très inégalement par la castration. Je m'en
suis aperçu dans un cas où finalement je fus obligé de pratiquer
l'hystérectomie vaginale, afin de permettre à la femme de reprendre son travail. J'ai dit plus haut ce que j'avais à dire sur le pronostic de ce dernier groupe d'indications.

Les résultats de la castration dans les névroses, tels que les
indique *Schmalfuss*, d'après les documents de *Hegar*, donnent
une proportion de huit guérisons sur dix malades atteintes de
ce que ce dernier appelle la « Lendenmarkskrankheit (1) ». Sur
huit femmes présentant, outre les symptômes de cette dernière
affection, des phénomènes nerveux accentués dans d'autres
régions (cardialgie, oppression épigastrique, sensation de ballonnement, éructations, vomissements, boule hystérique), six ont
guéri ; les deux autres ont éprouvé une grande amélioration. Une
troisième catégorie de femmes qui souffraient d'accidents nerveux
généralisés et offraient le tableau symptomatique de la névropa-

______

(1) De Lendenmark, moelle lombaire.

thie la plus complète — douleurs vagues ou aiguës dans toutes les parties du corps, troubles vaso-moteurs, menstruations supplémentaires, accidents laryngés et gastro-intestinaux, convulsions et crises épileptiques — fournit dix guérisons et quatre améliorations sur un total de quatorze malades. Les résultats de la castration dans l'épilepsie et l'hystéro-épilepsie tendent à devenir plus favorables qu'ils ne le furent dans les cas cités par *Leppmann* (opérées de *Fritsch*) : un insuccès, deux succès partiels, trois cas sur les résultats desquels on ne peut encore se prononcer.

Au début *Hegar* a posé comme *condition de l'opération* la perception nette et préalable des ovaires par la main. Lui-même et beaucoup d'autres après lui ont abandonné depuis cette préoccupation. L'opération, surtout en cas de myôme, devrait bien souvent n'être primitivement qu'une incision exploratrice destinée à l'énucléation de la tumeur. En présence de l'impossibilité de pratiquer cette dernière, l'intervention se terminerait par une castration.

Le *manuel opératoire* est à peu près identique à celui de l'ovariotomie.

La plupart des chirurgiens *incisent* sur la ligne médiane. L'incision latérale (1), recommandée par *Hegar*, ne convient, à mon avis, que dans les cas où l'on sent les ovaires libres à côté des tumeurs développées aux dépens de la cavité abdominale. *L. Tait* fait une ouverture juste suffisante pour l'introduction de deux doigts ; je ne puis pas me décider à l'imiter. Car tout en concédant que plus l'incision sera petite, moins il y aura plus tard de chances de distension de la cicatrice abdominale, je considère cependant le défaut d'espace comme capable d'empêcher de mener l'opération à bonne fin.

Il peut se faire qu'on se heurte à de grandes difficultés dans la *recherche des ovaires.* J'ai coutume de ne pas traiter par la castration les tumeurs qui obstruent le passage, mais de procéder purement et simplement à leur extirpation immédiate. Quant aux néomembranes péritonitiques qui recouvrent les ovaires, je les

____

(1) *Gynécologie opératoire*, 3e éd., p. 358.

coupe ou je les déchire avec mes doigts, surtout s'il y a des anses
intestinales qui empiètent sur le champ opératoire. Lorsque ce
sont ces dernières qui constituent l'obstacle à la recherche des
ovaires, je n'hésite pas à recourir à leur extraction et à me procurer ainsi un accès facile vers les organes à enlever. Des centaines
d'observations m'ont démontré la complète innocuité de cette
méthode. La plupart du temps, si la formation du pédicule s'en
trouve facilitée, je saisis *les trompes en même temps que les
ovaires.*

En tout cas j'évite, précisément dans l'ablation de glandes
saines, de prendre trop de tissu *dans une ligature unique.* Je
fais de la base du ligament large deux ou trois segments qui sont
soumis chacun à une constriction isolée et solide. Dans l'*extirpation* elle-même, il faut veiller à ce qu'il ne reste dans la cavité
pelvienne aucun vestige de tissu ovarique, si minime qu'il soit.

Le *traitement extra-péritonéal du pédicule* est tombé dans
l'abandon pour la castration aussi bien que pour l'ovariotomie. Je
ne renouvellerai pas ici les considérations qui ont trait au drainage prophylactique dans la castration, et dont j'ai fait mention
à propos de l'ovariotomie.

Battey et d'autres chirurgiens américains après lui ont tenté
de pratiquer la castration par le vagin. Cette méthode a trouvé
peu de partisans en Allemagne. Certes, lorsque les ovaires sont
très mobiles et pas trop volumineux, il est relativement facile de
les saisir à travers une fente faite au plancher de Douglas, de les
attirer à soi et, après ligature du pédicule, d'en opérer l'excision.
J'ai enlevé moi-même, à travers une fente du cul-de-sac postérieur du vagin, et après une hystérectomie vaginale, à travers
l'ouverture ainsi créée du plancher pelvien, des tumeurs ovariques
assez volumineuses, des masses solides de la grosseur d'un œuf
de poule, des kystes renfermant du sang et de la sérosité et
d'autres encore dont la surface avait contracté des adhérences
plus ou moins étendues avec le voisinage. Fort de ces expériences,
je puis donner le conseil de ne pas employer ce procédé sans
posséder une grande habileté de main, à cause de l'étroitesse de
l'accès du petit bassin. Déjà la recherche d'ovaires normaux peut
être très malaisée, si l'on est gêné par la providence d'anses

intestinales. En outre, comme il faut exercer une traction assez
forte sur le pédicule, celui-ci peut se rompre facilement; la
simple ligature elle-même peut en produire la section. Que sera-ce
si, une fois détaché de l'ovaire, il est rentré dans la cavité pelvienne ! Dans ces cas, l'on se voit souvent obligé, pour devenir
maître de l'hémorragie, de pratiquer séance tenante la laparatomie. Dans mes propres observations qui sont, du reste, des
ovariotomies et non des castrations, puisqu'il s'agissait d'ovaires
malades, je suis arrivé au but sans complications notables et j'ai
vu mes opérées avoir une convalescence des plus régulière. Mais
la laparatomie, bien entendu, donne absolument les mêmes
résultats.

Lorsque les manifestations de la ménopause sont quelque peu
brutales, le soulagement sera promptement obtenu à l'aide d'un
régime approprié, de l'abstention de boissons alcooliques et d'une
dérivation énergique sur le tube intestinal. Dans d'autres cas on
emploiera avec succès les émissions sanguines locales (scarifications des organes génitaux) ou générales (sangsues, ventouses
scarifiées), répétées périodiquement à chaque nouvelle apparition
des troubles circulatoires et des congestions.

Le tableau suivant contient la nomenclature des castrations
pratiquées par moi. Je n'ai réuni, bien entendu, que les cas où
les ovaires enlevés étaient normaux ; j'ai laissé de côté également
ceux où l'extirpation de glandes ovariques saines fut accompagnée
d'autres opérations dans le domaine de l'appareil génital, telles
qu'énucléations de myômes d'après mon procédé et salpingotomies.

Tableau comprenant 12 castrations

NUMÉROS	NOMS	DATE DE L'OPÉRATION	INDICATIONS	RÉSULTATS
1.	Mlle T., nullip. 33 ans.	1, 11. 1877.	Myômes à développement rapide. Epilepsie.	Atrophie des myômes. Hémorragies supplémentaires à intervalles éloignés du côté de l'utérus, de l'estomac, de la vessie. Influence passagère seulement sur les accidents épileptiques.
2.	Mme de R., nullip. 46 ans.	4, 11. 1877.	Gros myômes intrapariétaux et intraligamenteux.	Les myômes n'ont subi dans les quatre premières années qu'une atrophie peu prononcée; celle-ci est devenue plus manifeste par la suite. Cessation complète des hémorragies. Accidents de ménopause de longue durée.
3.	Mlle G., nullip. 27 ans.	25, 6. 1879.	Atrophie cicatricielle de l'utérus après diphtérie grave. Aménorrhée; violentes douleurs d'ovulation.	Entérorragies et épistaxis à des intervalles éloignés. De temps en temps douleurs siégeant dans les moignons ovariques, sans formation appréciable de fausses membranes péritonitiques.
4.	Mlle G., nullip. 19 ans.	4, 8. 1879.	Aplasie utérine. Aménorrhée.	Extirpation plus tard d'un myôme de l'utérus aplasié.
5.	Mlle B., II p., 36 ans.	11, 8. 1879.	Hémorragies incoercibles. Endométrite chronique glandulaire.	Les hémorragies reprennent et exigent l'hystérectomie vaginale.
6.	Mlle H., nullip. 26 ans.	8, 1. 1880.	Absence d'utérus et de vagin. Aplasie.	Phtisique. — Suppression des accidents de l'ovulation. Après 18 mois, même état.
7.	Mlle G., nullip. 44 ans (mulâtre).	23, 6. 1881.	Myôme intrapariétal et intraligamenteux du corps utérin. Péritonite chronique.	Les hémorragies continuent. Au bout de quelques années ménopause à marche lente.
8.	Mlle I., nullip. 32 ans.	25, 2. 1882.	Myôme intrapariétal du corps utérin.	Hémorragies sporadiques pendant la première année. — Suppression au bout de ce temps. Atrophie de la tumeur.
9.	Mlle W., nullip. 35 ans.	26, 2. 1882.	Myômes intrapariétaux du corps de la matrice.	Mort par embolie le 14e jour après l'opération. — Convalescence normale jusque-là.
10.	Mlle St., nullip. 40 ans.	2, 6. 1885.	Symptômes nerveux violents. Vomissements incoercibles, augmentant encore au moment des règles.	Mort par épuisement avec persistance des vomissements, le 8e jour. Pas de septicémie.
11.	Mlle Z., nullip. 23 ans.	22, 6. 1886.	Noyaux myomateux sous-séreux, dont le développement résista à l'ergotine.	Guérison. Plus d'hémorragies, Atrophie de l'utérus et des noyaux néoplasiques.
12.	Mlle R., II p., 40 ans.	9, 12. 1886.	Noyaux myomateux multiples avec hématome extrapéritonéal.	Guérison de l'opération. Nous attendons le résultat ultérieur.

TABLE DES MATIÈRES

CHAPITRE IV

Opérations sur le vagin

CHAPITRE V

Opérations sur l'utérus

CHAPITRE VI

Maladies des trompes de Fallope

CHAPITRE VII

Maladies des ligaments larges

CHAPITRE VIII

Maladies du péritoine pelvien

CHAPITRE IX

Maladies des ovaires

TABLE DES FIGURES

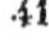

TABLE ANALYTIQUE

C

D

N

O